The Neurosurgery Volume

Interpretation
of Clinical Pathway
and Therapeutic Drugs

2018年 版

临床路径治疗药物释义

INTERPRETATION OF CLINICAL PATHWAY AND THERAPEUTIC DRUGS

神经外科分册

《临床路径治疗药物释义》专家组 编

中国协和医科大学出版社

图书在版编目（CIP）数据

临床路径治疗药物释义·神经外科分册/《临床路径治疗药物释义》专家组编. —北京：中国协和医科大学出版社，2018.8

ISBN 978-7-5679-1139-0

Ⅰ. ①临… Ⅱ. ①临… Ⅲ. ①神经外科学-用药法 Ⅳ. ①R452

中国版本图书馆 CIP 数据核字（2018）第 141790 号

临床路径治疗药物释义·神经外科分册

编　　者：《临床路径治疗药物释义》专家组
责任编辑：许进力　王朝霞
丛书总策划：林丽开
本书策划：崔　雨　许进力

出版发行：中国协和医科大学出版社
（北京东单三条九号　邮编 100730　电话 65260431）
网　　址：www. pumcp. com
经　　销：新华书店总店北京发行所
印　　刷：北京文昌阁彩色印刷有限责任公司

开　　本：787×1092　1/16 开
印　　张：38.5
字　　数：760 千字
版　　次：2018 年 8 月第 1 版
印　　次：2018 年 8 月第 1 次印刷
定　　价：155.00 元

ISBN 978-7-5679-1139-0

（凡购本书，如有缺页、倒页、脱页及其他质量问题，由本社发行部调换）

神经外科临床路径及相关释义编审专家名单

（按姓氏笔画排序）

于兰冰　首都医科大学附属北京天坛医院
于炎冰　中日友好医院
于春江　首都医科大学三博脑科医院
王　硕　首都医科大学附属北京天坛医院
王任直　中国医学科学院北京协和医院
王江飞　首都医科大学附属北京天坛医院
王运杰　中国医科大学附属第一医院
王贵怀　清华大学医学中心北京清华长庚医院
毛　颖　复旦大学附属华山医院
邓剑平　空军军医大学唐都医院
卢亦成　上海长征医院
庄冬晓　复旦大学附属华山医院
刘　诤　宁夏医科大学总医院
刘佰运　首都医科大学附属北京天坛医院
刘爱民　中国医学科学院北京协和医院
刘献志　郑州大学第一附属医院
闫　伟　浙江大学医学院附属第二医院
江基尧　上海交通大学医学院附属仁济医院
孙　涛　宁夏医科大学总医院
李　良　北京大学第一医院
李志强　武汉大学中南医院
李京生　首都医科大学附属北京天坛医院
李新钢　山东大学齐鲁医院
杨　义　中国医学科学院北京协和医院
吴劲松　复旦大学附属华山医院
吴喜跃　福建医科大学附属第一医院
余新光　中国人民解放军总医院
张　东　首都医科大学附属北京天坛医院
张　丽　首都医科大学宣武医院
张　赛　中国人民武装警察部队后勤学院附属医院
张力伟　首都医科大学附属北京天坛医院
张亚卓　北京市神经外科研究所
张建宁　天津医科大学总医院
张建民　浙江大学医学院附属第二医院
张俊廷　首都医科大学附属北京天坛医院

陈　亮　复旦大学附属华山医院
陈劲草　武汉大学中南医院
陈宏颉　南京军区福州总医院
季　楠　首都医科大学附属北京天坛医院
周定标　中国人民解放军总医院
赵　琳　首都医科大学宣武医院
赵世光　哈尔滨医科大学附属第一医院
赵振伟　空军军医大学唐都医院
赵继宗　首都医科大学附属北京天坛医院
费　舟　空军军医大学西京医院
秦安京　首都医科大学附属复兴医院
袁贤瑞　中南大学湘雅医院
徐宇伦　首都医科大学附属北京天坛医院
凌　锋　首都医科大学宣武医院
高之宪　首都医科大学附属北京天坛医院
高国栋　空军军医大学唐都医院
诸葛启钏　温州医科大学附属第一医院
游　潮　四川大学华西医院
鲍圣德　北京大学第一医院
漆松涛　南方医科大学南方医院
缪中荣　首都医科大学附属北京天坛医院

《临床路径治疗药物释义》编审专家名单

编写指导专家

金有豫　首都医科大学
孙忠实　中国人民解放军海军总医院
李大魁　中国医学科学院北京协和医院
王汝龙　首都医科大学附属北京友谊医院
孙春华　北京医院
贡联兵　中国人民解放军第305医院
李玉珍　北京大学人民医院
王育琴　首都医科大学宣武医院
汤致强　中国医学科学院肿瘤医院
郭代红　中国人民解放军总医院
胡　欣　北京医院
史录文　北京大学医学部
翟所迪　北京大学第三医院
赵志刚　首都医科大学附属北京天坛医院
梅　丹　中国医学科学院北京协和医院
崔一民　北京大学第一医院

编　委（按姓氏笔画排序）

丁玉峰　华中科技大学同济医学院附属同济医院
卜书红　南方医科大学南方医院
马满玲　哈尔滨医科大学附属第一医院
王伟兰　中国人民解放军总医院
王咏梅　首都医科大学附属北京佑安医院
王晓玲　首都医科大学附属北京儿童医院
方建国　华中科技大学同济医学院附属同济医院
史亦丽　中国医学科学院北京协和医院
吕迁洲　复旦大学附属中山医院
朱　珠　中国医学科学院北京协和医院
朱　曼　中国人民解放军总医院
刘丽宏　首都医科大学附属北京朝阳医院
刘丽萍　中国人民解放军第302医院
刘皋林　上海交通大学附属第一人民医院
孙路路　首都医科大学附属北京世纪坛医院

杜　光　南方医科大学南方医院
杜广清　首都医科大学附属北京康复医院
李　静　煤炭总医院
李国辉　中国医学科学院肿瘤医院
李雪宁　复旦大学附属中山医院
杨会霞　清华大学第二附属医院
杨莉萍　北京医院
吴建龙　深圳市第二人民医院
沈　素　首都医科大学附属北京友谊医院
张　渊　上海交通大学附属第六人民医院
张相林　中日友好医院
张艳华　北京大学肿瘤医院
陆奇志　广西壮族自治区江滨医院
陆瑶华　上海交通大学附属第六人民医院
陈瑞玲　首都医科大学附属北京天坛医院
林　阳　首都医科大学附属北京安贞医院
周　颖　北京大学第一医院
屈　建　安徽省立医院
侯　宁　山东省立医院
侯连兵　南方医科大学南方医院
徐小薇　中国医学科学院北京协和医院
郭海飞　北京大学第六医院
陶　玲　中山大学附属第三医院
蔡　芸　中国人民解放军总医院

《临床路径治疗药物释义·神经外科分册》参编专家名单

（按姓氏笔画排序）

丁玉峰　卜书红　于兰冰　于炎冰　于春江　马满玲　王　硕　王伟兰
王任直　王江飞　王汝龙　王运杰　王咏梅　王育琴　王贵怀　王晓玲
毛　颖　方建国　邓剑平　卢亦成　史亦丽　史录文　吕迁洲　朱　珠
朱　曼　庄冬晓　刘　诤　刘丽宏　刘丽萍　刘佰运　刘皋林　刘爱民
刘献志　闫　伟　江基尧　汤致强　孙　涛　孙忠实　孙春华　孙路路
贡联兵　杜　光　杜广清　李　良　李　静　李大魁　李玉珍　李志强
李国辉　李京生　李雪宁　李新钢　杨　义　杨会霞　杨莉萍　吴劲松
吴建龙　吴喜跃　余新光　沈　素　张　东　张　丽　张　渊　张　赛
张力伟　张亚卓　张建宁　张建民　张相林　张俊廷　张艳华　陆奇志
陆瑶华　陈　亮　陈宏颉　陈劲草　陈瑞玲　林　阳　季　楠　金有豫
周　颖　周定标　屈　建　赵　琳　赵世光　赵志刚　赵振伟　赵继宗
胡　欣　侯　宁　侯连兵　费　舟　秦安京　袁贤瑞　徐小薇　徐宇伦
凌　锋　高之宪　高国栋　郭代红　郭海飞　诸葛启钏　陶　玲　梅　丹
崔一民　游　潮　鲍圣德　蔡　芸　漆松涛　翟所迪　缪中荣

序 一

作为公立医院改革试点工作的重要任务之一，实施临床路径管理对于促进医疗服务管理向科学化、规范化、专业化、精细化发展，落实国家基本药物制度，降低不合理医药费用，和谐医患关系，保障医疗质量和医疗安全等都具有十分重要的意义，是继医院评审、"以患者为中心"医院改革之后第三次医院管理的新发展。

临床路径是应用循证医学证据，综合多学科、多专业主要临床干预措施所形成的"疾病医疗服务计划标准"，是医院管理深入到病种管理的体现，主要功能是规范医疗行为、增强治疗行为和时间计划、提高医疗质量和控制不合理治疗费用，具有很强的技术指导性。它既包含了循证医学和"以患者为中心"等现代医疗质量管理概念，也具有重要的卫生经济学意义。临床路径管理起源于西方发达国家，至今已有30余年的发展历史。美国、德国等发达国家以及我国台湾、香港地区都已经应用了大量常见病、多发病的临床路径，并取得了一些成功的经验。20世纪90年代中期以来，我国北京、江苏、浙江和山东等部分医院也进行了很多有益的尝试和探索。截至目前，全国8400余家公立医院开展了临床路径管理工作，临床路径管理范围进一步扩大；临床路径累计印发数量达到1212个，涵盖30余个临床专业，基本实现临床常见、多发疾病全覆盖，基本满足临床诊疗需要。国内外的实践证明，实施临床路径管理，对于规范医疗服务行为，促进医疗质量管理从粗放式的质量管理进一步向专业化、精细化的全程质量管理转变，具有十分重要的作用。

经过一段时间临床路径试点与推广工作，我们对适合我国国情的临床路径管理制度、工作模式、运行机制以及质量评估和持续改进体系进行了探索。希望通过《临床路径释义》一书，对临床路径相关内容进行答疑解惑及补充说明，帮助医护人员和管理人员准确地理解、把握和正确运用临床路径，起到一定的作用。

马晓伟

中华医学会　会长

序 二

2009 年 3 月，《中共中央国务院关于深化医药卫生体制改革的意见》和国务院《医药卫生体制改革近期重点实施方案（2009～2011 年）》发布以来，医药卫生体制改革五项重点改革取得明显进展。

为了把医药卫生体制改革持续推向深入，“十二五”期间，要以建设符合我国国情的基本医疗卫生制度为核心，加快健全全民医保体系，巩固完善基本药物制度和基层医疗卫生机构运行新机制，积极推进公立医院改革，建立现代化医院管理制度，规范诊疗行为，调动医务人员积极性。

开展临床路径工作是用于医务保健优化、系统化、标准化和质量管理的重要工具之一。临床路径在医疗机构中的实施可为医院管理提供标准和依据，是医院内涵建设的基础。

为更好地贯彻国务院办公厅关于开展医疗卫生体制改革的有关精神，帮助各级医疗机构开展临床路径管理，保证临床路径试点工作顺利进行，受国家卫生和计划生育委员会委托，中国医学科学院承担了组织编写《临床路径释义》的工作。其中《临床路径治疗药物释义》一书，笔者深感尤其值得推荐。本书就临床路径及释义的“治疗方案选择”“选择用药方案”中所涉及药物相关信息做了详尽阐述，既是临床路径标准化的参考依据，也是帮助临床医师了解药物知识的最佳平台。

本书由金有豫教授主持并组织国内专家编写。在通读全书后，我认为本书有几个非常鲜明的特点：一是开创性。作为一本临床指导类图书，《临床路径治疗药物释义》在紧密结合临床用药实践指导合理用药和个体化给药，整合“医”和“药”方面做了开创性的工作。二是包容性极强。这本书既可为临床医师提供切实可行的指导，对药学工作者也颇具参考价值。书中对药品信息资料进行了系统整理，涵盖了药品的政策和学术来源。三是延伸性。《临床路径治疗药物释义》这本书对路径病种所对应的选择用药提供了拓展阅读，指出资料来源与出处，便于临床医师进一步查阅详细内容。

笔者相信，随着更多有关《临床路径释义》及《临床路径治疗药物释义》的图书不断问世，医护人员和卫生管理人员将能更准确地理解、把握和运用临床路径，从而结合本院实际情况合理配置医疗资源，规范医疗行为，提高医疗质量，保证医疗安全。

中国工程院　院士
中国药学会　理事长

序 三

开展临床路径工作是实现医疗保健最优化、系统化、标准化和质量管理的重要工具之一。临床路径在医疗机构中的实施为医院管理提供标准和依据，是医院管理的抓手，是实实在在的医院内涵建设的基础，是一场重要的医院管理革命。

在医院管理实践中，规范医疗行为、提高医疗质量、降低医疗费用、防止过度医疗是世界各国都在努力解决的问题。研究与实践证明，临床路径管理是解决上述问题的有效途径，尤其在整合优化资源、节省成本、避免不必要检查与药物应用、建立较好医疗组合、减少文书作业、减少人为疏失、提高医疗服务质量等诸多方面具有明显优势。因此，实施临床路径管理在医疗改革中扮演着重要角色。卫生部于2011年1月公布的《2011年卫生工作要点》中特别把“继续制定常见病、多发病临床路径，增加实施病种数量，扩大临床路径实施覆盖面”作为一项公立医院的改革任务来布置。到目前为止，临床路径试点工作已进行7年多。对绝大多数医院而言，这是一项全新的、有挑战性的工作，不可避免地会遇到若干问题，既有临床方面的问题，也有管理方面的问题，尤其对临床路径的理解需要统一思想，在实践中探索解决问题的最佳方案。

为更好地贯彻国务院办公厅医药卫生体制改革的有关精神，帮助各级医疗机构开展临床路径管理，保证临床路径试点工作顺利进行，受卫生部委托，中国医学科学院承担了组织编写《临床路径释义》的工作。中国协和医科大学出版社在组织专家编写《临床路径释义》过程中，根据《临床路径》及《临床路径释义》内容，又组织国内临床药学、药理专家共同编写了《临床路径治疗药物释义》，就临床路径及释义中的“治疗方案的选择”“用药方案”中所涉及相关药物的信息做了补充说明。

这本《临床路径治疗药物释义·神经外科分册》就是该丛书中重要的一本。神经外科作为外科学的一个重要分支，着重研究人体神经系统（脑、脊髓和周围神经）及其附属机构（颅骨、脑膜、脑血管等）的损伤、炎症、肿瘤、畸形和某些功能紊乱疾患（如神经痛、癫痫等）的病因、发病原理、病理。20世纪70年代以来，随着科学技术的飞速发展，高、精、新医疗仪器日新月异，大大促进了神经外科技术的发展和观念的更新。无论是基于精密成像技术的诊断和基于微创概念的治疗，都为神经系统疾病患者带来了巨大的裨益。这本“药物释义”的问世可以帮助神经外科的从业人员更加准确地理解、解读临床路径的每一个具体操作流程，把握和正确运用临床路径，使临床路径的实施真正起到规范医疗行为、提高医疗质量的作用。

首都医科大学附属北京天坛医院副院长
中国医师协会神经外科分会候任会长

前 言

临床路径是由医院管理人员、医师、护师、药师、医技师等多学科专家共同参与，针对特定病种或病例组合的诊疗流程，整合检查、检验、诊断、治疗和护理等多种诊疗措施而制定的标准化、表格化的诊疗规范。开展临床路径工作是实现医疗保健优化、系统化、标准化和全程质量管理的重要途径。

为更好地贯彻国务院办公厅医药卫生体制改革的有关精神，帮助各级医疗机构开展临床路径管理，保证临床路径工作顺利开展，受国家卫生和计划生育委员会委托，中国医学科学院承担了组织编写《临床路径释义》的工作。在此基础上，中国协和医科大学出版社组织国内临床药学、药理学等领域的专家共同编写了《临床路径治疗药物释义》，就临床路径及相关释义中涉及药物的部分进行了补充释义和拓展阅读。

参加本书编写的专家大多数亲身经历了医院临床路径试点工作。他们根据临床路径各病种的具体特点，设计了便于临床医师在诊疗过程中查阅的药品表单，对药物信息进行了系统、简明阐述。本书为2015年8月出版的《临床路径治疗药物释义·神经外科分册》的再版图书。全书涵盖了药品的政策和学术来源，并在临床路径及相关释义中，对“治疗方案选择”“选择用药方案”“术前、术中、术后用药”“医师表单医嘱用药”等项下涉及的相关药物信息进行了归纳整理。根据最新公布的《医疗机构抗菌药物管理办法》，编者在每个学科分册中附加编写了“手术预防用抗菌药物”和“治疗用抗菌药物”表单在适应证的基础上增加了抗菌药物的抗菌谱，这将便于临床医生合理选择抗菌药物。

随着医药科技的不断进步，临床路径将根据循证医学的原则动态修正；与此同时，不同地域的不同医疗机构也应根据自身情况，合理制定适合本地区、本院实际情况的临床路径。因时间和条件限制，书中的不足之处在所难免，欢迎同行诸君批评指正。

编　者

2018年4月

目 录

第一篇　神经外科临床路径及相关释义

第二篇　神经外科临床路径释义药物信息表

第一篇

神经外科

临床路径及相关释义

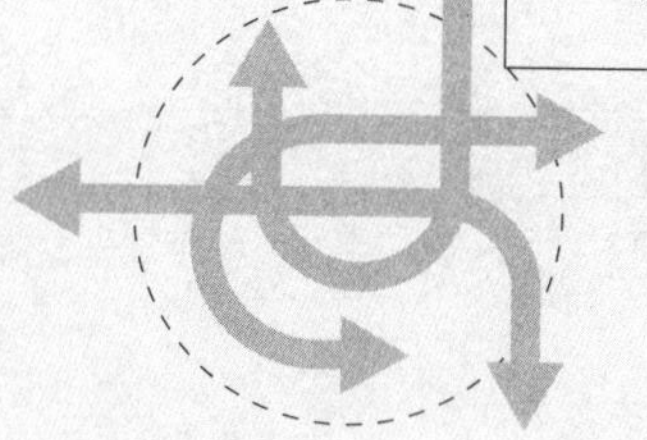

Interpretation of Clinical Pathway

第一章

创伤性急性硬脑膜下血肿临床路径释义

一、创伤性急性硬脑膜下血肿编码

1. 卫计委原编码

疾病名称及编码：创伤性急性硬膜下血肿（ICD-10：S06.501）

手术操作名称及编码：硬脑膜下血肿清除术（ICD-9-CM-3：01.3101）

2. 修改编码

疾病名称及编码：创伤性急性硬膜下血肿（ICD-10：S06.5）

手术操作名称及编码：硬脑膜下血肿清除术（ICD-9-CM-3：01.3104）

二、临床路径检索方法

S06.5 伴 01.3104

三、创伤性急性硬脑膜下血肿临床路径标准住院流程

（一）适用对象

第一诊断为创伤性急性硬脑膜下血肿（ICD-10：S06.501）。

行硬脑膜下血肿清除术（ICD-9-CM-3：01.3101）。

释义

■ 适用对象编码参见第一部分。

■ 本路径适用对象为小脑幕上及幕下创伤性急性硬脑膜下血肿。包括幕上及幕下创伤性急性单纯性硬脑膜下血肿，创伤性急性硬脑膜下血肿伴发同侧脑挫裂伤或脑内血肿或颅骨骨折，创伤性急性硬脑膜下血肿伴发脑疝形成。不包括多发部位创伤性急性硬脑膜下血肿，创伤性急性硬脑膜下血肿伴发广泛脑挫裂伤。

■ 本路径适用对象也包括初期表现为创伤性急性单纯性硬脑膜下血肿，合并急性期内发生的同侧或对侧硬脑膜下血肿伴发脑疝形成。

■ 根据创伤性急性硬脑膜下血肿发生解剖部位的不同，其手术切口部位也各不相同，包括冠状瓣切口、枕瓣切口、颞顶瓣切口、额颞顶标准外伤大骨瓣切口、颅后窝开颅切口。各临床单位可根据本单位所熟悉的手术切口结合血肿部位做出不同部位血肿最佳手术入路的临床路径。

（二）诊断依据

根据《临床诊疗指南·神经外科学分册》（中华医学会编著，人民卫生出版社，2006）、《临床技术操作规范·神经外科分册》（中华医学会编著，人民军医出版社，2007）、《王忠诚神经外科学》（王忠诚主编，湖北科学技术出版社，2005）、《神经外科学》（赵继宗主编，人民卫生出版社，2007）。

1. 临床表现

（1）病史：一般都有外伤史，临床症状较重，并迅速恶化，尤其是特急性创伤性硬脑膜下血肿，伤后短时间内可发展为濒死状态。
（2）意识障碍：伤后多数为原发性昏迷与继发性昏迷相重叠，或昏迷的程度逐渐加深；较少出现中间清醒期。
（3）颅内压增高表现：颅内压增高症状出现较早，其间呕吐和躁动比较多见，生命体征变化明显（Cushing 反应）。
（4）脑疝症状：出现较快，尤其是特急性创伤性硬脑膜下血肿，一侧瞳孔散大后短时间内出现对侧瞳孔散大，并出现去脑强直、病理性呼吸等症状。
（5）局灶症状：较多见，早期即可因脑挫伤或（和）血肿压迫引起偏瘫、失语。
2. 辅助检查
（1）头颅 CT 扫描（带骨窗像）：是诊断的主要依据，表现为脑表面的新月形高密度影。
（2）头颅 X 线平片：半数患者可见颅骨骨折，包括线性骨折或凹线性骨折，部位可与血肿部位不一致。

释义

■ 由于有较重的外伤史，创伤性急性硬脑膜下血肿多伴有较重的脑损伤，其临床特点为在脑挫裂伤症状的基础上，又加了脑受压的表现。如早期出现的神经系统局灶体征、颅高压症状、进行性意识障碍、脑疝形成等。

■ 头颅 CT 平扫应接诊后迅速完成，急性血肿可见新月形或半月形高密度影，少数血肿内渗入脑脊液成分呈混杂或低密度，同侧侧脑室受压、变形，中线向对侧移位。CT 骨窗像或三维重建可明确骨折存在。

■ 头颅 X 线平片和 CT 骨窗可确定颅骨骨折是否存在，其发生率较硬膜外血肿低，约占 50%，且骨折部位可与血肿部位不一致。

（三）选择治疗方案的依据

根据《临床诊疗指南·神经外科学分册》（中华医学会编著，人民卫生出版社，2006）、《临床技术操作规范·神经外科分册》（中华医学会编著，人民军医出版社，2007）、《王忠诚神经外科学》（王忠诚主编，湖北科学技术出版社，2005）、《神经外科学》（赵继宗主编，人民卫生出版社，2007）。
1. 手术治疗：创伤性急性硬脑膜下血肿诊断明确，有以下情况者应行硬脑膜下血肿清除术：
（1）有明显颅内压增高症状和体征，意识障碍或症状进行性加重，或出现新的阳性体征、再昏迷。
（2）CT 扫描提示脑受压明显，大脑中线移位>5mm。
（3）幕上血肿量>30ml 或幕下血肿量>10ml。
2. 手术风险较大者（高龄、妊娠期、合并较严重内科疾病），需向患者或家属交代病情；如不同意手术，应当充分告知风险，履行签字手续，并予严密观察。

释义

■ 创伤性急性硬脑膜下血肿患者行硬脑膜下血肿清除术要符合适应证：有明显颅内压增高症状体征或意识障碍及症状进行性加重的血肿；CT 扫描提示脑受压明显，大脑中线移位>5mm；幕上血肿量>30ml 或幕下血肿量>10ml。

■ 病情较轻、出血量较少者，可行保守治疗，密切观察病情变化并及时复查头颅 CT。可以放置颅内压监测，当颅内压持续>30mmHg，应该采取开颅血肿清除术。

■ 高龄（>75 岁）、妊娠期、合并较严重内科疾病（心肺肝肾功能不全、凝血机制障碍等）的患者，对其手术风险较大，应履行医师的告知义务和患者对该病的知情权。如同意手术，向患者或家属交代风险且履行签字手续；如不同意手术，也要充分告知风险且履行签字手续，并密切观察病情变化。

（四）标准住院日为≤14 天

释义

■ 创伤性急性硬脑膜下血肿患者入院后，常规检查等准备 1～4 天，术后恢复 7～10天，总住院时间小于 14 天的均符合本路径要求。

（五）进入路径标准

1. 第一诊断符合 ICD-10：S06. 501 创伤性急性硬脑膜下血肿疾病编码。
2. 当患者同时具有其他疾病诊断，但在住院期间不需特殊处理、不影响第一诊断的临床路径流程实施时，可以进入路径。
3. 当患者双侧瞳孔散大，自主呼吸停止 1 小时以上，或处于濒死状态，不进入此路径。

释义

■ 本路径适用于小脑幕上及幕下创伤性急性硬脑膜下血肿。包括幕上及幕下创伤性急性单纯性硬脑膜下血肿，创伤性急性硬脑膜下血肿伴发同侧脑挫裂伤或脑内血肿或颅骨骨折，创伤性急性硬脑膜下血肿伴发脑疝形成。

■ 患者如果合并高血压、糖尿病、冠心病、慢性阻塞性肺疾病、慢性肾病等其他慢性疾病，需要术前对症治疗时，如果不影响麻醉和手术，不影响术前准备的时间，可进入本路径。上述慢性疾病如果需要经治疗稳定后才能手术或抗凝、抗血小板治疗等，术前需特殊准备的，先进入其他相应内科疾病的诊疗路径。

■ 患者如果双侧瞳孔散大、无自主呼吸 1 小时以上，或处于濒死状态，不进入此路径。

（六）术前准备（入院当天）

1. 必需的检查项目

（1）血常规、尿常规、血型。

（2）凝血功能、肝肾功能、血电解质、血糖、感染性疾病筛查（乙型肝炎、丙型肝炎、艾滋病、梅毒等）。

（3）心电图、胸部 X 线平片。

（4）头颅 CT 扫描（含骨窗像）。

2. 根据患者病情，建议选择的检查项目
（1）颈部 CT 扫描、X 线平片。
（2）腹部 B 超、心肺功能评估。

释义

■ 必查项目是确保手术治疗安全、有效开展的基础，术前必须完成。如头颅 CT 扫描可以明确出血部位、大小及其脑实质受压情况；凝血功能是评价患者急性期凝血状况和手术安全，是手术开展所必须。

■ 为缩短患者住院和急症手术等待时间，检查项目尽量在患者入院前急诊完成。

■ 外伤患者常合并有复合伤，尤其高龄患者心肺功能多异常，术前根据病情增加心脏彩超、肺功能、血气分析等检查。

（七）预防性抗菌药物选择与使用时机

按照《抗菌药物临床应用指导原则》（卫医发〔2004〕285 号）选择用药。建议使用第一、第二代头孢菌素，头孢曲松等；明确感染患者，可根据药敏试验结果调整抗菌药物。

释义

■ 创伤性急性硬脑膜下血肿手术属于Ⅰ类切口，但由于术中可能用到人工止血材料、颅骨固定材料等，且开颅手术对手术室层流的无菌环境要求较高，一旦感染可导致严重后果。因此可按规定适当预防性和术后应用抗菌药物，通常选用第三代头孢菌素。

（八）手术日为入院当天

1. 麻醉方式：全身麻醉。
2. 手术方式：硬脑膜下血肿清除术。
3. 手术内置物：硬脑膜修复材料、颅骨固定材料、引流系统等。
4. 术中用药：抗菌药物、脱水药、止血药，酌情应用抗癫痫药和激素。
5. 输血：根据手术失血情况决定。

释义

■ 本路径规定的手术入路均是在全身麻醉下实施。

■ 对于部分创伤性急性硬脑膜下血肿伴发脑疝形成患者，可依据外伤着力点、受伤机制、伤后病情变化和影像学检查资料进行综合分析，可在急诊室行临时颅锥钻孔术，穿刺引流部分血肿，以达到部分减压和争取血肿清除时机。

■ 对于缺损的硬膜，尽量使用自身颞肌筋膜或骨膜，脑组织张力高，可适当采用人工硬脑膜修补。颅骨固定可采用颅骨锁或其他固定材料。术前用抗菌药物参考《抗菌药物临床应用指导原则》执行。对手术时间较长的患者，术中可加用一次抗菌药物。

■ 如手术时间过长，可于术中追加一次抗菌药物。必要时，适量使用脱水药以减轻脑水肿，如甘露醇、呋塞米和托拉塞米等。术中还应使用止血药，必要时可选用抗癫痫药和激素。

■ 手术是否输血依照术中出血量和凝血状况而定，可根据医院条件采用自体血回输系统，必要时输异体血或成分血。

（九）术后住院恢复≤13 天

1. 必须复查的检查项目：24 小时之内及出院前根据具体情况复查头颅 CT 了解颅内情况；血常规、尿常规、肝肾功能、血电解质。
2. 根据患者病情，建议可选择的检查项目：颈部 CT（加骨窗像）、胸腹部 X 线平片或 CT，腹部 B 超。
3. 术后用药：抗菌药物、脱水药，酌情应用预防性抗癫痫药及激素。
4. 每 2～3 天手术切口换药 1 次。
5. 术后 7 天拆除手术切口缝线，或根据病情酌情延长拆线时间。

释义

■ 术后可根据患者恢复情况做必须复查的检查项目，并根据病情变化增加检查的频次。复查项目并不仅局限于路径中的项目，建议术后即刻或次日复查颅脑 CT 了解术后有无继发血肿、水肿和血肿清除情况。

■ 可见患者情况可有选择的查颈部 CT（加骨窗像）、胸腹部 X 线平片或 CT、腹部 B 超等。

■ 术后规范使用抗菌药物，适量使用甘露醇、甘油果糖、呋塞米或托拉塞米以帮助减轻脑水肿，也可使用神经营养药物促进神经系统损伤的功能恢复，对减轻损伤后脑水肿有积极的作用。出血部位如在癫痫高发区，可以给予预防性抗癫痫药物治疗，具体可参考《临床诊疗指南-癫痫病分册（2015 修订版）》。

■ 术后建议酌情选用神经营养药物及促醒药物治疗，可使用催醒药物和神经营养药物，改善脑细胞代谢、改善脑血循环、促进脑细胞功能恢复。

■ 适时手术切口换药，能预防切口感染，及时观察手术切口愈合情况。

■ 术后 7 天手术切口拆线，根据切口愈合情况可间断拆线或延期拆线。

（十）出院标准

1. 患者病情稳定，生命体征平稳，无明显并发症。
2. 体温正常，各项化验无明显异常，切口愈合良好。
3. 仍处于昏迷状态的患者，如生命体征平稳、经评估不能短时间恢复者，没有需要住院处理的并发症和（或）合并症，可以转院继续康复治疗。

释义

■ 主治医师应在出院前，通过复查的各项检查并结合患者恢复情况决定是否能出院。如果出现术后脑水肿、颅内感染或继发血肿等情况需要继续留院治疗的情况，超出了路径所规定的时间，应先处理并发症并符合出院条件后再准许患者出院。

（十一）变异及原因分析

1. 术后继发其他部位硬脑膜外血肿、硬脑膜下血肿、脑内血肿等并发症，严重者需要再次开颅手术，导致住院时间延长，费用增加。
2. 术后切口、颅内感染、内置物排异反应，出现严重神经系统并发症，导致住院时间延长，费用增加。
3. 伴发其他疾病需进一步诊治，导致住院时间延长。

释义

■ 术后继发的其他部位硬膜外血肿、硬膜下血肿、颅内血肿等并发症影响了患者原发病的预后，严重的需要再次手术治疗，住院时间延长，费用增加。

■ 开颅手术中可能用到人工止血材料、颅骨固定材料等，且开颅手术对手术室层流的无菌环境要求较高，一旦出现感染、异物排斥反应及其他神经系统并发症，住院时间延长，费用增加。

■ 同时出现变异的原因很多，除了包括路径中所描述的各种术后并发症，还包括医疗、护理、患者、环境等多方面的变异原因，为便于总结和在工作中不断完善和修订路径，应将变异原因归纳、总结，以便重新修订路径时作为参考。

四、创伤性急性硬脑膜下血肿临床路径给药方案

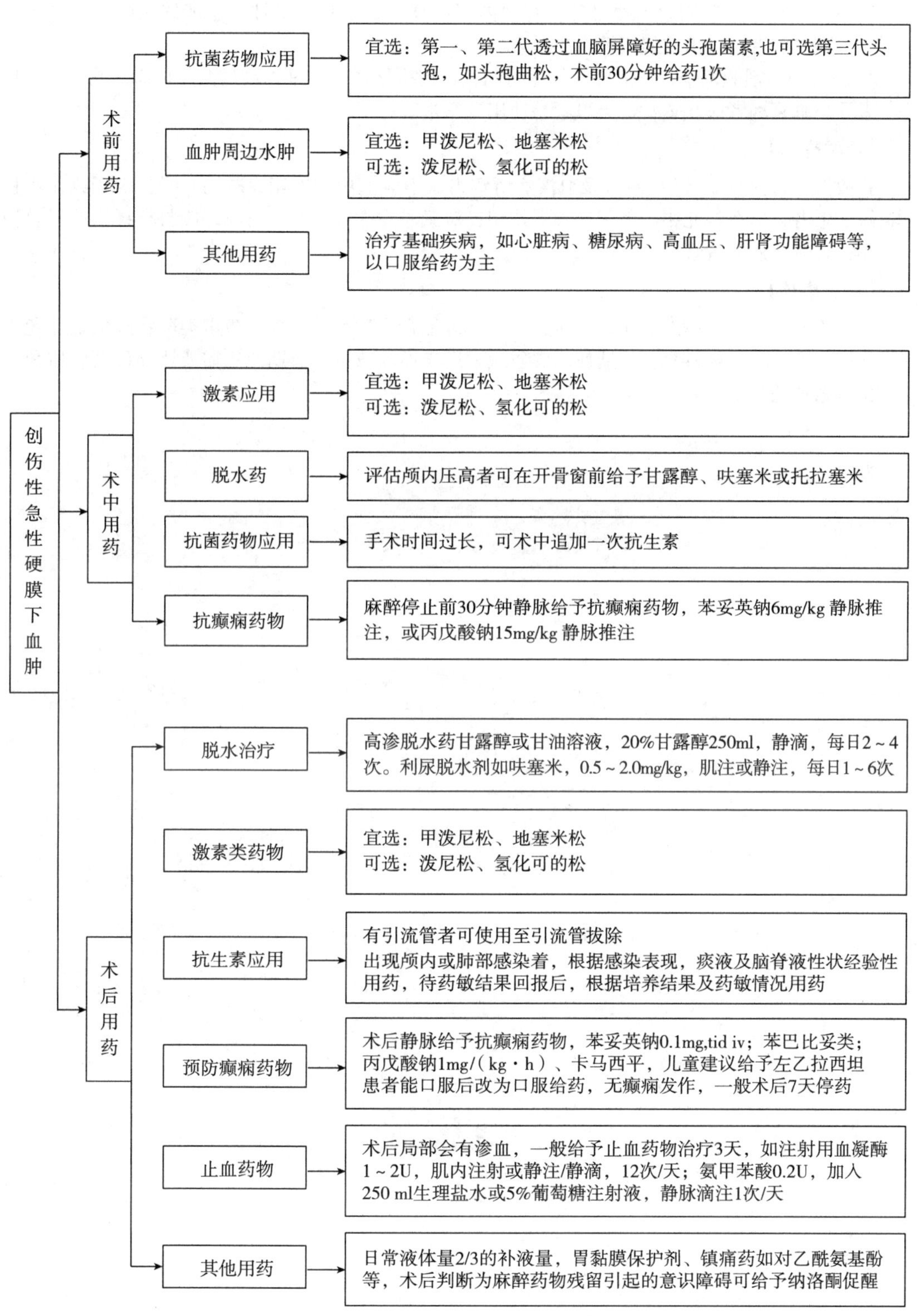

【用药选择】

1. 术前有明显血肿周边水肿表现，有颅内压增高症状，有严重神经功能缺失症状，影像学支持脑水肿者，可术前使用糖皮质激素。
2. 高渗脱水剂脱水快，作用强，作用时间长，但可增加血容量，增加循环负荷，儿童、老年人及心脏衰竭者应注意，这类患者易使用呋塞米。

【药学提示】

弥散性血管内凝血（DIC）以及血液病所致出血不应使用注射用血凝酶：凝血因子或血小板缺乏患者，应在补充相应因子基础上使用；对于原发性纤溶亢进情况，应与抗纤溶药联合使用；有血栓病史者禁用。

【注意事项】

皮质激素类药物可诱发消化道出血，治疗中可配合抑酸治疗。皮质激素类药物降低机体免疫作用，可增加感染机会；长期使用皮质激素后应逐渐减量。长期使用需要逐渐停药，避免发生激素戒断综合征。

五、推荐表单

（一）医师表单

创伤性急性硬脑膜下血肿临床路径医师表单

适用对象：第一诊断为创伤性急性硬脑膜下血肿（ICD-10：S06.501）
行硬脑膜下血肿清除术（ICD-9-CM-3：01.3101）

患者姓名：	性别：　　年龄：　　门诊号：	住院号：
住院日期：　　年　月　日	出院日期：　　年　月　日	标准住院日：≤14 天

时间	住院第 1 天	住院第 2～3 天（手术日）	住院第 4～5 天（术后第 1 天）
主要诊疗工作	□ 询问病史及体格检查 □ 完成病历书写 □ 上级医师查房与术前评估 □ 依据体检，完善相关的术前检查 □ 完成必要的相关科室会诊 □ 初步确定手术方式和日期 □ 完成术前准备与术前评估 □ 完成术前小结，术前讨论记录 □ 预约术中电生理监测	□ 向患者和家属交代围术期注意事项，签署手术同意书、自费协议书、输血同意书、委托书 □ 安排手术 □ 术者完成手术记录 □ 完成术后病程 □ 上级医师查房 □ 向患者及家属交代手术情况，嘱咐注意事项 □ 观察术后病情变化	□ 上级医师查房，注意病情变化 □ 完成常规病历书写 □ 有引流管者复查头颅 CT，根据结果决定是否拔除引流管 □ 注意体温、血象变化，必要时行腰椎穿刺，送脑脊液化验 □ 注意有无意识障碍、呼吸障碍、偏瘫等（对症处理） □ 注意脑神经有无受损（有无面瘫、面部麻木感、听力受损、饮水呛咳）（对症处理） □ 查头部 CT，排除颅内出血和明确术后脑水肿的情况
重点医嘱	**长期医嘱** □ 一级护理 □ 饮食 **临时医嘱** □ 神经系统专科查体（四肢肌力检查，小瞳孔眼底检查，步态检查等） □ 化验检查（血尿常规，血型，肝肾功能及血电解质，感染性疾病筛查，凝血功能），心电图，X 线胸片 □ 头颅 CT 扫描 □ 心、肺功能（视患者情况而定）	**长期医嘱** □ 一级护理 □ 饮食 □ 患者既往基础用药 **临时医嘱** □ 在全身麻醉下行硬脑膜下血肿清除术 □ 术前医嘱：明日全身麻醉下行硬脑膜下血肿清除术 □ 术前禁食、禁水 □ 抗菌药物 □ 激素（根据术前瘤周水肿情况定） □ 一次性导尿包 □ 其他特殊医嘱	**长期医嘱** □ 特级护理 □ 生命体征监测（每 2 小时 1 次） □ 多功能监护，吸氧 □ 可进流食（无术后功能障碍者），胃管鼻饲（有吞咽功能障碍者） □ 接引流（术中置放引流者） □ 尿管接袋计量 □ 补液 □ 抗菌药物、抑酸等药物 □ 神经营养药（必要时） □ 控制血压和血糖等内科用药 □ 输液治疗 **临时医嘱** □ 止血，镇痛，镇吐 □ 查血常规、肝肾功能及血电解质、凝血功能、血气等，对症处理 □ 头颅 CT
病情变异记录	□ 无　□ 有，原因： 1. 2.	□ 无　□ 有，原因： 1. 2.	□ 无　□ 有，原因： 1. 2.
医师签名			

时间	住院第5～6天 （术后第3～4天）	住院第7～9天 （术后第5～7天）	住院第12～14天 （出院日）
主要诊疗工作	□ 上级医师查房，注意病情变化 □ 注意是否有发热、脑脊液漏等 □ 必要时再次行腰椎穿刺采集脑脊液 □ 完成病历书写 □ 调整预防抗菌药物、激素用量，逐渐减量 □ 注意患者的意识和精神状态变化，是否伴有脑神经功能障碍 □ 切口换药，注意有无皮下积液，必要时加压包扎	□ 上级医师查房，注意病情变化 □ 注意是否有发热、脑脊液漏等 □ 必要时再次行腰椎穿刺采集脑脊液 □ 完成常规病历书写 □ 调整激素用量，逐渐减量 □ 注意患者的意识和精神状态变化，是否伴有脑神经功能障碍，必要时尽早行康复训练 □ 切口换药，注意有无皮下积液，必要时加压包扎，7天时根据切口愈合情况或酌情延长拆线时间	□ 上级医师查房，进行切口愈合评估 □ 复查常规化验和神经影像学检查，明确有无手术并发症，是否需要进一步治疗，能否出院 □ 完成出院记录、病案首页、出院证明等 □ 向患者交代出院注意事项：复诊时间、地点、检查项目，紧急情况时的处理
重点医嘱	**长期医嘱** □ 二级护理 □ 流食 □ 控制血压和血糖 □ 激素 **临时医嘱** □ 镇痛 □ 补液（酌情） □ 拔除引流管（如术中置放）	**长期医嘱** □ 二级护理 □ 半流食/普食 □ 调整激素用量，逐渐减量 □ 控制血压和血糖 **临时医嘱** □ 换药 □ 腰椎穿刺测压、放液（必要时） □ 拆线	**出院医嘱** □ 出院带药 □ 康复治疗（酌情）
病情变异记录	□ 无 □ 有，原因： 1. 2.	□ 无 □ 有，原因： 1. 2.	□ 无 □ 有，原因： 1. 2.
医师签名			

（二）护士表单

创伤性急性硬脑膜下血肿临床路径护士表单

适用对象：第一诊断为创伤性急性硬脑膜下血肿（ICD-10：S06.501）
　　　　　行硬脑膜下血肿清除术（ICD-9-CM-3：01.3101）

患者姓名：	性别：　　年龄：　　门诊号：	住院号：
住院日期：　　年　月　日	出院日期：　　年　月　日	标准住院日：12～14天

时间	住院第1天	住院第2～3天（手术日）	住院第4～5天（术后第1天）
健康宣教	□ 入院宣教 介绍主管医师、护士 介绍环境、设施 介绍住院注意事项 □ 术前宣教 宣教疾病知识、术前准备及手术过程 告知准备物品、沐浴 告知术后饮食、活动及探视注意事项 告知术后可能出现的情况及应对方式 主管护士与患者沟通，了解并指导心理应对 告知家属等候区位置	□ 术后当日宣教 告知监护设备、管路功能及注意事项 告知饮食、体位要求 告知疼痛注意事项 告知术后可能出现情况及应对方式 告知用药情况 给予患者及家属心理支持 再次明确探视陪伴须知	□ 术后宣教 药物作用及频率 饮食、活动指导 复查患者对术前宣教内容的掌握程度 疾病恢复期注意事项（若有脑神经受损后的宣教） 拔尿管后注意事项 腰椎穿刺后注意事项 下床活动注意事项
护理处置	□ 核对患者，佩戴腕带 □ 建立入院护理病历 □ 卫生处置：剪指（趾）甲、沐浴，更换病号服	□ 协助医师完成术前检查化验 □ **术前准备** 配血、抗菌药物皮试 备皮剃头、药物灌肠 禁食禁水 □ **送手术** 摘除患者各种活动物品 核对患者资料及带药 填写手术交接单，签字确认 □ **接手术** 核对患者及资料，签字确认	□ 遵医嘱完成相关检查 □ 夹闭尿管，锻炼膀胱功能
基础护理	□ **一级护理** 晨晚间护理 患者安全管理	□ **特级护理** 晨晚间护理 患者安全管理	□ **一级护理** 卧位护理：协助翻身、床上移动、预防压疮 排泄护理 患者安全管理

续 表

时间	住院第1天	住院第2~3天（手术日）	住院第4~5天（术后第1天）
专科护理	□ 护理查体 □ 瞳孔、意识监测 □ 需要时，填写跌倒及压疮防范表 □ 需要时，请家属陪伴	□ 协助医师完成术前检查化验	□ **病情观察，写特护记录** q2h 评估生命体征、瞳孔、意识、体征、肢体活动、皮肤情况、伤口敷料、各种引流管情况、出入量、有无脑神经功能障碍 □ 遵医嘱予脱水、抗感染、止血、抑酸、激素、控制血糖等治疗
重点医嘱	□ 详见医嘱执行单	□ 详见医嘱执行单	□ 详见医嘱执行单
病情变异记录	□ 无 □ 有，原因： 1. 2.	□ 无 □ 有，原因： 1. 2.	□ 无 □ 有，原因： 1. 2.
护士签名			

时间	住院第 5 ~ 10 天 （术后第 3 ~ 8 天）	住院第 11 ~ 14 天 （术后第 9 ~ 12 天）
健康宣教	□ **术后宣教** 药物作用及频率 饮食、活动指导 复查患者对术前宣教内容的掌握程度 疾病恢复期注意事项（若有脑神经受损后的宣教） 拔尿管后注意事项 腰椎穿刺后注意事项 下床活动注意事项	□ **出院宣教** 复查时间 服药方法 活动休息 指导饮食 康复训练方法 指导办理出院手续
护理处置	□ 遵医嘱完成相关检查 □ 夹闭尿管，锻炼膀胱功能	□ **办理出院手续** 书写出院小结
基础护理	□ **二级护理** 晨晚间护理 协助进食、水（饮水呛咳者鼻饲） 协助翻身、床上移动、预防压疮 排泄护理 床上温水擦浴 协助更衣 患者安全管理	□ **二级护理** 晨晚间护理 协助或指导进食、水 协助或指导床旁活动 康复训练 患者安全管理
专科护理	□ **病情观察，写特护记录** q2h 评估生命体征、瞳孔、意识、体征、肢体活动、皮肤情况、伤口敷料、各种引流管情况、出入量、有无脑神经功能障碍（必要时尽早行康复训练） □ 遵医嘱予脱水、抗感染、止血、抑酸、激素、控制血糖等治疗 □ 腰椎穿刺的护理 腰穿后，嘱患者去枕平卧 4 ~ 6 小时，观察病情和主诉，根据医嘱调整脱水药的用量 □ 需要时，联系主管医师给予相关治疗及用药	□ **病情观察** 评估生命体征、瞳孔、意识、体征、肢体活动、脑神经功能障碍恢复情况
重点医嘱	□ 详见医嘱执行单	□ 详见医嘱执行单
病情变异记录	□ 无　□ 有，原因： 1. 2.	□ 无　□ 有，原因： 1. 2.
护士签名		

（三）患者表单

创伤性急性硬脑膜下血肿临床路径患者表单

适用对象：第一诊断为创伤性急性硬脑膜下血肿（ICD-10：S06.501）
行硬脑膜下血肿清除术（ICD-9-CM-3：01.3101）

患者姓名：	性别：　　年龄：　　门诊号：	住院号：
住院日期：　　年　月　日	出院日期：　　年　月　日	标准住院日：12～14天

时间	住院第1天	住院第2～3天（手术日）	住院第4～5天（术后第1天）
监测	□ 测量生命体征、体重	□ 每日测量生命体征、询问排便，手术前一天晚测量生命体征	□ 手术清晨测量生命体征、血压一次
医患配合	□ 护士行入院护理评估（简单询问病史） □ 接受入院宣教 □ 医师询问病史、既往病史、用药情况，收集资料 □ 进行体格检查	□ 配合完善术前相关化验、检查 **术前宣教** □ 创伤性急性硬脑膜下血肿疾病知识、临床表现、治疗方法 □ 术前用物准备：奶瓶、湿巾等 □ 手术室接患者，配合核对 □ 医师与患者及家属介绍病情及手术谈话 □ 手术时家属在等候区等候 □ 探视及陪伴制度	**术后宣教** □ 术后体位：麻醉未醒时平卧，清醒后，4～6小时无不适反应可垫枕或根据医嘱予监护设备、吸氧 □ 配合护士定时监测生命体征、瞳孔、肢体活动、伤口敷料等 □ 不要随意动引流管 □ 疼痛的注意事项及处理 □ 告知医护不适及异常感受 □ 配合评估手术效果
重点诊疗及检查	**重点诊疗** □ 一级护理 □ 既往基础用药 **术前准备** □ 备皮剃头 □ 配血 □ 药物灌肠 □ 术前签字 **重要检查** □ 心电图、胸片、CT	**重点诊疗** □ 特级护理 □ 予监护设备、吸氧 □ 注意留置管路安全与通畅 □ 用药：抗菌药物、止血药、抑酸、激素、补液药物的应用 □ 护士协助记录出入量	**重点诊疗** □ 特级护理 □ 予监护设备、吸氧 □ 注意留置管路安全与通畅 □ 用药：抗菌药物、止血药、抑酸、激素、补液药物的应用 □ 护士协助记录出入量
饮食及活动	□ 禁食、禁水或普食 □ 卧床休息	□ 术前12小时禁食、禁水 □ 卧床休息	□ 根据病情半流食或鼻饲 □ 卧床休息，自主体位

时间	住院第5～10天 （术后第3～8天）	住院第11～14天 （术后2～12天）
监测	□ 定时监测生命体征，每日询问排便	□ 定时监测生命体征、每日询问排便
医患配合	□ 医师巡视，了解病情 □ 配合意识、瞳孔、肢体活动、脑神经功能的观察及必要的检查 □ 护士行晨晚间护理 □ 护士协助进食、进水、排泄等生活护理 □ 配合监测出入量 □ 膀胱功能锻炼，成功后可将尿管拔除 □ 配合功能恢复训练（必要时） □ 注意探视及陪伴时间	□ 护士行晨晚间护理 □ 医师拆线 □ 伤口注意事项 □ 配合功能恢复训练（必要时） **出院宣教** □ 接受出院前康复宣教 □ 学习出院注意事项 □ 了解复查程序 □ 办理出院手续，取出院带药
重点诊疗及检查	**重点诊疗** □ 特级或二级护理 □ 静脉用药逐渐过渡至口服药 □ 医师定时予伤口换药 □ 医师行腰椎穿刺（必要时） **重要检查** □ 定期抽血化验 □ 复查CT及MRI	**重点诊疗** □ 二级/三级护理 □ 普食 □ 医师行腰椎穿刺（必要时） **重要检查** □ 定期抽血化验（必要时）
饮食及活动	□ 根据病情逐渐由半流食过渡至普食，营养均衡，高蛋白、低脂肪、易消化，避免产气食物（牛奶、豆浆）及油腻食物。鼓励多食汤类食物，必要时鼻饲饮食 □ 卧床休息时可头高位，渐坐起 □ 术后第3～4天可视体力情况渐下床活动，循序渐进，注意安全 □ 行功能恢复锻炼（必要时）	□ 普食，营养均衡 □ 勿吸烟、饮酒 □ 正常活动 □ 行功能恢复训练（必要时）

附：原表单（2010 年版）

创伤性急性硬脑膜下血肿临床路径表单

适用对象：第一诊断为创伤性急性硬脑膜下血肿（ICD-10：S06.501）
行硬脑膜下血肿清除术（ICD-9-CM-3：01.3101）

患者姓名：	性别：　年龄：　门诊号：	住院号：
住院日期：　年　月　日	出院日期：　年　月　日	标准住院日：≤14 天

时间	住院第 1 日 （手术当天）	住院第 2 日 （术后第 1 天）	住院第 3 日 （术后第 2 天）
主要诊疗工作	□ 病史采集，体格检查，完成病历书写 □ 术前相关检查 □ 上级医师查看患者，制订治疗方案，完善术前准备 □ 向患者和（或）家属交代病情，签署手术知情同意书 □ 全身麻醉下硬脑膜下血肿清除术 □ 完成手术记录及术后记录	□ 临床观察神经系统功能变化情况 □ 术后观察引流液性状及记录引流量（有引流管者） □ 完成病程记录 □ 复查头颅 CT，评价结果并及时采取相应措施	□ 临床观察神经系统功能变化情况 □ 观察切口敷料情况 □ 观察引流液性状及引流量（有引流管者） □ 完成病程记录
重点医嘱	**长期医嘱** □ 一级护理 □ 禁食、禁水 **临时医嘱** □ 备皮（剃头） □ 抗菌药物皮试 □ 急查血常规、血型、凝血功能、肝肾功能、电解质、血糖，感染性疾病筛查 □ 头颅 CT 扫描 □ 心电图、胸部 X 线平片	**长期医嘱** □ 一级护理 □ 禁食、禁水 □ 抗菌药物 □ 脱水药 □ 输液治疗 **临时医嘱** □ 头颅 CT	**长期医嘱** □ 一级护理 □ 术后流食/鼻饲 □ 抗菌药物 □ 脱水药 □ 输液治疗 **临时医嘱** □ 放置胃管 □ 复查血常规、肝肾功能、凝血功能
主要护理工作	□ 入院护理评估及宣教 □ 观察患者一般状况及神经系统状况 □ 观察记录患者神志、瞳孔、生命体征 □ 完成术前准备	□ 观察患者一般状况及神经系统状况 □ 观察记录患者神志、瞳孔、生命体征及切口敷料情况 □ 观察引流液性状并记录引流液的量（有引流管者） □ 遵医嘱给药并观察用药后反应 □ 预防并发症护理 □ 进行心理护理及基础护理 □ 完成术后指导及用药宣教 □ 完成护理记录	□ 观察患者一般状况及神经系统功能恢复情况 □ 观察记录患者神志、瞳孔、生命体征及切口敷料情况 □ 观察引流液性状并记录引流液的量（有引流管者） □ 遵医嘱给药并观察用药后反应 □ 遵医嘱完成化验检查 □ 进行心理护理及基础护理 □ 预防并发症护理 □ 完成护理记录

续　表

病情变异记录	□无　□有，原因： 1. 2.	□无　□有，原因： 1. 2.	□无　□有，原因： 1. 2.
护士签名			
医师签名			

时间	住院第4日 （术后第3天）	住院第5日 （术后第4天）	住院第6日 （术后第5天）	住院第7日 （术后第6天）
主要诊疗工作	□ 临床观察神经系统功能变化情况 □ 切口换药、观察切口情况 □ 观察引流液性状及引流量（有引流管者） □ 有引流管者复查头颅 CT，根据结果决定是否拔除引流管 □ 完成病程记录 □ 根据病情停用抗菌药物	□ 临床观察神经系统功能恢复情况 □ 完成病程记录 □ 根据病情停用抗菌药物	□ 临床观察神经系统功能恢复情况 □ 观察切口敷料情况 □ 完成病程记录 □ 查看化验结果 □ 根据病情改脱水药物	□ 临床观察神经系统功能恢复情况 □ 观察切口敷料情况 □ 完成病程记录 □ 查看化验结果 □ 根据病情调整脱水药物
重点医嘱	**长期医嘱** □ 一级护理 □ 术后流食/鼻饲 □ 抗菌药物（酌情停用） □ 输液治疗 **临时医嘱** □ 头颅 CT	**长期医嘱** □ 一级护理 □ 术后半流食/鼻饲 □ 抗菌药物（酌情停用） **临时医嘱** □ 血常规、肝肾功能、凝血功能	**长期医嘱** □ 一级护理 □ 术后半流食/鼻饲 □ 输液治疗	**长期医嘱** □ 一级护理 □ 术后半流食/鼻饲 □ 输液治疗
主要护理工作	□ 观察患者一般状况及神经系统功能恢复情况 □ 观察记录患者神志、瞳孔、生命体征及切口敷料情况 □ 有引流管者观察引流液性状并记录引流液的量 □ 遵医嘱给药并观察用药后反应 □ 进行心理护理及基础护理 □ 预防并发症护理 □ 完成护理记录	□ 观察患者一般状况及神经系统功能恢复情况 □ 观察记录患者神志、瞳孔、生命体征及手术切口敷料情况 □ 遵医嘱给药并观察用药后反应 □ 遵医嘱完成化验检查 □ 做好基础护理 □ 预防并发症护理 □ 完成护理记录	□ 观察患者一般状况及切口情况 □ 观察神经系统功能恢复情况及手术切口敷料情况 □ 遵医嘱给药并观察用药后反应 □ 做好基础护理 □ 预防并发症护理 □ 完成术后康复指导 □ 协助患者肢体功能锻炼	□ 观察患者一般状况及切口情况 □ 观察神经系统功能恢复情况及手术切口敷料情况 □ 遵医嘱给药并观察用药后反应 □ 做好基础护理 □ 预防并发症护理 □ 完成术后康复指导 □ 协助患者肢体功能锻炼
病情变异记录	□ 无 □ 有，原因： 1. 2.	□ 无 □ 有，原因： 1. 2.	□ 无 □ 有，原因： 1. 2.	□ 无 □ 有，原因： 1. 2.
护士签名				
医师签名				

时间	住院第 8 日 （术后第 7 天）	住院第 9 日 （术后第 8 天）	住院第 10 日 （术后第 9 天）	住院第 11 日 （术后第 10 天）
主要诊疗工作	□ 临床观察神经系统功能恢复情况 □ 观察切口，根据情况予以拆线 □ 根据病情停用脱水药 □ 完成病程记录 □ 复查头颅 CT，评价结果	□ 临床观察神经系统功能恢复情况 □ 观察切口，根据情况予以拆线 □ 根据病情停用脱水药 □ 完成病程记录	□ 临床观察神经系统功能恢复情况 □ 观察切口，根据情况予以拆线 □ 根据病情停用脱水药 □ 完成病程记录	□ 临床观察神经系统功能恢复情况 □ 复查血常规、血生化 □ 完成病程记录
重点医嘱	**长期医嘱** □ 一级护理 □ 术后半流食/鼻饲 □ 输液治疗 **临时医嘱** □ 头颅 CT	**长期医嘱** □ 一级护理 □ 术后半流食/鼻饲 □ 输液治疗	**长期医嘱** □ 一级护理 □ 术后半流食/鼻饲 □ 输液治疗	**长期医嘱** □ 二级护理 □ 饮食/鼻饲
主要护理工作	□ 观察患者一般状况及切口情况 □ 观察神经系统功能恢复情况及手术切口敷料情况 □ 遵医嘱给药 □ 做好基础护理 □ 预防并发症护理 □ 完成术后康复指导 □ 协助患者肢体功能锻炼	□ 观察患者一般状况及切口情况 □ 观察神经系统功能恢复情况 □ 遵医嘱给药并观察用药后反应 □ 做好基础护理 □ 预防并发症护理 □ 协助患者肢体功能锻炼	□ 观察患者一般状况及切口情况 □ 观察神经系统功能恢复情况 □ 遵医嘱给药 □ 做好基础护理 □ 预防并发症护理 □ 协助患者肢体功能锻炼	□ 观察患者一般状况及切口情况 □ 观察神经系统功能恢复情况 □ 做好基础护理 □ 预防并发症护理 □ 协助患者肢体功能锻炼
病情变异记录	□ 无　□ 有，原因： 1. 2.	□ 无　□ 有，原因： 1. 2.	□ 无　□ 有，原因： 1. 2.	□ 无　□ 有，原因： 1. 2.
护士签名				
医师签名				

时间	住院第 12 日 (术后第 11 天)	住院第 13 日 (术后第 12 天)	住院第 14 日 (术后第 13 天)
主要诊疗工作	□ 临床观察神经系统功能恢复情况 □ 复查血常规、血生化 □ 完成病程记录	□ 临床观察神经系统功能恢复情况 □ 复查血常规、血生化 □ 完成病程记录	□ 确定患者能否出院 □ 向患者交代出院注意事项、复查日期 □ 通知出院处 □ 开出院诊断书 □ 完成出院记录
重点医嘱	**长期医嘱** □ 二级护理 □ 饮食/鼻饲	**长期医嘱** □ 二级护理 □ 饮食/鼻饲	□ 通知出院
主要护理工作	□ 观察患者一般状况及切口情况 □ 观察神经系统功能恢复情况 □ 做好基础护理 □ 预防并发症护理 □ 协助患者肢体功能锻炼	□ 观察患者一般状况及切口情况 □ 观察神经系统功能恢复情况 □ 遵医嘱完成化验检查 □ 做好基础护理 □ 协助患者肢体功能锻炼 □ 进行出院指导	□ 完成出院指导 □ 帮助患者办理出院手续
病情变异记录	□ 无 □ 有，原因： 1. 2.	□ 无 □ 有，原因： 1. 2.	□ 无 □ 有，原因： 1. 2.
护士签名			
医师签名			

第二章

创伤性闭合性硬脑膜外血肿临床路径释义

一、创伤性闭合性硬脑膜外血肿编码

1. 卫计委原编码

疾病名称及编码：创伤性闭合性硬膜外血肿（ICD-10：S06.401）

手术操作名称及编码：硬脑膜外血肿清除术（ICD-9-CM-3：01.245）

2. 修改编码

疾病名称及编码：创伤性闭合性硬膜外出血（ICD-10：S06.4）

手术操作名称及编码：硬脑膜外血肿清除术（ICD-9-CM-3：01.24）

二、临床路径检索方法

S06.4 伴 01.24

三、创伤性闭合性硬脑膜外血肿临床路径标准住院流程

（一）适用对象

第一诊断为创伤性闭合性硬脑膜外血肿（ICD-10：S06.401）。

行硬脑膜外血肿清除术（ICD-9-CM-3：01.245）。

释义

■ 适用对象编码参见第一部分。

■ 本路径适用对象为创伤性闭合性硬脑膜外血肿，包括急性、亚急性和慢性硬脑膜外血肿。

■ 创伤性闭合性硬脑膜外血肿治疗方法为骨瓣开颅硬脑膜外血肿清除术，还可能包括行去骨瓣减压等手术干预方法。本路径仅适用于采用骨瓣开颅血肿术。其他治疗方式见其他手术入路的临床路径。

（二）诊断依据

根据《临床诊疗指南·神经外科学分册》（中华医学会编著，人民卫生出版社，2006）、《临床技术操作规范·神经外科分册》（中华医学会编著，人民军医出版社，2007）、《王忠诚神经外科学》（王忠诚主编，湖北科学技术出版社，2005）、《神经外科学》（赵继宗主编，人民卫生出版社，2007）。

1. 临床表现

（1）病史：一般均有外伤史，临床症状较重，并迅速恶化，尤其是特急性创伤性闭合性硬脑膜外血肿，伤后短时间内可发展为濒死状态。

（2）意识障碍：伤后多数为原发性昏迷与继发性昏迷相重叠，或昏迷的程度逐渐加深；典型临床表现出现“中间清醒期”。

（3）颅内压增高表现：颅内压增高症状出现较早，呕吐和躁动较常见，生命体征变化明显

（Cushing 反应）。

（4）脑疝症状：出现较快，尤其是特急性创伤性闭合性硬脑膜外血肿，一侧瞳孔散大后短时间内出现对侧瞳孔散大，并出现去脑强直、呼吸障碍等脑干受压症状。

（5）局灶症状：较多见，早期即可因脑挫伤或（和）血肿压迫引起偏瘫、失语。

2. 辅助检查

（1）头颅 CT 扫描（含骨窗像）：典型 CT 表现为颅骨内板与脑表面间有一双凸镜形或梭形高密度影。CT 检查可明确诊断、确定血肿部位、评估血肿量。骨窗像对诊断颅骨骨折具有重要意义。

（2）头颅 X 线平片：约 90% 的病例合并有颅骨骨折，目前临床不常用。

（3）实验室检查：血常规。

释义

■ 急性血肿指伤后 72 小时以内出现症状者；亚急性血肿指伤后 3 日至 3 周内出现症状者；慢性血肿指伤后 3 周以上出现症状者。有作者又将伤后 3 小时内即出现脑疝的颅内血肿称为特急性血肿。由于出血速度、血肿部位及年龄的差异，硬脑膜外血肿的临床表现各异。急性硬脑膜外血肿典型的临床表现有昏迷-清醒-再昏迷过程。但由于原发性脑损伤程度不一，在原发性脑损伤较轻，伤后无原发昏迷，或原发脑损伤严重、伤后持续昏迷的病例，无上述典型临床表现，因此应严密动态观察患者的意识、神经系统阳性体征和生命体征变化。慢性硬脑膜外血肿比较少见，临床特点主要是头痛、呕吐及视盘水肿。患者可以较长时间出于慢性颅高压状态，直到引起神经系统阳性体征，如意识障碍、偏瘫、瞳孔异常或眼部体征时，始引起重视。

■ 头颅 CT 平扫是首选的辅诊方法，可明确是否有血肿形成、血肿定位、计算出血量、中线结构有无移位和合并的脑内损伤等，为手术提供可靠的依据。慢性硬脑膜外血肿颅脑 CT 扫描的典型表现是位于脑表面的梭形高密度影，周界光滑，边缘可被增强，偶见钙化。

（三）治疗方案的选择

根据《临床诊疗指南・神经外科学分册》（中华医学会编著，人民卫生出版社，2006）、《临床技术操作规范・神经外科分册》（中华医学会编著，人民军医出版社，2007）、《王忠诚神经外科学》（王忠诚主编，湖北科学技术出版社）、《神经外科学，2005》（赵继宗主编，人民卫生出版社，2007）。

1. 创伤性闭合性硬脑膜外血肿诊断明确，选用骨瓣开颅血肿清创术：

（1）临床有颅内压增高症状或局灶性症状。

（2）幕上血肿>30ml，颞区血肿>20ml，幕下血肿>10ml。

（3）患者意识障碍进行性加重或出现昏迷者。

2. 需向家属交代病情及围术期可能出现的并发症。

3. 手术风险较大者（高龄、妊娠期、合并较严重内科疾病），需向患者或家属交代病情；如不同意手术，应当充分告知风险，履行签字手续，并予严密观察。

4. 对于严密观察保守治疗的患者，如出现颅内压增高征象、意识障碍进行性加重或新发神经系统局灶性症状，应当立即复查头颅 CT，并重新评价手术指征。

释义

■ 急性硬脑膜外血肿的治疗，原则上一经诊断即应施行手术，排除血肿以缓解颅内高压，术后根据病情给予适当非手术治疗。血肿定位明确的病例，根据影像学检查结果，通常采用骨瓣开颅术，便于彻底清除血肿和充分止血。如果硬脑膜张力高或疑有硬脑膜下血肿时，应切开硬脑膜探查，切勿轻易去骨瓣减压而草率结束手术。对于已有明显病情恶化的慢性硬脑膜外血肿患者，应及时施行手术治疗。除少数血肿发生液化，而薄膜尚未钙化者，可行钻孔冲洗引流之外，其余大多数患者都须行骨瓣开颅清除血肿。对于个别神志清楚、症状轻微、没有明显脑功能损害的患者，亦可采用非手术治疗，在CT监护下任其自行吸收或机化。

■ 因病情复杂、出现患者本身的原因或医疗条件的限制不适合采用高难度入路手术的患者，要向患者提供其他治疗方式的选择，履行医师的告知义务和患者对该病的知情权。

■ 硬脑膜外血肿的保守治疗仅用于病情稳定的小血肿，适应证如下：①患者意识无进行性恶化；②无神经系统阳性体征或原有神经系统阳性体征无进行性加重；③无颅内压增高症状和体征；④除颞区外，大脑凸面血肿量<30ml，颅后窝血肿<10ml，无明显占位效应（中线结构移位<5mm）、环池和侧裂池>4mm。

■ 幕上急性硬脑膜外血肿的早期诊断，应判定在颞叶沟回疝之前，而不是在昏迷加深、瞳孔散大之后。故临床观察尤为重要。当患者头痛呕吐加剧、躁动不安、血压升高、脉压加大和（或）出现新的体征，即应高度怀疑颅内血肿，及时行头颅CT复查避免漏诊。

（四）标准住院日为≤14天

释义

■ 创伤性闭合性硬脑膜外血肿患者入院后，常规检查准备完善后，如无明显禁忌，可急诊手术，术后恢复10～13天，总住院时间<14天的均符合本路径要求。

（五）进入路径标准

1. 第一诊断符合ICD-10：S06.401创伤性闭合性硬脑膜外血肿疾病编码。
2. 当患者同时具有其他疾病诊断，但在住院期间不需特殊处理、不影响第一诊断的临床路径流程实施时，可以进入路径。
3. 当患者双侧瞳孔散大、自主呼吸停止或处于濒死状态，不进入此路径。

释义

■ 本路径适用于第一诊断为创伤性闭合性硬脑膜外血肿，包括急性、亚急性和慢性硬脑膜外血肿。不包括开放性颅脑损伤（如脑脊液漏）、或合并严重脑挫裂伤、急性脑肿胀、硬脑膜下血肿、脑内血肿、脑神经损伤、头部外伤后感染、颈内动脉海绵窦瘘、全身其他脏器损伤需行相应手术病例。

■ 患者如果合并高血压、糖尿病、冠心病、慢性阻塞性肺疾病、慢性肾病等其他慢性疾病，需要术前对症治疗时，如果不影响麻醉和手术，不影响术前准备的时间，可进入本路径。上述慢性疾病如果需要经治疗稳定后才能手术，或抗凝、抗血小板治疗、凝血功能障碍等，术前需特殊准备的，先进入其他相应内科疾病的诊疗路径。

（六）术前准备（入院当天）

1. 必需的检查项目

（1）血常规、尿常规、血型。

（2）凝血功能、肝肾功能、血电解质、血糖、感染性疾病筛查（乙型肝炎、丙型肝炎、艾滋病、梅毒等）。

（3）心电图、胸部X线平片。

（4）头颅CT扫描（含骨窗像）。

2. 根据患者病情，建议选择的检查项目

（1）颈部CT扫描、X线平片。

（2）腹部B超，心肺功能评估。

释义

■ 必查项目是确保手术治疗安全、有效开展的基础，术前必须完成。头颅CT平扫可明确是否有血肿形成、血肿定位、计算出血量、中线结构有无移位和合并的脑内损伤等，指导术中骨瓣开颅的范围。

■ 疑有合并颈髓和脊柱损伤、胸腹部脏器损伤患者，必要时可行相关部位CT扫描、X线平片、腹部B超检查。

■ 为缩短患者住院等待时间，检查项目可以在患者入院前于门诊完成。

■ 高龄患者或有心肺功能异常患者，术前根据病情增加心脏彩超、肺功能等检查。必要时请内科相应专科医师会诊，评估手术的可行性和安全性，予以诊断和治疗建议。

（七）预防性抗菌药物选择与使用时机

按照《抗菌药物临床应用指导原则》（卫医发〔2004〕285号）选择用药。建议使用第一代、第二代头孢菌素，头孢曲松等；明确感染患者，可根据药敏试验结果调整抗菌药物。

释义

■ 创伤性闭合性硬脑膜外血肿属于Ⅰ类切口，但由于术中可能用到人工止血材料、硬脑膜修复材料、颅骨固定装置，术后可能留置引流管，且开颅手术对手术室层流的无菌环境要求较高，一旦感染可导致严重后果。因此可按规定适当预防性和术后应用抗菌药物，通常选用第三代头孢。

（八）手术日为入院当天

1. 麻醉方式：气管插管全身麻醉。
2. 手术方式：硬脑膜外血肿清除术。
3. 手术内置物：硬脑膜修复材料、颅骨固定材料、引流系统等。
4. 术中用药：抗菌药物、脱水药、止血药，酌情应用抗癫痫药物和激素。
5. 输血：根据手术失血情况决定。

释义

■ 本路径规定的手术入路均是在全身麻醉下实施。

■ 对于缺损的硬脑膜，应该首选自身颞肌筋膜和骨膜修补，可采用人工硬脑膜。颅骨固定可采用颅骨锁或其他固定材料。术前用抗菌药物参考《抗菌药物临床应用指导原则》执行。对手术时间较长的患者，术中可加用一次抗菌药物。

■ 预防性抗菌药物建议使用第一、第二代头孢菌素，头孢曲松等；明确感染患者，可根据药敏试验结果调整抗菌药物。脱水药可选用甘露醇或甘油果糖。止血药可选用酚磺乙胺、血凝酶（如白眉蛇毒血凝酶，根据药品说明书使用）、氨甲苯酸等。术前出现癫痫发作患者需使用抗癫痫药物，否则酌情使用。

■ 手术是否输血依照术中出血量而定，可根据医院条件采用自体血回输系统，必要时输异体血。

（九）术后住院恢复≤13 天

1. 必须复查的检查项目：24 小时之内及出院前根据具体情况复查头颅 CT 了解颅内情况；血常规、尿常规、肝肾功能、血电解质。
2. 根据患者病情，建议可选择的检查项目：颈部 CT（加骨窗像）、胸腹部 X 线平片或 CT，腹部 B 超。
3. 术后用药：抗菌药物、脱水药，酌情应用预防性抗癫痫药及激素。
4. 每 2～3 天手术切口换药 1 次。
5. 术后 7 天拆除手术切口缝线，或根据病情酌情延长拆线时间。

释义

■ 术后可根据患者恢复情况做必须复查的检查项目，并根据病情变化增加检查的频次。复查项目并不仅局限于路径中的项目，建议术后次日复查颅脑 CT 了解术后有无继发血肿、水肿和血肿清除情况，病情变化的特殊情况下随时急诊复查 CT。

■ 术后患者可使用抗菌药物治疗，引流管拔除后如体温、白细胞正常 48 小时可停用。

■ 对于硬脑膜外血肿合并脑挫裂伤水肿的患者，术后使用脱水药可以帮助减轻脑水肿，但长期使用激素会增加感染、切口愈合不良的并发症。根据情况考虑局部使用胰蛋白酶等清创消炎，促进切口愈合。

（十）出院标准

1. 患者病情稳定，生命体征平稳，无明显并发症。

2. 体温正常，各项化验无明显异常，切口愈合良好。
3. 仍处于昏迷状态的患者，如生命体征平稳、经评估不能短时间恢复者，没有需要住院处理的并发症和（或）合并症，可以转院继续康复治疗或门诊对症治疗。

释义

■ 主治医师应在患者出院前，通过复查的各项检查并结合患者恢复情况决定其是否能出院。如果出现术后脑水肿、颅内感染或继发血肿等需要继续留院治疗的情况，超出了路径所规定的时间，应先处理并发症并符合出院条件后再准许患者出院。

（十一）变异及原因分析

1. 如果术后继发其他部位硬脑膜外血肿、硬脑膜下血肿、脑内血肿等并发症，严重者需要再次开颅手术，导致住院时间延长、费用增加。
2. 术后切口、颅骨或颅内感染、内置物排异反应，出现严重神经系统并发症，导致住院时间延长、费用增加。
3. 伴发其他疾病需进一步诊治，导致住院时间延长。

释义

■ 出现变异的原因很多，除了包括路径中所描述的各种术后并发症，还包括医疗、护理、患者、环境等多方面的变异原因，对于术后继发其他部位硬脑膜外血肿、硬脑膜下血肿、脑内血肿等并发症，需要再次开颅手术者，则列为本路径的变异。

■ 为便于总结和在工作中不断完善和修订路径，应将变异原因归纳、总结，以便重新修订路径时作为参考。

四、创伤性闭合性硬脑膜外血肿临床路径给药方案

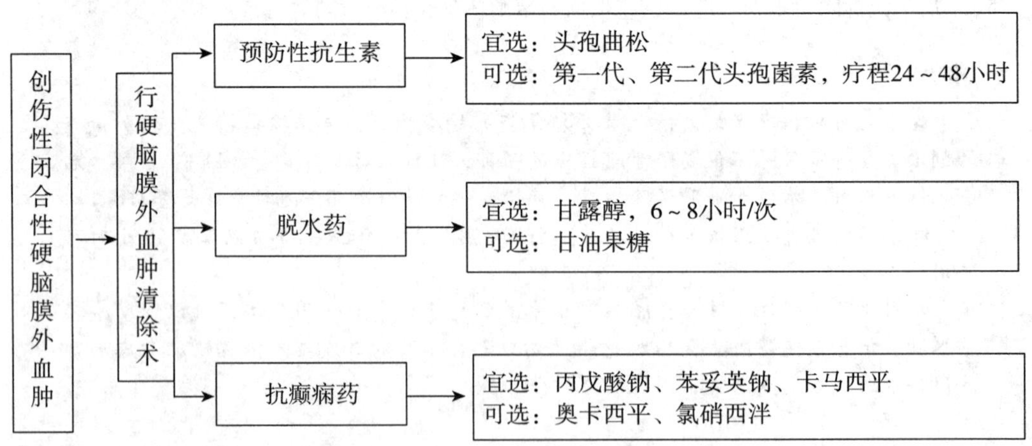

【用药选择】

1. 脱水药：帮助治疗颅内压升高、脑水肿等。可采用甘露醇或甘油果糖。甘露醇用法：按

体重1～2g/kg或按体表面积30～60g/m^2，以15%～20%浓度溶液于15%～20%浓度于30～60分钟内静脉滴注。

2. 抗癫痫药物：可使用卡马西平、苯妥英钠、奥卡西平、丙戊酸钠、氯硝西泮，术前出现癫痫发作患者需使用抗癫痫药物，否则根据病情酌情使用。

【药学提示】

1. 甘露醇使用禁忌证：已确诊为急性肾小管坏死的无尿患者、严重失水者、急性肺水肿或严重肺淤血。不良反应常见水和电解质紊乱、寒战、发热、排尿困难、渗透性肾病等。甘露醇可透过胎盘屏障，孕妇、哺乳妇女、儿童应慎用。

2. 抗癫痫药物使用禁忌证：既往对该类药物过敏者、房室传导阻滞、骨髓抑制、肝脏疾病、肾功能损伤、白细胞减少、孕妇、儿童禁用或慎用。

【注意事项】

使用上述药物应注意不良反应并对症处理，必要时停药。

五、推荐表单

（一）医师表单

创伤性闭合性硬脑膜外血肿临床路径医师表单

适用对象：第一诊断为创伤性闭合性硬脑膜外血肿（ICD-10：S06.401）
行硬脑膜外血肿清除术（ICD-9-CM-3：01.245）

患者姓名：	性别： 年龄： 门诊号：	住院号：
住院日期： 年 月 日	出院日期： 年 月 日	标准住院日：14 天

时间	住院第 1 日 （手术当天）	住院第 2 日 （术后第 1 天）	住院第 3 日 （术后第 2 天）
主要诊疗工作	□ 病史采集，体格检查，完成病历书写 □ 术前相关检查 □ 上级医师查看患者，制订治疗方案，完善术前准备 □ 向患者和（或）家属交代病情，签署手术知情同意书 □ 安排全身麻醉下骨瓣开颅血肿清除术 □ 临床观察神经功能恢复情况 □ 完成手术记录及术后记录	□ 临床观察神经系统功能恢复情况 □ 切口换药 □ 观察切口情况 □ 观察引流液性状及引流量（有引流时） □ 复查头颅 CT，评价结果并及时采取相应措施 □ 完成病程记录	□ 临床观察神经系统功能恢复情况 □ 观察切口敷料情况 □ 观察引流液性状及引流量，决定是否拔除引流管（有引流时） □ 完成病程记录
重点医嘱	**长期医嘱** □ 一级护理 **临时医嘱** □ 备皮（剃头） □ 抗菌药物皮试 □ 急查血常规、凝血功能、肝肾功能、电解质、血糖 □ 感染性疾病筛查 □ 头颅 CT 扫描 □ 心电图、胸部 X 线平片	**长期医嘱** □ 一级护理 □ 术后流食/鼻饲 □ 抗菌药物预防感染 □ 补液治疗 **临时医嘱** □ 血常规、肝肾功能、电解质、血糖 □ 头颅 CT	**长期医嘱** □ 一级护理 □ 术后流食/鼻饲 □ 补液治疗
病情变异记录	□ 无 □ 有，原因： 1. 2.	□ 无 □ 有，原因： 1. 2.	□ 无 □ 有，原因： 1. 2.
医师签名			

时间	住院第4日 （术后第3天）	住院第5日 （术后第4天）	住院第6日 （术后第5天）	住院第7日 （术后第6天）
主要诊疗工作	□ 临床观察神经系统功能恢复情况 □ 观察切口敷料情况 □ 完成病程记录 □ 根据病情停用抗菌药物	□ 临床观察神经系统功能恢复情况 □ 切口换药、观察切口情况 □ 完成病程记录	□ 临床观察神经系统功能恢复情况 □ 观察切口敷料情况 □ 完成病程记录 □ 查看化验结果	□ 临床观察神经系统功能恢复情况 □ 根据切口情况予以拆线或延期门诊拆线 □ 完成病程记录
重点医嘱	**长期医嘱** □ 一级护理 □ 术后半流食/鼻饲 □ 抗菌药物（酌情停用） □ 补液治疗	**长期医嘱** □ 一级护理 □ 术后半流食 □ 拔除引流管后，患者情况允许，可停用抗菌药物 □ 补液治疗	**长期医嘱** □ 一级护理 □ 术后半流食 □ 补液治疗 **临时医嘱** □ 复查血常规、肝肾功能、凝血功能	**长期医嘱** □ 一级护理 □ 术后普食 □ 补液治疗
病情变异记录	□ 无　□ 有，原因： 1. 2.	□ 无　□ 有，原因： 1. 2.	□ 无　□ 有，原因： 1. 2.	□ 无　□ 有，原因： 1. 2.
医师签名				

时间	住院第8日 （术后第7天）	住院第9～11日 （术后第8～10天）	住院第12～13日 （术后第11～12天）	住院第14日 （术后第13天）
主要诊疗工作	□ 临床观察神经系统功能恢复情况 □ 根据切口情况予以拆线或延期门诊拆线 □ 复查头颅CT □ 完成病程记录	□ 临床观察神经系统功能恢复情况 □ 评估复查CT结果	□ 临床观察神经系统功能恢复情况	□ 确定患者能否出院 □ 向患者交代出院注意事项、复查日期 □ 通知出院处 □ 开出院诊断书 □ 完成出院记录
重点医嘱	**长期医嘱** □ 一级护理 □ 术后普食 □ 补液治疗 **临时医嘱** □ 头颅CT	**长期医嘱** □ 一级护理 □ 术后普食	**长期医嘱** □ 二级护理 □ 术后普食	□ 通知出院
病情变异记录	□ 无 □ 有，原因： 1. 2.	□ 无 □ 有，原因： 1. 2.	□ 无 □ 有，原因： 1. 2.	□ 无 □ 有，原因： 1. 2.
医师签名				

（二）护士表单

创伤性闭合性硬脑膜外血肿临床路径护士表单

适用对象：第一诊断为创伤性闭合性硬脑膜外血肿（ICD-10：S06.401）

行硬脑膜外血肿清除术（ICD-9-CM-3：01.245）

患者姓名：	性别：　　年龄：　　门诊号：	住院号：
住院日期：　　年　月　日	出院日期：　　年　月　日	标准住院日：14 天

时间	住院第 1 日 （手术当天）	住院第 2 日 （术后第 1 天）	住院第 3 日 （术后第 2 天）
健康宣教	□ 入院宣教 □ 介绍主管医师、护士 □ 介绍环境、设施、安全 □ 术前宣教 □ 疾病知识、术前洁肤、禁饮食 □ 术前检查项目宣教	□ 术后宣教：饮食及体位，保护性约束 □ 管道留置必要性及重要性宣教 □ 监护设备使用宣教 □ 心理护理	□ 术后宣教：保护性约束 □ 饮食指导、防止便秘、管道维护、体位要求、用药介绍 □ 给予患者及家属心理支持 □ 指导床上活动
护理处置	□ 核对患者，佩戴腕带 □ 建立入院护理病历 □ 卫生处置：剪指（趾）甲、沐浴，更换病号服、	□ 与手术室医护人员交接 □ 心电监护 □ 协助常规术后复查 □ 氧气吸入	□ 心电监护 □ 协助常规术后复查项目 □ 氧气吸入 □ 训练膀胱功能
基础护理	□ 一级护理 □ 外伤皮肤清洁处理 □ 患者安全护理 □ 防压疮护理 □ 协助生活照顾：禁饮食、更衣、排泄	□ 一级护理 □ 晨、晚间护理 □ 卧位与安全护理：管道、防坠床、压疮护理 □ 生活照顾：流质饮食、更衣、排泄	□ 一级护理 □ 晨、晚间护理 □ 卧位与安全护理：协助翻身移动；防压疮、坠床 □ 生活照顾：半流质饮食、擦浴、更衣、排泄
专科护理	□ 入院基本生命体征、专科护理体检评估 □ 观察神经功能、肢体活动情况、有无复合伤 □ 按医嘱用药 □ 协助完成术前检查化验完善术前检查	□ q1h 评估生命体征、肢体活动、伤口敷料、引流管引流维护 □ 观察神经功能、肢体活动情况 □ 按医嘱或根据病情定时或随时观察生命体征、专科体征	□ q1h 评估生命体征、肢体活动、伤口敷料、引流管拔除后观察引流管口渗液情况 □ 观察神经功能改善、恢复情况
重点医嘱	□ 详见医嘱执行单	□ 详见医嘱执行单	□ 详见医嘱执行单
病情变异记录	□ 无　□ 有，原因： 1. 2.	□ 无　□ 有，原因： 1. 2.	□ 无　□ 有，原因： 1. 2.
护士签名			

时间	住院第4日 （术后第3天）	住院第5~8日 （术后第4~7天）	住院第9~14日 （术后第8~13天）
健康宣教	□ 术后宣教 □ 饮食指导、体位要求、用药介绍 □ 给予患者及家属心理支持 □ 指导逐渐下床活动	□ 指导饮食、起床活动 □ 恢复期康复锻炼：功能受损针对性锻炼方法 □ 下床活动程序防止直立性低血压	□ 出院宣教：复查时间、服药方法、活动休息、指导饮食、康复训练、安全注意事项 □ 伤口拆线及洗头时间 □ 指导办理出院手续
护理处置	□ 心电监护 □ 训练膀胱功能，及时拔除尿管	□ 协助复查 CT □ 协助保持切口周围皮肤清洁	□ 出院前评估及记录 □ 办理出院手续
基础护理	□ 二级护理 □ 晨、晚间护理 □ 卧位与安全护理：指导翻身移动；防压疮、坠床 □ 生活照顾：半流质饮食、擦浴、更衣、排泄	□ 二级护理 □ 晨、晚间护理 □ 生活指导：半流质饮食 □ 预防坠床、摔倒	□ 二级/三级护理
专科护理	□ q2h 评估生命体征、肢体活动、观察神经功能改善、恢复情况 □ 伤口敞开时观察有无皮下积液、伤口感染情况	□ 病情观察：按医嘱定时评估生命体征、肢体活动、皮肤情况 □ 神经功能改善情况 □ 遵医嘱用药	□ 脑神经功能障碍恢复情况 □ 指导出院后遵医嘱用药
重点医嘱	□ 详见医嘱执行单	□ 详见医嘱执行单	□ 详见医嘱执行单
病情变异记录	□ 无 □ 有，原因： 1. 2.	□ 无 □ 有，原因： 1. 2.	□ 无 □ 有，原因： 1. 2.
护士签名			

（三）患者表单

创伤性闭合性硬脑膜外血肿临床路径患者表单

适用对象：第一诊断为创伤性闭合性硬脑膜外血肿（ICD-10：S06.401）

行硬脑膜外血肿清除术（ICD-9-CM-3：01.245）

患者姓名：	性别： 年龄： 门诊号：	住院号：
住院日期： 年 月 日	出院日期： 年 月 日	标准住院日：14 天

时间	住院第 1 日 （手术当天）	住院第 2～4 日 （术后第 1～3 天）
监测	□ 测量生命体征、体重	□ 定时监测生命体征 □ 每日记录 24 小时出入量及引流量
医患配合	□ 护士行入院护理评估（简单询问病史） □ 接受介绍相关制度 □ 医师询问现病史、既往病史、用药情况，收集资料并进行体格检查 □ 环境介绍配合完善术前化验、检查 **术前宣教** □ 疾病知识、临床表现、治疗方法 □ 术前用物准备：奶瓶、湿巾等 □ 手术室接患者，配合核对 □ 医师与患者及家属介绍病情和手术谈话 □ 手术时家属在等候区等候 □ 探视及陪伴制度 □ 配合倒床 **术后宣教** □ 术后体位：麻醉未清醒时平卧，清醒后，4～6 小时无不适反应可头高位或根据医嘱 □ 予监护设备、吸氧 □ 配合护士定时监测生命体征、瞳孔、肢体活动、伤口敷料等 □ 疼痛的注意事项及处理 □ 告知医护不适主诉 □ 遵守陪伴及探视制度	□ 医师定时查房，护士按时巡视，了解病情 □ 配合生命体征、瞳孔、肢体活动、伤口敷料等 □ 护士行晨、晚间处理 □ 护士协助或指导生活护理 □ 配合监测出入量 □ 遵守陪伴及探视制度 □ 配合完成相关检查及化验

续 表

时间	住院第1日 （手术当天）	住院第2~4日 （术后第1~3天）
重点诊疗及检查	**重点诊疗** □ 特级护理 □ 予监护设备、吸氧 □ 防止引流管及其他管路受压、反折、脱出，保持管路通畅 □ 用药：抗菌药物、补液药物的应用 □ 协助护士记录出入量 **术前准备** □ 外伤皮肤清洁处理 □ 备皮剃头 □ 配血 □ 术前签字 **重要检查** □ 心电图 □ 头颅 CT 平扫 □ 抽血化验	**重点诊疗** □ 特级/一级护理 □ 医师定期予以拔出引流管 □ 抗菌药物及补液治疗 **重要检查** □ 定期抽血化验 □ 复查头颅 CT 平扫
饮食活动	□ 禁食、禁水 □ 卧床休息、舒适卧位及功能体位	□ 根据病情，给予流食或半流食 □ 床上行肢体功能锻炼

时间	住院第 5 ~8 日 （术后第 4 ~7 天）	住院第 9 ~14 日 （术后第 8 ~13 天）
监测	□ 根据病情测量生命体征	□ 定时监测生命体征
医患配合	□ 医师定时查房，护士按时巡视，了解病情 □ 护士行晨、晚间处理 □ 护士协助或指导生活护理 □ 遵守陪伴及探视制度 □ 配合完成相关检查及化验	□ 护士行晨晚间护理 □ 医师拆线 □ 伤口注意事项 □ 配合功能恢复训练 **出院宣教** □ 接受出院前康复宣教 □ 学习出院注意事项 □ 了解复查程序 □ 办理出院手续，取出院带药
重点诊疗及检查	**重点诊疗** □ 一级/二级护理 □ 医师定期予以换药 **重要检查** □ 定期抽血化验（必要时） □ 头颅 CT 平扫	**重点诊疗** □ 二级/三级护理 □ 流食或普食 **重要检查** □ 定期抽血化验（必要时） □ 抽血化验
饮食活动	□ 根据病情，给予流食、半流食或普食 □ 行功能恢复训练（必要时）	□ 根据病情，给予流食、半流食或普食 □ 行功能恢复训练（必要时）

附：原表单（2010 年版）

创伤性闭合性硬脑膜外血肿临床路径表单

适用对象：第一诊断为创伤性闭合性硬脑膜外血肿（ICD-10：S06.401）
行硬脑膜外血肿清除术（ICD-9-CM-3：01.245）

患者姓名：	性别：　　年龄：　　门诊号：	住院号：
住院日期：　　年　月　日	出院日期：　　年　月　日	标准住院日：14 天

时间	住院第 1 日 （手术当天）	住院第 2 日 （术后第 1 天）	住院第 3 日 （术后第 2 天）
主要诊疗工作	□ 病史采集，体格检查，完成病历书写 □ 术前相关检查 □ 上级医师查看患者，制订治疗方案，完善术前准备 □ 向患者和（或）家属交代病情，签署手术知情同意书 □ 安排全身麻醉下骨瓣开颅血肿清除术 □ 临床观察神经功能恢复情况 □ 完成手术记录及术后记录	□ 临床观察神经系统功能恢复情况 □ 切口换药 □ 观察切口情况 □ 观察引流液性状及引流量（有引流时） □ 复查头颅 CT，评价结果并及时采取相应措施 □ 完成病程记录	□ 临床观察神经系统功能恢复情况 □ 观察切口敷料情况 □ 观察引流液性状及引流量，决定是否拔除引流管（有引流时） □ 完成病程记录
重点医嘱	**长期医嘱** □ 一级护理 **临时医嘱** □ 备皮（剃头） □ 抗菌药物皮试 □ 急查血常规、凝血功能、肝肾功能、电解质、血糖 □ 感染性疾病筛查 □ 头颅 CT 扫描 □ 心电图、胸部 X 线平片	**长期医嘱** □ 一级护理 □ 术后流食/鼻饲 □ 抗菌药物预防感染 □ 补液治疗 **临时医嘱** □ 血常规、肝肾功能、电解质、血糖 □ 头颅 CT	**长期医嘱** □ 一级护理 □ 术后流食/鼻饲 □ 补液治疗
主要护理工作	□ 入院护理评估及宣教 □ 完成术前准备 □ 遵医嘱完成术前化验检查 □ 观察患者一般状况及神经系统状况 □ 观察记录患者神志、瞳孔、生命体征及切口敷料情况 □ 遵医嘱给药 □ 完成护理记录	□ 观察患者一般状况及神经系统状况 □ 观察记录患者神志、瞳孔、生命体征及切口敷料情况 □ 观察引流液性状并记录引流液的量（有引流时） □ 遵医嘱给药 □ 遵医嘱完成化验检查 □ 进行心理护理及基础护理 □ 预防并发症护理 □ 完成术后指导及用药宣教 □ 完成护理记录	□ 观察患者一般状况及神经系统功能恢复情况 □ 观察记录患者神志、瞳孔、生命体征及切口敷料情况 □ 观察引流液性状并记录引流液的量（有引流时） □ 遵医嘱给药 □ 进行心理护理及基础护理 □ 预防并发症护理 □ 完成护理记录

续　表

时间	住院第 1 日 （手术当天）	住院第 2 日 （术后第 1 天）	住院第 3 日 （术后第 2 天）
病情变异记录	□无　□有，原因： 1. 2.	□无　□有，原因： 1. 2.	□无　□有，原因： 1. 2.
护士签名			
医师签名			

时间	住院第4日 （术后第3天）	住院第5日 （术后第4天）	住院第6日 （术后第5天）	住院第7日 （术后第6天）
主要诊疗工作	□ 临床观察神经系统功能恢复情况 □ 观察切口敷料情况 □ 完成病程记录 □ 根据病情停用抗菌药物	□ 临床观察神经系统功能恢复情况 □ 切口换药、观察切口情况 □ 完成病程记录	□ 临床观察神经系统功能恢复情况 □ 观察切口敷料情况 □ 完成病程记录 □ 查看化验结果	□ 临床观察神经系统功能恢复情况 □ 根据切口情况予以拆线或延期门诊拆线 □ 完成病程记录
重点医嘱	**长期医嘱** □ 一级护理 □ 术后半流食/鼻饲 □ 抗菌药物（酌情停用） □ 补液治疗	**长期医嘱** □ 一级护理 □ 术后半流食 □ 拔除引流管后，患者情况允许，可停用抗菌药物 □ 补液治疗	**长期医嘱** □ 一级护理 □ 术后半流食 □ 补液治疗 **临时医嘱** □ 复查血常规、肝肾功能、凝血功能	**长期医嘱** □ 一级护理 □ 术后普食 □ 补液治疗
主要护理工作	□ 观察患者一般状况及神经系统功能恢复情况 □ 观察记录患者神志、瞳孔、生命体征及切口敷料情况 □ 遵医嘱给药 □ 遵医嘱完成化验检查 □ 进行心理护理及基础护理 □ 预防并发症护理 □ 完成护理记录	□ 观察患者一般状况及神经系统功能恢复情况 □ 观察记录患者神志、瞳孔、生命体征及观察切口敷料情况 □ 遵医嘱给药 □ 预防并发症护理 □ 基础护理 □ 完成护理记录	□ 观察患者一般状况及观察切口敷料情况 □ 观察神经系统功能恢复情况 □ 协助患者肢体功能锻炼 □ 遵医嘱给药 □ 遵医嘱完成化验检查 □ 预防并发症护理 □ 基础护理	□ 观察患者一般状况及观察切口敷料情况 □ 观察神经系统功能恢复情况 □ 协助患者肢体功能锻炼 □ 遵医嘱给药 □ 预防并发症护理 □ 基础护理
病情变异记录	□ 无 □ 有，原因： 1. 2.	□ 无 □ 有，原因： 1. 2.	□ 无 □ 有，原因： 1. 2.	□ 无 □ 有，原因： 1. 2.
护士签名				
医师签名				

时间	住院第8日 （术后第7天）	住院第9日 （术后第8天）	住院第10日 （术后第9天）	住院第11日 （术后第10天）
主要诊疗工作	□ 临床观察神经系统功能恢复情况 □ 根据切口情况予以拆线或延期门诊拆线 □ 复查头颅CT □ 完成病程记录	□ 临床观察神经系统功能恢复情况 □ 评估复查CT结果	□ 临床观察神经系统功能恢复情况	□ 临床观察神经系统功能恢复情况
重点医嘱	**长期医嘱** □ 一级护理 □ 术后普食 □ 补液治疗 **临时医嘱** □ 头颅CT	**长期医嘱** □ 一级护理 □ 术后普食	**长期医嘱** □ 一级护理 □ 术后普食	**长期医嘱** □ 一级护理 □ 术后普食
主要护理工作	□ 观察患者一般状况观察切口敷料情况 □ 观察神经系统功能恢复情况 □ 协助患者肢体功能锻炼 □ 遵医嘱给药 □ 预防并发症护理 □ 基础护理	□ 观察患者一般状况及切口情况 □ 观察神经系统功能恢复情况 □ 协助患者肢体功能锻炼 □ 预防并发症护理 □ 基础护理	□ 观察患者一般状况及切口情况 □ 观察神经系统功能恢复情况 □ 协助患者肢体功能锻炼 □ 预防并发症护理 □ 基础护理	□ 观察患者一般状况及切口情况 □ 观察神经系统功能恢复情况 □ 协助患者肢体功能锻炼 □ 预防并发症护理 □ 基础护理
病情变异记录	□ 无　□ 有，原因： 1. 2.	□ 无　□ 有，原因： 1. 2.	□ 无　□ 有，原因： 1. 2.	□ 无　□ 有，原因： 1. 2.
护士签名				
医师签名				

时间	住院第12日 （术后第11天）	住院第13日 （术后第12天）	住院第14日 （术后第13天）
主要诊疗工作	□ 临床观察神经系统功能恢复情况	□ 临床观察神经系统功能恢复情况	□ 确定患者能否出院 □ 向患者交代出院注意事项、复查日期 □ 通知出院处 □ 开出院诊断书 □ 完成出院记录
重点医嘱	**长期医嘱** □ 二级护理 □ 术后普食	**长期医嘱** □ 二级护理 □ 术后普食	□ 通知出院
主要护理工作	□ 观察患者一般状况及切口情况 □ 观察神经系统功能恢复情况 □ 协助患者肢体功能锻炼 □ 基础护理 □ 出院指导	□ 观察患者一般状况及切口情况 □ 观察神经系统功能恢复情况 □ 协助患者肢体功能锻炼 □ 基础护理	□ 完成出院指导 □ 完成护理记录 □ 帮助患者办理出院手续
病情变异记录	□ 无 □ 有，原因： 1. 2.	□ 无 □ 有，原因： 1. 2.	□ 无 □ 有，原因： 1. 2.
护士签名			
医师签名			

第三章

慢性硬脑膜下血肿置管引流临床路径释义

一、慢性硬脑膜下血肿置管引流编码

1. 卫计委原编码

疾病名称及编码：慢性硬脑膜下血肿（ICD-10：I62.006）

手术操作名称及编码：慢性硬脑膜下血肿钻孔引流术（ICD-9-CM-3：01.3101）

2. 修改编码

疾病名称及编码：慢性硬脑膜下血肿（ICD-10：I62.003）

手术操作名称及编码：硬膜下钻孔引流术（ICD-9-CM-3：01.3108）

二、临床路径检索方法

I62.003 伴 01.3108

三、慢性硬脑膜下血肿置管引流临床路径标准住院流程

（一）适用对象

第一诊断为慢性硬脑膜下血肿（ICD-10：I62.006）。

行慢性硬脑膜下血肿钻孔引流术（ICD-9-CM-3：01.3101）。

（二）诊断依据

根据《临床诊疗指南·神经外科学分册》（中华医学会编著，人民卫生出版社，2013），《临床技术操作规范·神经外科分册》（中华医学会编著，人民军医出版社，2007），《神经外科学》（赵继宗编著，人民卫生出版社，2007）。

1. 临床表现

（1）病史多不明确，可有轻微外伤史。

（2）慢性颅内压增高症状和神经症状：常于受伤后 1～3 个月逐渐出现头痛、恶心、呕吐、复视、视物模糊、一侧肢体无力或肢体抽搐等。

（3）精神智力症状：表现为记忆力减退、理解力差、智力迟钝、精神失常等。

（4）局灶性症状：由于血肿压迫导致轻偏瘫、失语、同向性偏盲、视盘水肿等。

释义

■ 慢性硬脑膜下血肿的病因及演变还不是很清楚，可以由急性硬脑膜下血肿演变而来，界定急性和慢性的界限是 3 周，还有一部分是没有明确的头部创伤史，或仅仅有轻微损伤，受伤当时 CT 没有异常，其后出现逐渐加重的症状。

■ 由于血肿大多波及大脑半球的额、顶和颞叶，可引起高颅压及脑疝，所以可以导致广泛的脑功能障碍，如意识变化和精神智力症状，同时局部压迫可以出现偏瘫，并可进行性加重。

2. 辅助检查

（1）头颅 CT 扫描：颅骨内板下可见新月形或半月形混杂密度或等密度阴影，单侧慢性硬脑膜下血肿有中线移位，侧脑室受压；双侧慢性硬脑膜下血肿无明显中线移位，但有双侧侧脑室受压。

（2）头颅 MRI 扫描：头颅 CT 不能明确者，选用头颅 MRI。

释义

■ 头颅密度 CT 密度扫描是诊断该病的主要方法。由于血肿各个时期性状有差异，CT 表现各异，可表现为高密度、等密度和低密度信号，也可表现为混杂信号。需要注意的是，若血肿为等密度，与脑组织的密度类似，需要仔细辨别，以免漏诊。

（三）治疗方案的选择

根据《临床诊疗指南·神经外科学分册》（中华医学会编著，人民卫生出版社，2013），《临床技术操作规范·神经外科分册》（中华医学会编著，人民军医出版社，2007），《神经外科学》（赵继宗编著，人民卫生出版社，2007）。

1. 慢性硬脑膜下血肿诊断明确，临床出现颅内压增高症状或局灶性症状者需手术治疗；手术首选钻孔引流，需向家属交代病情及围术期可能出现的并发症。

2. 对于手术风险较大者（高龄、妊娠期、合并较严重内科疾病、长期口服阿司匹林、氯吡格雷甚至华法林抗血小板或抗凝药），需向患者或家属交代病情严重性；口服抗血小板或抗凝药者，停药 1 ~2 周以上，应用花生四烯酸试验或血栓弹力图来判断出凝血功能在正常范围内，可以在家属同意情况下审慎手术。如果不同意手术，应履行签字手续，并予严密观察。

3. 对于严密观察保守治疗的患者，观察期间可予试用阿托伐他汀治疗，但应监测肝功能，注意有没有肌肉酸痛。如出现上述异常，需要立即停药。正常后可以继续口服他汀类药物。出现神经症状加重者应考虑血肿增大可能，有手术适应证者需急诊手术。

释义

■ 慢性硬脑膜下血肿的手术方式，首选颅骨钻孔引流术，一般局部麻醉下即可进行，术中冲洗血肿腔，并留置硬脑膜下引流管，术后引流 2 ~5 日。手术并发症包括脑损伤、颅内血肿和感染等。

■ 应该考虑到该病发患者群主要是老年人，同时伴有其他系统疾病，需要评估患者的状态和慢性硬脑膜下血肿之间的关系。由于抗凝药物和抗血小板药物应用逐渐广泛，若病情允许，可以待全身状态稳定后再行手术。

■ 慢性硬脑膜下血肿保守治疗的前提是患者症状轻或无明显症状。保守治疗可以分为临床观察和药物治疗。目前有慢性硬脑膜下血肿自愈的病例报道，在严密监测下对一些血肿量少的患者可观察。药物治疗亦有激素、他汀类药物等。特别是他汀类药物有很好的前期结果，但是目前缺乏高等级证据的支持。在监测过程中若出现血肿增大或临床症状加重，可考虑手术治疗。

■ 急诊钻孔引流术仍使用本路径。

（四）标准住院日为 9 天

释义

■ 若患者术前身体状态评估复杂，可适当延长 1～2 日。

■ 术后拔除引流管后 1～2 天，若患者一般状况好，评估未出现术后并发症，可出院观察，适时返院拆线。

（五）进入路径标准

1. 第一诊断符合 ICD-10：I62.006 慢性硬脑膜下血肿疾病编码。

2. 当患者同时具有其他疾病诊断时，但在住院期间不需特殊处理也不影响第一诊断的临床路径流程实施时，可以进入路径。

（六）术前准备（术前评估）1 天

1. 必需的检查项目

（1）血常规、血型、尿常规。

（2）凝血功能及血小板检查。

（3）肝肾功能、血电解质、血糖。

（4）感染性疾病筛查（乙型肝炎、丙型肝炎、艾滋病、梅毒等）。

（5）心电图、胸部 X 线片。

（6）头颅 CT 扫描。

2. 其他根据病情需要而定

（1）头颅 MRI 等。

（2）花生四烯酸实验。

（3）血栓弹力图。

释义

■ 术前检查分为两部分：

1. 全身情况的评估：包括肝肾功能、血糖、凝血功能、心电图、X 线胸片等，主要是评估有无基础疾病，关系到围术期的特殊处理，可能会影响住院时间、费用以及治疗预后。这些患者手术操作还需明确有无可能的传染病如乙型肝炎、丙型肝炎、艾滋病和梅毒等。为缩短患者术前等待时间，检查项目可以在入院前于门诊或急诊完成。对于长期服用抗凝药物、抗血小板药物的患者，需要对凝血功能着重了解，血栓弹力图对评估各种凝血功能和血小板功能很有帮助。

2. 专科检查，头颅 CT 扫描，基本可以了解颅内血肿的情况，便于手术方案的制订。MRI 检查可以应用于复杂病例，如复发病例或有分隔的血肿等。

（七）预防性抗菌药物选择与使用时机

1. 按照《抗菌药物临床应用指导原则》（卫医发〔2004〕285 号）选择用药。

2. 预防感染用药时间为术前 30 分钟。

3. 根据手术后引流时间，手术后可预防应用抗菌药物 3～5 天。

释义

■ 严格按照《抗菌药物临床应用指导原则（2015年版）》要求，根据此要求皮肤、黏膜切开前0.5~1小时内或麻醉开始时给药。

■ 钻孔引流术为清洁伤口手术，预防抗菌药物可选用第一、第二代头孢菌素，该手术时间较短（<2小时），术前给药一次即可。清洁手术的预防用药时间不超过24小时。

（八）手术日为入院第2天

1. 麻醉方式：局部麻醉+镇痛；患者无法配合者，可酌情考虑全身麻醉。
2. 手术方式：慢性硬脑膜下血肿钻孔引流术，一般用温盐水冲洗至血肿腔液体基本清亮为止。
3. 钻孔置硬脑膜下持续引流。引流前尽量排空气体。
4. 术后保持硬脑膜下持续引流。

释义

■ 此为神经外科较为成熟的手术方式。

■ 局部麻醉+镇痛的麻醉方式可以满足此类大部分手术，需要麻醉师的密切监测。

■ 手术体位较多采用侧卧位，可在顶结节处钻孔。

（九）术后住院恢复7天

1. 术后回病房，患侧卧位，引流袋低于头平面20cm，观察性状并记录引流液的量，防止引流过度，可适当补液。
2. 术后1天复查头颅CT。
3. 每2~3天切口换药1次。
4. 通常在术后48~72小时拔除引流管；或根据引流量和头颅CT复查情况酌情延长引流时间。
5. 拔除引流管后患者一般情况良好，体温正常，化验白细胞计数及分类正常后停用抗菌药物。
6. 术后7天头部切口拆线或酌情门诊拆线。
7. 术后口服阿托伐他汀可能有利于预防术后血肿复发。

释义

■ 术后体位平卧即可，记录引流液的量和性状。

■ 根据最新的《抗菌药物临床应用指导原则（2015年版）》要求，清洁手术预防应用抗菌药物不超过24小时。

■ 术后留置引流管的时间，可根据患者的具体情况，2~5天均可，但一般不超过5天。

■ 阿托伐他汀可能对预防慢性硬脑膜下血肿复发有益，但是缺乏高等级证据支持。若患者出现严重的神经功能缺损，可给予神经生长因子等脑神经保护类药物治疗，以减少脑出血后遗症的发生。

（十）出院标准

1. 患者一般情况良好，恢复正常饮食，各项化验无明显异常，体温正常。
2. 复查头颅 CT 显示颅内血肿占位效应解除或基本消失，切口愈合良好后，予出院。

释义

■ 慢性硬脑膜下血肿手术的目的是尽量引流颅内血肿，但是老龄患者脑组织容量减少，血肿完全消失也很困难。需要在术后随访，随访中观察残留血肿变化情况。慢性硬脑膜下血肿复发约占 10%。出院时要向患者及家属交代。

■ 带着头部缝线，若一般情况好，亦可出院，需预约拆线和复诊时间。

（十一）变异及原因分析

1. 对于不适合手术的患者，可适当采用甘露醇脱水治疗。
2. 术后因血肿黏稠等原因造成引流不畅、血肿残留、血肿复发等情况，可适当延长引流时间。
3. 对于个别术后复发、钻孔引流效果不佳或无效者，应施行骨瓣开颅血肿摘除术，适应证：①血肿内容物为大量血凝块；②血肿壁厚，难以切开引流或引流后脑组织不能膨起者。
4. 术后继发原部位或其他部位硬脑膜外血肿、硬脑膜下血肿、脑内血肿等并发症，严重者需要再次钻孔引流或开颅手术。
5. 住院后伴发其他内、外科疾病需进一步明确诊断，导致住院时间延长。

释义

■ 慢性硬脑膜下血肿是神经外科最常见的疾病，随着人口老龄化的到来，该病的发病率会增多，而且在老龄人口中发病，伴随疾病可能也影响预后，因此要充分认识。

■ 没有手术条件的病例可以尝试保守治疗，但观察疗效需要很长时间，而且有可能无效。

■ 开颅切除血肿和包膜，仅在仔细评估后做出决定，既往的经验表明，这种手术方式损伤大、效果差。

四、慢性硬脑膜下血肿置管引流临床路径给药方案

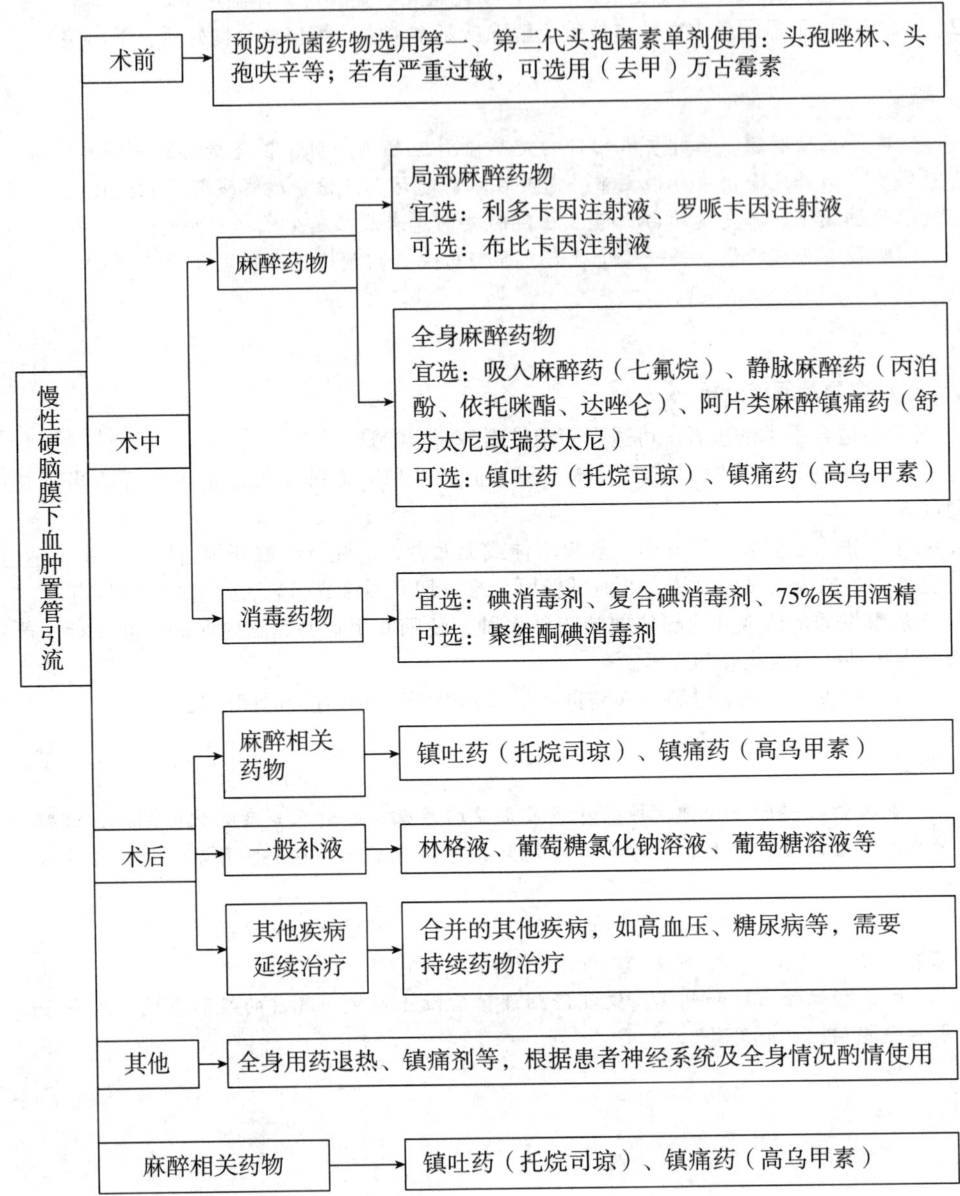

【用药选择】

1. 手术前应用抗菌药物预防感染，应该选用针对最常见引起手术部位感染的细菌，依照统计，导致神经外科手术部位感染的细菌是葡萄球菌，所以，选用头孢一代或二代抗菌药物，可以覆盖此类细菌。不宜选用头孢三代抗菌药物，2015 版的抗菌药物应用指南未再推荐使用。同时由于神经外科手术感染的不良预后，因此要求每个神经外科手术均要求预防应用抗菌药物。
2. 手术消毒范围要足够大，要注意引流管出皮下位置的消毒和处理。
3. 手术后留置引流，但依照最新的抗菌药物应用指南，这不是延长使用预防抗菌药物的

理由。

4. 一些患者在局部麻醉下不能配合手术，考虑全身麻醉下手术；大多数可在局部麻醉下行手术，牵拉、烧灼硬脑膜时患者明显不适感，可静脉应用神经安定镇痛药物。

5. 全身麻醉术后，部分患者会出现发热、呕吐等不适症状，予退热、镇吐等对症处理。

【药学提示】

局部浸润麻醉注意：

1. 局部麻醉药要深入至下层组织，逐层浸润，膜面、肌膜下和骨膜等处神经末梢分布最多，且常有粗大神经通过，局部麻醉药液量应加大，必要时可提高浓度。

2. 穿刺针进针应缓慢，改变穿刺针方向时应先退针至皮下，避免针干弯曲或折断。

3. 每次注药前应抽吸，以防局部麻醉药液注入血管内。局部麻醉药液注毕后须等待 4 ~ 5 分钟，使局部麻醉药作用完善，不应随即切开组织致使药液外溢而影响效果。

4. 每次注药量不要超过极量，以防局部麻醉药毒性反应。

【注意事项】

预防应用抗菌药物可以减少手术部位感染，但是它不能替代无菌术，手术当中应该严格遵循无菌原则。

五、推荐表单

（一）医师表单

慢性硬脑膜下血肿临床路径医师表单

适用对象：第一诊断为慢性硬脑膜下血肿的患者（ICD-10：I62.006）

患者姓名：	性别：　年龄：　门诊号：	住院号：
住院日期：　年　月　日	出院日期：　年　月　日	标准住院日：9日

时间	住院日（第1天，术前1天）	住院日（第2天，手术当天）
主要诊疗工作	□ 病史采集，体格检查，完成病历书写 □ 安排入院常规检查 □ 上级医师查看患者，制订治疗方案，完善术前准备 □ 向患者和（或）家属交代病情，签署手术知情同意书 □ 安排次日手术	□ 安排局部麻醉+镇痛（不配合患者可行全身麻醉）下钻孔引流手术 □ 术后观察引流液体性状及量 □ 临床观察神经功能恢复情况 □ 完成手术记录及术后记录
重点医嘱	**长期医嘱** □ 神经外科护理常规 □ 二级护理 □ 术前禁食、禁水 **临时医嘱** □ 备皮（剃头） □ 抗菌药物皮试 □ 急查血常规、凝血功能、肝肾功能、电解质、血糖、感染性疾病筛查 □ 头颅CT扫描 □ 查心电图、胸部X线片 □ 必要时行MRI检查 □ 必要时行凝血功能及血小板功能进一步检查 □ 必要时请麻醉科及相关科室会诊	**长期医嘱** □ 神经外科护理常规 □ 一级护理 □ 禁食、禁水 **临时医嘱** □ 术前预防应用抗菌药物 □ 补液
病情变异记录	□ 无　□ 有，原因： 1. 2.	□ 无　□ 有，原因： 1. 2.
医师签名		

时间	住院日（第 3 天，术后第 1 天）	住院日（第 4、5 天，术后第 2、3 天）
主要诊疗工作	□ 临床观察神经功能恢复情况 □ 观察切口敷料情况 □ 观察引流液性状及引流量 □ 完成病程记录	□ 临床观察神经功能恢复情况 □ 切口换药、观察切口情况 □ 观察引流液性状及引流量 □ 根据 CT、引流等情况，拔除引流 □ 完成病程记录
重点医嘱	**长期医嘱** □ 神经外科护理常规 □ 一级护理 □ 流食 □ 保留闭式引流 **临时医嘱** □ 应用抗菌药物 □ 补液 □ 头部 CT	**长期医嘱** □ 神经外科护理常规 □ 二级护理 □ 半流食 □ 停用抗菌药物 □ 血常规、肝肾功能、凝血功能 **临时医嘱** □ 应用抗菌药物到停止用药 □ 血常规、肝肾功能、凝血功能 □ 补液 □ 拔除引流管
病情变异记录	□ 无　□ 有，原因： 1. 2.	□ 无　□ 有，原因： 1. 2.
医师签名		

时间	住院日（第6~8天，术后第4~6天）	住院日（第9天，术后第7天）
主要诊疗工作	□ 临床观察神经功能恢复情况 □ 观察切口敷料情况 □ 完成病程记录 □ 查看化验结果	□ 根据切口情况予以拆线或延期门诊拆线 □ 确定患者能否出院 □ 向患者交代出院注意事项、复查日期 □ 通知出院处 □ 开出院诊断书 □ 完成出院记录
重点医嘱	**长期医嘱** □ 神经外科护理常规 □ 二级护理 □ 普食	**通知出院**
病情变异记录	□ 无　□ 有，原因： 1. 2.	□ 无　□ 有，原因： 1. 2.
医师签名		

（二）护士表单

慢性硬脑膜下血肿临床路径护士表单

适用对象：第一诊断为慢性硬脑膜下血肿的患者（ICD-10：I62.006）

患者姓名：	性别：　　年龄：　　门诊号：	住院号：
住院日期：　　年　月　日	出院日期：　　年　月　日	标准住院日：9 日

时间	住院日（第 1 天，术前 1 天）	住院日（第 2 天，手术当天）
健康宣教	□入院宣教 介绍主管医师、护士 介绍环境、设施 介绍住院注意事项 □术前宣教 宣教疾病知识、术前准备及手术过程 告知准备物品、洗澡 告知术后饮食、活动及探视注意事项 告知术后可能出现的情况及应对方式	□ 术后当日宣教 □ 告知术后注意事项 □ 告知术后饮食、活动及探视注意事项，告知术后可能出现情况的应对方式 □ 给予患者及家属心理支持 □ 再次明确探视陪伴须知
护理处置	□ 核对患者，佩戴腕带 □ 建立入院护理病历 □ 卫生处置：剪指（趾）甲、洗澡，更换病号服 □ 协助医师完成术前检查化验 □ 术前准备 □ 卫生处置：洗头、沐浴 □ 备皮（剃头）	□ 送手术 □ 摘除患者各种活动物品 □ 核对患者资料及带药 □ 填写手术交接单，签字确认 □ 接手术 □ 核对患者及资料，签字确认
基础护理工作	□ 二级护理 □ 晨晚间护理 □ 患者安全管理	□ 二级护理 □ 晨晚间护理 □ 患者安全管理
专科护理工作	□ 入院宣教 □ 观察患者一般状况及神经系统状况 □ 观察记录患者神志、瞳孔、生命体征 □ 完成术前准备	□ 观察患者一般状况及神经系统状况 □ 观察记录患者神志、瞳孔、生命体征 □ 观察引流液性状并记录引流液的量 □ 观察切口的渗出情况
重点医嘱	□ 详见医嘱单	□ 详见医嘱单
病情变异记录	□ 无　□ 有，原因： 1. 2.	□ 无　□ 有，原因： 1. 2.
护士签名		

时间	住院日（第3天，术后第1天）	住院日（第4、5天，术后第2、3天）
健康宣教	□ 术后宣教 □ 饮食、活动指导 □ 复查患者对术前宣教内容的掌握程度	□ 术后宣教 □ 饮食、活动指导 □ 复查患者对术前宣教内容的掌握程度
护理处置	□ 协助医师完成相关检查化验	□ 协助医师完成相关检查 □ 协助医师拔除引流管
基础护理工作	□ 二级护理 □ 晨晚间护理 □ 患者安全管理	□ 二级护理 □ 晨晚间护理 □ 患者安全管理
专科护理工作	□ 观察患者一般状况及神经系统状况 □ 观察记录患者神志、瞳孔、生命体征 □ 观察引流液性状并记录引流液的量 □ 观察切口的渗出情况	□ 观察患者一般状况及神经系统状况 □ 观察记录患者神志、瞳孔、生命体征 □ 观察引流液性状并记录引流液的量 □ 观察切口的渗出情况
重点医嘱	□ 详见医嘱单	□ 详见医嘱单
病情变异记录	□ 无 □ 有，原因： 1. 2.	□ 无 □ 有，原因： 1. 2.
护士签名		

时间	住院日（第 6 ~8 天，术后第 4 ~6 天）	住院日（第 9 天，术后第 7 天）
健康宣教	□ 术后宣教 饮食、活动指导 复查患者对术前宣教内容的掌握程度	□ 出院宣教 复查时间 活动休息 指导饮食 指导办理出院手续
护理处置	□ 协助医师完成相关检查化验	□ 办理出院手续
基础护理工作	□ 二级护理 □ 晨晚间护理 □ 患者安全管理	□ 二级护理 □ 晨晚间护理 □ 患者安全管理
专科护理工作	□ 观察患者一般状况及切口情况 □ 观察神经系统功能恢复情况 □ 患者下床活动	□ 病情观察 □ 心理护理
重点医嘱	□ 详见医嘱单	□ 详见医嘱单
病情变异记录	□ 无　□ 有，原因： 1. 2.	□ 无　□ 有，原因： 1. 2.
护士签名		

（三）患者表单

慢性硬脑膜下血肿临床路径患者表单

适用对象：第一诊断为慢性硬脑膜下血肿的患者（ICD-10：I62.006）

患者姓名：	性别： 年龄： 门诊号：	住院号：
住院日期： 年 月 日	出院日期： 年 月 日	标准住院日：9日

时间	住院日（第1天，术前1天）	手术日（第2天，手术当天）
医患配合	□ 配合询问病史、收集资料，请务必详细询问病史、收集资料，请务必详细询问病史、收集资料，请务必详细告知既往史、用药过敏 □ 如服用抗凝剂，请明确告知医师 □ 配合进行体格检查 □ 有任何不适请告知医师 □ 配合完善术前相关检查、化验，如采血、留尿、心电图、X线胸片、CT □ 医师与患者及家属介绍病情及手术谈话、术前签字 □ 麻醉师与患者进行术前访视	□ 配合评估手术效果 □ 有任何不适请告知医师
护患配合	□ 配合测量体温、脉搏、呼吸、血压、体重1次 □ 配合完成入院护理评估（简单询问病史、过敏史、用药史） □ 接受入院宣教（环境介绍、病室规定、订餐制度、贵重物品保管等） □ 有任何不适请告知护士 □ 接受术前宣教 □ 自行沐浴，加强头部清洁，剪指甲 □ 准备好必要用物，吸水管 □ 取下义齿、饰品等，贵重物品交家属保管	□ 清晨测量体温、脉搏、呼吸，送手术室前协助完成核对，带齐影像资料和术中带药 □ 返回病房后，协助完成核对，配合过病床，配合血压测量 □ 配合检查意识 □ 配合术后输液 □ 遵医嘱采取正确体位 □ 配合缓解疼痛 □ 有任何不适请告知护士
饮食	□ 正常饮食 □ 全身麻醉者术前12小时禁食、禁水	□ 局部麻醉+镇静（必要时），可正常饮食 □ 全身麻醉者麻醉清醒前禁食、禁水 □ 全身麻醉者麻醉清醒后，根据医嘱试饮水，无恶心呕吐可进少量流食
排泄	□ 正常排泄	□ 正常排泄
活动	□ 正常活动	□ 术后平卧

时间	手术后	出院
医患配合	□ 配合检查神经系统情况 □ 配合伤口换药 □ 配合保持体位	□ 接受出院前指导 □ 知道复查程序 □ 获取出院诊断书 □ 预约复诊日期
护患配合	□ 配合定时测量体温、脉搏、呼吸，每日询问排便情况 □ 注意活动安全，避免坠床或跌倒 □ 配合执行探视及陪伴	□ 接受出院宣教 □ 办理出院手续 □ 获取出院带药 □ 知道出现的特殊情况，需求助医护 □ 知道复印病历方法
饮食	□ 正常饮食	□ 正常普食
排泄	□ 正常排泄	□ 正常排泄
活动	□ 正常活动	□ 正常活动

附：原表单（2016年版）

慢性硬脑膜下血肿临床路径表单

适用对象：第一诊断为慢性硬脑膜下血肿的患者（ICD-10：I62.006）

患者姓名：	性别： 年龄： 门诊号：	住院号：
住院日期： 年 月 日	出院日期： 年 月 日	标准住院日：9日

时间	住院日（第1天，术前1天）	住院日（第2天，手术当天）
主要诊疗工作	□ 病史采集，体格检查，完成病历书写 □ 安排入院常规检查 □ 上级医师查看患者，制订治疗方案，完善术前准备 □ 向患者和（或）家属交代病情，签署手术知情同意书 □ 安排次日手术	□ 安排局部麻醉+镇痛（不配合患者可行全身麻醉）下钻孔引流手术 □ 术后观察引流液体性状并记录引流液的量 □ 临床观察神经功能恢复情况 □ 完成手术记录及术后记录
重点医嘱	**长期医嘱** □ 神经外科护理常规 □ 二级护理 □ 术前禁食、禁水 **临时医嘱** □ 备皮（剃头） □ 抗菌药物皮试 □ 急查血常规、凝血功能、肝肾功能、电解质、血糖、感染性疾病筛查 □ 头颅CT扫描 □ 查心电图、胸部X线片 □ 必要时行MRI检查	**长期医嘱** □ 神经外科护理常规 □ 一级护理 □ 禁食、禁水 **临时医嘱** □ 应用抗菌药物 □ 补液
主要护理工作	□ 入院宣教 □ 观察患者一般状况及神经系统状况 □ 观察记录患者神志、瞳孔、生命体征 □ 完成术前准备	□ 观察患者一般状况及神经系统状况 □ 观察记录患者神志、瞳孔、生命体征 □ 观察引流液性状并记录引流液的量
病情变异记录	□ 无 □ 有，原因： 1. 2.	□ 无 □ 有，原因： 1. 2.
护士签名		
医师签名		

时间	住院日（第 3 天，术后第 1 天）	住院日（第 4、5 天，术后第 2、3 天）
主要诊疗工作	□ 临床观察神经功能恢复情况 □ 观察切口敷料情况 □ 观察引流液性状及引流量 □ 完成病程记录	□ 临床观察神经功能恢复情况 □ 切口换药、观察切口情况 □ 观察引流液性状及引流量 □ 根据 CT、引流等情况拔除引流 □ 完成病程记录
重点医嘱	**长期医嘱** □ 神经外科护理常规 □ 一级护理 □ 流食 **临时医嘱** □ 应用抗菌药物 □ 补液 □ 头部 CT	**长期医嘱** □ 神经外科护理常规 □ 二级护理 □ 半流食 □ 停用抗菌药物 □ 血常规、肝肾功能、凝血功能 **临时医嘱** □ 应用抗菌药物到停止用药 □ 血常规、肝肾功能、凝血功能 □ 补液
主要护理工作	□ 观察患者一般状况及神经系统功能恢复情况 □ 观察记录患者神志、瞳孔、生命体征 □ 观察引流液性状并记录引流液的量	□ 观察患者一般状况及神经系统功能恢复情况 □ 观察记录患者神志、瞳孔、生命体征
病情变异记录	□ 无　□ 有，原因： 1. 2.	□ 无　□ 有，原因： 1. 2.
护士签名		
医师签名		

时间	住院日（第6~8天，术后第4~6天）	住院日（第9天，术后第7天）
主要诊疗工作	□ 临床观察神经功能恢复情况 □ 观察切口敷料情况 □ 完成病程记录 □ 查看化验结果	□ 根据切口情况予以拆线或延期门诊拆线 □ 确定患者能否出院 □ 向患者交代出院注意事项、复查日期 □ 通知出院处 □ 开出院诊断书 □ 完成出院记录
重点医嘱	**长期医嘱** □ 神经外科护理常规 □ 二级护理 □ 普食	**通知出院**
主要护理工作	□ 观察患者一般状况及切口情况 □ 观察神经系统功能恢复情况 □ 患者下床活动	□ 帮助患者办理出院手续
病情变异记录	□ 无 □ 有，原因： 1. 2.	□ 无 □ 有，原因： 1. 2.
护士签名		
医师签名		

第四章

颅骨凹陷性骨折临床路径释义

一、颅骨凹陷性骨折编码

1. 卫计委原编码

疾病名称及编码：颅骨凹陷性骨折（ICD-10：S02.902）

手术操作名称及编码：颅骨凹陷性骨折整复术（ICD-9-CM-3：02.02-02.06）

2. 修改编码

疾病名称及编码：颅骨凹陷性骨折（ICD-10：S02.902）
开放性颅骨凹陷性骨折（ICD-10：S02.913）

手术操作名称及编码：颅骨骨折碎片清除术（ICD-9-CM-3：02.02）
颅骨瓣形成（ICD-9-CM-3：02.03）
颅骨膜移植术（ICD-9-CM-3：02.04）
颅骨板植入术（ICD-9-CM-3：02.05）
颅骨修补术（ICD-9-CM-3：02.06）

二、临床路径检索方法

（S02.902/S02.913）伴（02.02/02.03/02.04/02.05/02.06）

三、颅骨凹陷性骨折临床路径标准住院流程

（一）适用对象

第一诊断为颅骨凹陷性骨折（ICD-10：S02.902）。

行颅骨凹陷性骨折整复术或颅骨钛板、其他医用材料修补术（ICD-9-CM-3：02.02-02.06）。

释义

■ 适用对象编码参见第一部分。

■ 本路径适用对象为颅骨凹陷性骨折，包括颅盖骨各个部位凹陷深度1cm及以上的骨折。

■ 根据骨折解剖部位的不同，头皮切口也各不相同，伴有头皮裂伤的，一般利用伤口或适当延长。

（二）诊断依据

根据《临床诊疗指南·神经外科学分册》（中华医学会编著，人民卫生出版社，2006）、《临床技术操作规范·神经外科分册》（中华医学会编著，人民军医出版社，2007）、《王忠诚神经外科学》（王忠诚主编，湖北科学技术出版社，2005）、《神经外科学》（赵继宗主编，人民卫生出版社，2007）。

1. 临床表现

（1）病史：多有头部外伤病史。
（2）头皮血肿：在受力点有头皮血肿或挫伤。
（3）局部下陷：急性期可检查出局部骨质下陷。
（4）局灶性症状：当骨折片下陷较深时可刺破硬脑膜，损伤及压迫脑组织导致偏瘫、失语和（或）局灶性癫痫等相应症状。

2. 辅助检查
（1）头颅X线平片：包括正位、侧位和骨折部位切线位平片，后者可显示骨折片陷入颅内深度。
（2）头颅CT扫描（含骨窗像）：凹陷骨折征象，平扫可除外有无继发颅内异常。
（3）血常规、凝血功能。

释义

■ 由于解剖部位、凹陷深度以及头部合并伤的不同，颅骨凹陷骨折的临床表现各异。从无明显自觉症状，单纯有头痛、颅高压、癫痫，到局灶体征，如肢体运动感觉异常、颅神经症状、小脑症状和脑干功能障碍等。

■ 头颅X线平片可明确骨折的位置及骨折线长度，头颅CT可以进一步明确骨折凹陷深度以及骨折和脑组织、静脉窦、脑神经、脑干、小脑等重要结构的关系。

■ 三维头颅CT可以更加直观地反映骨折的情况。MRI可以进一步了解静脉窦受压情况。

（三）选择治疗方案的依据

根据《临床诊疗指南·神经外科学分册》（中华医学会编著，人民卫生出版社，2006）、《临床技术操作规范·神经外科分册》（中华医学会编著，人民军医出版社，2007）、《王忠诚神经外科学》（王忠诚主编，湖北科学技术出版社，2005）、《神经外科学》（赵继宗主编，人民卫生出版社，2007）。

1. 颅骨凹陷性骨折诊断明确，骨折凹陷深度≥1cm，临床出现局灶性症状或颅内压增高症状者，需行凹陷骨折整复术：较固定的凹陷骨折，采用凹陷四周钻孔、铣（或锯）下骨瓣，将其整复成形再复位固定；粉碎性凹陷骨折，手术摘除游离骨片，保留带有骨膜的骨片，缩小日后需修补的面积，需向家属交代病情及围术期可能出现的并发症。
2. 大静脉或静脉窦处的凹陷性骨折，如无明显临床症状，即使下陷较深仍可观察，待充分准备后择期手术；重要功能区的凹陷骨折，当骨折片压迫导致神经功能障碍，如偏瘫、癫痫等，应行骨片复位或清除术。
3. 合并脑损伤或凹陷面积大，导致颅内压增高、CT显示中线结构移位、出现脑疝征象者，行开颅去骨瓣减压术。
4. 开放性粉碎性凹陷性骨折者，行手术清创及碎骨片清除术。
5. 手术风险较大者（高龄、妊娠期、合并较严重内科疾病），需向患者或家属交代病情；如不同意手术，应当充分告知风险，履行签字手续，并予严密观察。
6. 对于严密观察、保守治疗的患者，如出现颅内压增高征象应行急诊手术。

（四）标准住院日为 9 天

释义

■ 颅骨凹陷性骨折患者入院后，常规检查，包括头颅 CT 等，手术一般在入院第一天完成，术后恢复 7～8 天，总住院时间≤9 天的均符合本路径要求。

（五）进入路径标准

1. 第一诊断符合 ICD-10：S02.902 颅骨凹陷性骨折疾病诊断编码。
2. 当患者同时具有其他疾病诊断，但在住院期间不需特殊处理、不影响第一诊断的临床路径流程实施时，可以进入路径。
3. 当患者双侧瞳孔散大、自主呼吸停止 1 小时以上，或处于濒死状态，不进入此路径。

释义

■ 本路径适用于颅盖骨各个部位的凹陷性骨折，包括开放性骨折及闭合性骨折。

■ 患者如果合并高血压、糖尿病、冠心病、慢性阻塞性肺疾病、慢性肾病等其他慢性疾病，需要术前对症治疗时，如果不影响麻醉和手术，不影响术前准备的时间，可进入本路径。上述慢性疾病如果需要经治疗稳定后才能手术或抗凝、抗血小板治疗等，术前需特殊准备的，先进入其他相应内科疾病的诊疗路径。

（六）术前准备（适用于急诊手术）

1. 必需的检查项目

（1）血常规、尿常规，血型。

（2）凝血功能、肝肾功能、血电解质、血糖、感染性疾病筛查（乙型肝炎、丙型肝炎、艾滋病、梅毒等）。

（3）心电图、胸部 X 线平片。

（4）头颅 CT 扫描（含骨窗像）。

2. 根据患者病情，建议选择的检查项目

（1）颈部 CT 扫描、X 线平片。

（2）腹部 B 超。

（3）年龄>65 岁的患者，行心肺功能评估、超声心动图。

释义

■ 必查项目是确保手术治疗安全、有效开展的基础，术前必须完成。

■ 因骨折可能累及静脉窦、脑组织及脑神经，因此头颅 CT 是必需的。

■ 为缩短患者住院等待时间，检查项目可以在患者入院前于门诊或急诊完成。

■ 高龄患者或有心肺功能异常患者，术前根据病情增加心脏彩超、肺功能、血气分析等检查。

（七）预防性抗菌药物选择与使用时机

按照《抗菌药物临床应用指导原则》（卫医发〔2004〕285号）选择用药。根据伤口有无污染和感染决定抗菌药物使用时间。

释义

■ 颅骨凹陷性骨折手术属于Ⅱ类切口，由于术中可能用到人工止血材料、颅骨固定装置，且开颅手术对手术室层流的无菌环境要求较高，一旦感染可导致严重后果。因此可按规定适当预防性应用抗菌药物，通常选用第三代头孢。

（八）手术日为入院当天行急诊手术

1. 麻醉方式：全身麻醉。
2. 手术方式：颅骨凹陷性骨折整复术或颅骨钛板、硅胶板及其他材料修补术。
3. 手术内置物：颅骨、硬脑膜修复材料、颅骨固定材料等。
4. 术中用药：抗菌药物、脱水药。
5. 输血：根据手术失血情况决定。

释义

■ 本路径规定的手术方式均是在全身麻醉下实施。

■ 对于缺损的硬膜，可根据情况用人工硬脑膜或自身骨膜修补。颅骨固定可采用钛片、颅骨锁或其他固定材料。术前用抗菌药物参考《抗菌药物临床应用指导原则》执行。对手术时间较长的患者，术中可加用一次抗菌药物。必要时，适量使用脱水药以减轻脑水肿，如甘露醇、呋塞米和托拉塞米等。

■ 手术是否输血依照术中出血量而定，闭合性骨折患者可根据医院条件采用自体血回输系统，必要时输异体血。

（九）术后住院恢复≤8天

1. 必须复查的检查项目：术后当日和术后第7天复查头颅CT（加骨窗像）（如患者病情发生急剧变化，随时安排复查）；血常规、尿常规、肝肾功能、血电解质。
2. 根据患者病情，建议可选择的检查项目：头颈部MRI、胸腹部X线平片、腹部B超。
3. 术后用药：抗菌药物、脱水药，对伴有严重脑挫裂伤等高危癫痫发作者，可预防性使用抗癫痫药1~2周。

释义

■ 术后可根据患者恢复情况做必须复查的检查项目，并根据病情变化增加检查的频次。若患者出现水电解质紊乱，应及时考虑使用复方（糖）电解质注射液，例如醋酸钠林格注射液等用于液体补充治疗。

■ 复查项目并不仅局限于路径中的项目，建议术后即刻或次日复查颅脑CT了解术后有无继发血肿、水肿和肿瘤切除情况，出院前可查头颅MRI。根据术前患者的神经功能障碍安排复查视力、视野、电测听、脑干诱发电位等。

■ 术后使用抗菌药物参考《抗菌药物临床应用指导原则》执行。

（十）出院标准

1. 患者病情稳定，体温正常，手术切口愈合良好；生命体征平稳。
2. 没有需要住院处理的并发症和（或）合并症。

释义

■ 主治医师应在患者出院前，通过复查的各项检查并结合患者恢复情况决定其是否能出院。如果出现术后脑水肿、颅内感染或继发血肿等需要继续留院治疗的情况，超出了路径所规定的时间，应先处理并发症并符合出院条件后再准许患者出院。

（十一）变异及原因分析

1. 术后继发其他部位硬脑膜外血肿、硬脑膜下血肿、脑内血肿、脑挫裂伤和颅内高压等，严重者需要再次开颅手术，导致住院时间延长，费用增加。
2. 术后切口、颅骨或颅内感染，内置物排异反应，出现严重神经系统并发症，导致住院时间延长与费用增加。
3. 伴发其他疾病需进一步诊治，导致住院时间延长。
4. 非急诊患者不纳入本路径。

释义

■ 对于整复后颅骨缺损较大（直径>3cm）的患者，闭合性骨折可以使用钛板进行一期修复，开放性骨折则建议二期手术修复。

■ 但是上述的修复手段和器材的使用，受到各地医疗发展水平的限制，因此只作为推荐的方法。

■ 同时出现变异的原因很多，除了包括路径中所描述的各种术后并发症，还包括医疗、护理、患者、环境等多方面的变异原因，为便于总结和在工作中不断完善和修订路径，应将变异原因归纳、总结，以便重新修订路径时作为参考。

四、颅骨凹陷性骨折临床路径给药方案

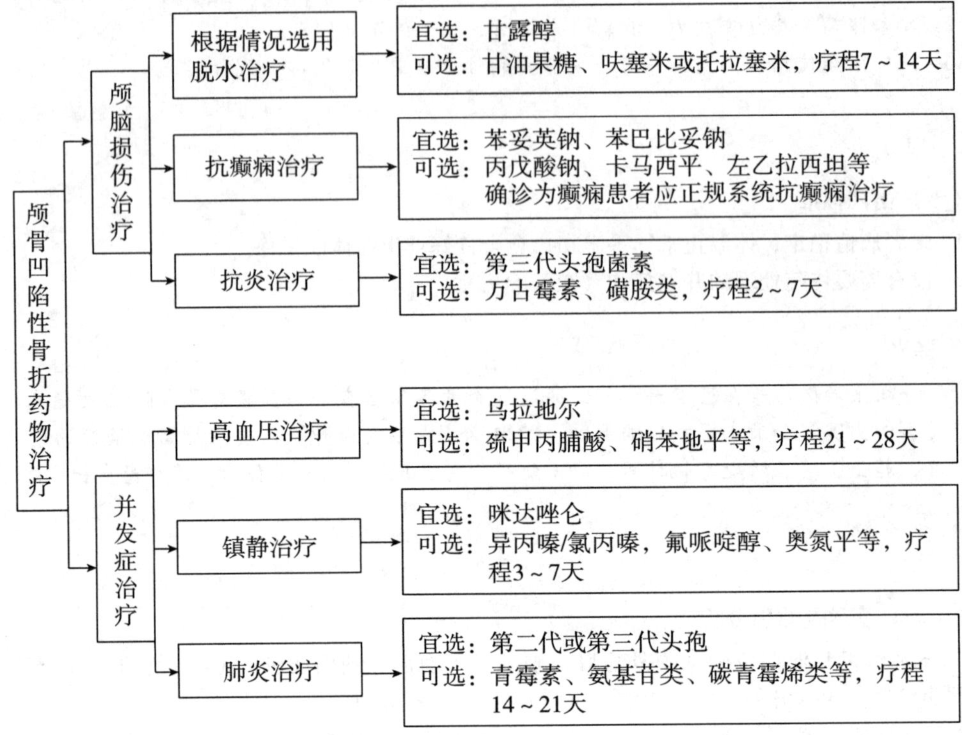

【用药选择】

1. 颅骨凹陷性骨折手术属于Ⅱ类切口，由于术中可能用到人工止血材料、颅骨固定装置，且开颅手术对手术室层流的无菌环境要求较高，一旦感染可导致严重后果。因此可按规定适当预防性和术后应用抗菌药物，通常选用第三代头孢。
2. 住院治疗患者入院后应尽快采取脑脊液、痰液标本，最好在应用抗菌药物之前做涂片革兰染色检查及培养；体温高、全身症状严重者应同时送血培养。
3. 轻症患者可口服用药；重症患者选用静脉给药，待临床表现显著改善并能口服时改用口服药序贯治疗。

【药学提示】

1. 甘露醇肾脏损害作用较大，使用中应注意监测肾脏功能，并注意补充患者液体量。肾功能异常患者宜选用甘油果糖脱水。
2. 严重躁动患者首选咪达唑仑静脉泵入，该药可影响患者呼吸功能，用药时需监测患者呼吸功能。

【注意事项】

近年来，卫计委在全国推广抗菌药物的规范使用，临床医师应尽量执行《抗菌药物临床应用指导原则》，努力做到合理使用抗菌药物。

五、推荐表单

（一）医师表单

颅骨凹陷性骨折临床路径医师表单

适用对象：第一诊断为颅骨凹陷性骨折（ICD-10：S02.902）

行颅骨凹陷性骨折整复术或颅骨钛板修补术（ICD-9-CM-3：02.02-02.06）

患者姓名：	性别：　　年龄：　　门诊号：	住院号：
住院日期：　　年　月　日	出院日期：　　年　月　日	标准住院日：9天

<table>
<tr><th>时间</th><th colspan="2">住院第1天
（手术当天）</th><th>住院第2~3天
（术后第1~2天）</th></tr>
<tr><td>主要诊疗工作</td><td colspan="2">□ 病史采集，体格检查，完成病历书写
□ 相关检查
□ 上级医师查看患者，制订治疗方案，完善术前准备
□ 向患者和（或）家属交代病情，签署手术知情同意书
□ 安排急诊手术
□ 术后观察切口敷料情况；观察神经功能恢复情况
□ 完成手术记录及术后记录
□ 向患者及其家属交代手术情况及术后注意事项</td><td>□ 临床观察神经功能恢复情况
□ 伤口换药，观察伤口敷料情况
□ 复查术后头颅CT
□ 复查血常规及血生化
□ 完成病程记录</td></tr>
<tr><td>重点医嘱</td><td>长期医嘱（术前）
□ 术前禁食、禁水
临时医嘱（术前）
□ 备皮
□ 抗菌药物皮试
□ 急查血常规、凝血功能、肝肾功能、血电解质、血糖，感染性疾病筛查
□ 头颅X线平片、CT扫描
□ 心电图、胸部X线平片</td><td>长期医嘱（术后）
□ 一级护理
□ 禁食、禁水
□ 生命体征监测
□ 术中用抗菌药物
□ 补液治疗
临时医嘱（术后）
□ 根据病情需要下达相应医嘱</td><td>长期医嘱
□ 一级护理
□ 术后流食
□ 补液治疗
□ 生命体征监测
□ 抗菌药物
□ 抗癫痫治疗（酌情）
临时医嘱
□ 头颅CT
□ 血常规
□ 肝肾功能+电解质
□ 换药</td></tr>
<tr><td>主要护理工作</td><td colspan="2">□ 入院护理评估及宣教、手术前宣教
□ 观察患者一般状况及神经系统状况
□ 观察记录患者神志、瞳孔、生命体征
□ 完成术前准备
□ 遵医嘱给药
□ 术后心理护理及生活护理
□ 完成护理记录</td><td>□ 观察患者一般状况及神经系统功能恢复情况
□ 观察记录患者神志、瞳孔、生命体征以及手术切口有无渗血、渗液
□ 遵医嘱给药
□ 预防并发症护理
□ 术后心理、基础护理
□ 遵医嘱留取化验标本，监测指标变化
□ 完成护理记录</td></tr>
<tr><td>病情变异记录</td><td colspan="2">□ 无　□ 有，原因：
1.
2.</td><td>□ 无　□ 有，原因：
1.
2.</td></tr>
<tr><td>护士签名</td><td colspan="2"></td><td></td></tr>
<tr><td>医师签名</td><td colspan="2"></td><td></td></tr>
</table>

时间	住院第4~5天 (术后第3~4天)	住院第6~8天 (术后第5~7天)	住院第9天 (术后第8天)
主要诊疗工作	□ 临床观察神经功能恢复情况 □ 完成病程记录 □ 拔除引流(酌情) □ 伤口换药(根据有无引流定)	□ 临床观察神经功能恢复情况 □ 完成病程记录 □ 停抗菌药物 □ 复查头颅 CT	□ 根据切口情况予以拆线或延期门诊拆线 □ 确定患者能否出院 □ 向患者交代出院注意事项、复查日期 □ 通知出院处 □ 开出院诊断书 □ 完成出院记录
重点医嘱	**长期医嘱** □ 普食 □ 一级护理 **临时医嘱** □ 根据病情需要下达相应医嘱	**长期医嘱** □ 普食 □ 二级护理 **临时医嘱** □ 根据病情需要下达相应医嘱	**长期医嘱** □ 普食 □ 二级护理 **临时医嘱** □ 根据病情需要下达相应医嘱
主要护理工作	□ 观察患者一般状况及神经系统功能恢复情况 □ 观察记录患者神志、瞳孔、生命体征以及手术切口有无渗血、渗液 □ 预防并发症护理 □ 完成用药及术后宣教 □ 术后心理、基础护理 □ 完成护理记录	□ 观察患者一般状况及神经系统功能恢复情况 □ 观察记录患者神志、瞳孔、生命体征以及手术切口有无渗血、渗液 □ 预防并发症护理 □ 术后心理、基础护理 □ 根据患者病情需要完成护理记录	□ 出院宣教 □ 观察患者一般状况及切口情况 □ 完成出院指导 □ 帮助患者办理出院手续
病情变异记录	□ 无 □ 有,原因: 1. 2.	□ 无 □ 有,原因: 1. 2.	□ 无 □ 有,原因: 1. 2.
护士签名			
医师签名			

（二）护士表单

颅骨凹陷性骨折临床路径护士表单

适用对象：第一诊断为颅骨凹陷性骨折（ICD-10：S02.902）

行颅骨凹陷性骨折整复术或颅骨钛板修补术（ICD-9-CM-3：02.02-02.06）

患者姓名：	性别：　　年龄：　　门诊号：	住院号：
住院日期：　　年　月　日	**出院日期：**　　年　月　日	**标准住院日：9天**

时间	住院第1天 （手术当天）		住院第2~3天 （术后第1~2天）	住院第4~5天 （术后第3~4天）
健康宣教	□ 入院及术前宣教介绍主管医师、护士、环境、设施、住院注意事项；宣教疾病知识、术前准备及手术过程；告知准备物品、沐浴；告知术后饮食、活动及探视注意事项	□ 术后当日宣教告知监护设备、管路功能及注意事项；告知饮食、体位要求；告知疼痛注意事项；告知术后可能出现情况及应对方式；告知用药情况；再次明确探视陪伴须知	□ 术后宣教告知饮食、体位要求；告知疼痛注意事项；告知术后可能出现情况及应对方式；告知用药情况；给予患者及家属心理支持；再次明确探视陪伴须知	□ 术后宣教告知饮食、体位要求；告知疼痛注意事项；告知术后可能出现情况及应对方；告知用药情况
护理处置	□ 核对患者，佩戴腕带 □ 建立入院护理病历 □ 卫生处置：剪指（趾）甲、沐浴，换病号服 □ 协助医师完成术前检查化验 □ 术前准备 配血、抗菌药物皮试、备皮剃头 □ 禁食禁水		□ 观察患者一般状况及神经系统功能恢复情况 □ 观察记录患者神志、瞳孔、生命体征以及手术切口有无渗血渗液 □ 遵医嘱给药 □ 预防并发症护理 □ 术后心理护理、基础护理 □ 遵医嘱留取化验标本，监测指标变化完成护理记录	□ 观察患者一般状况及神经系统功能恢复情况 □ 观察记录患者神志、瞳孔、生命体征以及手术切口有无渗、血渗液 □ 遵医嘱给药 □ 预防并发症护理 □ 术后心理、基础护理 □ 遵医嘱留取化验标本，监测指标变化，完成护理记录
基础护理	□ 一级护理 卧位护理：协助翻身、床上移动、预防压疮 排泄护理 患者安全管理		□ 一级护理 卧位护理：协助翻身、床上移动、预防压疮 排泄护理 患者安全管理	□ 一级护理 卧位护理：协助翻身、床上移动、预防压疮；排泄护理 患者安全管理
专科护理	□ 病情观察，写护理记录 q2h评估生命体征、瞳孔、意识、体征、肢体活动、皮肤情况、伤口敷料、各种引流管情况、出入量、有无脑神经功能障碍 □ 遵医嘱予脱水、抗感染、止血、抗癫痫、控制血糖等治疗		□ 协助医师完成术后检查化验 □ 术后观察意识、生命体征、伤口情况等 □ 遵医嘱予脱水、抗感染、止血、抗癫痫、控制血糖等治疗	□ 协助医师完成术后检查化验 □ 术后观察意识、生命体征、伤口情况等 □ 遵医嘱予脱水、抗感染、止血、抗癫痫、控制血糖等治疗

续 表

时间	住院第 1 天 (手术当天)		住院第 2 ~3 天 (术后第 1 ~2 天)	住院第 4 ~5 天 (术后第 3 ~4 天)
重点医嘱	□ 详见医嘱执行单	□ 详见医嘱执行单	□ 详见医嘱执行单	
病情变异记录	□ 无 □ 有，原因： 1. 2.	□ 无 □ 有，原因： 1. 2.	□ 无 □ 有，原因： 1. 2.	
护士签名				

时间	住院第6～8天 （术后第5～7天）	住院第9天 （术后第8天）
健康宣教	□ 术后宣教 药物作用及频率 饮食、活动指导 复查患者对术前宣教内容的掌握程度 疾病恢复期注意事项（若有脑神经受损后的宣教） 拔尿管后注意事项 下床活动注意事项	□ 出院宣教 复查时间 服药方法 活动休息 指导饮食 康复训练方法 指导办理出院手续
护理处置	□ 遵医嘱完成相关检查 □ 夹闭尿管，锻炼膀胱功能	□ 办理出院手续 □ 书写出院小结
基础护理	□ 二级护理 晨晚间护理 协助进食、水（饮水呛咳者鼻饲） 协助翻身、床上移动、预防压疮 排泄护理 协助更衣 患者安全管理	□ 二级护理 晨晚间护理 协助或指导进食、水 协助或指导床旁活动 康复训练 患者安全管理
专科护理	□ 病情观察，写护理记录 q2h评估生命体征、瞳孔、意识、体征、肢体活动、皮肤情况、伤口敷料、各种引流管情况、出入量、有无脑神经功能障碍（必要时尽早行康复训练） □ 遵医嘱予脱水、抗感染、止血、抑酸、激素、控制血糖等治疗 □ 腰椎穿刺的护理 □ 腰穿后，嘱患者去枕平卧4～6小时，观察病情和主诉，根据医嘱调整脱水药的用量 □ 需要时，联系主管医师给予相关治疗及用药	□ 病情观察 评估生命体征、瞳孔、意识、体征、肢体活动、脑神经功能障碍恢复情况
重点医嘱	□ 详见医嘱执行单	□ 详见医嘱执行单
病情变异记录	□ 无　□ 有，原因： 1. 2.	□ 无　□ 有，原因： 1. 2.
护士签名		

（三）患者表单

颅骨凹陷性骨折临床路径患者表单

适用对象：第一诊断为颅骨凹陷性骨折（ICD-10：S02.902）
行颅骨凹陷性骨折整复术或颅骨钛板修补术（ICD-9-CM-3：02.02-02.06）

患者姓名：	**性别：　　年龄：　　门诊号：**	**住院号：**
住院日期：　　年　月　日	**出院日期：　　年　月　日**	**标准住院日：9天**

时间	**住院第1天（手术当天）**	**住院第2~3天（术后第1~2天）**	**住院第4~5天（术后第3~4天）**
监测	□ 测量生命体征、体重	□ 每日测量生命体征、询问排便情况，手术前一天晚测量生命体征	□ 手术清晨测量生命体征、血压一次
医患配合	□ 护士行入院护理评估（简单询问病史） □ 接受入院宣教、术前宣教 □ 医师询问病史、既往病史 □ 史、用药情况，收集资料 □ 进行体格检查 □ 配合完善术前相关化验、检查 □ 术前用物准备：奶瓶、湿巾等 □ 手术室接患者，配合核对 □ 医师与患者及家属介绍病情及手术谈话 □ 手术时家属在等候区等候 □ 探视及陪伴制度 □ 术后体位：麻醉未醒时平卧，清醒后，4~6小时无不适反应可垫枕或根据医嘱予监护设备、吸氧	□ 配合护士定时监测生命体征、瞳孔、肢体活动、伤口敷料等 □ 不要随意动引流管 □ 疼痛的注意事项及处置 □ 告知医护不适及异常感受 □ 配合评估手术效果等	□ 配合护士定时监测生命体征、瞳孔、肢体活动、伤口敷料等 □ 不要随意动引流管 □ 疼痛的注意事项及处置 □ 告知医护不适及异常感受 □ 配合评估手术效果
重点诊疗及检查	**重点诊疗** **术前准备** □ 备皮剃头 □ 配血 □ 药物灌肠 □ 术前签字 □ 重要检查：心电图、胸片头颅X线平片、CT、头部MRI（必要时）	**重点诊疗** □ 一级护理 □ 予监护设备、吸氧 □ 注意留置管路安全与通畅 □ 用药：抗菌药物、止血药、抗癫痫药物、补液药物的应用 □ 护士协助记录出入量	**重点诊疗** □ 一级护理 □ 予监护设备、吸氧 □ 注意留置管路安全与通畅 □ 用药：抗菌药物、止血药、抗癫痫药物、补液药物的应用 □ 护士协助记录出入量
饮食及活动	□ 术前禁食、禁水 □ 卧床休息、尽量减少压迫患处	□ 根据病情给予半流食或鼻饲 □ 卧床休息，呈自主体位	□ 根据病情半流食或鼻饲 □ 卧床休息，自主体位，恢复好的患者可下地活动

时间	住院第6～8天 （术后第5～7天）	住院第9天 （术后第8天）
监测	□ 定时监测生命体征，每日询问排便情况	□ 定时监测生命体征，每日询问排便情况
医患配合	□ 医师巡视，了解病情 □ 配合意识、瞳孔、肢体活动、脑神经功能的观察及必要的检查 □ 护士行晨晚间护理 □ 护士协助进食、进水、排泄等生活护理 □ 配合监测出入量 □ 膀胱功能锻炼，成功后可将尿管拔除 □ 配合功能恢复训练（必要时） □ 注意探视及陪伴时间	□ 护士行晨晚间护理 □ 医师拆线 □ 伤口注意事项 □ 配合功能恢复训练（必要时） **出院宣教** □ 接受出院前康复宣教 □ 学习出院注意事项 □ 了解复查程序 □ 办理出院手续，取出院带药
重点诊疗及检查	**重点诊疗** □ 二级护理 □ 静脉用药逐渐过渡至口服药 □ 医师定时予伤口换药 □ 医师行腰椎穿刺（必要时） **重要检查** □ 定期抽血化验 □ 复查 CT 或 MRI	**重点诊疗** □ 二级护理 □ 普食 □ 医师行腰椎穿刺（必要时） **重要检查** □ 定期抽血化验（必要时）
饮食及活动	□ 根据病情逐渐由半流食过渡至普食，营养均衡，给予高蛋白、低脂肪、易消化饮食，避免产气食物（牛奶、豆浆）及油腻食物。鼓励多食汤类食物，必要时鼻饲饮食 □ 卧床休息时可头高位，逐渐坐起 □ 术后第3～4天可视体力情况逐渐下床活动，循序渐进，注意安全 □ 行功能恢复锻炼（必要时）	□ 普食，营养均衡 □ 勿吸烟及饮酒 □ 正常活动 □ 行功能恢复训练（必要时）
病情变异记录	□ 无　□ 有，原因： 1. 2.	□ 无　□ 有，原因： 1. 2.
患者签名		

附：原表单（2010 年版）

颅骨凹陷性骨折临床路径表单

适用对象：第一诊断为颅骨凹陷性骨折（ICD-10：S02.902）

行颅骨凹陷性骨折整复术或颅骨钛板、硅胶板、有机玻璃修补术（ICD-9-CM-3：02.02-02.06）

患者姓名：	性别：　年龄：　门诊号：	住院号：
住院日期：　年　月　日	出院日期：　年　月　日	标准住院日：9 天

时间	住院第 1 日 （手术当日）		住院第 2 日 （术后第 1 天）
主要诊疗工作	□ 病史采集，体格检查，完成病历书写 □ 相关检查 □ 上级医师查看患者，制订治疗方案，完善术前准备 □ 向患者和（或）家属交代病情，签署手术知情同意书 □ 安排急诊手术 □ 术后观察切口敷料情况；观察神经功能恢复情况 □ 完成手术记录及术后记录 □ 向患者及其家属交代手术情况及术后注意事项		□ 临床观察神经功能恢复情况 □ 伤口换药，观察伤口敷料情况 □ 复查术后头颅 CT □ 复查血常规及血生化 □ 完成病程记录
重点医嘱	**长期医嘱（术前）** □ 术前禁食、禁水 **临时医嘱（术前）** □ 备皮 □ 抗菌药物皮试 □ 急查血常规、凝血功能、肝肾功能、血电解质、血糖，感染性疾病筛查 □ 头颅 X 线平片、CT 扫描 □ 心电图、胸部 X 线平片	**长期医嘱（术后）** □ 一级护理 □ 禁食、禁水 □ 生命体征监测 □ 术中用抗菌药物 □ 补液治疗 **临时医嘱（术后）** □ 根据病情需要下达相应医嘱	**长期医嘱** □ 一级护理 □ 术后流食 □ 补液治疗 □ 生命体征监测 □ 抗菌药物 □ 抗癫痫治疗（酌情） **临时医嘱** □ 头颅 CT □ 血常规 □ 肝肾功能+电解质 □ 换药
主要护理工作	□ 入院护理评估及宣教、手术前宣教 □ 观察患者一般状况及神经系统状况 □ 观察记录患者神志、瞳孔、生命体征 □ 完成术前准备 □ 遵医嘱给药 □ 术后心理护理及生活护理 □ 完成护理记录		□ 观察患者一般状况及神经系统功能恢复情况 □ 观察记录患者神志、瞳孔、生命体征以及手术切口有无渗血、渗液 □ 遵医嘱给药 □ 预防并发症护理 □ 术后心理、基础护理 □ 遵医嘱留取化验标本，监测指标变化 □ 完成护理记录
病情变异记录	□ 无　□ 有，原因： 1. 2.		□ 无　□ 有，原因： 1. 2.
护士签名			
医师签名			

时间	住院第3日 （术后第2天）	住院第4日 （术后第3天）	住院第5日 （术后第4天）
主要诊疗工作	□ 临床观察神经功能恢复情况 □ 完成病程记录 □ 拔除引流（酌情） □ 伤口换药（根据有无引流定）	□ 临床观察神经功能恢复情况 □ 完成病程记录 □ 停抗菌药物	□ 临床观察神经功能恢复情况 □ 上级医师查房 □ 完成病程记录
重点医嘱	**长期医嘱** □ 普食 □ 一级护理 **临时医嘱** □ 根据病情需要下达相应医嘱	**长期医嘱** □ 普食 □ 一级护理 **临时医嘱** □ 根据病情需要下达相应医嘱	**长期医嘱** □ 普食 □ 一级护理 **临时医嘱** □ 根据病情需要下达相应医嘱
主要护理工作	□ 观察患者一般状况及神经系统功能恢复情况 □ 观察记录患者神志、瞳孔、生命体征以及手术切口有无渗血渗液 □ 预防并发症护理 □ 完成用药及术后宣教 □ 术后心理护理、基础护理 □ 完成护理记录	□ 观察患者一般状况及神经系统功能恢复情况 □ 观察记录患者神志、瞳孔、生命体征以及手术切口有无渗血渗液 □ 预防并发症护理 □ 术后心理护理、基础护理 □ 根据患者病情需要完成护理记录	□ 观察患者一般状况及切口情况 □ 观察神经系统功能恢复情况 □ 预防并发症护理 □ 协助患者进行肢体活动 □ 根据患者病情需要完成护理记录
病情变异记录	□ 无　□ 有，原因： 1. 2.	□ 无　□ 有，原因： 1. 2.	□ 无　□ 有，原因： 1. 2.
护士签名			
医师签名			

时间	住院第6日 （术后第5天）	住院第7日 （术后第6天）	住院第8日 （术后第7天）	住院第9日 （术后第8天）
主要诊疗工作	□ 临床观察神经功能恢复情况 □ 伤口换药，观察切口敷料情况 □ 完成病程记录 □ 查看化验结果	□ 临床观察神经功能恢复情况 □ 完成病程记录	□ 临床观察神经功能恢复情况 □ 复查头颅 CT □ 完成病程记录	□ 根据切口情况予以拆线或延期门诊拆线 □ 确定患者能否出院 □ 向患者交代出院注意事项、复查日期 □ 通知出院处 □ 开出院诊断书 □ 完成出院记录
重点医嘱	**长期医嘱** □ 普食 □ 二级护理 **临时医嘱** □ 换药 □ 血常规、肝肾功能+电解质	**长期医嘱** □ 普食 □ 二级护理	**长期医嘱** □ 普食 □ 二级护理 **临时医嘱** □ 头颅 CT	□ 通知出院 □ 出院带药
主要护理工作	□ 观察患者一般状况及切口情况 □ 观察神经系统功能恢复情况 □ 预防并发症护理 □ 协助患者进行肢体活动 □ 根据患者病情需要完成护理记录	□ 观察患者一般状况及切口情况 □ 观察神经系统功能恢复情况 □ 协助患者进行肢体活动 □ 出院指导 □ 根据患者病情需要完成护理记录	□ 观察患者一般状况及切口情况 □ 观察神经系统功能恢复情况 □ 协助患者进行肢体活动 □ 根据患者病情需要完成护理记录	□ 完成出院指导 □ 帮助患者办理出院手续
病情变异记录	□ 无 □ 有，原因： 1. 2.	□ 无 □ 有，原因： 1. 2.	□ 无 □ 有，原因： 1. 2.	□ 无 □ 有，原因： 1. 2.
护士签名				
医师签名				

第五章

颅骨良性肿瘤临床路径释义

一、颅骨良性肿瘤编码

疾病名称及编码：颅骨良性肿瘤（ICD-10：D16.4）

手术操作名称及编码：颅骨病损切除术（ICD-9-CM-3：01.6）

颅骨膜移植术（ICD-9-CM-3：02.04）

颅骨板植入术（ICD-9-CM-3：02.05）

颅骨修补术（ICD-9-CM-3：02.06）

二、临床路径检索方法

D16.4 伴 01.6/（01.6+02.04/02.05/02.06）

三、颅骨良性肿瘤临床路径标准住院流程

（一）适用对象

第一诊断为颅骨良性肿瘤（ICD-10：D16.4）。

手术方式为行单纯颅骨肿瘤切除术或颅骨肿瘤切除术加一期颅骨成形术（ICD-9-CM-3：02.04-02.6）。

释义

■ 适用对象编码参见第一部分。

■ 本路径适用对象为颅骨良性肿瘤包括颅骨骨瘤、颅骨骨化性纤维瘤、颅骨软骨瘤、颅骨巨细胞瘤、板障内脑膜瘤及颅骨良性肿瘤样病变（类肿瘤）如颅骨纤维结构不良症、颅骨皮样囊肿和表皮样囊肿等。

■ 根据颅骨良性肿瘤手术后骨瓣缺损的面积大小不同，颅骨良性肿瘤的手术方式分为单纯颅骨肿瘤切除术或颅骨肿瘤切除术加一期颅骨成形术。

（二）诊断依据

根据《临床诊疗指南·神经外科学分册》（中华医学会编著，人民卫生出版社，2006）、《临床技术操作规范·神经外科分册》（中华医学会编著，人民军医出版社，2007）、《王忠诚神经外科学》（王忠诚主编，湖北科学技术出版社，2005）、《神经外科学》（赵继宗主编，人民卫生出版社，2007）。

1. 临床表现

（1）病史：病程较长，常偶然发现。

（2）无痛或局部轻度疼痛及酸胀感包块。

（3）部分较大的内生型肿瘤可产生脑组织受压引发的局灶性症状如偏瘫、失语、同向性偏盲、癫痫发作等。

（4）极少数巨大肿瘤可产生颅高压表现，如头痛、恶心、呕吐、视物模糊等。

（5）部分位于颅底的肿瘤可产生颅神经压迫症状，如眼球运动障碍、面部感觉减退、听力减退等。

2. 辅助检查

（1）头颅CT扫描（加骨窗像检查）：表现为骨质增生或破坏；如侵犯颅底，必要时可行三维CT检查或冠状位扫描。

（2）X线平片检查：可表现为骨质增生或骨质破坏。

（3）MRI检查可了解肿瘤侵入颅内程度。

释义

■ 颅骨骨瘤多生长在额骨和顶骨，其他颅骨及颅底少见；颅骨骨化性纤维瘤亦称纤维性骨瘤，多起源于颅底，亦可发生在上颌骨及额部；颅骨软骨瘤见于中颅窝底、蝶鞍旁或岩骨尖端的软骨联合部，体积大者可累及中颅窝和小脑桥脑角；颅骨巨细胞瘤又称颅骨破骨细胞瘤，多发生颅底软骨化骨的蝶骨、颞骨和枕骨；颅骨纤维异样增殖症又称骨纤维结构不良，多侵犯额眶、颞和顶部；颅骨皮样囊肿和表皮样囊肿好发于颞前及额顶部。

■ 头颅CT平扫（需加骨窗像检查）和增强、MRI可明确肿瘤的位置、大小及与周围组织等重要结构的关系。必要时进行脑血管造影有助于诊断颅骨软骨瘤、颅骨巨细胞瘤、板障内脑膜瘤。

■ 内板向颅内生长的颅骨骨瘤应与脑膜瘤鉴别；颅骨骨化性纤维瘤、板障内脑膜瘤应与颅骨纤维异常增殖症鉴别；颅骨软骨瘤应与颅底脑膜瘤、脊索瘤鉴别；颅骨巨细胞瘤、颅骨纤维异样增殖症均可以恶变，恶变者不属于本路径范畴。

（三）治疗方案的选择

根据《临床诊疗指南·神经外科学分册》（中华医学会编著，人民卫生出版社，2006）、《临床技术操作规范·神经外科分册》（中华医学会编著，人民军医出版社，2007）、《王忠诚神经外科学》（王忠诚主编，湖北科学技术出版社，2005）、《神经外科学》（赵继宗主编，人民卫生出版社，2007）。

1. 对于肿瘤较大而影响外观、内生型肿瘤出现颅压高或局灶性症状者应当行颅骨肿瘤切除术。术式包括单纯颅骨肿瘤切除术、颅骨肿瘤切除术加一期颅骨成形术。

2. 手术风险较大者（高龄、妊娠期、合并较严重内科疾病），需向患者或家属交代病情；如不同意手术，应当充分告知风险，履行签字手续，并予严密观察。

释义

■ 各医疗单位执行颅骨良性肿瘤临床路径时，可根据肿瘤的具体部位制订具体的入路名称。

■ 个别停止生长或生长缓慢的小的颅骨良性肿瘤可以不做处理。因病情复杂、患者自身机体的原因或医疗条件的限制不适合手术的患者，要向患者提供其他治疗方式的选择，履行医师的告知义务和患者对该病的知情权。

■ 本病是良性肿瘤，手术为择期手术，对极少数出现急性高颅压症状的患者应行急诊手术，同样属于本路径范畴。

（四）标准住院日为≤14 天

释义

■ 颅骨良性肿瘤患者入院后，常规检查，包括 CT 检查等准备 2～4 天，术后恢复 7～10 天，总住院时间<14 天的均符合本路径要求。

（五）进入路径标准

1. 第一诊断符合 ICD-10：D16.4 颅骨良性肿瘤疾病编码。
2. 当患者同时具有其他疾病诊断，但在住院期间不需特殊处理、不影响第一诊断的临床路径流程实施时，可以进入路径。

释义

■ 本路径适用对象为颅骨良性肿瘤包括颅骨骨瘤、颅骨骨化性纤维瘤、颅骨软骨瘤、颅骨巨细胞瘤、板障内脑膜瘤及颅骨良性肿瘤样病变（类肿瘤）如颅骨纤维结构不良症、颅骨皮样囊肿和表皮样囊肿等。

■ 患者如果合并高血压、糖尿病、冠心病、慢性阻塞性肺疾病、慢性肾病等其他慢性疾病，需要术前对症治疗时，如果不影响麻醉和手术，不影响术前准备的时间，可进入本路径。上述慢性疾病如果需要经治疗稳定后才能手术或抗凝、抗血小板治疗等，术前需特殊准备的，先进入其他相应内科疾病的诊疗路径。

（六）术前准备 2 天

1. 必需的检查项目

（1）血常规、尿常规，血型。

（2）凝血功能、肝肾功能、血电解质、血糖、感染性疾病筛查（乙型肝炎、丙型肝炎、艾滋病、梅毒等）。

（3）心电图、胸部 X 线平片。

（4）头颅 CT 扫描（含骨窗像）、头颅 X 线平片、MRI。

2. 根据患者病情，建议选择的检查项目：DSA、SPECT、心肺功能评估（年龄>65 岁者）。

释义

■ 必查项目是确保手术治疗安全、有效开展的基础，术前必须完成。

■ 为缩短患者住院等待时间，检查项目可以在患者入院前于门诊完成。

■ 高龄患者或有心肺功能异常患者，术前根据病情增加心脏彩超、肺功能、血气分析等检查。

（七）预防性抗菌药物选择与使用时机

1. 按照《抗菌药物临床应用指导原则》（2015 版）选择用药。建议使用第一、第二代头孢菌素，头孢曲松等；明确感染患者，可根据药敏试验结果调整抗菌药物。

2. 预防性用抗菌药物，时间为术前30分钟。

释义

■ 颅骨良性肿瘤手术属于Ⅰ类切口，但由于行颅骨肿瘤切除术加一期颅骨成形术术中需要用到人工材料替代颅骨，一旦感染可导致严重后果。因此可按规定适当预防性和术后应用抗菌药物，通常选用第一代、第二代头孢菌素。

（八）手术日为入院第3～5天

1. 麻醉方式：局部麻醉或全身麻醉。
2. 手术方式：单纯颅骨肿瘤切除术、颅骨肿瘤切除术加一期颅骨成形术（颅骨缺损大于3cm直径时）。
3. 手术内置物：颅骨、硬脑膜修复材料，颅骨固定材料等。
4. 术中用药：抗菌药物、脱水药。
5. 输血：根据手术失血情况决定。

释义

■ 行颅骨成形术时所用修补材料除人工材料外，也可根据具体情况采用凿（磨）除病变的原骨瓣。

■ 对于缺损的硬膜，可根据情况用人工硬脑膜或自身骨膜修补。颅骨固定可采用钛连接片、颅骨锁或其他固定材料。

■ 术前用抗菌药物参考《抗菌药物临床应用指导原则》执行。

■ 手术是否输血依照术中出血量而定，可根据医院条件采用自体血回输系统，必要时输异体血。

（九）术后住院恢复7～10天

1. 必须复查的检查项目：头颅CT，化验室检查包括血常规、尿常规、肝肾功能、血电解质。
2. 根据患者病情，建议可选择的复查项目：头颅MRI。
3. 术后用药：抗菌药物、脱水药、激素，根据病情可用抗癫痫药等。

释义

■ 术后可根据患者恢复情况做必须复查的检查项目，并根据病情变化增加检查的频次。复查项目并不仅局限于路径中的项目。

（十）出院标准

1. 患者病情稳定，生命体征平稳，体温正常，手术切口愈合良好。
2. 没有需要住院处理的并发症和（或）合并症。

释义

■ 主治医师应在患者出院前，通过复查的各项检查并结合患者恢复情况决定其是否能出院。如果确有需要继续留院治疗的情况，超出了路径所规定的时间，应先处理并发症并符合出院条件后再准许患者出院。

（十一）变异及原因分析

1. 术后继发其他部位硬脑膜外血肿、硬脑膜下血肿、脑内血肿等并发症，严重者需要再次行开颅手术，导致住院时间延长，费用增加。
2. 术后切口、颅骨或颅内感染、内置物排异反应，出现严重神经系统并发症，导致住院时间延长，费用增加。
3. 伴发其他内、外科疾病需进一步诊治，导致住院时间延长。

释义

■ 对于轻微变异，如由于某种原因，路径指示应当于某一天的操作不能如期进行而要延期的，这种改变不会对最终结果产生重大改变，也不会更多的增加住院天数和住院费用，可不退出本路径。

■ 除以上所列变异及原因外，如还出现医疗、护理、患者、环境等多方面的变异原因，应阐明变异相关问题的重要性，必要时须及时退出本路径，并请应将特殊的变异原因进行归纳、总结，以便重新修订路径时作为参考，不断完善和修订路径。

四、颅骨良性肿瘤临床路径给药方案

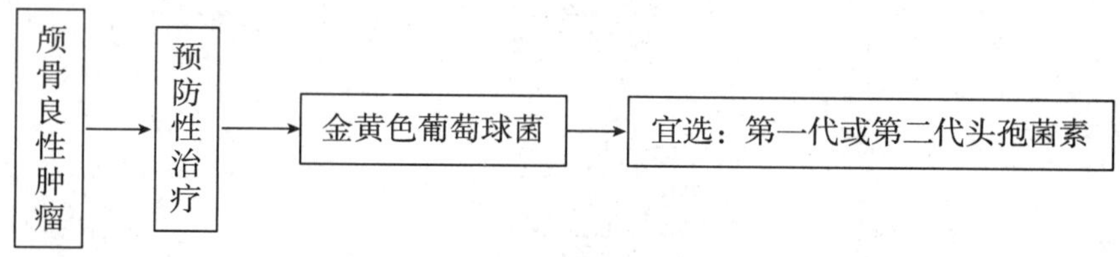

【用药选择】

1. 为预防术后切口感染，应针对金黄色葡萄球菌选用药物。
2. 第一代头孢菌素常用的注射剂有头孢唑林、头孢噻吩、头孢拉定等，口服制剂有头孢拉定、头孢氨苄和头孢羟氨苄等。第二代头孢菌素注射剂有头孢呋辛、头孢替安等，口服制剂有头孢克洛、头孢呋辛酯和头孢丙烯等。

【药学提示】

1. 接受颅骨良性肿瘤手术者，应在术前 0.5～2 小时内给药，或麻醉开始时给药，使手术切口暴露时局部组织中已达到足以杀灭手术过程中入侵切口细菌的药物浓度。
2. 手术时间较短（<2 小时）的清洁手术，术前用药一次即可。手术时间超过 3 小时，或失血量大（>1500ml），可手术中给予第 2 剂。

【注意事项】

1. 颅骨良性肿瘤手术属于Ⅰ类切口，但由于行颅骨肿瘤切除术加一期颅骨成形术术中需要用到人工材料替代颅骨，一旦感染可导致严重后果。因此可按规定适当预防性和术后应用抗菌药物，但需注意应尽可能单一、短程、较小剂量给药。
2. 用药前必须详细询问患者先前有否对头孢菌素类、青霉素类或其他药物的过敏史。

五、推荐表单

（一）医师表单

颅骨良性肿瘤临床路径医师表单

适用对象：第一诊断为颅骨良性肿瘤（ICD-10：D32.012/D42.003/C70.003）
行颅骨良性肿瘤切除术（ICD-9-CM-3：01.51）

患者姓名：	性别：　　年龄：　　门诊号：	住院号：
住院日期：　　年　月　日	出院日期：　　年　月　日	标准住院日：12～14 天

时间	住院第 1 天	住院第 2～3 天	住院第 4～5 天（手术日）
主要诊疗工作	□ 询问病史及体格检查 □ 完成病历书写 □ 开化验单 □ 上级医师查房与术前评估 □ 初步确定手术方式和日期	□ 依据体检，进行相关的术前检查 □ 完成必要的相关科室会诊 □ 上级医师查房，术前讨论 □ 完成术前准备与术前评估 □ 预约术中电生理监测 □ 完成术前小结、术前讨论记录 □ 向患者和家属交代围术期注意事项，签署手术同意书、自费协议书、输血同意书、委托书	□ 安排手术 □ 术中监测：BAEP，面神经、三叉神经监测 □ 术者完成手术记录 □ 完成术后病程 □ 上级医师查房 □ 向患者及家属交代手术情况及注意事项 □ 观察术后病情变化
重点医嘱	**长期医嘱** □ 二级护理 □ 饮食 **临时医嘱** □ 神经系统专科查体（四肢肌力检查、小瞳孔眼底检查、步态检查等） □ 化验检查（血尿常规、血型、肝肾功能及血电解质、感染性疾病筛查、凝血功能），心电图，X 线胸片 □ MRI 平扫加强化（冠、矢、轴），病变区域颅底骨质薄层 CT 扫描（冠、轴） □ 脑神经功能临床检查（视力和视野、电测听、脑干诱发电位） □ 心、肺功能（视患者情况而定）	**长期医嘱** □ 二级护理 □ 饮食 □ 患者既往基础用药 **临时医嘱** □ 在局部麻醉/全身麻醉下行全脑 DSA 造影（必要时栓塞） □ 术前医嘱：明日全身麻醉下行枕下乙状窦后入路/远外侧/其他入路行颅骨良性肿瘤切除术 □ 术前禁食、禁水 □ 抗菌药物 □ 激素（根据术前瘤周水肿情况而定） □ 一次性导尿包 □ 其他特殊医嘱	**长期医嘱** □ 生命体征监测（每 2 小时一次） □ 多功能监护，吸氧 □ 可进流食（无术后功能障碍者），胃管鼻饲（有吞咽功能障碍者） □ 接引流（术中置放引流者） □ 尿管接袋计量 □ 补液 □ 抗菌药物、激素、抑酸等药物 □ 神经营养药（必要时） □ 控制血压和血糖等内科用药 **临时医嘱** □ 止血，镇痛，镇吐 □ 查血常规、肝肾功能及血电解质、凝血功能、血气等，酌情对症处理 □ 头颅 CT
病情变异记录	□ 无　□ 有，原因： 1. 2.	□ 无　□ 有，原因： 1. 2.	□ 无　□ 有，原因： 1. 2.
医师签名			

时间	住院第5~6天 （术后第1天）	住院第7~9天 （术后第3天）	住院第12~14天 （出院日）
主要诊疗工作	□ 上级医师查房，注意病情变化 □ 完成常规病历书写 □ 根据引流情况决定是否拔除硬脑膜外引流 □ 注意体温、血象变化，必要时行腰椎穿刺，送脑脊液化验 □ 注意有无意识障碍、呼吸障碍、偏瘫等（对症处理） □ 注意脑神经有无受损（有无面瘫、面部麻木感、听力受损、饮水呛咳）（对症处理） □ 复查头部CT，排除颅内出血和明确术后脑水肿的情况	□ 上级医师查房，注意病情变化 □ 注意是否有发热、脑脊液漏等 □ 必要时再次行腰椎穿刺采集脑脊液 □ 完成病历书写 □ 调整激素用量，逐渐减量 □ 注意患者的意识和精神状态变化，是否伴有脑神经功能障碍，必要时尽早行康复训练 □ 切口换药，注意有无皮下积液，必要时加压包扎 □ 复查头颅MRI，明确肿瘤是否切除完全	□ 上级医师查房，进行切口愈合评估，明确有无手术并发症，肿瘤是否切除完全，是否需要进一步放疗，能否出院 □ 完成出院记录、病案首页、出院证明等 □ 向患者交代出院注意事项：复诊时间、地点、检查项目，紧急情况时的处理
重点医嘱	**长期医嘱** □ 一级护理 □ 流食 □ 控制血压和血糖 □ 激素 **临时医嘱** □ 镇痛 □ 补液（酌情） □ 拔除引流管（如术中置放）	**长期医嘱** □ 二级护理 □ 半流食/普食 □ 调整激素用量，逐渐减量 □ 控制血压和血糖 **临时医嘱** □ 换药 □ 腰椎穿刺测压、放液（必要时）	**出院医嘱** □ 出院带药 □ 康复治疗（酌情） □ 残余肿瘤放射治疗（酌情）
病情变异记录	□ 无　□ 有，原因： 1. 2.	□ 无　□ 有，原因： 1. 2.	□ 无　□ 有，原因： 1. 2.
医师签名			

（二）护士表单

颅骨良性肿瘤临床路径护士表单

适用对象：第一诊断为颅骨良性肿瘤（ICD-10：D32.012/D42.003/C70.003）

行颅骨良性肿瘤切除术（ICD-9-CM-3：01.51）

患者姓名：	性别：　　年龄：　　门诊号：	住院号：
住院日期：　　年　月　日	出院日期：　　年　月　日	标准住院日：12～14 天

时间	住院第 1 天	住院第 2～3 天	住院第 4～5 天 （手术日）
健康宣教	□ 入院宣教 介绍主管医师、护士 介绍环境、设施 介绍住院注意事项	□ 术前宣教 宣教疾病知识、术前准备及手术过程 告知准备物品、沐浴 告知术后饮食、活动及探视注意事项 告知术后可能出现的情况及应对方式 主管护士与患者沟通，了解并指导心理应对 告知家属等候区位置	□ 术后当日宣教 告知监护设备、管路功能及注意事项 告知饮食、体位要求 告知疼痛注意事项 告知术后可能出现情况及应对方式 告知用药情况 给予患者及家属心理支持 再次明确探视陪伴须知
护理处置	□ 核对患者，佩戴腕带 □ 建立入院护理病历 □ 卫生处置：剪指（趾）甲、沐浴，更换病号服	□ 协助医师完成术前检查化验 □ 术前准备 配血、抗菌药物皮试 备皮剃头、药物灌肠 禁食、禁水	□ 送手术 摘除患者各种活动物品 核对患者资料及带药 填写手术交接单，签字确认 □ 接手术 核对患者及资料，签字确认
基础护理	□ 三级护理 晨晚间护理 患者安全管理	□ 三级护理 晨晚间护理 患者安全管理	□ 特级护理 卧位护理：协助翻身、床上移动、预防压疮 排泄护理 患者安全管理
专科护理	□ 护理查体 □ 瞳孔、意识监测 □ 需要时，填写跌倒及压疮防范表 □ 需要时，请家属陪伴	□ 协助医师完成术前检查化验 □ 若行 DSA（必要时栓塞） 术前禁食、禁水、备皮 术后观察意识、生命体征、患肢皮温、足背动脉搏动，嘱患者多饮水、按医嘱制动患肢6～24 小时	□ 病情观察，书写特护记录 q2h 评估生命体征、瞳孔、意识、体征、肢体活动、皮肤情况、伤口敷料、各种引流管情况、出入量、有无脑神经功能障碍 □ 遵医嘱予脱水、抗感染、止血、抑酸、激素、控制血糖等治疗

续 表

时间	住院第1天	住院第2~3天	住院第4~5天 （手术日）
重点医嘱	□ 详见医嘱执行单	□ 详见医嘱执行单	□ 详见医嘱执行单
病情变异记录	□ 无 □ 有，原因： 1. 2.	□ 无 □ 有，原因： 1. 2.	□ 无 □ 有，原因： 1. 2.
护士签名			

时间	住院第 5～10 天 （术后第 1～6 天）	住院第 11～14 天 （术后第 7～10 天）
健康宣教	□ 术后宣教 药物作用及频率 饮食、活动指导 复查患者对术前宣教内容的掌握程度 疾病恢复期注意事项（若有脑神经受损后的宣教） 拔尿管后注意事项 腰椎穿刺后注意事项 下床活动注意事项	□ 出院宣教 复查时间 服药方法 活动休息 指导饮食 康复训练方法 指导办理出院手续
护理处置	□ 遵医嘱完成相关检查 □ 夹闭尿管，锻炼膀胱功能	□ 办理出院手续 书写出院小结
基础护理	□ 特级/一级护理 晨晚间护理 协助进食、水（饮水呛咳者鼻饲） 协助翻身、床上移动、预防压疮 排泄护理 床上温水擦浴 协助更衣 患者安全管理	□ 二级护理 晨晚间护理 协助或指导进食、水 协助或指导床旁活动 康复训练 患者安全管理
专科护理	□ 病情观察，写特护记录 q2h 评估生命体征、瞳孔、意识、体征、肢体活动、皮肤情况、伤口敷料、各种引流管情况、出入量、有无脑神经功能障碍（必要时尽早行康复训练） □ 遵医嘱予脱水、抗感染、止血、抑酸、激素、控制血糖等治疗 □ 腰椎穿刺的护理 腰穿后，嘱患者去枕平卧 4～6 小时，观察其病情和主诉，根据医嘱调整脱水药的用量 □ 需要时，联系主管医师给予相关治疗及用药	□ 病情观察 评估生命体征、瞳孔、意识、体征、肢体活动、脑神经功能障碍恢复情况
重点医嘱	□ 详见医嘱执行单	□ 详见医嘱执行单
病情变异记录	□ 无　□ 有，原因： 1. 2.	□ 无　□ 有，原因： 1. 2.
护士签名		

（三）患者表单

颅骨良性肿瘤临床路径患者表单

适用对象：第一诊断为颅骨良性肿瘤（ICD-10：D32.012/D42.003/C70.003）
行颅骨良性肿瘤切除术（ICD-9-CM-3：01.51）

患者姓名：	性别：　　年龄：　　门诊号：	住院号：
住院日期：　　年　月　日	出院日期：　　年　月　日	标准住院日：12～14天

时间	住院第1天	住院第2～3天	住院第4～5天（手术日）
监测	□ 测量生命体征、体重	□ 每日测量生命体征、询问排便，手术前一天晚测量生命体征	□ 手术清晨测量生命体征、血压一次
医患配合	□ 护士行入院护理评估（简单询问病史） □ 接受入院宣教 □ 医师询问病史、既往病史、用药情况，收集资料 □ 进行体格检查	□ 配合完善术前相关化验、检查 **术前宣教** □ 颅骨良性肿瘤疾病知识、临床表现、治疗方法 □ 术前用物准备：奶瓶、湿巾等 □ 手术室接患者，配合核对 □ 医师与患者及家属介绍病情及手术谈话 □ 手术时家属在等候区等候 □ 探视及陪伴制度	**术后宣教** □ 术后体位：麻醉未醒时平卧；清醒后，4～6小时无不适反应可垫枕或根据医嘱予监护设备、吸氧 □ 配合护士定时监测生命体征、瞳孔、肢体活动、伤口敷料等 □ 不要随意动引流管 □ 疼痛的注意事项及处理 □ 告知医护不适及异常感受 □ 配合评估手术效果
重点诊疗及检查	**重点诊疗** □ 三级护理 □ 既往基础用药	**重点诊疗** **术前准备** □ 备皮剃头 □ 配血 □ 药物灌肠 □ 术前签字 **重要检查** □ 心电图、X线胸片 □ MRI、CT □ 视力视野检查 □ DSA（必要时）	**重点诊疗** □ 特级护理 □ 予监护设备、吸氧 □ 注意留置管路安全与通畅 □ 用药：抗菌药物、止血药、抑酸药、激素药、补液药物的应用 □ 护士协助记录出入量
饮食及活动	□ 正常普食 □ 正常活动	□ 术前12小时禁食、禁水 □ 正常活动	□ 根据病情半流食或鼻饲 □ 卧床休息，自主体位

时间	住院第 5～10 天 （术后第 1～6 天）	住院第 11～14 天 （术后 7～10 天）
监测	□ 定时监测生命体征，每日询问排便情况	□ 定时监测生命体征，每日询问排便情况
医患配合	□ 医师巡视，了解病情 □ 配合意识、瞳孔、肢体活动、脑神经功能的观察及必要的检查 □ 护士行晨晚间护理 □ 护士协助进食、进水、排泄等生活护理 □ 配合监测出入量 □ 膀胱功能锻炼，成功后可将尿管拔除 □ 配合功能恢复训练（必要时） □ 注意探视及陪伴时间	□ 护士行晨晚间护理 □ 医师拆线 □ 伤口注意事项 □ 配合功能恢复训练（必要时） **出院宣教** □ 接受出院前康复宣教 □ 学习出院注意事项 □ 了解复查程序 □ 办理出院手续，取出院带药
重点诊疗及检查	**重点诊疗** □ 特级/一级护理 □ 静脉用药逐渐过渡至口服药 □ 医师定时予伤口换药 □ 医师行腰椎穿刺（必要时） **重要检查** □ 定期抽血化验 □ 复查 CT 及 MRI	**重点诊疗** □ 二级/三级护理 □ 普食 □ 医师行腰椎穿刺（必要时） **重要检查** □ 定期抽血化验（必要时）
饮食及活动	□ 根据病情逐渐由半流食过渡至普食，营养均衡，给予高蛋白、低脂肪、易消化饮食，避免产气食物（牛奶、豆浆）及油腻食物。鼓励多食汤类食物，必要时鼻饲饮食 □ 卧床休息时可头高位，逐渐坐起 □ 术后第 3～4 天可视体力情况逐渐下床活动，循序渐进，注意安全 □ 行功能恢复锻炼（必要时）	□ 普食，营养均衡 □ 勿吸烟、饮酒 □ 正常活动 □ 行功能恢复训练（必要时）

附：原表单（2010 年版）

颅骨良性肿瘤临床路径表单

适用对象：第一诊断为颅骨良性肿瘤（ICD-10：D32.012/D42.003/C70.003）
行颅骨良性肿瘤切除术（ICD-9-CM-3：01.51）

患者姓名：	性别：　　年龄：　　门诊号：	住院号：
住院日期：　　年　月　日	出院日期：　　年　月　日	标准住院日：12～14 天

时间	住院第 1 天	住院第 2～3 天	住院第 4～5 天（手术日）
主要诊疗工作	□ 询问病史及体格检查 □ 完成病历书写 □ 开化验单 □ 上级医师查房与术前评估 □ 初步确定手术方式和日期	□ 依据体检，进行相关的术前检查 □ 完成必要的相关科室会诊 □ 上级医师查房，术前讨论 □ 完成术前准备与术前评估 □ 预约术中电生理监测 □ 完成术前小结、术前讨论记录 □ 向患者和家属交代围术期注意事项、签署手术同意书、自费协议书、输血同意书、委托书	□ 安排手术 □ 术中监测：BAEP，面神经、三叉神经监测 □ 术者完成手术记录 □ 完成术后病程 □ 上级医师查房 □ 向患者及家属交代手术情况，嘱咐注意事项 □ 观察术后病情变化
重点医嘱	**长期医嘱** □ 二级护理 □ 饮食 **临时医嘱** □ 神经系统专科查体（四肢肌力检查、小瞳孔眼底检查、步态检查等） □ 化验检查（血尿常规、血型，肝肾功能及血电解质、感染性疾病筛查、凝血功能），心电图，胸片 □ MRI 平扫加强化（冠、矢、轴），病变区域颅底骨质薄层 CT 扫描（冠、轴） □ 脑神经功能临床检查（视力和视野、电测听、脑干诱发电位） □ 心、肺功能（视患者情况而定）	**长期医嘱** □ 二级护理 □ 饮食 □ 患者既往基础用药 **临时医嘱** □ 在局部麻醉/全身麻醉下行全脑 DSA 造影（必要时栓塞） □ 术前医嘱：明日全身麻醉下行枕下乙状窦后入路/远外侧/其他入路行颅骨良性肿瘤切除术 □ 术前禁食、禁水 □ 抗菌药物 □ 激素（根据术前瘤周水肿情况定） □ 一次性导尿包 □ 其他特殊医嘱	**长期医嘱** □ 生命体征监测（每 2 小时 1 次） □ 多功能监护，吸氧 □ 可进流食（无术后功能障碍者），胃管鼻饲（有吞咽功能障碍者） □ 接引流（术中置放引流者） □ 尿管接袋计量 □ 补液 □ 抗菌药物、激素、抑酸等药物 □ 神经营养药（必要时） □ 控制血压和血糖等内科用药 **临时医嘱** □ 止血，镇痛，镇吐 □ 查血常规、肝肾功能及血电解质、凝血功能、血气等，酌情对症处理 □ 头颅 CT
主要护理工作	□ 介绍病房环境、设施和设备 □ 入院护理评估	□ 宣教、备皮等术前准备 □ 提醒患者术前禁食、禁水 □ 观察有无吞咽障碍	□ 随时观察患者病情变化 □ 术后心理和生活护理

续　表

时间	住院第 1 天	住院第 2 ~3 天	住院第 4 ~5 天（手术日）
病情变异记录	□无　□有，原因： 1. 2.	□无　□有，原因： 1. 2.	□无　□有，原因： 1. 2.
护士签名			
医师签名			

时间	住院第5~6天 （术后第1天）	住院第7~9天 （术后第3天）	住院第12~14天 （出院日）
主要诊疗工作	□ 上级医师查房，注意病情变化 □ 完成常规病历书写 □ 根据引流情况决定是否拔除硬脑膜外引流 □ 注意体温、血象变化，必要时行腰椎穿刺，送脑脊液化验 □ 注意有无意识障碍、呼吸障碍、偏瘫等（对症处理） □ 注意脑神经有无受损（有无面瘫、面部麻木感、听力受损、饮水呛咳）（对症处理） □ 复查头部CT，排除颅内出血和明确术后脑水肿的情况	□ 上级医师查房，注意病情变化 □ 注意是否有发热、脑脊液漏等 □ 必要时再次行腰椎穿刺采集脑脊液 □ 完成病历书写 □ 调整激素用量，逐渐减量 □ 注意患者的意识和精神状态变化，是否伴有脑神经功能障碍，必要时尽早行康复训练 □ 切口换药，注意有无皮下积液，必要时加压包扎 □ 复查头颅MRI，明确肿瘤是否切除完全	□ 上级医师查房，进行切口愈合评估，明确有无手术并发症，肿瘤是否切除完全，是否需要进一步放疗，能否出院 □ 完成出院记录、病案首页、出院证明等 □ 向患者交代出院注意事项：复诊时间、地点、检查项目，紧急情况时的处理
重点医嘱	**长期医嘱** □ 一级护理 □ 流食 □ 控制血压和血糖 □ 激素 **临时医嘱** □ 镇痛 □ 补液（酌情） □ 拔除引流管（如术中置放）	**长期医嘱** □ 二级护理 □ 半流食/普食 □ 调整激素用量，逐渐减量 □ 控制血压和血糖 **临时医嘱** □ 换药 □ 腰椎穿刺测压、放液（必要时）	**出院医嘱** □ 出院带药 □ 康复治疗（酌情） □ 残余肿瘤放射治疗（酌情）
主要护理工作	□ 观察患者生命体征情况 □ 术后心理与生活护理 □ 观察有无吞咽障碍	□ 观察患者生命体征情况 □ 术后心理与生活护理 □ 指导术后患者功能锻炼	□ 指导患者办理出院手续
病情变异记录	□ 无 □ 有，原因： 1. 2.	□ 无 □ 有，原因： 1. 2.	□ 无 □ 有，原因： 1. 2.
护士签名			
医师签名			

第六章

小脑扁桃体下疝畸形临床路径释义

一、小脑扁桃体下疝畸形编码

疾病名称及编码：小脑扁桃体下疝畸形（ICD-10：Q07.0）

手术操作名称及编码：行枕下中线入路减压术（ICD-9-CM-3：01.24）

二、临床路径检索方法

Q07.0 伴（01.24）

三、小脑扁桃体下疝畸形临床路径标准住院流程

（一）适用对象

第一诊断为小脑扁桃体下疝畸形（ICD-10：Q07.0）。

行枕下中线入路减压术（ICD-9-CM-3：01.24）。

释义

■ 本路径适用于先天性后脑发育不良所致的小脑扁桃体下疝畸形，即 Chiari 畸形Ⅰ型、Ⅱ型首次接受手术治疗的患者，可合并有脊髓空洞症。Chiari 畸形Ⅲ型、Ⅳ型患者，合并有其他颅底发育畸形（如齿状突脱位、脊膜脊髓膨出等）的患者、其他原因（如颅内占位病变等）所致的小脑扁桃体下疝患者、已经接受过枕颈部手术治疗的患者、有手术禁忌证的患者不进入本临床路径。

■ 本路径所涉及的外科治疗方式是枕下中线入路减压术，其他治疗方式参见另外的路径指南。

（二）诊断依据

根据《临床诊疗指南·神经外科学分册》（中华医学会编著，人民卫生出版社，2006），《临床技术操作规范·神经外科分册》（中华医学会编著，人民军医出版社，2007），《神经外科学》（人民卫生出版社，2007）。

1. 临床表现

（1）病情通常进展缓慢，多呈进行性加重，临床症状可与畸形程度不一致。

（2）神经根症状：枕颈部疼痛、上肢麻木、肌萎缩、言语不清、吞咽困难等。

（3）上颈髓及延髓症状：如四肢乏力或瘫痪、感觉障碍、锥体束征阳性等。

（4）小脑症状：常见为眼球症状、小脑性共济失调等。

（5）如合并脑积水，可有颅内压增高症状，通常合并脊髓空洞。

释义

■ 不同的患者临床表现变化较大，合并脊髓空洞的患者部分可出现的“感觉分离”症状。

■ 部分患者因为健康查体或检查其他疾患时，偶然发现有小脑扁桃体下疝畸形，并无明显的临床症状。

2. 辅助检查

（1）枕颈部MRI检查：显示小脑扁桃体下降至枕大孔水平以下。

（2）头颅CT或MRI可显示合并脑积水。

（3）颈部、胸部MRI了解是否合并脊髓空洞。

（4）颅颈交界区X线片、CT和MRI是否合并颅底畸形。

释义

■ 由于MRI的普及，根据MRI检查结果判定是否有小脑扁桃体下疝畸形简便而明确，因此术前辅助检查必须有枕颈部MRI检查。目前MRI判定小脑扁桃体下疝畸形的标准是矢状位正中线上，小脑扁桃体下缘超过枕骨大孔5mm以上。

■ 颅颈交界区X线片、CT相对于MRI更容易清楚地观察颅底骨质发育的异常；用以判定患者是否合并有其他颅底畸形。因此，颅颈交界区X线片、CT是筛查患者能否进入本临床路径的必查项目。

■ 颅脑CT或MRI、可除外颅内占位性病变，筛选患者进入本临床路径。

同时，能了解是否合并有脑积水，作为一项重要的临床资料，与术后进行比较，有助于了解疾病的转归。建议术前进行检查。

■ 脊髓MRI可了解小脑扁桃体下疝畸形是否合并脊髓空洞积水症，并不是判定患者是否进入本临床路径的依据。由于小脑扁桃体下疝畸形多半合并有脊髓空洞积水症，脊髓的MRI资料能了解疾病的治疗效果和转归，建议行该项检查。

（三）治疗方案的选择及依据

根据《临床诊疗指南·神经外科学分册》（中华医学会编著，人民卫生出版社，2006），《临床技术操作规范·神经外科分册》（中华医学会编著，人民军医出版社，2007），《神经外科学》（人民卫生出版社，2007）。

1. 明确诊断为小脑扁桃体下疝畸形，出现神经系统症状或病情进展者需手术治疗，手术首选枕下减压术。

2. 对于手术风险较大者（高龄、妊娠期、合并较严重内科疾病），需向患者或家属详细交代病情。

3. 对于严密观察保守治疗的患者，如出现因脑积水导致的严重颅内压增高征象，必要时予急诊手术。

释义

■ 诊断为小脑扁桃体下疝畸形，同时不合并其他颅底发育畸形的患者，出现神经系统症状或病情进展时选择枕下减压术。如患者为偶然发现的小脑扁桃体下疝畸形，虽然无症状，也可以考虑进行预防性手术。

■ 有无因不同的医疗机构的仪器设备、技术条件的不一致，虽然手术治疗方案统一为枕下减压手术；但是具体的手术方式可以为传统的开放式手术，也可以为内镜下手术。建议各医疗单位对本病制订出开放式手术和内镜下手术的分路径。

■ 术前评估患者手术风险较大者（高龄、严重的基础疾病），需请麻醉科会诊，明确无手术禁忌方可进入本临床路径；术前与患者及家属仔细沟通，告知其风险，必要时可进行律师公证。

■ 保守治疗期间可能出现严重颅压升高征象时，必要时进行急诊手术。但不进入本临床路径。

■ 因小脑扁桃体下疝畸形，已经接受过颅颈区域手术的患者，因前次治疗疗效不佳再次手术者，不进入本临床路径。

（四）标准住院日为 15 天

释义

■ 术前准备 4 天，在第 5 天时实施手术，术后恢复 10 天出院。但是各时间段均可有所变动，只要总住院时间不超过 15 天均符合路径要求。

（五）进入路径标准

1. 第一诊断必须符合 ICD-10：Q07.0 小脑扁桃体下疝畸形疾病编码。

2. 当患者同时具有其他疾病诊断时，但在住院期间不需要特殊处理也不影响第一诊断的临床路径流程实施时，可以进入路径。

释义

■ 进入路径的标准参见第（一）条适用对象。

■ 合并其他疾病（如心血管疾病、肝肾疾病等）时，经由相关科室会诊，明确无特殊处理时，可进入本临床路径。如果合并的疾病需要特殊处理（如口服抗凝药物的患者，术前、术后需专科会诊，并给予相应处理），不进入本临床路径。

（六）术前准备（术前评估）4 天

1. 必需的检查项目

（1）血常规、血型、尿常规。

（2）肝肾功能、血电解质、血糖。

（3）凝血功能。

(4) 感染性疾病筛查（乙型肝炎、丙型肝炎、艾滋病、梅毒）。
(5) 胸部 X 线片、心电图。
(6) 颈椎 MRI、头颅 CT。
(7) 肌电图、体感及运动诱发电位。
2. 根据患者病情，必要时行心、肺功能检查。

释义

■ 必查项目时确保手术治疗安全、有效开展的基础，在术前必须完成。相关人员应认真分析检查结果，即使发现异常情况并给予相应的处理。

■ 颈椎 MRI、头颅 CT 有助于了解患者是否合并脊髓空洞症、脑积水，建议术前检查。

■ 肌电图、体感及运动诱发电位能够详细了解患者神经肌肉系统受累情况，如医院有条件进行该项检查，建议术前进行该检查。

■ 老年患者，合并有心脏相关疾病病史，术前检查提示可能存在心脏疾患时，应完成心脏超声结构和功能检查。

■ 老年患者，既往有呼吸系统疾病病史，术前检查提示可能存在呼吸系统疾病时，应完成肺功能检查。

（七）预防性抗菌药物选择与使用时机

1. 按照《抗菌药物临床应用指导原则》（卫医发〔2004〕285 号）选择用药。
2. 预防性用抗菌药时间为术前 30 分钟。
3. 如置管引流，手术后可预防性应用抗菌药物 3～5 天。

释义

■ 按规定适当预防性应用抗菌药物。

■ 因枕下减压手术容易形成死腔、枕颈部皮肤软组织血运相对较差、易发生感染，手术后可适当延长抗菌药物使用时间。

（八）手术日为入院第 5 天

1. 麻醉方式：全身麻醉。
2. 手术方式：枕下中线入路减压术。
3. 手术内固定物：颅骨和脊柱固定材料。
4. 术中用药：激素。

释义

■ 各医疗单位的医疗传统差异，具体减压范围有所不同，但是应强调枕下减压的重点在于疏通颅颈交界处脑脊液循环，而不是单纯扩大颅后窝的容积，因此不提倡进行大范围的骨窗减压；关于寰椎后弓能否保留或部分保留，可根据术前小脑扁桃体下疝程度进行判断，通常枢椎椎板不需要去除或仅需要去除部分上椎板。具体根据术前影像学资料和术中所见决定。

■ 由于手术去除骨质范围的大小不一，同时减压手术对颅颈交界处稳定性的影响尚无定论，因此术中是否使用内固定物并无统一要求。

■ 部分患者切开硬脑膜、扩大成形时，可考虑使用自体筋膜或人工硬脑膜进行修补硬脑膜缺损处。

（九）术后住院恢复10天

1. 必须复查的检查项目：血常规、尿常规、肝肾功能、血电解质、血糖、凝血功能、颈椎MRI、头颅CT、肌电图、体感及运动诱发电位。
2. 术后用药：激素，视病情应用脱水药物。

释义

■ 根据患者病情变化的需要，开展相应的检查与治疗。检查内容不只限于路径中规定的必须复查项目，如腰椎穿刺、脑脊液化验等；必要时也可以增加同一项目的检查次数。

■ 如术前头颅CT未发现明显脑积水征象，术后可不必复查；术前肌电图、体感及运动诱发电位无明显异常者，术后可不必复查。

■ 无如恢复过程中有临床表现、实验室检查结果提示感染，需加用抗菌药物治疗。

（十）出院标准

1. 患者一般情况良好，饮食恢复，各项化验指标无明显异常，体温正常。
2. 复查头颅CT及MRI显示枕下减压满意；对于去除寰枢后弓和（或）枢椎椎板的患者，要关注其颅颈部稳定性的变化。
3. 切口愈合良好。

释义

■ 术后MRI检查主要提示枕大池恢复的情况以及有无枕部皮下积液；对于脊髓空洞的转归，术后住院期间的复查MRI变化可能不明显。

■ 大多数患者术后仍有不同程度的临床症状，需要一段时间的康复，因此，术后部分症状的持续不作为继续住院治疗的指征。

（十一）变异及原因分析

1. 术后继发硬脑膜外血肿、硬脑膜下血肿、脑内血肿等并发症，严重者需要再次开颅手术，导致住院时间延长与费用增加。
2. 术后切口感染、渗液和神经功能障碍等，导致住院时间延长与费用增加。

释义

■ 变异是指入选临床路径的患者未能按路径流程完成医疗行为或为达到预期的医疗治疗控制目标。所有情况均须在表单中予以说明。

■ 如果出现严重手术相关的并发症：颅内血肿、颅内感染、皮下积液，可能会增加住院时间和费用；应退出该临床路径。

■ 如果出现非手术直接相关的并发症，如心脑血管急症、深静脉血栓形成、其他脏器功能障碍、衰竭，也会增加住院时间和费用，应退出临床路径。

四、小脑扁桃体下疝畸形临床路径给药方案

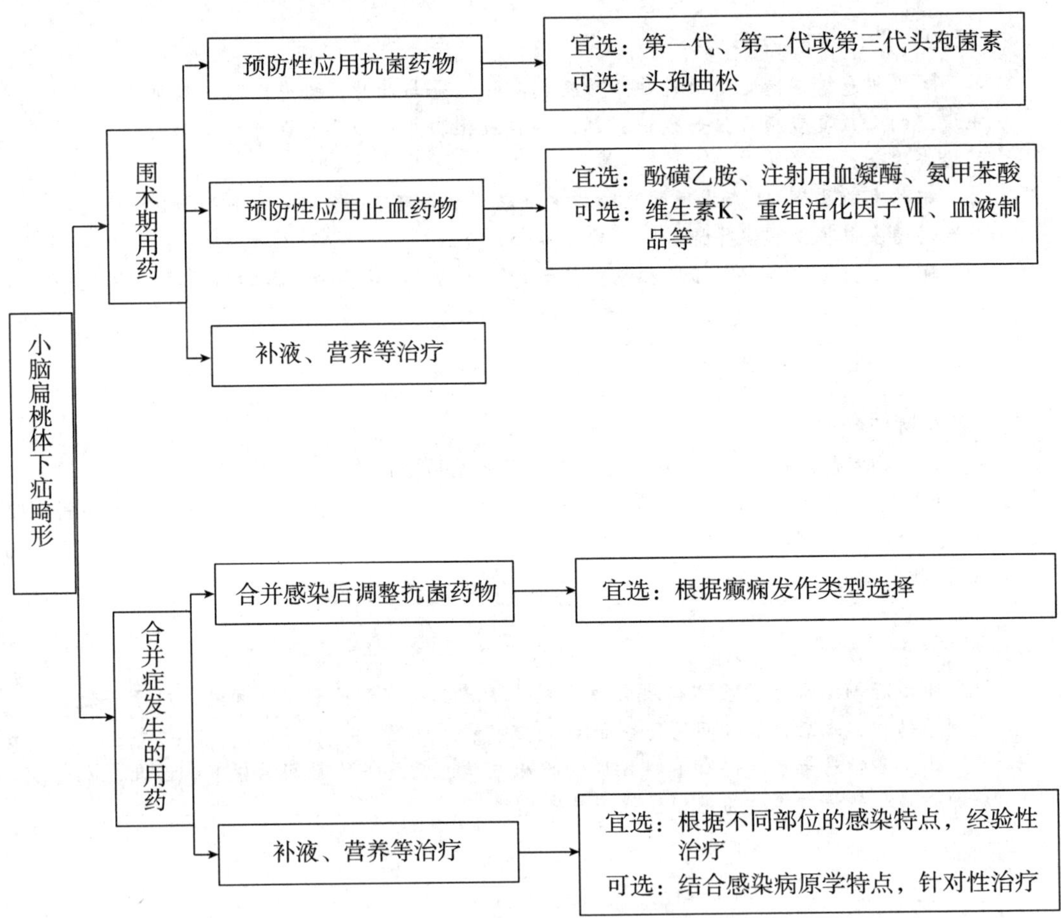

【用药选择】

1. 预防性应用抗菌药物：原则上应选择相对广谱、效果肯定（杀菌剂而非抑菌剂）、安全及价格相对低廉的抗菌药物。头孢菌素是最符合上述条件的，如果患者对青霉素过敏不宜使用头孢菌素时，针对葡萄球菌、链球菌可用克林霉素，针对革兰阴性杆菌可用氨曲南，大多两者联合应用。喹诺酮类一般不宜用作预防。

2. 止血药物的应用：任何止血药不能替代术中良好的止血。术后一般给予止血药物治疗

3 天。

【药学提示】

1. 预防性应用抗菌药物能够降低手术部位感染的概率，但仍有较多因素影响手术部位或其他部位感染的发生率，应该采取综合预防措施，严格遵守无菌术原则。术后需要根据患者症状体征及检验检查结果，及时调整用药策略。

2. 止血药物的不良反应不同药物不尽相同，请参阅相关说明书，如出现不良反应，宜予以相应处理。

【注意事项】

1. 预防性应用抗菌药物，应注意以下几方面：①给药的时机极为关键，应在切开皮肤黏膜前 30 分钟（麻醉诱导时）开始给药，以保证在发生细菌污染之前血清及组织中的药物已达到有效浓度（$>MIC_{90}$）。不应在病房应召给药，而应在手术室给药。②应静脉给药，30 分钟内滴完，不宜放在大瓶液体内慢慢滴入，否则达不到有效浓度。③血清和组织内抗菌药物有效浓度必须能够覆盖手术全过程。常用的头孢菌素血清半衰期为 1～2 小时，因此，如手术延长到 3 小时以上，或失血量超过 1500ml，应补充一个剂量，必要时还可用第三次。如果选用半衰期长达 7～8 小时的头孢曲松，则无须追加剂量。

2. 止血药物主要分为以下几类，可根据病情酌情选择：作用于血管壁，如酚磺乙胺；作用于血小板，如血小板悬液；作用于凝血系统，包括血液制品，如新鲜血、冷冻血浆、凝血因子、维生素 K、血凝酶等；抗纤溶系统药物，如氨甲苯酸等。

五、推荐表单

（一）医师表单

小脑扁桃体下疝畸形临床路径医师表单

适用对象：第一诊断为小脑扁桃体下疝畸形（ICD-10：Q07.0）
行枕下中线入路枕下减压术（ICD-9-CM-3：01.24）

患者姓名：	性别： 年龄： 门诊号：	住院号：
住院日期： 年 月 日	出院日期： 年 月 日	标准住院日：15 天

日期	住院第 1 日 （术前 4 天）	住院第 2 日 （术前 3 天）	住院第 3 日 （术前 2 天）	住院第 4 日 （术前 1 天）
主要诊疗工作	□ 病史采集，体格检查，完成病历书写 □ 预约影像学、电生理检查 □ 向患者家属交代手术可能达到的效果及手术风险	□ 上级医师查房，对患者病情及术前检查准备情况进行评估，必要时请相关科室会诊 □ 完善术前准备	□ 汇总辅助检查结果 □ 术者查房，根据患者病史、体征及辅助检查结果，明确诊断 □ 根据术前检查结果制订治疗方案	□ 术前讨论，决定术式、麻醉方式 □ 根据头颅 CT 结果决定是否需要先行 V-P 分流术 □ 向患者家属交代术前讨论结果，签署知情同意书
重要医嘱	**长期医嘱** □ 一级护理 □ 普食 **临时医嘱** □ 血常规、血型、尿常规 □ 肝肾功能、血电解质、血糖；凝血功能；感染性疾病筛查 □ 心电图，胸部 X 线片 □ 颈椎 MRI，胸椎 MRI □ 进行头颅 CT 及颈椎三维 CT 检查 □ 肌电图 □ 体感及运动诱发电位 □ 必要时查肺功能、超声心动图、血气分析	**长期医嘱** □ 一级护理 □ 普食 **临时医嘱** □ 必要时请相关科室会诊 □ 完善术前准备	**长期医嘱** □ 一级护理 □ 普食	**临时医嘱** □ 术前禁食、禁水 □ 通知家属 □ 备皮剃头 □ 麻醉科访视 □ 抗菌药物皮试 □ 根据病情备血
病情变异记录	□ 无 □ 有，原因： 1. 2.	□ 无 □ 有，原因： 1. 2.	□ 无 □ 有，原因： 1. 2.	□ 无 □ 有，原因： 1. 2.
医师签名				

时间	住院第5日 （手术当日）	住院第6日 （术后第1天）	住院第7日 （术后第2天）	住院第8日 （术后第3天）
主要诊疗工作	□ 手术室内核对患者姓名、年龄、住院号、CT 号及 MRI 片号无误 □ 全身麻醉下行枕下中线入路枕下骨减压+硬脑膜减张缝合术；合并寰枢椎脱位者，在此术式基础上再行髂骨植骨融合+钛板内固定术 □ 脊髓空洞明显、小脑扁桃体下疝不明显者，行空洞腹腔分流术 □ 术后带气管插管回 ICU 病房监护 □ 完成手术记录和术后记录 □ 医患沟通	□ 完成病程记录 □ 患者拔除气管插管后从 ICU 返回病房 □ 颈托固定头颈部，避免剧烈活动 □ 切口换药，复查血常规及血生化	□ 完成病程记录 □ 观察肢体活动	□ 完成病程记录 □ 预约术后影像学检查 □ 预约术后电生理检查 □ 观察切口情况 □ 饮食改为普食 □ 复查血常规、肝肾功能+电解质
重要医嘱	**长期医嘱** □ 一级护理 □ 禁食、禁水 □ 多参数心电监护 □ 吸氧 □ 输液 □ 术中应用抗菌药物 □ 颈托固定	**长期医嘱** □ 一级护理 □ 半流食 □ 颈托固定 □ 如置管引流，预防性应用抗菌药物 **临时医嘱** □ 换药 □ 血常规 □ 肝肾功能+电解质	**长期医嘱** □ 一级护理 □ 半流食	**长期医嘱** □ 二级护理 □ 普食 **临时医嘱** □ 颈椎 MRI □ 肌电图、体感、运动诱发电位 □ 头颅 CT □ 血常规、肝肾功能+电解质
病情变异记录	□ 无　□ 有，原因： 1. 2.	□ 无　□ 有，原因： 1. 2.	□ 无　□ 有，原因： 1. 2.	□ 无　□ 有，原因： 1. 2.
医师签名				

时间	住院第 9 日 （术后第 4 天）	住院第 10 日 （术后第 5 天）	住院第 11 日 （术后第 6 天）	住院第 12 日 （术后第 7 天）
主要诊疗工作	□ 嘱患者戴颈托在床上坐起锻炼	□ 嘱患者戴颈托坐在床边功能锻炼	□ 嘱患者戴颈托下地活动 □ 完成病程记录，记录神经系统查体结果	□ 嘱患者戴颈托下地活动 □ 观察切口情况
重点医嘱	**长期医嘱** □ 二级护理 □ 普食	**长期医嘱** □ 二级护理 □ 普食	**长期医嘱** □ 二级护理 □ 普食 **临时医嘱** □ 复查血常规、血生化	**长期医嘱** □ 二级护理 □ 普食
病情变异记录	□ 无 □ 有，原因： 1. 2.	□ 无 □ 有，原因： 1. 2.	□ 无 □ 有，原因： 1. 2.	□ 无 □ 有，原因： 1. 2.
医师签名				

时间	住院第 13 日 （术后第 8 天）	住院第 14 日 （术后第 9 天）	住院第 15 日 （术后第 10 天）
主要诊疗工作	□ 切口拆线	□ 神经系统查体，对比手术前后症状、体征变化 □ 汇总术后辅助检查结果 □ 评估手术效果	□ 确定患者可以出院 □ 向患者交代出院注意事项、复查日期 □ 通知出院处 □ 开出院诊断书 □ 完成出院记录
重点医嘱	□ 换药 □ 切口拆线	□ 二级或三级护理 □ 普食	□ 出院通知 □ 出院带药
病情变异记录	□ 无　□ 有，原因： 1. 2.	□ 无　□ 有，原因： 1. 2.	□ 无　□ 有，原因： 1. 2.
医师签名			

（二）护士表单

小脑扁桃体下疝临床路径护士表单

适用对象：第一诊断为小脑扁桃体下疝畸形（ICD-10：Q07.0）
行枕下中线入路枕下减压术（ICD-9-CM-3：01.24）

患者姓名：	性别：　　年龄：　　门诊号：	住院号：
住院日期：　　年　月　日	出院日期：　　年　月　日	标准住院日：15 天

时间	住院第 1 天	住院第 2～4 天	住院第 5 天 （手术当天）
健康宣教	□ **入院宣教** 介绍主管医师、护士 介绍环境、设施 介绍住院注意事项	□ **术前宣教** 宣教疾病知识、术前准备及手术过程 告知准备物品、沐浴 告知术后饮食、体位、活动及探视注意事项 告知术后可能出现的情况及应对方式 主管护士与患者沟通，了解并指导心理应对 告知家属等候区位置	□ **术后当日宣教** 告知监护设备、管路功能及注意事项 告知饮食要求 告知体位要求及重要性，取得配合 告知疼痛注意事项 告知术后可能出现情况及应对方式 给予患者及家属心理支持 再次明确探视陪伴须知
护理处置	□ 核对患者，佩戴腕带 □ 建立入院护理病历 □ 卫生处置：剪指（趾）甲、沐浴，更换病号服	□ 协助医师完成术前检查化验 □ **术前准备** 配血 抗菌药物皮试 备皮剃头 药物灌肠 禁食、禁水	□ **送手术** 摘除患者各种活动物品 核对患者资料及带药 填写手术交接单，签字确认 □ **接手术** 核对患者及资料，签字确认
基础护理	□ **三级护理** 晨晚间护理 患者安全管理	□ **三级护理** 晨晚间护理 患者安全管理	□ **特级护理** 晨晚间护理 进食、水护理 卧位护理：协助轴线翻身 排泄护理 患者安全管理
专科护理	□ 护理查体 □ 瞳孔、意识监测 □ 需要时，填写跌倒及压疮防范表 □ 需要时，请家属陪伴	□ 协助医师完成术前检查化验 □ 评估有无感觉、运动、肌力等异常	□ **病情观察，写特护记录** q2h 评估生命体征、瞳孔、意识、体征、皮肤情况、伤口敷料、引流性质及量、出入量 观察有无感觉异常、肌力变化及时处理出现的术后不适 □ 遵医嘱抗感染、抑酸、补液治疗

续　表

时间	住院第 1 天	住院第 2 ~4 天	住院第 5 天 （手术当天）
重点医嘱	□ 详见医嘱执行单	□ 详见医嘱执行单	□ 详见医嘱执行单
病情变异记录	□ 无　□ 有，原因： 1. 2.	□ 无　□ 有，原因： 1. 2.	□ 无　□ 有，原因： 1. 2.
护士签名			

时间	住院第6～13天 （术后第1～8天）	住院第14～15天 （术后第9～10天）
健康宣教	□ **术后宣教** 药物作用及频率 饮食指导 护具佩戴的重要性和方法 活动指导 复查患者对术前宣教内容的掌握程度 疾病恢复期注意事项 拔尿管后注意事项 下床活动注意事项	□ **出院宣教** 复查时间 服药方法 活动休息 护具佩戴的注意事项 指导饮食 指导办理出院手续
护理处置	□ 遵医嘱完成相关检查 □ 夹闭尿管，锻炼膀胱功能	□ **办理出院手续** 书写出院小结
基础护理	□ **特级/一级护理** 晨晚间护理 协助进食、水 协助轴线翻身 排泄护理 床上温水擦浴 协助更衣 患者安全管理	□ **二级护理** 晨晚间护理 协助或指进食、水 协助或指导床旁活动 患者安全管理
专科护理	□ **病情观察，写特护记录** q2h 评估生命体征、瞳孔、意识、体征、皮肤情况、伤口敷料、引流性质及量、出入量 观察术后肌力、感觉变化 观察有无术后并发症 指导佩戴护具的方法和注意事项 □ 遵医嘱予抗感染、抑酸、补液治疗 □ 需要时，联系主管医师给予相关治疗及用药	□ **病情观察** 评估生命体征 评估肌力、感觉等变化
重点医嘱	□ 详见医嘱执行单	□ 详见医嘱执行单
病情变异记录	□ 无 □ 有，原因： 1. 2.	□ 无 □ 有，原因： 1. 2.
护士签名		

（三）患者表单

小脑扁桃体下疝畸形临床路径患者表单

适用对象：第一诊断为小脑扁桃体下疝畸形（ICD-10：Q07.0）
行枕下中线入路枕下减压术（ICD-9-CM-3：01.24）

患者姓名：	性别：　　年龄：　　门诊号：	住院号：
住院日期：　　年　月　日	出院日期：　　年　月　日	标准住院日：15 天

时间	住院第 1 天	住院第 2～3 天	住院第 4 天（手术当天）
监测	□ 测量生命体征、体重	□ 每日测量生命体征、询问排便情况	□ 清晨测量体温、脉搏、呼吸、血压一次
医患配合	□ 护士行入院护理评估（简单询问病史） □ 接受入院宣教 □ 医师询问现病史、既往病史、用药情况，收集资料 □ 体格检查	□ 配合完善术前相关化验、检查 **术前宣教** □ 小脑扁桃体下疝疾病知识、临床表现、治疗方法 □ 术前用物准备：奶瓶、湿巾等 □ 术后佩戴护具的重要性 □ 手术室接患者，配合核对 □ 医师与患者及家属介绍病情及手术谈话 □ 手术时家属在等候区等候 □ 探视及陪伴制度	**术后宣教** □ 术后体位：麻醉未醒时平卧；清醒后，护士协助定时轴线翻身，头部沙袋固定，避免头部剧烈活动 □ 予监护设备、吸氧 □ 配合护士定时监测生命体征、瞳孔、肢体活动、感觉、伤口敷料等 □ 疼痛、感觉异常的注意事项及处理 □ 告知医护术后的不适主诉 □ 配合评估手术效果
重点诊疗及检查	**重点诊疗** □ 三级护理 □ 既往基础用药	**重点诊疗** **术前准备** □ 备皮剃头 □ 配血 □ 药物灌肠 □ 术前签字 **重要检查** □ 抽血化验 □ 心电图 □ X 线胸片 □ 颈椎 MRI、胸椎 MRI □ 进行头颅 CT 及颈椎三维 CT 检查 □ 肌电图 □ 体感及运动诱发电位 □ 必要时查肺功能、超声心动图、 □ 血气分析	**重点诊疗** □ 特级护理 □ 予监护设备、吸氧 □ 注意留置管路的安全与通畅 □ 用药：抗菌药物、止血药、抑酸、营养神经、补液药物的应用 □ 护士协助记录出入量
饮食活动	□ 正常普食 □ 身体条件允许正常活动	□ 术前普食 □ 术前 12 小时禁食、禁水 □ 正常活动	□ 根据病情给予流食或半流食 □ 卧床休息，自主体位

时间	住院第5～13天 （术后第1～8天）	住院第14～15天 （术后9～10天）
监测	□ 定时监测生命体征，每日询问排便情况	□ 定时监测生命体征，每日询问排便情况
医患配合	□ 医师巡视，了解病情 □ 配合意识、瞳孔、肢体活动的观察 □ 护士行晨晚间护理 □ 护士协助进食、进水、排泄等生活护理 □ 配合监测出入量 □ 膀胱功能锻炼，成功后可将尿管拔除 □ 护士指导佩戴护具的方法 □ 注意探视及陪伴时间	□ 护士行晨晚间护理 □ 医师拆线 □ 伤口注意事项 **出院宣教** □ 接受出院前康复宣教，学习出院注意事项 □ 掌握正确佩戴护具的方法、时间 □ 了解复查程序 □ 办理出院手续，取出院带药
重点诊疗及检查	**重点诊疗** □ 特级/一级护理 □ 静脉用药逐渐过渡至口服药 □ 医师按时予伤口换药 **重要检查** □ 定期抽血化验 □ 复查影像学：MRI	**重点诊疗** □ 二级/三级护理 **重要检查** □ 定期抽血化验 □ 必要时医师行腰穿检查
饮食活动	□ 根据病情逐渐由半流食过渡至普食，营养均衡，给予高蛋白、低脂肪、易消化饮食，避免产气食物（牛奶、豆浆）及油腻食物 □ 卧床期间，护士协助轴线翻身，头部沙袋固定 □ 术后第3～4天可视体力情况佩戴护具，下床活动，循序渐进，注意安全	□ 普食，营养均衡 □ 勿吸烟、饮酒 □ 正常活动

附：原表单（2009 年版）

小脑扁桃体下疝畸形临床路径表单

适用对象：第一诊断为小脑扁桃体下疝畸形（ICD-10：Q07.0）

行枕下中线入路枕下减压术（ICD-9-CM-3：01.24）

患者姓名：	性别：　年龄：　门诊号：	住院号：
住院日期：　年　月　日	出院日期：　年　月　日	标准住院日：15 天

时间	住院第 1 日 （术前 4 天）	住院第 2 日 （术前 3 天）	住院第 3 日 （术前 2 天）	住院第 4 日 （术前 1 天）
主要诊疗工作	□ 病史采集，体格检查，完成病历书写 □ 预约影像学、电生理检查 □ 向患者家属交代手术可能达到的效果及手术风险	□ 上级医师查房，对患者病情及术前检查准备情况进行评估，必要时请相关科室会诊 □ 完善术前准备	□ 汇总辅助检查结果 □ 术者查房，根据患者病史、体征及辅助检查结果，明确诊断 □ 根据术前检查结果制订治疗方案	□ 术前讨论，决定术式、麻醉方式 □ 根据头颅 CT 结果决定是否需要先行 V-P 分流术 □ 向患者家属交代术前讨论结果，签署知情同意书
重要医嘱	**长期医嘱** □ 一级护理 □ 普食 **临时医嘱** □ 血常规、血型、尿常规 □ 肝肾功能、血电解质、血糖；凝血功能；感染性疾病筛查 □ 心电图，胸部 X 线片 □ 颈椎 MRI，胸椎 MRI □ 进行头颅 CT 及颈椎三维 CT 检查 □ 肌电图 □ 体感及运动诱发电位 □ 必要时查肺功能、超声心动图、血气分析	**长期医嘱** □ 一级护理 □ 普食 **临时医嘱** □ 必要时请相关科室会诊 □ 完善术前准备	**长期医嘱** □ 一级护理 □ 普食	**临时医嘱** □ 术前禁食、禁水 □ 通知家属 □ 备皮剃头 □ 麻醉科访视 □ 抗菌药物皮试 □ 根据病情备血
主要护理工作	□ 观察患者一般状况 □ 观察神经系统状况 □ 完成入院宣教	□ 观察患者一般状况 □ 观察神经系统状况	□ 观察患者一般状况 □ 观察神经系统状况	□ 观察患者一般状况 □ 观察神经系统状况 □ 术前准备
病情变异记录	□ 无　□ 有，原因： 1. 2.	□ 无　□ 有，原因： 1. 2.	□ 无　□ 有，原因： 1. 2.	□ 无　□ 有，原因： 1. 2.
护士签名				
医师签名				

时间	住院第5日 （手术当日）	住院第6日 （术后第1天）	住院第7日 （术后第2天）	住院第8日 （术后第3天）
主要诊疗工作	□手术室内核对患者姓名、年龄、住院号、CT号及MRI片号无误 □全身麻醉下行枕下中线入路枕下骨减压+硬脑膜减张缝合术；合并寰枢椎脱位者，在此术式基础上再行髂骨植骨融合+钛板内固定术 □脊髓空洞明显、小脑扁桃体下疝不明显者，行空洞腹腔分流术 □术后带气管插管回ICU病房监护 □完成手术记录和术后记录 □医患沟通	□完成病程记录 □患者拔除气管插管后从ICU返回病房 □颈托固定头颈部，避免剧烈活动 □切口换药，复查血常规及血生化	□完成病程记录 □观察肢体活动	□完成病程记录 □预约术后影像学检查 □预约术后电生理检查 □观察切口情况 □饮食改为普食 □复查血常规、肝肾功能+电解质
重要医嘱	**长期医嘱** □一级护理 □禁食、禁水 □多参数心电监护 □吸氧 □输液 □术中应用抗菌药物 □颈托固定	**长期医嘱** □一级护理 □半流食 □颈托固定 □如置管引流，预防性应用抗菌药物 **临时医嘱** □换药 □血常规 □肝肾功能+电解质	**长期医嘱** □一级护理 □半流食	**长期医嘱** □二级护理 □普食 **临时医嘱** □颈椎MRI □肌电图、体感、运动诱发电位 □头颅CT □血常规、肝肾功能+电解质
主要护理工作	□观察患者一般状况 □观察神经系统状况 □观察记录患者神志、瞳孔、生命体征 □观察患者的肢体活动	□观察患者一般状况 □观察神经系统状况 □观察记录患者神志、瞳孔、生命体征 □观察肢体活动	□观察患者一般状况 □观察神经系统状况 □观察记录患者神志、瞳孔、生命体征 □观察肢体活动	□观察患者一般状况 □观察神经系统状况 □观察记录患者神志、瞳孔、生命体征 □观察肢体活动
病情变异记录	□无 □有，原因： 1. 2.	□无 □有，原因： 1. 2.	□无 □有，原因： 1. 2.	□无 □有，原因： 1. 2.
护士签名				
医师签名				

时间	住院第9日 （术后第4天）	住院第10日 （术后第5天）	住院第11日 （术后第6天）	住院第12日 （术后第7天）
主要诊疗工作	□ 嘱患者戴颈托在床上坐起锻炼	□ 嘱患者戴颈托坐在床边功能锻炼	□ 嘱患者戴颈托下地活动 □ 完成病程记录，记录神经系统查体结果	□ 嘱患者戴颈托下地活动 □ 观察切口情况
重点医嘱	**长期医嘱** □ 二级护理 □ 普食	**长期医嘱** □ 二级护理 □ 普食	**长期医嘱** □ 二级护理 □ 普食 **临时医嘱** □ 复查血常规、血生化	**长期医嘱** □ 二级护理 □ 普食
主要护理工作	□ 观察患者一般状况 □ 注意患者的营养状况	□ 观察患者一般状况 □ 注意患者的营养状况	□ 观察患者一般状况 □ 注意患者的营养状况	□ 观察患者一般状况 □ 注意患者的营养状况
病情变异记录	□ 无　□ 有，原因： 1. 2.	□ 无 □ 有，原因： 1. 2.	□ 无　□ 有，原因： 1. 2.	□ 无　□ 有，原因： 1. 2.
护士签名				
医师签名				

时间	住院第 13 日 （术后第 8 天）	住院第 14 日 （术后第 9 天）	住院第 15 日 （术后第 10 天）
主要诊疗工作	□ 切口拆线	□ 神经系统查体，对比手术前后症状、体征变化 □ 汇总术后辅助检查结果 □ 评估手术效果	□ 确定患者可以出院 □ 向患者交代出院注意事项、复查日期 □ 通知出院处 □ 开出院诊断书 □ 完成出院记录
医嘱	□ 换药 □ 切口拆线	□ 二级或三级护理 □ 普食	□ 出院通知 □ 出院带药
护理工作	□ 观察患者一般状况 □ 注意患者的营养状况	□ 观察观察患者一般状况 □ 注意患者的营养状况	□ 帮助患者办理出院手续
病情变异记录	□ 无　□ 有，原因： 1. 2.	□ 无　□ 有，原因： 1. 2.	□ 无　□ 有，原因： 1. 2.
护士签名			
医师签名			

第七章

大脑凸面脑膜瘤临床路径释义

一、大脑凸面脑膜瘤编码

疾病名称及编码：大脑凸面脑膜瘤（ICD-10：D32.004，D32.005，D32.009，D32.011，D32.017，D32.022）

手术操作名称及编码：大脑凸面脑膜瘤切除术（ICD-9-CM-3：01.51）

二、临床路径检索方法

（D32.004/D32.005/D32.009/ D32.011/D32.017/D32.022）伴 01.51

三、大脑凸面脑膜瘤临床路径标准住院流程

（一）适用对象

第一诊断为大脑凸面脑膜瘤（ICD-10：D32.0）。

行开颅大脑凸面脑膜瘤切除术（ICD-9-CM-3：01.51）。

释义

■ 本路径适用对象为单发大脑凸面脑膜瘤，是指肿瘤基底源于大脑凸面、与颅底硬脑膜或硬脑膜窦无关系的脑膜瘤。不包括多发性脑膜瘤，或肿瘤基底部大部分位于大脑凸面，但已累及上矢状窦、横窦、窦汇区或大脑镰、小脑幕的脑膜瘤。其可在大脑凸面硬脑膜的任何部位发生，通常分为4个部位，包括前区（额叶）、中央区（中央前、后回运动感觉区）、后区（顶后叶和枕叶）、颞区。

（二）诊断依据

根据《临床诊疗指南·神经外科学分册》（中华医学会编著，人民卫生出版社，2006）、《临床技术操作规范·神经外科分册》（中华医学会编著，人民军医出版社，2007）、《王忠诚神经外科学》（王忠诚主编，湖北科学技术出版社，2005）、《神经外科学》（赵继宗主编，人民卫生出版社，2007）。

1. 临床表现

（1）病史：病程一般较长，许多患者主要表现为不同程度的头痛、精神障碍，部分患者因头外伤或其他原因，经头颅CT检查偶然发现。

（2）颅高压症状：症状可很轻微，如眼底视盘水肿，但头痛不剧烈。当失代偿时，病情可迅速恶化。

（3）局灶性症状：根据肿瘤生长部位及邻近结构的不同，可出现不同的神经功能障碍表现，如位于额叶或顶叶的脑膜瘤易产生刺激症状，引起癫痫发作，以局限运动性发作常见，表现为面部和手脚抽搐，部分患者可表现为Jackson癫痫，感觉性发作少见。有的患者仅表现为眼前闪光，需仔细询问病史方可发现。

（4）局部神经功能缺失：以肢体运动、感觉障碍多见，肿瘤位于颞区或后区时因视路受压出

现视野改变，优势半球的肿瘤还可导致语言障碍。

2. 辅助检查

(1) 头颅 CT：病变密度均匀，可被明显强化，肿瘤基底宽，附着于硬脑膜上，可伴有钙化，另可见局部颅骨骨质改变。

(2) 头颅 MRI：一般表现为等或稍长 T1、T2 信号影，注射造影剂后 60% ~70% 的大脑凸面脑膜瘤，其基底部硬脑膜会出现条形增强带——“脑膜尾征”，为其较特异的影像特点。

(3) 根据患者情况，可选择行以下检查：①脑电图检查：目前主要用于癫痫患者术前、术后评估；②DSA：可了解肿瘤的血运情况和供血动脉的来源，以及静脉引流情况；③行 2D-TOF 和 3D-CE-MRV 检查，了解颅内静脉系统情况。

释义

■ 由于肿瘤累及部位、大小以及主要生长方向的不同，大脑凸面脑膜瘤的临床表现各异。

■ 根据不同生长方向，大脑凸面脑膜瘤可分 3 种类型，可用于指导手术操作。第一种类型是脑膜瘤主要侵蚀颅骨向外生长，骨膜也受累，而对大脑半球表面的压迫和粘连较轻微。第二种类型是脑膜瘤主要长入颅腔内，肿瘤与脑膜紧密粘连，血供主要来源于硬脑膜；脑皮质被压凹陷，形成深入的肿瘤窝，肿瘤与肿瘤窝内蛛网膜/脑实质粘连密切，自脑实质也可有动脉供应；相应的颅骨部分则有刺激性增生（内生性骨疣）。第三种类型是脑膜瘤长入脑实质内，在硬脑膜上的根部很小，而在脑内的肿瘤结节则较大，血供主要来自脑内。第三种类型临床上相对少见。

■ 头血管 CTA 能够帮助判断肿瘤与邻近动脉的关系，可以部分替代脑血管造影。

（三）选择治疗方案的依据

根据《临床诊疗指南·神经外科学分册》（中华医学会编著，人民卫生出版社，2006）、《临床技术操作规范·神经外科分册》（中华医学会编著，人民军医出版社，2007）、《王忠诚神经外科学》（王忠诚主编，湖北科学技术出版社，2005）、《神经外科学》（赵继宗主编，人民卫生出版社，2007）。

1. 临床诊断为大脑凸面脑膜瘤，有颅内压增高症状或局灶性症状者需手术治疗，手术方法为开颅幕上凸面脑膜瘤切除术，必要时术中行脑电监测。

2. 患者一般情况好，无高血压、糖尿病、冠心病、凝血功能障碍等严重器质性病变，能够耐受全身麻醉手术。

3. 手术风险较大者（高龄、妊娠期、合并较严重内科疾病），需向患者或家属交代病情；如不同意手术，应当充分告知风险，履行签字手续，并予严密观察。

释义

■ 对于已经出现局灶性神经功能障碍或颅内压升高的患者，或者复发的大脑凸面脑膜瘤患者，应首选手术治疗。对于临床偶然发现的、还没有出现局灶性神经功能障碍或颅内压升高表现的大脑凸面脑膜瘤，特别是瘤体较小者，可选择手术治疗或定期随访密切观察，应向患者解释各种治疗方法的利弊，以制订治疗方案。

■ 对于血供丰富的肿瘤，术前可选择性栓塞肿瘤供血血管。但是对于颈内和颈外动脉系统同时供血的肿瘤，如果不能栓塞颈内动脉系统的血供，是否行术前栓塞是有争议的。

■ 本病是颅脑良性肿瘤，手术为择期手术，对出现急性颅高压症状的患者如行急诊手术，同样在本路径范畴。

■ 因病情复杂、出现患者本身的原因或医疗条件的限制不适合手术的患者，要向患者提供其他治疗方式的选择，履行医师的告知义务和患者对该病的知情权。

（四）标准住院日为≤14 天

释义

■ 大脑凸面脑膜瘤患者入院后常规检查，包括脑血管造影等术前准备 3 天，入院第 4 天手术，术后恢复 7~10 天，总体住院时间≤14 天的均符合本路径要求。

■ 手术日是路径能否按时完成的关键，而提高术前检查的效率是确保手术日的重点。如果由于法定假日、患者及家属的原因、医疗环节客观条件等因素，无法在入院第 4 天手术，可酌情提前或顺延手术日；但应控制在入院 1 周内，路径后续项目提前或顺延。

■ 出院日期根据病情决定，凡符合出院标准的患者，术后 7~10 天出院均符合路径要求。若仅在住院日天数上存在少许出入，不需要退出临床路径，可按变异处理，并注明原因。

（五）进入路径标准

1. 第一诊断必须符合 ICD-10：D32.0 大脑凸面脑膜瘤疾病编码。

2. 当患者同时具有其他疾病诊断，但在住院期间不需特殊处理、不影响第一诊断的临床路径流程实施时，可以进入路径。

释义

■ 患者如果合并高血压、糖尿病、冠心病、慢性阻塞性肺疾病、慢性肾病等其他慢性疾病，需要术前对症治疗时，如果不影响麻醉和手术，不影响术前准备的时间，可进入本路径。如果上述慢性疾病需经治疗稳定后才能手术，应先进入其他相应内科疾病的诊疗路径。

（六）术前准备（术前评估）≤3 天

1. 必需的检查项目

（1）血常规、尿常规、血型。

（2）凝血功能、肝肾功能、血电解质、血糖、感染性疾病筛查（乙型肝炎、丙型肝炎、艾滋病、梅毒等）。

（3）心电图、胸部 X 线平片。
（4）头颅 CT，包含病变区域骨窗像薄层扫描。
（5）头颅 MRI。
（6）电生理功能检查。
（7）认知功能评定。
2. 根据肿瘤部位和临床表现行针对性检查：如视力视野检查等检查，建议行 DSA、CE-MRV，功能区 DTI 检查，明确肿瘤与颅内血管关系。
3. 根据患者病情或年龄>65 岁，行心、肺功能检查。

释义

■ 必查项目是确保手术治疗安全、有效开展的基础，术前必须完成。颅脑 MRI 增强扫描应为一个月内的影像。电生理功能检查可行脑电图检查，必要时可选择 24 小时动态脑电图或视频脑电图等。认知功能评定可采用常用神经系统量表判定，如简易精神状态评价量表（MMSE 量表）等。

■ 非必查项目根据肿瘤累及部位、症状的不同选择性检查。如累及中央前、后回，需进行磁共振 DTI 检查；如累及顶枕叶，需进行视力视野检查；如邻近硬脑膜窦及邻近回流静脉，需进行 MRV 检查；如癫痫发作起病，需完善电生理检查。根据病情需要，可选择性完成脑血管造影和肿瘤血管栓塞等检查和治疗。

■ 高龄患者或有心肺功能异常患者，术前根据病情增加心脏彩超、肺功能、血气分析等检查。

（七）预防性抗菌药物选择与使用时机

1. 按照《抗菌药物临床应用指导原则》（卫医发〔2004〕285 号）选择用药。建议使用第一、第二代头孢菌素，头孢曲松等；明确感染患者，可根据药敏试验结果调整抗菌药物。
2. 预防性用抗菌药物，时间为术前 30 分钟。

释义

■ 大脑凸面脑膜瘤手术属于清洁手术（Ⅰ类切口），如手术部位无污染，通常不需预防用抗菌药物。但在下列情况时可考虑预防用药：①手术范围大、手术时间长、污染机会增加；②手术涉及重要脏器（头颅），一旦发生感染将造成严重后果者；③异物植入手术；④有感染高危因素如高龄、糖尿病、免疫功能低下、营养不良等患者。药物选择和用药方法参考给药方案。

（八）手术日为入院第 4 天

1. 麻醉方式：全身麻醉。
2. 手术方式：开颅大脑凸面脑膜瘤切除术；根据患者病情，术中可选用手术相关设备包括神经导航系统、神经电生理监测、超声吸引器系统等。
3. 手术置入物：颅骨、硬脑膜修复材料，颅骨固定材料，止血材料，引流管系统。
4. 术中用药：激素、脱水药、抗菌药物。
5. 输血：根据手术失血情况决定。

释义

■ 术中体位和切口设计需要根据肿瘤的位置及大小决定，兼顾肿瘤显露、皮瓣血运及患者美容等因素。大多数的额叶、顶叶、颞叶的凸面脑膜瘤可采用仰卧位，枕叶或较大的顶叶脑膜瘤可采用俯卧位、侧卧位或半坐位。切口设计通常以肿瘤为中心，形成“马蹄形”皮瓣，此时需考虑皮瓣血液供应情况。对于较小的病灶，术前1天于肿瘤头皮投影处放置可显影标志物（marker），行MRI或CT扫描定位，利于术中精准定位；术中可应用神经导航技术。如肿瘤位于功能区，术中可行神经电生理监测。

■ 术中神经导航系统、神经电生理监测，可以降低功能区神经系统损伤的概率。超声吸引器系统（CUSA）和电磁力的使用可以减轻手术对周围正常组织的干扰，同时方便了瘤内的减压。但是上述的检查手段和仪器设备的使用，受到各地医疗发展水平的限制，因此只作为推荐的方法。

■ 大脑凸面脑膜瘤开颅手术应达到辛普森Ⅰ级切除，即对肿瘤累及的硬脑膜及颅骨应予以一并切除；争取达到辛普森0级切除，即手术切除肿瘤边缘2cm范围内的硬脑膜。第一、二种生长方向类型，为达到辛普森（Simpson）Ⅰ级切除，手术需要切除肿瘤累及的颅骨，缺损颅骨可同时行人工颅骨修复材料Ⅰ期颅骨修复；颅骨累及较轻微者可磨除受累部分后行原骨瓣复位。第二种类型，累及硬脑膜范围往往较大，手术需要切除大面积硬脑膜，应予以修补。第二、三种类型，均存在来自肿瘤临近脑实质内供血可能，手术中应尽量减少损伤脑组织。对于增生活跃的辛普森Ⅱ级切除以及辛普森Ⅲ级以上切除的患者建议密切观察，残余肿瘤可以行放射治疗。

■ 神经外科围术期出血的有效防治对于提高手术疗效、减少手术并发症十分重要，为了预防及减少术中、术后出血，必要时可术前应用止血药物，如注射用尖吻蝮蛇血凝酶。

（九）术后住院恢复≤10天

1. 必须复查的检查项目：头颅CT、MRI扫描，血常规、肝肾功能、血电解质。
2. 根据患者病情，可选择检查：视力视野、脑电图、脑皮层/脑干诱发电位、心肺功能检查、神经电生理检查、认知功能评定。
3. 术后用药：抗癫痫药物、脱水药、激素。

释义

■ 根据患者术前症状和术后恢复情况，完善必查和可选的检查项目。

（十）出院标准

1. 患者病情稳定，体温正常，手术切口愈合良好；生命体征平稳。
2. 没有需要住院处理的并发症和（或）合并症。

释义

■ 根据患者恢复情况及各项复查结果决定能否出院。如果出现术后脑水肿、颅内感染或继发血肿等需要继续留院治疗的情况，超出了路径所规定的时间，应先处理并发症并在符合出院条件后再准许患者出院。

（十一）变异及原因分析

1. 术中或术后继发手术部位或其他部位颅内血肿、脑水肿等并发症，严重者需要二次手术，导致住院时间延长、费用增加。
2. 术后继发脑脊液漏、切口感染或延期愈合，颅内感染和神经血管损伤，导致住院时间延长、费用增加。
3. 术后伴发其他内、外科疾病需进一步诊治，导致住院时间延长。

释义

■ 由于某种原因，路径内容不能如期或如数完成，如果这种改变对临床路径最终结果未产生重大改变，住院天数和住院费用也无明显变化，可不出径，按变异处理并分析原因。

四、大脑凸面脑膜瘤临床路径给药方案

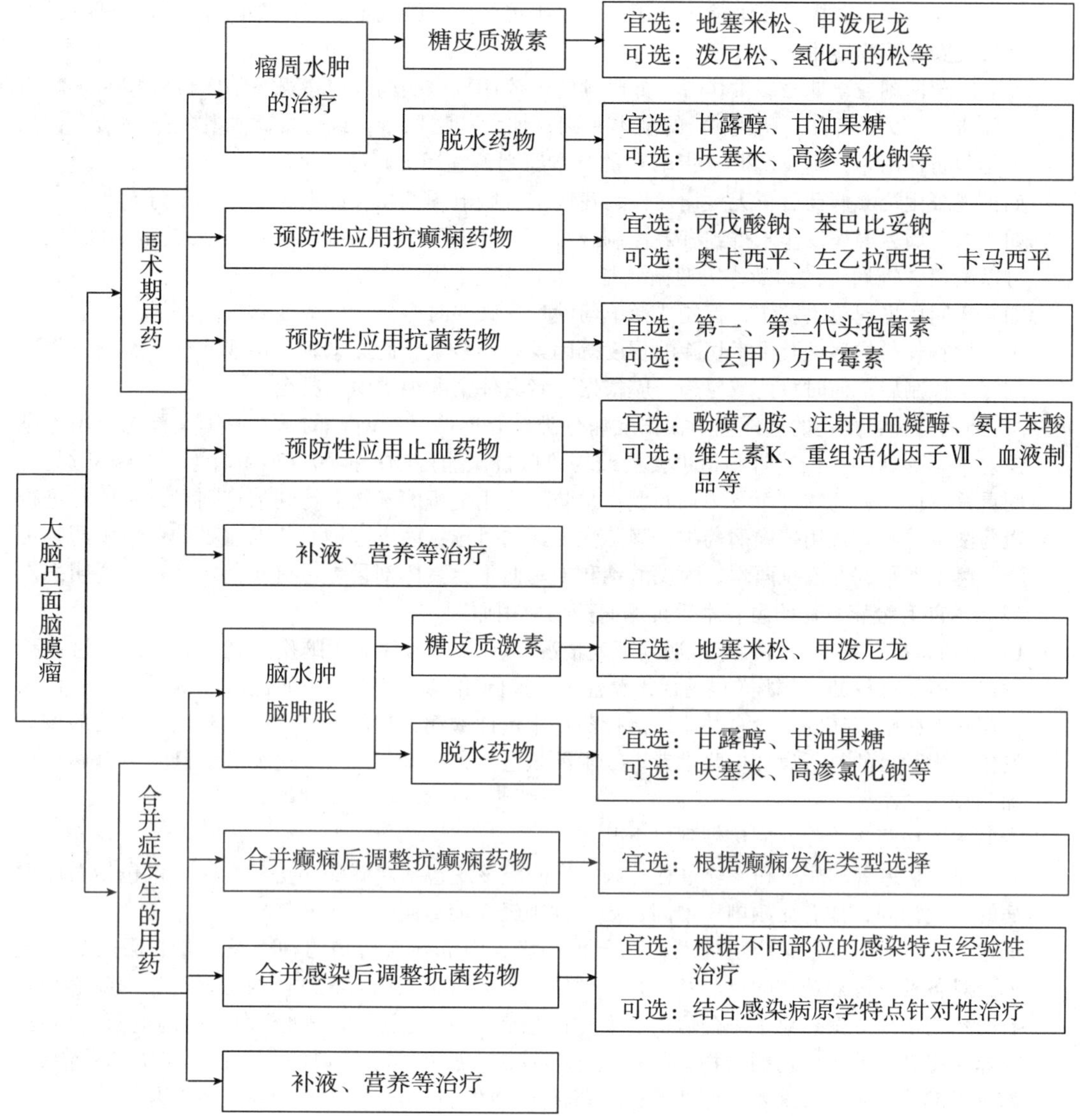

【用药选择】

1. 瘤周水肿的治疗：①糖皮质激素：一线用药为地塞米松和甲泼尼龙。从低剂量开始，根据需要逐步调整。如果7天治疗后效果满意，应减少激素用量。②脱水药物：治疗严重瘤周水肿合并颅内压升高的患者，甘露醇等渗透性脱水药物须在使用足量糖皮质激素的基础上联合使用

2. 抗癫痫药物围术期预防性应用

（1）术前无癫痫发作的颅脑疾病患者术后预防性应用抗癫痫药物的规则

1）用药指征：幕上脑肿瘤术后，不建议常规预防性应用抗癫痫药物。当大脑凸面脑膜瘤合并下列情况时，可在综合评估后考虑应用抗癫痫药物：①颞叶病灶；②手术时间长（皮质暴露时间>4小时）；③病灶侵犯皮质或手术切除过程中损伤皮质严重者；④术中损伤引流静脉或皮质供血动脉，预期会有明显脑水肿或皮层脑梗死。

2）用药及停药时机：抗癫痫药物应当在麻醉药物停止时开始应用，以防止即刻癫痫发作；由于目前尚无证据证明抗癫痫药物可以减少晚期癫痫发作的发生，预防性应用抗癫痫药物通常应当在手术后2周后逐渐停止使用。如果出现颅内感染或术后形成脑内血肿者，可以适当延长抗癫痫药物应用时间。

如果出现即刻或早期癫痫发作者，如已预防性使用抗癫痫药，应遵循《临床诊疗指南·癫痫病分册》（以下简称《指南》）的基本原则，加大药物用量，或选择添加其他药物治疗；如果无预防性用药，则应遵循《指南》的基本原则，选择抗癫痫药物治疗。

如正规服用抗癫痫药后再无癫痫发作，建议结合脑电图等相关证据3个月后停药。

如手术2周后癫痫发作未得到有效控制或2周后出现反复的癫痫发作，结合其他诊断依据，可以确定“癫痫”的诊断，应遵循《指南》的基本原则进行治疗。

如果2周后出现单次发作，首先选择单药治疗，必要时监测血药浓度调整治疗剂量。

由于颅脑外科的病种及手术切除的程度等因素差异较大，此类患者在正规治疗下癫痫发作得到完全控制后，何时减药或停药，应根据患者具体情况慎重做出决定。

3）药物选择：药物的选择应当根据癫痫分类，并遵循《指南》的基本原则。首先应用静脉注射抗癫痫药物，恢复胃肠道进食后改为口服抗癫痫药物；换药过程中有12～24小时的时间重叠，应注意药物过量及中毒问题；预防性应用抗癫痫药物需达到治疗剂量，必要时进行血药浓度监测。常用抗癫痫药物，静脉注射药物可选：丙戊酸钠、苯巴比妥钠；口服药物可选：奥卡西平、左乙拉西坦、丙戊酸钠和卡马西平；具体剂量参考《指南》和药物说明书。

（2）术前有癫痫发作的患者术后抗癫痫药物应用原则

1）用药指征：神经外科临床可遇到下列情况：①患者因其他颅脑疾病就诊，术前有过癫痫发作，但没有诊断“癫痫”，或者此次就医才追问出癫痫发作史；而此次颅脑手术，是作为治疗其他颅脑疾病的手段，并非以治疗药物难治性癫痫为目的。②术前有与病灶相关的癫痫发作，手术目的是行病灶切除术者。③术前虽已诊断“癫痫”，但此次手术目的与癫痫灶切除无直接关系。

术前抗癫痫药物治疗，应该做到以下几点：

A 详细了解患者的病史和诊疗过程，病史询问应该既包括对癫痫病史的询问，也包括对原发病的病史询问，如有无颅内压增高、局灶性神经功能障碍等。

B 对于正在服用抗癫痫药物的患者，全面了解服用抗癫痫药物的种类及剂量、服药是否规律、对各种抗癫痫药物的反应及药物的副作用等。对于服药后无发作的患者建议术前继续原有的药物治疗方案；对于服药后仍有发作的患者，建议根据患者的发作类型调整药物种类；选择对患者疗效最确切的药物；尽量选择起效快、服用方法简单的药物；尽可能单药治疗，如对于部分性发作或继发全面性发作，药物调整的时候可选择卡马西平或奥卡西平。

C 对于手术前服药不正规或未服药的患者，可根据《指南》选择合理抗癫痫药物治疗。

D 术前需要接受EEG等电生理学检查，并根据检查结果调整抗癫痫药物方法。

2）术后抗癫痫药物的减量和停药：

A 此次手术为与癫痫无关的手术时，术后应当继续进行药物的治疗，停药根据《指南》进行。

B 此次手术为癫痫相关病灶切除时，一般认为手术后2年（含）以上无发作（包括无先兆发作），可考虑在医师指导下逐渐减少及停止服用抗癫痫药物。建议停药前复查长程脑电图，作为评估停药后复发风险的参考，当脑电图仍有明显的痫样放电时不建议停药。单药治疗者减药过程持续6个月或更长时间；多药治疗者每次只减停1种药物，每种药物的减药过程至少持续6个月以上。

C 此次手术为癫痫相关病灶全切除，且术前癫痫病程少于6个月、癫痫发作次数较少（<5次），由于其作为病因的器质性病变去除，多数患者癫痫发作可能在术后得以完全控制。如

果术后6个月无癫痫发作，则可以考虑减、停药物，减药过程为6个月。当然，还应根据每个患者具体情况，慎重决定。

D 有以下情况者需要延长服药时间：①如脑电图仍有明显的痫样放电者，停药要慎重；②如患者的病程较长，术前 EEG 上存在远隔部位的痫样放电，术前抗癫痫药物控制效果不佳，病灶未达到全切除或术后出现术区明显水肿；③肿瘤复发者。

3）复发的处理：在减、停抗癫痫药物的过程中或停药后短期内出现癫痫复发。应立即进行影像学检查，明确有无原发病的复发。复发一次，如为非诱因发作，即应恢复药物治疗和随访。

3. 预防性应用抗菌药物，不应随意选用广谱抗菌药物作为围术期预防用药，应尽量选择单一抗菌药物预防用药，避免不必要的联合使用。应针对手术路径中可能存在的污染菌，对于Ⅰ类切口的脑外科手术（清洁，无植入物），通常选择针对金黄色葡萄球菌的抗菌药物。

第一、第二代头孢菌素是最符合上述条件的，其中有循证医学证据的第一代头孢菌素主要为头孢唑啉，第二代头孢菌素主要为头孢呋辛。若术前发现有耐甲氧西林金黄色葡萄球菌（MRSA）定植的可能，或者该机构 MRSA 发生率高，可选用万古霉素、去甲万古霉素预防感染，但应严格控制用药持续时间。鉴于国内大肠埃希菌对氟喹诺酮类药物耐药率高，应严格控制氟喹诺酮类药物作为外科围术期预防用药。头孢菌素过敏者，针对革兰阳性菌可用万古霉素、去甲万古霉素、克林霉素。

4. 止血药物主要分为以下几类，可根据病情酌情选择：作用于血管壁，如酚磺乙胺；作用于血小板，如血小板悬液；作用于凝血系统，包括血液制品，如新鲜血、冷冻血浆、凝血因子、维生素 K、血凝酶等；抗纤溶系统药物，如氨甲苯酸等。

【药学提示】

1. 糖皮质激素在具有以下疾病的患者中，应该慎用或禁用。肾上腺皮质功能亢进症（Cushing 综合征）；活动性结核，药物难以控制的感染如水痘、麻疹、流行性腮腺炎等；活动性消化道溃疡；糖尿病血糖难以控制者。应用激素时，应给予胃黏膜保护剂预防消化道溃疡。

2. 应用抗癫痫药物需要注意其不良反应

（1）抗癫痫药物的不良反应：所有的抗癫痫药物都可能产生不良反应，其严重程度在不同个体有很大差异。抗癫痫药物的不良反应是导致治疗失败的另一个主要原因。大部分不良反应是轻微的，但也有少数会危及生命。

最常见的不良反应，包括对中枢神经系统的影响（镇静、思睡、头晕、共济障碍、认知、记忆等）、对全身多系统的影响（血液系统、消化系统、体重改变、生育问题、骨骼健康等）和特异体质反应。可以分为4类：

1）剂量相关的不良反应：例如苯巴比妥的镇静作用，卡马西平、苯妥英钠引起的头晕、复视、共济失调等与剂量有关。从小剂量开始缓慢增加剂量，尽可能不要超过说明书推荐的最大治疗剂量可以减轻这类不良反应。

2）特异体质的不良反应：一般出现在治疗开始的前几周，与剂量无关。部分特异体质不良反应虽然罕见但有可能危及生命。几乎所有的传统抗癫痫药物都有特异体质不良反应的报道。主要有皮肤损害、严重的肝毒性、血液系统损害。新型抗癫痫药物中的拉莫三嗪和奥卡西平也有报道。一般比较轻微，在停药后迅速缓解。部分严重的不良反应需要立即停药，并积极对症处理。

3）长期的不良反应：与累计剂量有关。如给予患者能够控制发作的最小剂量，若干年无发作后可考虑逐渐撤药或减量，有助于减少抗癫痫药物的长期不良反应。

4）致畸作用：癫痫妇女后代的畸形发生率是正常妇女的2倍左右。造成后代畸形的原因是多方面的，包括遗传、癫痫发作、服用抗癫痫药物等。大多数研究者认为抗癫痫药物是造成后代畸形的主要原因。

(2) 临床医师要掌握抗癫痫药物监测的指征，根据临床需要来决定进行监测的时间及频度。血药浓度检测的指征如下：

1) 由于苯妥英钠具有饱和性药代动力学特点（药物剂量与血药浓度不成正比例关系）；而且治疗窗很窄，安全范围小，易发生血药浓度过高引起的毒性反应。因此患者服用苯妥英钠达到维持剂量后以及每次剂量调整后，都应当测定血药浓度。

2) 抗癫痫药物已用至维持剂量仍不能控制发作时应测定血药浓度，以帮助确定是否需要调整药物剂量或更换药物。

3) 在服药过程中患者出现了明显的不良反应，测定血药浓度，可以明确是否药物剂量过大或血药浓度过高所致。

4) 出现特殊的临床状况，如患者出现肝、肾或胃肠功能障碍，癫痫持续状态、怀孕等可能影响药物在体内的代谢，应监测血药浓度，以便及时调整药物剂量。

5) 合并用药尤其与影响肝酶系统的药物合用时，可能产生药物相互作用，影响药物代谢和血药浓度。

6) 成分不明的药，特别是国内有些自制或地区配制的抗癫痫“中成药”，往往加入廉价抗癫痫药物。血药浓度测定有助于了解患者所服药物的真实情况，引导患者接受正规治疗。

7) 评价患者对药物的依从性（即患者是否按医嘱服药）。

3. 预防性应用抗菌药物

(1) 给药方法：给药途径以静脉输注为主。在皮肤、黏膜切开前0.5～1小时内或麻醉开始时给药；输注完毕后开始手术，以保证手术部位暴露时，局部组织中抗菌药物已达到足以杀灭手术过程中沾染细菌的药物浓度。万古霉素等由于需输注较长时间，应在手术前1～2小时开始给药。

(2) 预防用药维持时间：抗菌药物的有效覆盖时间应包括整个手术过程。

手术时间较短（<2小时）的清洁手术术前给药一次即可。如手术时间超过3小时或超过所用药物半衰期的2倍以上，或成人出血量超过1500ml，术中应追加1次。

清洁手术的预防用药时间不超过24小时。过度延长用药时间并不能进一步提高预防效果，且预防用药时间超过48小时，耐药菌感染机会增加。

【注意事项】

1. 由于糖皮质激素的副作用，不宜超量应用。地塞米松剂量超过25mg/d时，激素毒性开始增加。对于普通水肿患者，不推荐超过25mg/d的剂量。对肿瘤大部分切除，水肿较局限，无症状患者，糖皮质激素应在2～3周内停药。用药超过21天的患者，每3～4天减量50%；肿瘤部分切除，未切除并伴瘤周水肿的患者每8天减量25%。

2. 预防性应用抗菌药物不能代替严格的消毒、灭菌技术和精细的无菌操作，也不能代替术中保温、血糖控制等其他预防措施。

3. 任何止血药不能替代术中良好的止血。

五、推荐表单

（一）医师表单

大脑凸面脑膜瘤临床路径医师表单

适用对象：第一诊断为大脑凸面脑膜瘤（ICD-10：D32.0）
行大脑凸面脑膜瘤切除术（ICD-9-CM-3：01.51）

患者姓名：	性别：　年龄：　门诊号：	住院号：
住院日期：　年　月　日	出院日期：　年　月　日	标准住院日：≤14 天

时间	住院第 1 天	住院第 2 天	住院第 3 天
主要诊疗工作	□ 询问病史及体格检查 □ 完成病历书写 □ 开化验单 □ 上级医师查房与术前评估 □ 初步确定手术方式和日期 □ 向患者和家属交代围术期注意事项、自费协议书、委托书	□ 依据体检，进行相关的术前检查 □ 完成必要的相关科室会诊 □ 上级医师查房，术前讨论 □ 完成术前准备与术前评估 □ 完成术前小结，术前讨论记录	□ 汇总辅助检查结果 □ 术者查房，完成相关病程记录 □ 根据术前检查结果，进行术前讨论，明确诊断，决定术式，制订治疗方案 □ 向患者和（或）家属交代病情，并签署手术知情同意书、输血同意书、麻醉知情同意书等
重点医嘱	**长期医嘱** □ 二级护理 □ 普食 **临时医嘱** □ 神经系统专科查体（四肢肌力检查、瞳孔眼底检查、步态检查等） □ 化验检查（血、尿常规，血型，肝肾功能及血电解质，感染性疾病筛查，凝血功能），心电图，胸片 □ MRI 平扫加强化（冠、矢、轴），酌情行功能磁共振 fMRI 检查，病变区域颅骨质薄层 CT 扫描（冠、轴） □ 脑电生理神经功能临床检查（脑电图） □ 心、肺功能（视患者情况而定） □ 心理智力情感检查	**长期医嘱** □ 二级护理 □ 普食 □ 患者既往基础用药 **临时医嘱** □ 在局部麻醉/全身麻醉下行全脑 DSA 造影（必要时栓塞） □ 皮质醇激素（根据术前瘤周水肿情况定） □ 一次性导尿包 □ 其他特殊医嘱	**长期医嘱** □ 二级护理 □ 术前禁食、禁水 □ 通知家属 □ 预防癫痫药物（有症状者） □ 通便药物 **临时医嘱** □ 备皮 □ 麻醉科会诊 □ 抗菌药物皮试 □ 根据手术情况备血 □ 术前医嘱：明日全身麻醉下行大脑凸面脑膜瘤切除术
病情变异记录	□ 无　□ 有，原因： 1. 2.	□ 无　□ 有，原因： 1. 2.	□ 无　□ 有，原因： 1. 2.
医师签名			

时间	住院第4天 （手术日）	住院第5天 （术后第1天）	住院第6天 （术后第2天）
主要诊疗工作	□ 手术 □ 术前核对患者、疾病、病变部位 □ 术中监测：电生理监测 □ 术者完成手术记录 □ 完成术后病程 □ 上级医师查房 □ 向患者及家属交代手术情况及术后情况，嘱咐注意事项 □ 观察术后病情变化	□ 上级医师查房，注意病情变化 □ 完成常规病历书写 □ 根据引流情况决定是否拔除引流管 □ 注意体温、血象变化，必要时行腰椎穿刺，送脑脊液化验 □ 注意有无意识障碍、呼吸障碍、偏瘫等（对症处理） □ 注意脑神经有无受损（有无面瘫、面部麻木感、听力受损、饮水呛咳）（对症处理） □ 复查头部 CT，排除颅内出血和明确术后脑水肿的情况 □ 换药	□ 注意病情变化 □ 注意是否有发热、脑脊液漏等 □ 必要时再次行腰椎穿刺采集脑脊液 □ 完成病程记录
重点医嘱	**长期医嘱** □ 生命体征监测 □ 多功能监护，吸氧 □ 可进流食（无术后功能障碍者）/胃管鼻饲（有吞咽功能障碍者） □ 接引流（术中置放引流者） □ 补液 □ 抗菌药物、激素、抑酸等药物 □ 神经营养药（必要时） □ 控制血压和血糖等内科用药 **临时医嘱** □ 止血，镇痛，镇吐 □ 查血常规	**长期医嘱** □ 一级护理 □ 流食 □ 控制血压和血糖 □ 激素、抗癫痫药、抗菌药物 **临时医嘱** □ 补液（酌情） □ 拔除引流管（如术中置放） □ 头颅 CT □ 换药 □ 查血常规、肝肾功能及血电解质、凝血功能、血气等，酌情对症处理	**长期医嘱** □ 一级护理 □ 半流食 □ 观察记录患者神志、瞳孔、生命体征 □ 常规补液治疗 □ 预防血管痉挛治疗 □ 抑酸 □ 预防癫痫治疗 □ 必要时降颅压治疗 □ 预防深静脉血栓、肺炎等并发症 **临时医嘱** □ 必要时查肝肾功能及血电解质
病情变异记录	□ 无 □ 有，原因： 1. 2.	□ 无 □ 有，原因： 1. 2.	□ 无 □ 有，原因： 1. 2.
医师签名			

时间	住院第 7 天 （术后第 3 天）	住院第 8 天 （术后第 4 天）	住院第 9 天 （术后第 5 天）	住院第 10 天 （术后第 6 天）
主要诊疗工作	□ 上级医师查房，注意病情变化 □ 注意是否有发热、脑脊液漏等 □ 必要时再次行腰椎穿刺采集脑脊液 □ 完成病历书写 □ 调整激素用量，逐渐减量 □ 注意患者的意识和精神状态变化，是否伴有脑神经功能障碍，必要时尽早行康复训练 □ 切口换药，注意有无皮下积液，必要时加压包扎 □ 复查头颅 MRI，明确肿瘤是否切除完全	□ 注意病情变化 □ 注意是否有发热、脑脊液漏等 □ 必要时再次行腰椎穿刺采集脑脊液 □ 完成病历书写 □ 注意患者的意识和精神状态变化，是否伴有脑神经功能障碍，必要时尽早行康复训练	□ 上级医师查房，注意病情变化 □ 注意是否有发热、脑脊液漏等 □ 必要时再次行腰椎穿刺采集脑脊液 □ 完成病历书写 □ 注意患者的意识和精神状态变化，是否伴有脑神经功能障碍，必要时尽早行康复训练 □ 切口换药，注意有无皮下积液，必要时加压包扎	□ 注意病情变化 □ 注意是否有发热、脑脊液漏等 □ 必要时再次行腰椎穿刺采集脑脊液 □ 完成病历书写
重点医嘱	**长期医嘱** □ 一级护理 □ 半流食/普食 □ 调整激素用量，逐渐减量 □ 控制血压和血糖 **临时医嘱** □ 换药 □ 腰椎穿刺测压、放液（必要时）	**长期医嘱** □ 一级护理 □ 半流食/普食 □ 调整激素用量，逐渐减量 □ 控制血压和血糖 **临时医嘱** □ 腰椎穿刺测压、放液（必要时）	**长期医嘱** □ 一级护理 □ 半流食/普食 □ 调整激素用量，逐渐减量 □ 控制血压和血糖 **临时医嘱** □ 换药 □ 腰椎穿刺测压、放液（必要时）	**长期医嘱** □ 一级护理 □ 半流食/普食 □ 调整激素用量，逐渐减量 □ 控制血压和血糖 **临时医嘱** □ 腰椎穿刺测压、放液（必要时）
病情变异记录	□ 无　□ 有，原因： 1. 2.	□ 无　□ 有，原因： 1. 2.	□ 无　□ 有，原因： 1. 2.	
医师签名				

时间	住院第 11 天 （术后第 7 天）	住院第 12 天 （术后第 8 天）	住院第 13 天 （术后第 9 天）	住院第 14 天 （术后第 10 天）
主要诊疗工作	□ 切口拆线 □ 切口换药 □ 复查血常规、肝肾功能及血电解质 □ 神经系统查体，对比手术前后症状、体征变化 □ 汇总术后辅助检查结果 □ 评估手术效果	□ 观察病情变化 □ 进行康复训练	□ 观察病情变化 □ 进行康复训练	□ 上级医师查房，进行切口愈合评估，明确有无手术并发症，肿瘤是否切除完全，是否需要进一步放疗，能否出院 □ 完成出院记录、病案首页、出院证明等 □ 向患者交代出院注意事项：复诊时间、地点、检查项目，紧急情况时的处理
重点医嘱	**长期医嘱** □ 二级护理 □ 普食 □ 预防血管痉挛治疗 □ 预防癫痫治疗 **临时医嘱** □ 拆线 □ 血常规 □ 肝肾功能及血电解质 □ 必要时行 CT 检查	**长期医嘱** □ 二级护理 □ 普食	**长期医嘱** □ 三级护理 □ 普食	**出院医嘱** □ 出院带药 □ 康复治疗（酌情） □ 残余肿瘤放射治疗（酌情）
病情变异记录	□ 无　□ 有，原因： 1. 2.	□ 无　□ 有，原因： 1. 2.	□ 无　□ 有，原因： 1. 2.	
医师签名				

（二）护士表单

大脑凸面脑膜瘤临床路径护士表单

适用对象：第一诊断为大脑凸面脑膜瘤（ICD-10：D32.0）

行大脑凸面脑膜瘤切除术（ICD-9-CM-3：01.51）

患者姓名：	性别：　　年龄：　　门诊号：	住院号：
住院日期：　　年　月　日	出院日期：　　年　月　日	标准住院日：≤14 天

时间	住院第 1 天	住院第 2～3 天	住院第 4 天（手术日）
健康宣教	□ **入院宣教** 介绍主管医师、责任护士 介绍环境、设施 介绍住院注意事项 根据医嘱进行检查、检验项目宣教	□ **术前宣教** 宣教疾病知识、术前准备及手术过程 告知准备物品、沐浴 告知术后饮食、活动及探视注意事项 告知术后可能出现的情况及应对方式 主管护士与患者沟通，了解并指导心理应对 告知家属等候区位置	□ **术后当日宣教** 告知监护设备、管路功能及注意事项 告知饮食、体位要求 告知疼痛注意事项 告知术后可能出现情况及应对方式 告知用药情况 给予患者及家属心理支持 再次明确探视陪伴须知
护理处置	□ 核对患者，佩戴腕带 □ 建立入院护理病历 □ 卫生处置：剪指（趾）甲、沐浴，更换病号服	□ 协助医师完成术前检查化验 □ **术前准备** 配血、抗菌药物皮试 备皮剃头、药物灌肠 禁食、禁水	□ **送手术** 摘除患者各种活动物品 核对患者资料及带药 填写手术交接单，签字确认 □ **接手术** 核对患者及资料，签字确认
基础护理	□ **二级/三级护理** 晨晚间护理 患者安全管理	□ **二级/三级护理** 晨晚间护理 患者安全管理	□ **特级护理** 卧位护理：协助翻身、床上移动，预防压疮 排泄护理 患者安全管理
专科护理	□ 护理查体 □ 瞳孔、意识、生命体征及肢体活动监测 □ 需要时，填写跌倒及压疮防范表 □ 需要时，请家属陪伴	□ 协助医师完成术前检查化验 □ **若行 DSA（必要时栓塞）** 术前禁食、禁水、备皮 术后观察意识、生命体征、患肢皮温、足背动脉搏动，嘱患者多饮水、按医嘱制动患肢 6～24 小时	□ **病情观察，写特护记录** 至少 q2h 评估生命体征、瞳孔、意识、体征、肢体活动、皮肤情况、伤口敷料、各种引流管情况、出入量、有无脑神经功能障碍 □ 遵医嘱予脱水、抗感染、止血、抑酸、激素、控制血糖等治疗

续 表

时间	住院第1天	住院第2~3天	住院第4天（手术日）
重点医嘱	□ 详见医嘱执行单	□ 详见医嘱执行单	□ 详见医嘱执行单
病情变异记录	□ 无 □ 有，原因： 1. 2.	□ 无 □ 有，原因： 1. 2.	□ 无 □ 有，原因： 1. 2.
护士签名			

时间	住院第5～10天 （术后第1～6天）	住院第11～14天 （术后第7～10天）
健康宣教	□ **术后宣教** 药物作用及频率 饮食、活动指导 复查患者对术前宣教内容的掌握程度 疾病恢复期注意事项（若有脑神经受损后的宣教） 拔尿管后注意事项 腰椎穿刺后注意事项 下床活动注意事项	□ **出院宣教** 复查时间 服药方法 活动休息 指导饮食 康复训练方法 指导办理出院手续
护理处置	□ 遵医嘱完成相关检查 □ 夹闭尿管，锻炼膀胱功能	□ **办理出院手续** 书写出院小结
基础护理	□ **特级/一级/二级护理** 晨晚间护理 协助进食、水（饮水呛咳者鼻饲） 协助翻身、床上移动、预防压疮 排泄护理 床上温水擦浴 协助更衣 患者安全管理	□ **二级/三级护理** 晨晚间护理 协助或指导进食、水 协助或指导床旁活动 康复训练 患者安全管理
专科护理	□ **病情观察，写特护记录** q2h评估生命体征、瞳孔、意识、体征、肢体活动、皮肤情况、伤口敷料、各种引流管情况、出入量、有无脑神经功能障碍（必要时尽早行康复训练） □ 遵医嘱予脱水、抗感染、止血、抑酸、激素、控制血糖等治疗，观察药物的副作用 □ 腰椎穿刺的护理 腰穿后，嘱患者去枕平卧4～6小时，观察病情和主诉，根据医嘱调整脱水药的用量 □ 需要时，联系主管医师给予相关治疗及用药	□ **病情观察** 评估生命体征、瞳孔、意识、体征、肢体活动、脑神经功能障碍恢复情况
重点医嘱	□ 详见医嘱执行单	□ 详见医嘱执行单
病情变异记录	□ 无　□ 有，原因： 1. 2.	□ 无　□ 有，原因： 1. 2.
护士签名		

（三）患者表单

大脑凸面脑膜瘤临床路径患者表单

适用对象：第一诊断为大脑凸面脑膜瘤（ICD-10：D32.0）

行大脑凸面脑膜瘤切除术（ICD-9-CM-3：01.51）

患者姓名：	性别：　　年龄：　　门诊号：	住院号：
住院日期：　　年　月　日	出院日期：　　年　月　日	标准住院日：≤14 天

时间	住院第 1 天	住院第 2～3 天	住院第 4 天（手术日）
监测	□ 测量生命体征、体重	□ 每日测量生命体征，询问排便情况，手术前一天晚及术晨测量生命体征	□ 手术清晨测量生命体征、血压一次
医患配合	□ 护士行入院护理评估（简单询问病史） □ 接受入院宣教 □ 医师询问病史、既往病史、用药情况，收集资料 □ 进行体格检查	□ 配合完善术前相关化验、检查 **术前宣教** □ 大脑凸面脑膜瘤疾病知识、临床表现、治疗方法 □ 术前用物准备：进食、进水用具，湿巾等 □ 手术室接患者，配合核对 □ 医师与患者及家属介绍病情及手术谈话 □ 手术时家属在等候区等候 □ 探视及陪伴制度	**术后宣教** □ 术后体位：麻醉未醒时平卧；清醒后，4～6 小时无不适反应可垫枕或根据医嘱予监护设备、吸氧 □ 配合护士定时监测生命体征、瞳孔、肢体活动、伤口敷料等 □ 不要随意动引流管 □ 疼痛的注意事项及处理 □ 告知医护不适及异常感受 □ 配合评估手术效果
重点诊疗及检查	**重点诊疗** □ 二级/三级护理 □ 既往基础用药	**重点诊疗** **术前准备** □ 备皮剃头 □ 配血 □ 术前签字 **重要检查** □ 心电图、X 线胸片 □ MRI、CT □ 视力视野检查 □ DSA（必要时）	**重点诊疗** □ 特级护理 □ 予监护设备、吸氧 □ 注意留置管路安全与通畅 □ 用药：抗菌药物、止血药、抑酸、激素、补液药物的应用 □ 护士协助记录出入量
饮食及活动	□ 正常普食 □ 正常活动	□ 术前 12 小时禁食、禁水 □ 正常活动	□ 根据病情给予半流食或鼻饲 □ 卧床休息，自主体位

时间	住院第5～10天 （术后第1～6天）	住院第11～14天 （术后7～10天）
监测	□ 定时监测生命体征，每日询问排便情况	□ 定时监测生命体征，每日询问排便情况
医患配合	□ 医师巡视，了解病情 □ 配合意识、瞳孔、肢体活动、脑神经功能的观察及必要的检查 □ 护士行晨晚间护理 □ 护士协助进食、进水、排泄等生活护理 □ 配合监测出入量 □ 膀胱功能锻炼，成功后可将尿管拔除 □ 配合功能恢复训练（必要时） □ 注意探视及陪伴时间	□ 护士行晨晚间护理 □ 医师拆线 □ 伤口注意事项 □ 配合功能恢复训练（必要时） **出院宣教** □ 接受出院前康复宣教 □ 学习出院注意事项 □ 了解复查程序 □ 办理出院手续，取出院带药
重点诊疗及检查	**重点诊疗** □ 特级/一级/二级护理 □ 静脉用药逐渐过渡至口服药 □ 医师定时予伤口换药 □ 医师行腰椎穿刺（必要时） **重要检查** □ 定期抽血化验 □ 复查CT及MRI	**重点诊疗** □ 二级/三级护理 □ 普食 □ 医师行腰椎穿刺（必要时） **重要检查** □ 定期抽血化验（必要时）
饮食及活动	□ 根据病情逐渐由半流食过渡至普食，营养均衡，给予高蛋白、低脂肪、易消化饮食，避免产气食物（牛奶、豆浆）及油腻食物。鼓励多食汤类食物，必要时鼻饲饮食 □ 卧床休息时可头高位，渐坐起 □ 术后第3～4天可视体力情况逐渐下床活动，循序渐进，注意安全 □ 行功能恢复锻炼（必要时）	□ 普食，营养均衡 □ 勿吸烟、饮酒 □ 正常活动 □ 行功能恢复训练（必要时）

附：原表单（2010年版）

大脑凸面脑膜瘤临床路径表单

适用对象：第一诊断为大脑凸面脑膜瘤（ICD-10：D32.0）
行大脑凸面脑膜瘤切除术（ICD-9-CM-3：01.51）

患者姓名：	性别： 年龄： 门诊号：	住院号：
住院日期： 年 月 日	出院日期： 年 月 日	标准住院日：≤14天

时间	住院第1天	住院第2天	住院第3天
主要诊疗工作	□ 询问病史及体格检查 □ 完成病历书写 □ 开化验单 □ 上级医师查房与术前评估 □ 初步确定手术方式和日期 □ 向患者和家属交代围术期注意事项、自费协议书、委托书	□ 依据体检，进行相关的术前检查 □ 完成必要的相关科室会诊 □ 上级医师查房，术前讨论 □ 完成术前准备与术前评估 □ 完成术前小结，术前讨论记录	□ 汇总辅助检查结果 □ 术者查房，完成相关病程记录 □ 根据术前检查结果，进行术前讨论，明确诊断，决定术式，制订治疗方案 □ 向患者和（或）家属交代病情，并签署手术知情同意书、输血同意书、麻醉知情同意书等
重点医嘱	**长期医嘱** □ 二级护理 □ 普食 **临时医嘱** □ 神经系统专科查体（四肢肌力检查、瞳孔眼底检查步态检查等） □ 化验检查（血、尿常规，血型，肝肾功能及血电解质，感染性疾病筛查，凝血功能），心电图，胸片 □ MRI平扫加强化（冠、矢、轴），酌情行功能磁共振fMRI检查，病变区域颅骨质薄层CT扫描（冠、轴） □ 脑电生理神经功能临床检查（脑电图） □ 心、肺功能（视患者情况而定） □ 心理智力情感检查	**长期医嘱** □ 二级护理 □ 普食 □ 患者既往基础用药 **临时医嘱** □ 在局部麻醉/全身麻醉下行全脑DSA造影（必要时栓塞） □ 皮质醇激素（根据术前瘤周水肿情况定） □ 一次性导尿包 □ 其他特殊医嘱	**长期医嘱** □ 二级护理 □ 术前禁食、禁水 □ 通知家属 □ 预防癫痫药物（有症状者） □ 通便药物 **临时医嘱** □ 备皮 □ 麻醉科会诊 □ 抗菌药物皮试 □ 根据手术情况备血 □ 术前医嘱：明日全身麻醉下行大脑凸面脑膜瘤切除术
主要护理工作	□ 入院护理评估及入院宣教 □ 观察神志、瞳孔及生命体征 □ 完成首次护理记录 □ 遵医嘱完成化验检查	□ 观察患者一般状况 □ 观察神经系统状况 □ 全脑DSA检查前准备及宣教 □ 遵医嘱给药并观察用药后反应 □ 完成护理记录	□ 观察患者一般状况 □ 观察神经系统状况 □ 术前宣教 □ 完成术前准备 □ 遵医嘱给药并观察用药后反应 □ 心理护理及基础护理 □ 完成护理记录

续　表

时间	住院第 1 天	住院第 2 天	住院第 3 天
病情变异记录	□ 无　□ 有，原因： 1. 2.	□ 无　□ 有，原因： 1. 2.	□ 无　□ 有，原因： 1. 2.
护士签名			
医师签字			

时间	住院第4天 （手术日）	住院第5天 （术后第1天）	住院第6天 （术后第2天）
主要诊疗工作	□ 手术 □ 术前核对患者、疾病、病变部位 □ 术中监测：电生理监测 □ 术者完成手术记录 □ 完成术后病程 □ 上级医师查房 □ 向患者及家属交代手术情况及术后情况，嘱咐注意事项 □ 观察术后病情变化	□ 上级医师查房，注意病情变化 □ 完成常规病历书写 □ 根据引流情况决定是否拔除引流管 □ 注意体温、血象变化，必要时行腰椎穿刺，送脑脊液化验 □ 注意有无意识障碍、呼吸障碍、偏瘫等（对症处理） □ 注意脑神经有无受损（有无面瘫、面部麻木感、听力受损、饮水呛咳）（对症处理） □ 复查头部CT，排除颅内出血和明确术后脑水肿的情况 □ 换药	□ 注意病情变化 □ 注意是否有发热、脑脊液漏等 □ 必要时再次行腰椎穿刺采集脑脊液 □ 完成病程记录
重点医嘱	**长期医嘱** □ 生命体征监测 □ 多功能监护，吸氧 □ 可进流食（无术后功能障碍者）/胃管鼻饲（有吞咽功能障碍者） □ 接引流（术中置放引流者） □ 补液 □ 抗菌药物、激素、抑酸等药物 □ 神经营养药（必要时） □ 控制血压和血糖等内科用药 **临时医嘱** □ 止血，镇痛，镇吐 □ 查血常规	**长期医嘱** □ 一级护理 □ 流食 □ 控制血压和血糖 □ 激素、抗癫痫药、抗菌药物 **临时医嘱** □ 补液（酌情） □ 拔除引流管（如术中置放） □ 头颅CT □ 换药 □ 查血常规、肝肾功能及血电解质、凝血功能、血气等，酌情对症处理	**长期医嘱** □ 一级护理 □ 半流食 □ 观察记录患者神志、瞳孔、生命体征 □ 常规补液治疗 □ 预防血管痉挛治疗 □ 抑酸 □ 预防癫痫治疗 □ 必要时降颅压治疗 □ 预防深静脉血栓、肺炎等并发症 **临时医嘱** □ 必要时查肝肾功能及血电解质
主要护理工作	□ 观察患者一般状况及神经系统状况 □ 观察记录患者神志、瞳孔、生命体征及手术切口敷料情况 □ 有引流管者观察引流液性状并记录引流液的量 □ 遵医嘱给药，并观察用药后反应 □ 遵医嘱完成化验检查 □ 预防并发症护理 □ 进行心理护理及基础护理 □ 完成护理记录	□ 观察患者一般状况及神经系统状况 □ 观察记录患者神志、瞳孔、生命体征及手术切口敷料情况 □ 有引流管者观察引流液性状，并记录引流液的量 □ 遵医嘱给药，并观察用药后反应 □ 遵医嘱完成化验检查 □ 预防并发症护理 □ 进行心理护理及基础护理 □ 完成护理记录	□ 观察患者一般状况及神经系统状况 □ 观察记录患者神志、瞳孔、生命体征及手术切口敷料情况 □ 遵医嘱给药，并观察用药后反应 □ 遵医嘱完成化验检查 □ 预防并发症护理 □ 进行心理护理及基础护理 □ 进行术后宣教及用药指导 □ 完成护理记录

续　表

时间	住院第 4 天 （手术日）	住院第 5 天 （术后第 1 天）	住院第 6 天 （术后第 2 天）
病情变异记录	□ 无　□ 有，原因： 1. 2.	□ 无　□ 有，原因： 1. 2.	□ 无　□ 有，原因： 1. 2.
护士签名			
医师签名			

时间	住院第7天 （术后第3天）	住院第8天 （术后第4天）	住院第9天 （术后第5天）	住院第10天 （术后第6天）
主要诊疗工作	□ 上级医师查房，注意病情变化 □ 注意是否有发热、脑脊液漏等 □ 必要时再次行腰椎穿刺采集脑脊液 □ 完成病历书写 □ 调整激素用量，逐渐减量 □ 注意患者的意识和精神状态变化，是否伴有脑神经功能障碍，必要时尽早行康复训练 □ 切口换药，注意有无皮下积液，必要时加压包扎 □ 复查头颅MRI，明确肿瘤是否切除完全	□ 注意病情变化 □ 注意是否有发热、脑脊液漏等 □ 必要时再次行腰椎穿刺采集脑脊液 □ 完成病历书写 □ 注意患者的意识和精神状态变化，是否伴有脑神经功能障碍，必要时尽早行康复训练	□ 上级医师查房，注意病情变化 □ 注意是否有发热、脑脊液漏等 □ 必要时再次行腰椎穿刺采集脑脊液 □ 完成病历书写 □ 注意患者的意识和精神状态变化，是否伴有脑神经功能障碍，必要时尽早行康复训练 □ 切口换药，注意有无皮下积液，必要时加压包扎	□ 注意病情变化 □ 注意是否有发热、脑脊液漏等 □ 必要时再次行腰椎穿刺采集脑脊液 □ 完成病历书写
重点医嘱	**长期医嘱** □ 一级护理 □ 半流食/普食 □ 调整激素用量，逐渐减量 □ 控制血压和血糖 **临时医嘱** □ 换药 □ 腰椎穿刺测压、放液（必要时）	**长期医嘱** □ 一级护理 □ 半流食/普食 □ 调整激素用量，逐渐减量 □ 控制血压和血糖 **临时医嘱** □ 腰椎穿刺测压、放液（必要时）	**长期医嘱** □ 一级护理 □ 半流食/普食 □ 调整激素用量，逐渐减量 □ 控制血压和血糖 **临时医嘱** □ 换药 □ 腰椎穿刺测压、放液（必要时）	**长期医嘱** □ 一级护理 □ 半流食/普食 □ 调整激素用量，逐渐减量 □ 控制血压和血糖 **临时医嘱** □ 腰椎穿刺测压、放液（必要时）
主要护理工作	□ 观察患者一般状况及神经系统状况 □ 观察记录患者神志、瞳孔、生命体征及手术切口敷料情况 □ 遵医嘱给药，并观察用药后反应 □ 遵医嘱完成化验检查 □ 预防并发症护理 □ 进行心理护理及基础护理 □ 完成护理记录 □ 指导术后患者功能锻炼	□ 观察患者一般状况及神经系统状况 □ 观察患者神志、瞳孔及切口情况 □ 遵医嘱给药，并观察用药后反应 □ 遵医嘱完成化验检查 □ 预防并发症护理 □ 进行心理护理及基础护理 □ 指导术后患者功能锻炼	□ 观察患者一般状况及神经系统状况 □ 观察患者神志、瞳孔及手术切口敷料情况 □ 遵医嘱给药，并观察用药后反应 □ 遵医嘱完成化验检查 □ 预防并发症护理 □ 进行心理护理及基础护理 □ 指导术后患者功能锻炼	□ 观察患者一般状况及神经系统状况 □ 观察患者神志、瞳孔及手术切口敷料情况 □ 遵医嘱给药，并观察用药后反应 □ 遵医嘱完成化验检查 □ 预防并发症护理 □ 进行心理护理及基础护理 □ 指导术后患者功能锻炼

续　表

时间	住院第7天 （术后第3天）	住院第8天 （术后第4天）	住院第9天 （术后第5天）	住院第10天 （术后第6天）
病情变异记录	□无　□有，原因： 1. 2.	□无　□有，原因： 1. 2.	□无　□有，原因： 1. 2.	□无　□有，原因： 1. 2.
护士签名				
医师签名				

时间	住院第11天 （术后第7天）	住院第12天 （术后第8天）	住院第13天 （术后第9天）	住院第14天 （术后第10天）
主要诊疗工作	□ 切口拆线 □ 切口换药 □ 复查血常规、肝肾功能及血电解质 □ 神经系统查体，对比手术前后症状、体征变化 □ 汇总术后辅助检查结果 □ 评估手术效果	□ 观察病情变化 □ 进行康复训练	□ 观察病情变化 □ 进行康复训练	□ 上级医师查房，进行切口愈合评估，明确有无手术并发症，肿瘤是否切除完全，是否需要进一步放疗，能否出院 □ 完成出院记录、病案首页、出院证明等 □ 向患者交代出院注意事项：复诊时间、地点、检查项目，紧急情况时的处理
重点医嘱	**长期医嘱** □ 二级护理 □ 普食 □ 预防血管痉挛治疗 □ 预防癫痫治疗 **临时医嘱** □ 拆线 □ 血常规 □ 肝肾功能及血电解质 □ 必要时行CT检查	**长期医嘱** □ 二级护理 □ 普食	**长期医嘱** □ 三级护理 □ 普食	**出院医嘱** □ 出院带药 □ 康复治疗（酌情） □ 残余肿瘤放射治疗（酌情）
主要护理工作	□ 观察患者一般状况及神经系统状况 □ 遵医嘱给药并观察用药后反应 □ 遵医嘱完成化验检查 □ 预防并发症护理 □ 进行心理护理及基础护理 □ 指导术后患者功能锻炼	□ 观察患者一般状况及神经系统状况 □ 预防并发症护理 □ 进行心理护理及基础护理 □ 指导术后患者功能锻炼	□ 观察患者一般状况及神经系统状况 □ 预防并发症护理 □ 进行心理护理及基础护理 □ 指导术后患者功能锻炼 □ 进行出院指导	□ 完成出院指导 □ 指导患者办理出院手续 □ 完成护理记录
病情变异记录	□ 无 □ 有，原因： 1. 2.	□ 无 □ 有，原因： 1. 2.	□ 无 □ 有，原因： 1. 2.	□ 无 □ 有，原因： 1. 2.
护士签名				
医师签名				

第八章

颅前窝底脑膜瘤临床路径释义

一、颅前窝底脑膜瘤编码

1. 卫计委原编码

疾病名称及编码：颅前窝底脑膜瘤（ICD-10：D32.013）

手术操作名称及编码：冠切经额开颅颅前窝底脑膜瘤切除术（ICD-9-CM-3：01.5102）

2. 修改编码

疾病名称及编码：颅前窝底脑膜瘤（ICD-10：D32.013）

手术操作名称及编码：冠切经额开颅颅前窝底脑膜瘤切除术（ICD-9-CM-3：01.51）

二、临床路径检索方法

D32.013 + 01.51

三、颅前窝底脑膜瘤临床路径标准住院流程

（一）适用对象

第一诊断为颅前窝底脑膜瘤（ICD-10：C70.002/D32.013/D42.002）。

行冠切经额开颅颅前窝底脑膜瘤切除术（ICD-9-CM-3：01.51）。

释义

■ 适用对象编码参见第一部分。

■ 本路径适用对象为肿瘤基底和生长范围局限于颅前窝底的脑膜瘤，不包括颅眶沟通的肿瘤、颅前窝底其他肿瘤和额叶胶质瘤等。

■ 颅前窝底脑膜瘤的治疗手段有多种，包括经眉弓锁孔入路、经鼻蝶内镜下肿瘤切除等多种方法，本路径仅适用于冠切经额开颅（包括额外侧入路开颅），其他治疗方式见本病其他手术入路的路径指南。

（二）诊断依据

根据《临床诊疗指南·神经外科学分册》（中华医学会编著，人民卫生出版社，2006），《临床技术操作规范·神经外科分册》（中华医学会编著，人民军医出版社，2007），《神经外科学》（人民卫生出版社，2007）。

1. 临床表现：肿瘤体积增大引起慢性颅压增高表现，主要为头痛、恶心、呕吐等；因额叶受损出现精神、智力症状，主要表现为记忆力障碍、反应迟钝；嗅觉、视觉受损。

2. 辅助检查：头颅 MRI 显示颅内占位性病变，基底位于颅前窝底，边界清楚，明显均匀强化，额叶底面和鞍区结构受压。

释义

■ 多数颅前窝底脑膜瘤发病初期无明显症状体征，多为查体时偶然发现。肿瘤达到一定占位效应时可出现额叶精神，如兴奋、幻觉和妄想、嗅觉下降或丧失，也可因颅内压增高而表现为反应迟钝和精神淡漠，向后方压迫视神经和视交叉时可出现视力下降或视野缺损。

■ 头颅 MRI 平扫和增强可明确肿瘤的位置、大小以及和周围组织，如垂体、视神经、视交叉等重要结构的关系；出现精神症状或癫痫发作的患者，脑电图可出现异常。脑血管造影可了解肿瘤的血供情况和与大脑前动脉重要血管结构的关系；对血供非常丰富的肿瘤，术前可做选择性肿瘤供血血管的栓塞。

（三）选择治疗方案的依据

根据《临床诊疗指南·神经外科学分册》（中华医学会编著，人民卫生出版社，2006），《临床技术操作规范·神经外科分册》（中华医学会编著，人民军医出版社，2007），《神经外科学》（人民卫生出版社，2007）。

1. 拟诊断为颅前窝底脑膜瘤者，有明确的颅内压增高症状或局灶性症状者需手术治疗，手术方法是冠状切口经额入路开颅肿瘤切除术。
2. 对于手术风险较大者（高龄、妊娠期、合并较严重的内科疾病者），要向患者或家属仔细交代病情，如不同意手术应履行签字手续，并予以严密观察。
3. 对于严密观察保守治疗者，一旦出现颅内压增高征象，必要时予以急诊手术。

释义

■ 临床偶然发现的体积较小的颅前窝底脑膜瘤，无颅内压升高和相应神经系统体征，可以随访观察，3～6 个月后复查 MRI。直径<3cm 的肿瘤，可以行立体定向放疗或手术治疗，应向患者解释各种治疗方法的利弊以共同制订治疗方案。对于已经出现局灶性神经功能障碍或颅内压升高的患者应首选手术治疗，根据各医疗机构的条件可选择冠状切口经额入路（包括额外侧手术入路），也可以选择微骨窗（key hole）入路手术或内镜下经蝶入路等方法，本路径仅适用于经额入路，其他手术方式进入该病的其他路径。

■ 因病情复杂、出现患者本身的原因或医疗条件的限制不适合经额入路手术的患者，要向患者提供其他治疗方式的选择，履行医师的告知义务和患者对该病的知情权。

■ 本病是颅脑良性肿瘤，手术为择期手术，对出现急性高颅压症状的患者应行急诊手术，同样在本路径范畴。

（四）标准住院日为 14 天

释义

■ 患者入院后，应按路径表单要求尽快完成术前检查，包括必要时行脑血管 CTA、颅底骨窗薄扫重建、脑血管造影等准备，术后恢复时间视患者具体情况而定，总住院时间<14 天而完成检查和治疗的患者都符合本路径的标准。

（五）进入路径标准

1. 第一诊断必须符合 ICD-10：C70.002/D32.013/D42.002 颅前窝底脑膜瘤疾病编码。
2. 当患者合并其他疾病，但住院期间不需特殊处理，也不影响第一诊断的临床路径实施时，可以进入路径。

释义

■ 本路径适用于单纯颅前窝底脑膜瘤，当肿瘤侵犯破坏眼眶内、蝶窦内、筛板等前颅底骨质，需要冠切经额开颅结合其他手术入路时，不进入本路径。

■ 患者如果合并高血压、糖尿病、冠心病等其他慢性疾病，需要术前对症治疗时，如果不影响麻醉和手术，不影响术前准备的时间，可进入本路径。上述慢性疾病如果需要经治疗稳定后才能手术，术前准备过程先进入其他相应内科疾病的诊疗路径。

（六）术前准备 3 天

1. 必需的检查项目

（1）血常规、尿常规。

（2）血型。

（3）凝血功能。

（4）肝肾功能、血电解质、血糖。

（5）感染性疾病筛查（乙型肝炎、丙型肝炎、艾滋病、梅毒）。

（6）胸部 X 线片，心电图。

（7）头部 MRI。

（8）颅底 CT 扫描。

（9）视力、视野检查。

2. 根据患者病情，必要时查心、肺功能和精神智力评估。

释义

■ 根据病情需要，可选择性完成脑血管造影和肿瘤血管栓塞等检查和治疗。肿瘤侵犯颅前窝底向筛窦、蝶窦内生长，应该行颅底 CT 骨窗了解骨质破坏情况。肿瘤向后方生长压迫视神经、视交叉而影响视力视野者，术前为了解视路受累情况，应行视力视野检查。肿瘤包绕大脑前动脉者，为了解肿瘤和血管的关系，术前可行脑血管造影或脑血管 CTA 检查。

■ 为缩短患者住院等待时间，检查项目可以在患者入院前于门诊完成。

■ 高龄患者或有心肺功能异常患者；术前应请麻醉科医师协助会诊，并增加心脏彩超、肺功能、血气分析等检查。因前颅底肿瘤压迫额叶，有时引起精神症状，必要时根据病情请精神科会诊。

（七）预防性抗菌药物选择与使用时机

1. 按照《抗菌药物临床应用指导原则》（卫医发〔2004〕285号）选择用药。
2. 预防性用抗菌药物，时间为术前30分钟。

释义

■ 开颅过程中额窦未开放的前颅窝底脑膜瘤经额入路手术属于Ⅰ类切口，但由于术中可能用到人工硬膜、颅骨固定装置，且开颅手术对手术室层流的无菌环境要求较高，一旦感染可导致严重后果。因此可按规定适当术前预防性和术后应用抗菌药物，通常选用第一代或第二代头孢菌素。额窦开放的前颅窝底脑膜瘤经额入路手术属于Ⅱ类切口，需适当延长抗菌药物使用时间，一旦出现脑脊液鼻漏更需密切关注感染发生。

（八）手术日为入院第4天

1. 麻醉方式：全身麻醉。
2. 手术方式：冠切经额开颅颅前窝底脑膜瘤切除术。
3. 手术内固定物：颅骨固定材料等。
4. 术中用药：激素、抗菌药物、麻醉常规用药。
5. 输血：视手术出血情况决定。

释义

■ 本路径规定的经额入路手术均在全身麻醉下实施。

■ 额窦开放者务必使用骨蜡确切封闭。对于缺损的硬膜，可根据情况用人工硬膜或自身骨膜修补。颅骨固定可采用颅骨锁或其他固定材料。术前用抗菌药物参考《抗菌药物临床应用指导原则》执行。对手术时间较长的患者，术中可加用一次抗菌药物。

■ 手术是否输血依照术中出血量而定，可根据医院条件采用自体血回输系统，在术中检测血红蛋白后必要时可输异体血。

（九）术后住院恢复10天

1. 必须复查的检查项目：头部MRI、视力视野、血常规、肝肾功能、血电解质。
2. 术后用药：抗癫痫药物。

释义

■ 术后可根据患者恢复情况做必须复查的检查项目，并根据病情变化增加检查的频次。复查项目并不仅局限于路径中的项目，建议术后当天或次日复查颅脑CT了解有无术后血肿、水肿和肿瘤切除情况，出院前可查颅脑MRI。对病变影响鞍区者可行内分泌检查，根据术前患者的视功能有无改变酌情复查视力视野。

■ 术后用药可根据病情使用激素、脱水药物等，同时注意血糖、电解质变化。术后早期发生癫痫，可抗癫痫用药1周左右，仍有发作需抗癫痫治疗。

（十）出院标准

1. 患者一般状态良好，饮食恢复。
2. 体温正常，各项化验无明显异常，切口愈合良好。
3. 复查头颅 MRI 显示肿瘤切除满意。

释义

■ 主治医师应在患者出院前，通过复查的各项检查并结合患者恢复情况决定其是否能出院。如果出现术后脑水肿、颅内感染或血肿等需要继续留院治疗的情况，超出了路径所规定的时间，应先处理并发症并符合出院条件后再准许患者出院。

（十一）变异及原因分析

1. 术中或术后继发手术部位或其他部位硬脑膜外血肿、硬脑膜下血肿、脑内血肿等并发症，严重者需要二次手术，导致住院时间延长、费用增加。
2. 术后继发脑脊液鼻漏、颅内感染和神经血管损伤等，导致住院时间延长。

释义

■ 前颅窝底脑膜瘤常常侵犯颅底硬膜和骨质，各种原因引起颅底硬膜缺失造成的脑脊液漏，可合并颅内感染，住院时间延长，费用增加，有时必须进行二次手术修补漏口，这种情况应属变异。出现变异的原因很多，除了包括路径中所描述的各种术后并发症，还包括医疗、护理、患者、环境等多方面的变异原因，为便于总结和在工作中不断完善和修订路径，应将变异原因归纳、总结，以便各医疗单位重新修订路径时作为参考。

四、颅前窝底脑膜瘤临床路径给药方案

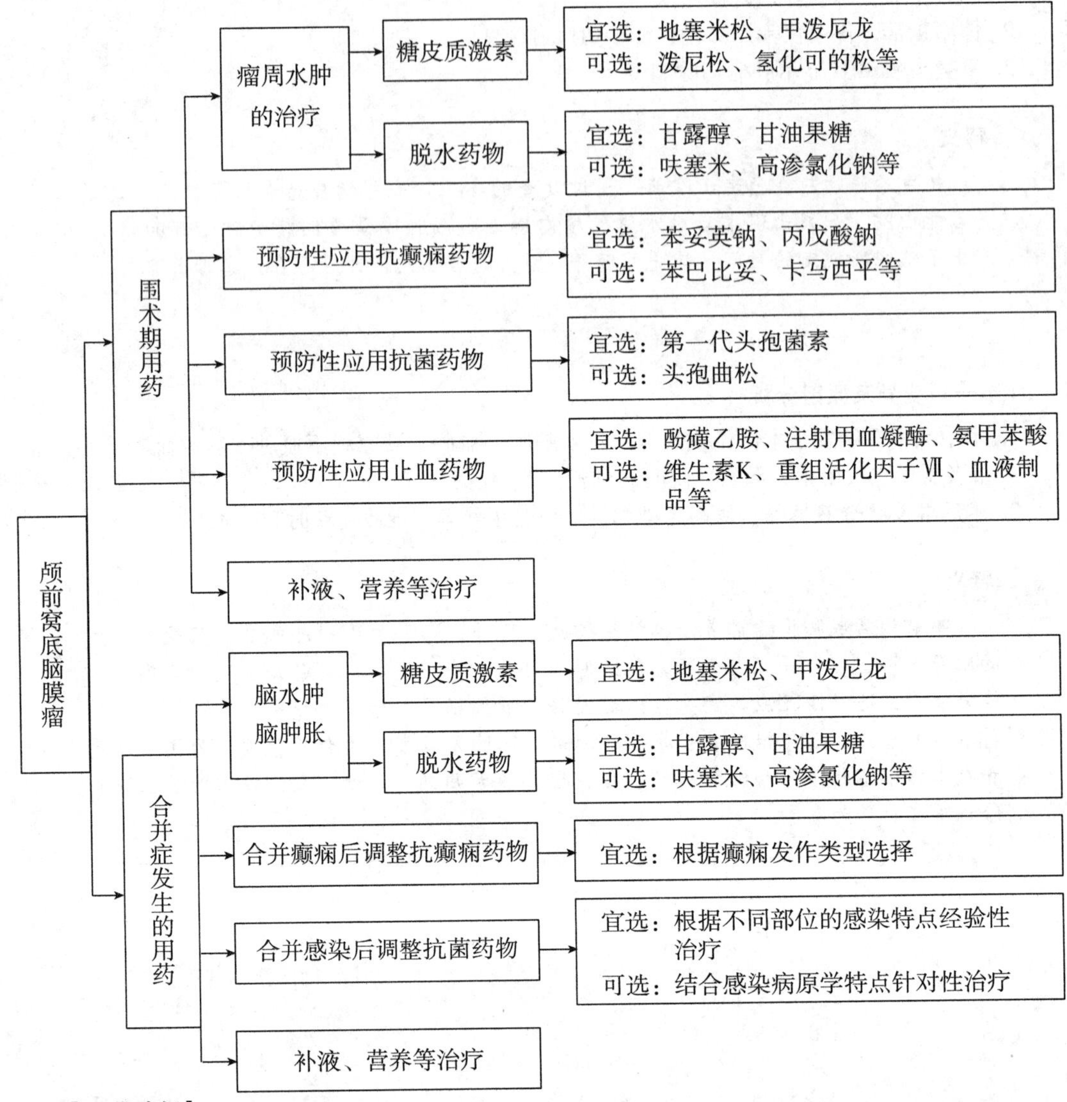

【用药选择】

1. 瘤周水肿的治疗：①糖皮质激素：一线用药为地塞米松和甲泼尼龙。从低剂量开始，根据需要逐步调整。如果7天治疗后效果满意，应减少激素用量。②脱水药物：治疗严重瘤周水肿合并颅内压升高的患者，甘露醇等渗透性脱水药物需在使用足量糖皮质激素的基础上联合使用。

2. 抗癫痫药物围术期预防性应用：对于新确诊的脑肿瘤患者，抗癫痫药物不能预防其首次发作，因此不做常规预防性应用。有癫痫发作高危因素的患者，包括癫痫史、术前癫痫发作史、手术持续时间>4小时、脑水肿或颅内压增高等，开颅术后可以应用。术后给予静脉用抗癫痫药物，患者清醒且能口服后可改口服抗癫痫药物。

3. 预防性应用抗菌药物：原则上应选择相对广谱、效果肯定（杀菌剂而非抑菌剂）、安全及价格相对低廉的抗菌药物。头孢菌素是最符合上述条件的，如果患者对青霉素过敏不宜使用头孢菌素时，针对葡萄球菌、链球菌可用克林霉素，针对革兰阴性杆菌可用氨曲南，大多两者联合应用。喹诺酮类一般不宜用作预防。

4. 止血药物的应用：任何止血药不能替代术中良好的止血。术后一般给予止血药物治疗 3 天。

【药学提示】

1. 糖皮质激素在具有以下疾病的患者中应该慎用或禁用：肾上腺皮质功能亢进症（Cushing 综合征）；活动性结核，药物难以控制的感染如水痘、麻疹、流行性腮腺炎等；活动性消化道溃疡；糖尿病血糖难以控制者。应用激素时，应给予胃黏膜保护剂预防消化道溃疡。
2. 应用抗癫痫药物需要注意其副作用：苯妥英钠可见过敏反应、骨髓抑制、肝肾功能损伤，因其血药浓度范围小，需注意监测血药浓度。丙戊酸钠可见肝肾功能异常、过敏反应、血小板减少，育龄期妇女有致畸和致 PCOS 风险。应用其他抗癫痫药物，请注意相应说明书。
3. 预防性应用抗菌药物能够降低手术部位感染的概率，但仍有较多因素影响手术部位或其他部位感染的发生率，应该采取综合预防措施，严格遵守无菌术原则。术后需要根据患者症状体征及检验检查结果，及时调整用药策略。
4. 止血药物的不良反应不同药物不尽相同，请参阅相关说明书，如出现不良反应，宜予以相应处理。

【注意事项】

1. 由于糖皮质激素的副作用，不宜超量应用：地塞米松剂量超过 25mg/d 时，激素毒性开始增加。对于普通水肿患者，不推荐超过 25mg/d 的剂量。对肿瘤大部分切除，水肿较局限，无症状患者糖皮质激素应在 2～3 周内停药。用药超过 21 天的患者，每 3～4 天减量 50%；肿瘤部分切除，未切除并伴瘤周水肿的患者每 8 天减量 25%。
2. 术后或伤后未发生癫痫者，在术后或伤后 7 天可停用预防癫痫药。如果术后脑水肿或颅内感染未控制，可适当延长用药时间，一旦上述情况控制，即可停药。如果术后和伤后发生癫痫，则按治疗癫痫处理，不能随意停药。
3. 预防性应用抗菌药物，应注意以下几方面：①给药的时机极为关键，应在切开皮肤黏膜前 30 分钟（麻醉诱导时）开始给药，以保证在发生细菌污染之前血清及组织中的药物已达到有效浓度（$>MIC_{90}$）。不应在病房应召给药，而应在手术室给药。②应静脉给药，30 分钟内滴完，不宜放在大瓶液体内慢慢滴入，否则达不到有效浓度。③血清和组织内抗菌药物有效浓度必须能够覆盖手术全过程。常用的头孢菌素血清半衰期为 1～2 小时，因此，如手术延长到 3 小时以上，或失血量超过 1500ml，应补充一个剂量，必要时还可用第三次。如果选用半衰期长达 7～8 小时的头孢曲松，则无须追加剂量。
4. 止血药物主要分为以下几类，可根据病情酌情选择：作用于血管壁，如酚磺乙胺；作用于血小板，如血小板悬液；作用于凝血系统，包括血液制品，如新鲜血、冷冻血浆、凝血因子、维生素 K、血凝酶等；抗纤溶系统药物，如氨甲苯酸等。

五、推荐表单

（一）医师表单

颅前窝底脑膜瘤临床路径医师表单

适用对象：第一诊断为颅前窝底脑膜瘤（ICD-10：C70.002/D32.013/D42.002）
行冠切经额开颅颅前窝底脑膜瘤切除术（ICD-9-CM-3：01.51）

患者姓名：	性别： 年龄： 门诊号：	住院号：
住院日期： 年 月 日	出院日期： 年 月 日	标准住院日：14 天

时间	住院第 1 天	住院第 2 天	住院第 3 天
主要诊疗工作	□ 病史采集，体格检查 □ 完成病历书写 □ 完善检查 □ 预约影像学检查 □ 预约视力、视野检查 □ 向患者家属交代手术可能达到的效果及手术风险	□ 汇总辅助检查结果 □ 上级医师查房，对患者病情及术前检查准备情况进行评估，必要时请相关科室会诊 □ 完善术前准备	□ 术者查房 □ 根据术前检查结果，进行术前讨论，明确诊断，决定术式，制订治疗方案 □ 向患者和（或）家属交代病情，并签署手术知情同意书、麻醉知情同意书等
重点医嘱	**长期医嘱** □ 一级护理 □ 饮食 **临时医嘱** □ 血常规、血型和 RH 因子、尿常规、凝血功能、肝肾功能、血电解质、血糖、感染性疾病筛查 □ 胸部 X 线片，心电图 □ 头颅 MRI □ 视力、视野检查 □ 必要时查心、肺功能、DSA	**长期医嘱** □ 一级护理 □ 饮食	**长期医嘱** □ 一级护理 □ 术前禁食、禁水 □ 通知家属 **临时医嘱** □ 备皮、剃头 □ 麻醉科会诊 □ 抗菌药物皮试 □ 根据手术情况备血
病情变异记录	□ 无 □ 有，原因： 1. 2.	□ 无 □ 有，原因： 1. 2.	□ 无 □ 有，原因： 1. 2.
医师签名			

<table>
<tr><th>时间</th><th>住院第 4 天
（手术当天）</th><th>住院第 5 天
（术后第 1 天）</th><th>住院第 6 天
（术后第 2 天）</th></tr>
<tr><td>主要诊疗工作</td><td>□ 手术室内核对患者信息无误
□ 全身麻醉下冠切经额开颅颅前窝底脑膜瘤切除术
□ 完成手术记录和术后记录</td><td>□ 完成病程记录
□ 观察患者视力变化
□ 切口换药
□ 复查血常规、肝肾功能及血电解质</td><td>□ 完成病程记录
□ 观察视力视野
□ 观察有无脑脊液鼻漏</td></tr>
<tr><td>重点医嘱</td><td>长期医嘱
□ 一级护理
□ 禁食、禁水
□ 多参数心电监护
□ 吸氧
□ 尿管引流计量
□ 引流管引流计量
□ 甘露醇、抗菌药物、糖皮质激素、抗癫痫药物
临时医嘱
□ 预防感染、抑酸和抗癫痫治疗
□ 观察记录患者神志、瞳孔、生命体征
□ 复查颅脑 CT（或次日复查）</td><td>长期医嘱
□ 一级护理
□ 流食
□ 尿管引流计量
□ 引流管引流计量
□ 甘露醇、抗菌药物、糖皮质激素、抗癫痫药物
临时医嘱
□ 换药
□ 观察记录患者神志、瞳孔、生命体征
□ 观察有无脑脊液鼻漏
□ 血常规
□ 肝肾功能及血电解质</td><td>长期医嘱
□ 一级护理
□ 半流食
□ 甘露醇、抗菌药物、糖皮质激素、抗癫痫药物
临时医嘱
□ 观察记录患者神志、瞳孔、生命体征
□ 根据病情可拔出尿管
□ 根据病情可拔出引流管
□ 观察有无脑脊液鼻漏</td></tr>
<tr><td>病情变异记录</td><td>□ 无　□ 有，原因：
1.
2.</td><td>□ 无　□ 有，原因：
1.
2.</td><td>□ 无　□ 有，原因：
1.
2.</td></tr>
<tr><td>医师签名</td><td></td><td></td><td></td></tr>
</table>

时间	住院第 7 ~10 天 （术后第 3 ~6 天）	住院第 11 ~13 天 （术后第 7 ~9 天）	住院第 14 天 （术后第 10 天）
主要诊疗工作	□ 完成病程记录 □ 观察有无脑脊液鼻漏 □ 复查血常规 □ 嘱患者在床上坐起锻炼 □ 复查肝肾功能及血电解质 □ 预约头颅 MRI 检查	□ 神经系统查体，对比手术前后症状、体征变化 □ 汇总术后辅助检查结果 □ 评估手术效果	□ 确定患者可以出院 □ 向患者交代出院注意事项、复查日期 □ 通知出院处 □ 开出院诊断书 □ 完成出院记录
重点医嘱	**长期医嘱** □ 二级护理 □ 半流食 □ 观察记录患者神志、瞳孔、生命体征 **临时医嘱** □ 血常规 □ 肝肾功能及血电解质 □ 头颅 MRI 检查 □ 停激素、停抗菌药物	**长期医嘱** □ 二级护理 □ 普食 **临时医嘱** □ 拆线 □ 血常规 □ 肝肾功能及血电解质 □ 停甘露醇	**临时医嘱** □ 出院通知 □ 出院带药
病情变异记录	□ 无 □ 有，原因： 1. 2.	□ 无 □ 有，原因： 1. 2.	□ 无 □ 有，原因： 1. 2.
医师签名			

（二）护士表单

颅前窝底脑膜瘤临床路径护士表单

适用对象：第一诊断为颅前窝底脑膜瘤（ICD-10：C70.002/ D32.013/D42.002）
　　　　　行冠切经额开颅颅前窝底脑膜瘤切除术（ICD-9-CM-3：01.51）

患者姓名：	性别：　　年龄：　　门诊号：	住院号：
住院日期：　　年　月　日	出院日期：　　年　月　日	标准住院日：14 天

时间	住院第 1 天	住院第 2~3 天	住院第 4 天（手术当天）
健康宣教	□ 入院宣教 介绍主管医师、护士 介绍环境、设施 介绍住院注意事项	□ 术前宣教 宣教疾病知识、术前准备及手术过程 告知准备物品、沐浴 告知术后饮食、活动及探视注意事项 告知术后可能出现的情况及应对方式 主管护士与患者沟通，了解并指导心理应对 告知家属等候区位置	□ 术后当日宣教 告知监护设备、管路功能及注意事项 告知饮食、体位要求 告知疼痛注意事项 告知术后可能出现情况的应对方式 给予患者及家属心理支持 再次明确探视陪伴须知
护理处置	□ 核对患者，佩戴腕带 □ 建立入院护理病历 □ 卫生处置：剪指（趾）甲、沐浴，更换病号服	□ 协助医师完成术前检查化验 □ 术前准备 配血 抗菌药物皮试 备皮剃头 药物灌肠 禁食、禁水	□ 送手术 摘除患者各种活动物品 核对患者资料及带药 填写手术交接单，签字确认 □ 接手术 核对患者及资料，签字确认
基础护理	□ 三级护理 晨晚间护理 患者安全管理	□ 三级护理 晨晚间护理 患者安全管理	□ 特级护理 卧位护理：协助翻身、床上移动、预防压疮 排泄护理 患者安全管理
专科护理	□ 护理查体 □ 瞳孔、意识监测 □ 需要时，填写跌倒及压疮防范表 □ 需要时，请家属陪伴 □ 心理护理	□ 瞳孔、意识监测 □ 遵医嘱完成相关检查 □ 心理护理	□ 病情观察，写特护记录 q2h 评估生命体征、瞳孔、意识、体征、肢体活动、皮肤情况、伤口敷料、引流液性质及量、出入量 □ 遵医嘱予脱水、抗感染、抗癫痫治疗 □ 心理护理
重点医嘱	□ 详见医嘱执行单	□ 详见医嘱执行单	□ 详见医嘱执行单
病情变异记录	□ 无　□ 有，原因： 1. 2.	□ 无　□ 有，原因： 1. 2.	□ 无　□ 有，原因： 1. 2.
护士签名			

时间	住院第5~10天 （术后第1~6天）	住院第11~14天 （术后第7~10天）
健康宣教	□ 术后宣教 药物作用及频率 饮食、活动指导 复查患者对术前宣教内容的掌握程度 疾病恢复期注意事项 拔尿管后注意事项 下床活动注意事项	□ 出院宣教 复查时间 服药方法 活动休息 指导饮食 指导办理出院手续
护理处置	□ 遵医嘱完成相关检查 □ 夹闭尿管，锻炼膀胱功能	□ 办理出院手续 书写出院小结
基础护理	□ 特级/一级护理 （根据患者病情和生活自理能力确定护理级别） 晨晚间护理 协助进食、水 协助翻身、床上移动、预防压疮 排泄护理 床上温水擦浴 协助更衣 患者安全管理	□ 二级护理 晨晚间护理 协助或指导进食、水 协助或指导床旁活动 患者安全管理
专科护理	□ 病情观察，写特护记录 q2h 评估生命体征、瞳孔、意识、体征、肢体活动、皮肤情况、伤口敷料、出入量 □ 遵医嘱予脱水、抗感染、抗癫痫治疗 □ 需要时，联系主管医师给予相关治疗及用药 □ 心理护理	□ 病情观察 评估生命体征、瞳孔、意识、体征、肢体活动 □ 心理护理
重点医嘱	□ 详见医嘱执行单	□ 详见医嘱执行单
病情变异记录	□ 无 □ 有，原因： 1. 2.	□ 无 □ 有，原因： 1. 2.
护士签名		

（三）患者表单

颅前窝底脑膜瘤临床路径患者表单

适用对象：第一诊断为颅前窝底脑膜瘤（ICD-10：C70.002/ D32.013/D42.002）

行冠切经额开颅颅前窝底脑膜瘤切除术（ICD-9-CM-3：01.51）

患者姓名：	性别：　　年龄：　　门诊号：	住院号：
住院日期：　　年　月　日	出院日期：　　年　月　日	标准住院日：14 天

时间	入院	手术前	手术当天
医患配合	□ 配合询问病史、收集资料，请务必详细告知既往史、用药史、过敏史 □ 如服用抗凝剂，请明确告知 □ 配合进行体格检查 □ 有任何不适请告知医师	□ 配合完善术前相关检查、化验，如采血、留尿、心电图、胸片、视力视野检查、头颅 MRI □ 医师与患者及家属介绍病情及手术谈话、术前签字 □ 麻醉师与患者进行术前访视	□ 如病情需要，配合术后转入监护病房 □ 配合评估手术效果 □ 配合检查意识、瞳孔、肢体活动 □ 需要时，配合复查颅脑 CT □ 有任何不适请告知医师
护患配合	□ 配合测量体温、脉搏、呼吸、血压、体重 1 次 □ 配合完成入院护理评估（简单询问病史、过敏史、用药史） □ 接受入院宣教（环境介绍、病室规定、订餐制度、贵重物品保管等） □ 有任何不适请告知护士	□ 配合测量体温、脉搏、呼吸、询问大便 1 次 □ 接受术前宣教 □ 接受配血，以备术中需要时用 □ 接受剃头 □ 接受药物灌肠 □ 自行沐浴，加强头部清洁 □ 准备好必要用物，如吸水管、奶瓶、纸巾等 □ 取下义齿、饰品等，贵重物品交家属保管	□ 清晨测量体温、脉搏、呼吸、血压 1 次 □ 送手术室前，协助完成核对，带齐影像资料，脱去衣物，上手术车 □ 返回病房后，协助完成核对，配合过病床 □ 配合检查意识、瞳孔、肢体活动，询问出入量 □ 配合术后吸氧、监护仪监测、输液、排尿用尿管、头部有引流管 □ 遵医嘱采取正确体位 □ 配合缓解疼痛 □ 有任何不适请告知护士
饮食	□ 正常普食	□ 术前 12 小时禁食、禁水	□ 麻醉清醒前禁食、禁水 □ 麻醉清醒后，根据医嘱试饮水，无恶心、呕吐可进少量流食或半流食
排泄	□ 正常大小便	□ 正常大小便	□ 保留尿管
活动	□ 正常活动	□ 正常活动	□ 根据医嘱头高位 □ 卧床休息，保护管路 □ 双下肢活动

时间	手术后	出院
医患配合	□ 配合检查意识、瞳孔、肢体活动 □ 需要时，配合伤口换药 □ 配合拔除引流管、尿管 □ 配合伤口拆线	□ 接受出院前指导 □ 知道复查程序 □ 获取出院诊断书
护患配合	□ 配合定时测量生命体征，每日询问大便情况 □ 配合检查意识、瞳孔、肢体活动，询问出入量 □ 接受输液、服药等治疗 □ 配合夹闭尿管，锻炼膀胱功能 □ 接受进食、进水、排便等生活护理 □ 配合活动，预防皮肤压力伤 □ 注意活动安全，避免坠床或跌倒 □ 配合执行探视及陪伴	□ 接受出院宣教 □ 办理出院手续 □ 获取出院带药 □ 知道服药方法、作用、注意事项 □ 知道护理伤口方法 □ 知道复印病历方法
饮食	□ 根据医嘱，由流食逐渐过渡到普食	□ 根据医嘱，正常普食
排泄	□ 保留尿管-正常大小便 □ 避免便秘	□ 正常大小便 □ 避免便秘
活动	□ 根据医嘱，头高位-半坐位-床边或下床活动 □ 注意保护管路，勿牵拉、脱出等	□ 正常适度活动，避免疲劳

附：原表单（2009 年版）

颅前窝底脑膜瘤临床路径表单

适用对象：第一诊断为颅前窝底脑膜瘤（ICD-10：C70.002/D32.013/D42.002）

行冠切经额开颅颅前窝底脑膜瘤切除术（ICD-9-CM-3：01.51）

患者姓名：	性别：　　年龄：　　门诊号：	住院号：
住院日期：　　年　月　日	出院日期：　　年　月　日	标准住院日：14 天

时间	住院第 1 天	住院第 2 天	住院第 3 天
主要诊疗工作	□ 病史采集，体格检查 □ 完成病历书写 □ 完善检查 □ 预约影像学检查 □ 预约视力、视野检查 □ 向患者家属交代手术可能达到的效果及手术风险	□ 汇总辅助检查结果 □ 上级医师查房，对患者病情及术前检查准备情况进行评估，必要时请相关科室会诊 □ 完善术前准备	□ 术者查房 □ 根据术前检查结果进行术前讨论，明确诊断，决定术式，制订治疗方案 □ 向患者和（或）家属交代病情，并签署手术知情同意书、麻醉知情同意书等
重点医嘱	**长期医嘱** □ 一级护理 □ 饮食 **临时医嘱** □ 血常规、血型、尿常规 □ 凝血功能 □ 肝肾功能、血电解质、血糖 □ 感染性疾病筛查 □ 胸部 X 线片，心电图 □ 头颅 MRI □ 颅底 CT □ 视力、视野检查 □ 必要时查心、肺功能	**长期医嘱** □ 一级护理 □ 饮食	**长期医嘱** □ 一级护理 □ 术前禁食、禁水 □ 通知家属 **临时医嘱** □ 备皮、剃头 □ 麻醉科会诊 □ 抗菌药物皮试 □ 根据手术情况备血
主要护理工作	□ 观察患者一般状况 □ 观察神经系统状况 □ 完成入院宣教	□ 观察患者一般状况 □ 观察神经系统状况	□ 观察患者一般状况 □ 观察神经系统状况 □ 术前准备
病情变异记录	□ 无　□ 有，原因： 1. 2.	□ 无　□ 有，原因： 1. 2.	□ 无　□ 有，原因： 1. 2.
护士签名			
医师签名			

时间	住院第4天 （手术当天）	住院第5天 （术后第1天）	住院第6天 （术后第2天）
主要诊疗工作	□ 手术室内核对患者信息无误 □ 全身麻醉下冠切经额开颅颅前窝底脑膜瘤切除术 □ 完成手术记录和术后记录	□ 完成病程记录 □ 观察患者视力变化 □ 切口换药 □ 复查血常规、肝肾功能及血电解质	□ 完成病程记录 □ 观察视力视野 □ 观察有无脑脊液鼻漏
重点医嘱	**长期医嘱** □ 一级护理 □ 禁食、禁水 □ 多参数心电监护 □ 吸氧 □ 脱水治疗 **临时医嘱** □ 预防感染、抑酸和抗癫痫治疗 □ 观察记录患者神志、瞳孔、生命体征和视力视野	**长期医嘱** □ 一级护理 □ 流食 **临时医嘱** □ 换药 □ 观察记录患者神志、瞳孔、生命体征 □ 观察患者的视力视野 □ 观察有无脑脊液鼻漏 □ 血常规 □ 肝肾功能及血电解质	**长期医嘱** □ 一级护理 □ 半流食 **临时医嘱** □ 观察记录患者神志、瞳孔、生命体征 □ 观察患者的视力视野 □ 观察有无脑脊液鼻漏
主要护理工作	□ 观察患者一般状况 □ 观察神经系统状况 □ 观察记录患者神志、瞳孔、生命体征 □ 观察患者的肢体活动	□ 观察患者一般状况 □ 观察神经系统状况 □ 观察记录患者神志、瞳孔、生命体征 □ 观察患者的视力视野 □ 观察有无脑脊液鼻漏	□ 观察患者一般状况 □ 观察神经系统状况 □ 观察记录患者神志、瞳孔、生命体征 □ 观察患者的视力视野 □ 观察有无脑脊液鼻漏
病情变异记录	□ 无 □ 有，原因： 1. 2.	□ 无 □ 有，原因： 1. 2.	□ 无 □ 有，原因： 1. 2.
护士签名			
医师签名			

时间	住院第 7 天 （术后第 3 天）	住院第 8 天 （术后第 4 天）	住院第 9 天 （术后第 5 天）
主要诊疗工作	□ 完成病程记录 □ 观察视力视野 □ 观察有无脑脊液鼻漏 □ 复查血常规 □ 复查肝肾功能及血电解质 □ 预约头颅 MRI 检查	□ 嘱患者在床上坐起锻炼	□ 嘱患者在床上坐起锻炼
重点医嘱	**长期医嘱** □ 一级护理 □ 半流食 □ 观察记录患者神志、瞳孔、生命体征 **临时医嘱** □ 血常规 □ 肝肾功能及血电解质 □ 头颅 MRI 检查	**长期医嘱** □ 二级护理 □ 普食	**长期医嘱** □ 二级护理 □ 普食
主要护理工作	□ 观察患者一般状况 □ 观察神经系统状况 □ 观察记录患者神志、瞳孔、生命体征	□ 观察患者一般状况 □ 观察神经系统状况 □ 观察记录患者神志、瞳孔、生命体征	□ 观察患者一般状况 □ 观察神经系统状况 □ 观察记录患者神志、瞳孔、生命体征
病情变异记录	□ 无　□ 有，原因： 1. 2.	□ 无　□ 有，原因： 1. 2.	□ 无　□ 有，原因： 1. 2.
护士签名			
医师签名			

时间	住院第 10 天 （术后第 6 天）	住院第 11 天 （术后第 7 天）	住院第 12 天 （术后第 8 天）
主要诊疗工作	□ 观察切口情况 □ 神经系统查体 □ 记录术后症状和体征变化 □ 嘱患者离床活动	□ 切口拆线 □ 切口换药 □ 复查血常规、肝肾功能及血电解质	□ 停用脱水药物 □ 观察神经系统体征变化
重点医嘱	**长期医嘱** □ 二级护理 □ 普食	**长期医嘱** □ 二级护理 □ 普食 **临时医嘱** □ 拆线 □ 血常规 □ 肝肾功能及血电解质	**长期医嘱** □ 二级护理 □ 普食 **临时医嘱** □ 停用脱水药物
主要护理工作	□ 观察患者一般状况 □ 观察神经系统状况 □ 注意患者营养状况	□ 观察患者一般状况 □ 观察神经系统状况 □ 注意患者营养状况	□ 观察患者一般状况 □ 观察神经系统状况 □ 注意患者营养状况
病情变异记录	□ 无 □ 有，原因： 1. 2.	□ 无 □ 有，原因： 1. 2.	□ 无 □ 有，原因： 1. 2.
护士签名			
医师签名			

时间	住院第 13 天 （术后第 9 天）	住院第 14 天 （术后第 10 天）
主要诊疗工作	□ 神经系统查体，对比手术前后症状、体征变化 □ 汇总术后辅助检查结果 □ 评估手术效果	□ 确定患者可以出院 □ 向患者交代出院注意事项、复查日期 □ 通知出院处 □ 开出院诊断书 □ 完成出院记录
重点医嘱	**长期医嘱** □ 二级护理 □ 普食	□ 出院通知 □ 出院带药
主要护理工作	□ 观察患者一般状况 □ 观察神经系统状况 □ 注意患者营养状况	□ 帮助患者办理出院手续
病情变异记录	□ 无 □ 有，原因： 1. 2.	□ 无 □ 有，原因： 1. 2.
护士签名		
医师签名		

第九章

颅后窝脑膜瘤临床路径释义

一、颅后窝脑膜瘤编码

1. 卫计委原编码

疾病名称及编码：颅后窝脑膜瘤（ICD-10：D32.012）

手术操作名称及编码：颅后窝脑膜瘤切除术（ICD-9-CM-3：01.5102）

2. 修改编码

疾病名称及编码：颅后窝脑膜瘤（ICD-10：D32.012）

手术操作名称及编码：颅后窝脑膜瘤切除术（ICD-9-CM-3：01.51）

二、临床路径检索方法

D32.012 伴 01.51

三、颅后窝脑膜瘤临床路径标准住院流程

（一）适用对象

第一诊断为颅后窝脑膜瘤（ICD-10：D32.012/D42.003/C70.003）。

行颅后窝脑膜瘤切除术（ICD-9-CM-3：01.51）。

释义

■ 适用对象编码参见第一部分。

■ 本路径适用对象为颅后窝脑膜瘤，是指肿瘤基底和生长范围局限于颅后窝底的脑膜瘤，包括小脑凸面脑膜瘤、桥小脑角脑膜瘤、小脑幕脑膜瘤、岩骨斜坡脑膜瘤、枕骨大孔脑膜瘤。不包括多发性脑膜瘤、同时累及颅中、后窝的巨大脑膜瘤、窦汇区累及小脑幕上下的脑膜瘤、小脑幕裂孔缘、四叠体池累及小脑幕上下的脑膜瘤以及颈静脉孔区同时累及颅内外的脑膜瘤。

■ 根据脑膜瘤解剖部位的不同，颅后窝底脑膜瘤的手术入路也各不相同，包括后正中入路、旁正中入路、乙状窦前入路、乙状窦后入路、颞下经小脑幕入路、远外侧入路、极外侧入路以及联合入路。各临床单位可根据本单位所熟悉的手术入路结合肿瘤部位做出不同部位肿瘤行不同手术入路的临床路径。

（二）诊断依据

根据《临床诊疗指南·神经外科学分册》（中华医学会编著，人民卫生出版社，2006），《临床技术操作规范·神经外科分册》（中华医学会编著，人民军医出版社，2007），《神经外科学》（人民卫生出版社，2007）。

1. 临床表现：颈痛，颅内压升高症状，肢体力弱，感觉障碍，脑神经受累，小脑损害体征，锥体束症等。

2. 辅助检查：头颅 MRI、CT、DSA 提示病变。

3. 术中病理证实。

释义

■ 由于解剖部位、肿瘤大小以及主要生长方向的不同，颅后窝脑膜瘤的临床表现各异。从偶然发现，单纯有头痛、颈肩痛、颅高压；慢性枕大孔疝，到局灶体征，如颅神经症状、小脑症状和脑干功能障碍等。

■ 头颅 MRI 平扫和增强可明确肿瘤的位置、大小以及和周围组织，如脑神经、脑干、小脑等重要结构的关系。脑血管造影或脑 CTA、CTV/MRV 检查可帮助诊断，了解肿瘤的血供情况，肿瘤累及的静脉窦的通畅情况；对血供丰富的肿瘤，术前可做选择性肿瘤供血血管的栓塞。

■ 对于 CPA、颈静脉孔区和枕大孔区的脑膜瘤，有时会和神经鞘瘤、颈静脉球瘤相混淆，需要病理诊断的证实。如果术后病理证实为其他肿瘤，可进入相对应的肿瘤的临床路径。

（三）治疗方案的选择

根据《临床诊疗指南·神经外科学分册》（中华医学会编著，人民卫生出版社，2006），《临床技术操作规范·神经外科分册》（中华医学会编著，人民军医出版社，2007），《神经外科学》（人民卫生出版社，2007）。

1. 手术：枕下乙状窦后入路/远外侧/其他入路颅后窝脑膜瘤切除术。
2. 术前栓塞（酌情）。
3. 残余肿瘤术后放射治疗（酌情）。

释义

■ 临床偶然发现的颅后窝底脑膜瘤特别是瘤体较小的患者，还没有出现颅内压升高表现和局灶神经系统体征，可以行立体定向放疗或手术治疗，应向患者解释各种治疗方法的利弊以共同制订治疗方案。对于已经出现局灶性神经功能障碍或颅内压升高的患者，应首选手术治疗，脑膜瘤解剖部位的不同，颅后窝底脑膜瘤的手术入路也各不相同，包括枕下中线入路、枕下中线旁入路、乙状窦前入路、乙状窦后入路、颞下经小脑幕入路、远外侧入路、极外侧入路以及联合入路。各医疗单位执行颅后窝脑膜瘤临床路径时，可根据肿瘤的具体部位如 CPA、颈静脉孔区和枕大孔区等，结合不同入路制订更为具体的临床路径。

■ 因病情复杂、出现患者本身的原因或医疗条件的限制不适合手术的患者，要向患者提供其他治疗方式的选择，履行医师的告知义务和患者对该病的知情权。

■ 本病是颅脑良性肿瘤，手术为择期手术，对出现急性高颅压症状的患者应行急诊手术，同样在本路径范畴。

■ 颅后窝脑膜瘤除小脑凸面脑膜瘤之外，手术很难首先阻断肿瘤的血运，因此对于血供丰富的肿瘤，术前可做选择性肿瘤供血血管的栓塞。

■ 由于颅后窝脑膜瘤可能累及静脉窦、颅底硬膜及脑神经传出的骨孔，因此很难做到辛普森Ⅰ级的手术切除，因此对于增生活跃的辛普森Ⅱ级切除以及辛普森Ⅲ级以上切除的患者，建议密切观察残余肿瘤可以行放射治疗。

（四）标准住院日为12～14天

释义

■ 颅后窝脑膜瘤患者入院后，常规检查，包括脑血管造影等准备2～4天，术后恢复7～10天，总住院时间<14天的均符合本路径要求。

（五）进入路径标准

1. 第一诊断符合ICD-10：D32.012/D42.003/C70.003颅后窝脑膜瘤疾病编码。
2. 当患者同时并发其他疾病诊断时，但在住院期间不需要特殊处理也不影响第一诊断的临床路径流程实施时，可以进入路径。

释义

■ 本路径适用于单纯的颅后窝脑膜瘤，包括小脑凸面脑膜瘤、桥小脑角脑膜瘤、小脑幕脑膜瘤、岩骨斜坡脑膜瘤、枕骨大孔脑膜瘤。不包括多发性脑膜瘤、同时累及颅中、后窝的巨大脑膜瘤、窦汇区累及小脑幕上下的脑膜瘤、小脑幕裂孔缘、四叠体池累及小脑幕上下的脑膜瘤以及颈静脉孔区同时累及颅内外的脑膜瘤。

■ 患者如果合并高血压、糖尿病、冠心病、慢性阻塞性肺疾病、慢性肾病等其他慢性疾病，需要术前对症治疗时，如果不影响麻醉和手术，不影响术前准备的时间，可进入本路径。上述慢性疾病如果需要经治疗稳定后才能手术或抗凝、抗血小板治疗等，术前需特殊准备的，先进入其他相应内科疾病的诊疗路径。

（六）术前准备（术前评估）2～4天

1. 必需的检查项目

（1）血常规、血型、尿常规。
（2）凝血功能。
（3）肝肾功能、血电解质、血糖。
（4）感染性疾病筛查（乙型肝炎、丙型肝炎、艾滋病、梅毒等）。
（5）头颅MRI平扫加强化（冠、矢、轴位）。
（6）病变区域颅底骨质薄层CT扫描（冠、轴位）。
（7）脑神经功能检查（视力、视野、电测听、脑干诱发电位）。

2. 根据患者病情，必要时行心、肺功能检查。

释义

■ 必查项目是确保手术治疗安全、有效开展的基础，术前必须完成。颅底薄层骨窗CT的检查是为了明确颅骨受累的程度、岩骨气化程度以及耳蜗、半规管、颈静脉球等重要结构的位置，指导术中岩骨磨除的范围。根据病情需要，可选择性完成脑血管造影（CTA、CTV/MRV）和肿瘤血管栓塞等检查和治疗。

■ 因肿瘤累及脑神经及脑干，因此必要的脑神经及脑干功能的检测是必需的。

■ 为缩短患者住院等待时间，检查项目可以在患者入院前于门诊完成。

■ 高龄患者或有心肺功能异常患者，术前根据病情增加心脏彩超、肺功能、血气分析等检查。

（七）预防性抗菌药物选择与使用时机

1. 按照《抗菌药物临床应用指导原则》（卫医发〔2004〕285 号）选择用药。
2. 术前 30 分钟预防性使用抗菌药物。

释义

■ 颅后窝脑膜瘤手术属于Ⅰ类切口，但由于术中可能用到人工止血材料、颅骨固定装置，且开颅手术对手术室层流的无菌环境要求较高，一旦感染可导致严重后果。因此可按规定适当预防性和术后应用抗菌药物，通常选用第一代或第二代头孢。术中乳突开放的手术属于Ⅱ类切口，需适当延长抗菌药物使用时间，一旦出现脑脊液鼻漏更需密切关注感染发生。

（八）手术日为入院第 4～5 天

1. 麻醉方式：全身麻醉。
2. 手术方式：颅后窝脑膜瘤切除术。
3. 手术内置物：手术内固定材料。
4. 术中用药：抗菌药物、激素、脱水药、麻醉常规用药。
5. 输血：视术中情况决定。
6. 病理：冷冻加石蜡切片。

释义

■ 本路径规定的手术入路均是在全身麻醉下实施。

■ 对于缺损的硬膜，可根据情况用人工硬脑膜或自身骨膜修补。乳突开放必须使用骨蜡妥善封闭。颅骨固定可采用颅骨锁或其他固定材料。术前用抗菌药物参考《抗菌药物临床应用指导原则》执行。对手术时间较长的患者，术中可加用一次抗菌药物。

■ 手术是否输血依照术中出血量而定，可根据医院条件采用自体血回输系统，术中检查血红蛋白后必要时可输异体血。

■ 对于术前不能明确诊断的 CPA、颈静脉孔区和枕大孔区的占位，需要和神经鞘瘤、颈静脉球瘤相鉴别，建议采用术中快速冷冻病理来帮助诊断。

（九）术后住院恢复 7～10 天

1. 必须复查的检查项目：头颅 MRI，余根据患者具体情况安排。
2. 术后选用激素，用药时间为 3～5 天。

释义

■ 术后可根据患者恢复情况做必须复查的检查项目，并根据病情变化增加检查的频次。复查项目并不仅局限于路径中的项目，建议术后4~6小时复查颅脑CT了解术后有无继发血肿、水肿和肿瘤切除情况，出院前应查头颅MRI。根据术前患者的神经功能障碍安排复查视力、视野、电测听、脑干诱发电位等。

■ 术后使用甘露醇等脱水剂和激素可以帮助减轻脑水肿，但长期使用激素会增加感染、切口愈合不良的并发症。

（十）出院标准

1. 切口愈合良好。
2. 无颅内感染。
3. 无需住院处理的并发症和（或）合并症。

释义

■ 主治医师应在出院前，通过复查的各项检查并结合患者恢复情况决定是否能出院。如果出现术后脑水肿、颅内感染或继发血肿等需要继续留院治疗的情况，超出了路径所规定的时间，应先处理并发症并符合出院条件后再准许患者出院。

（十一）变异及原因分析

1. 不耐受DSA检查的患者，可行CTA/MRV等。
2. 术中必要时使用内镜辅助，以减少神经、血管的损伤。
3. 术中可使用CUSA等。
4. 术中行脑干听觉诱发电位（BAEP），面神经、三叉神经监测，降低术中脑神经损伤概率。

释义

■ 对于不能耐受DSA的患者，CTA可以帮助明确血管和肿瘤的关系，MRV可以明确肿瘤累及的静脉窦的通畅程度。

■ 由于颅后窝脑膜瘤显露的困难，内镜可以帮助减少术野的死角，明确肿瘤深部的血管和神经，减少损伤。

■ CUSA的使用可以减轻手术对周围正常组织的干扰，同时方便了瘤内的减压。

■ 脑干听觉诱发电位（BAEP），面神经、三叉神经监测，可以降低术中脑神经损伤概率。

■ 但是上述的检查手段和仪器设备的使用，受到各地医疗发展水平的限制，因为只作为推荐的方法。

■ 同时出现变异的原因很多，除了包括路径中所描述的各种术后并发症，还包括医疗、护理、患者、环境等多方面的变异原因，为便于总结和在工作中不断完善和修订路径，应将变异原因归纳、总结，以便重新修订路径时作为参考。

四、颅后窝脑膜瘤临床路径给药方案

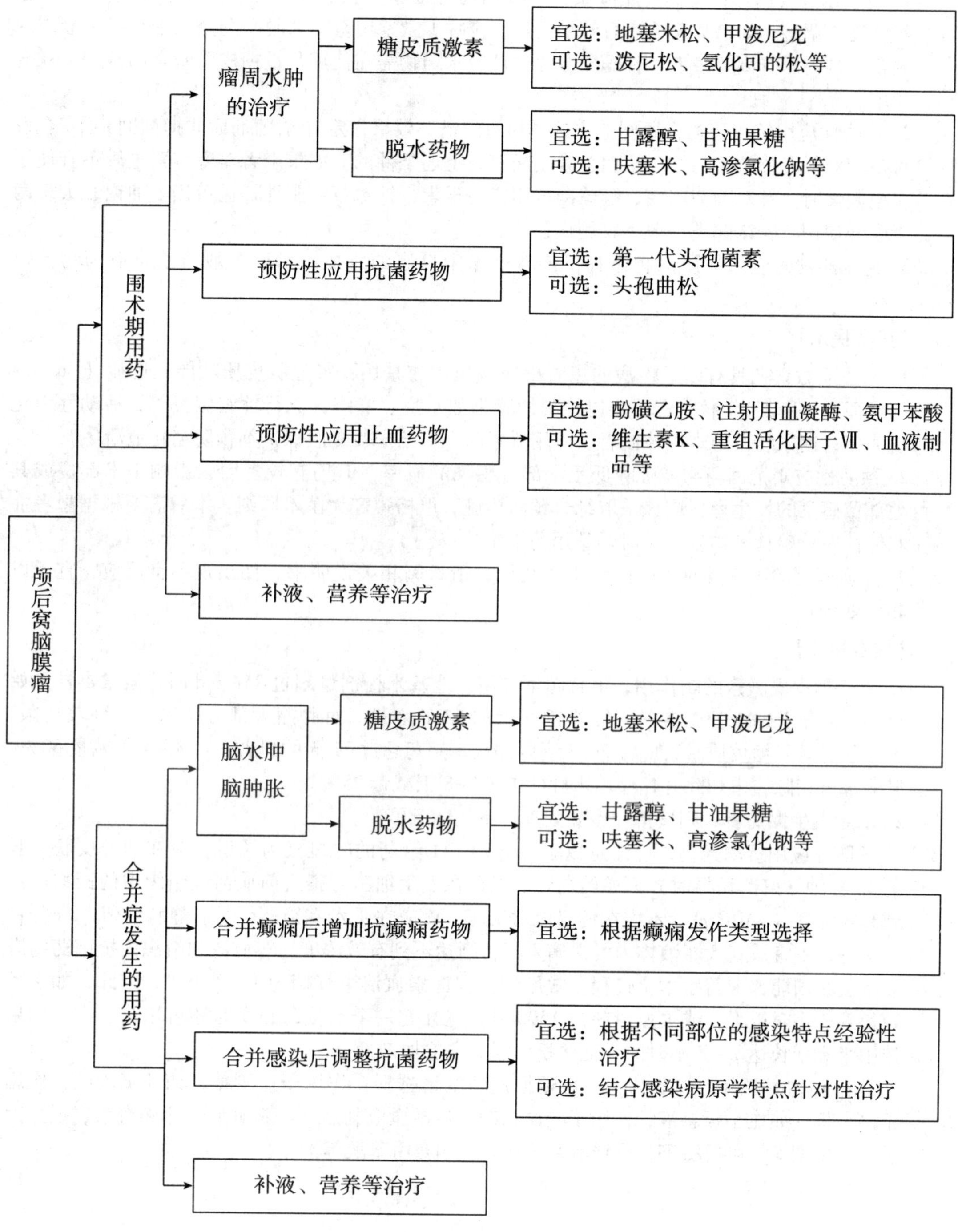

【用药选择】

1. 瘤周水肿的治疗：①糖皮质激素：一线用药为地塞米松和甲泼尼龙。从低剂量开始根据需要逐步调整。如果7天治疗后效果满意，应减少激素用量。②脱水药物：治疗严重瘤周水肿合并颅内压升高的患者，甘露醇等渗透性脱水药物需在使用足量糖皮质激素的基础上联合使用。
2. 预防性应用抗菌药物：原则上应选择相对广谱、效果肯定（杀菌剂而非抑菌剂）、安全及价格相对低廉的抗菌药物。头孢菌素是最符合上述条件的，如果患者对青霉素过敏不宜使用头孢菌素时，针对葡萄球菌、链球菌可用克林霉素，针对革兰阴性杆菌可用氨曲南，大多两者联合应用。喹诺酮类一般不宜用作预防。
3. 止血药物的应用：任何止血药不能替代术中良好的止血。术后一般给予止血药物治疗3天。

【药学提示】

1. 糖皮质激素在具有以下疾病的患者中应该慎用或禁用：肾上腺皮质功能亢进症（Cushing综合征）；活动性结核，药物难以控制的感染如水痘、麻疹、流行性腮腺炎等；活动性消化道溃疡；糖尿病血糖难以控制者。应用激素时，应给予胃黏膜保护剂预防消化道溃疡。
2. 预防性应用抗菌药物能够降低手术部位感染的概率，但仍有较多因素影响手术部位或其他部位感染的发生率，应该采取综合预防措施，严格遵守无菌术原则。术后需要根据患者症状体征及检验检查结果，及时调整用药策略。
3. 止血药物的不良反应不同药物不尽相同，请参阅相关说明书，如出现不良反应，宜予以相应处理。

【注意事项】

1. 由于糖皮质激素的副作用，不宜超量应用。地塞米松剂量超过25mg/d时，激素毒性开始增加。对于普通水肿患者，不推荐超过25mg/d的剂量。对肿瘤大部分切除、水肿较局限、无症状患者，糖皮质激素应在2~3周内停药。用药超过21天的患者，每3~4天减量50%；肿瘤部分切除，未切除并伴瘤周水肿的患者每8天减量25%。
2. 术后发生癫痫者，则按治疗癫痫处理，不能随意停药。
3. 预防性应用抗菌药物，应注意以下几方面：①给药的时机极为关键，应在切开皮肤黏膜前30分钟（麻醉诱导时）开始给药，以保证在发生细菌污染之前血清及组织中的药物已达到有效浓度（$>MIC_{90}$）。不应在病房应召给药，而应在手术室给药。②应静脉给药，30分钟内滴完，不宜放在大瓶液体内慢慢滴入，否则达不到有效浓度。③血清和组织内抗菌药物有效浓度必须能够覆盖手术全过程。常用的头孢菌素血清半衰期为1~2小时，因此，如手术延长到3小时以上，或失血量超过1500ml，应补充一个剂量，必要时还可用第三次。如果选用半衰期长达7~8小时的头孢曲松，则无须追加剂量。
4. 止血药物主要分为以下几类，可根据病情酌情选择：作用于血管壁，如酚磺乙胺；作用于血小板，如血小板悬液；作用于凝血系统，包括血液制品，如新鲜血、冷冻血浆、凝血因子、维生素K、血凝酶等；抗纤溶系统药物，如氨甲苯酸等。

五、推荐表单

（一）医师表单

颅后窝脑膜瘤临床路径医师表单

适用对象：第一诊断为颅后窝脑膜瘤（ICD-10：D32.012/D42.003/C70.003）
行颅后窝脑膜瘤切除术（ICD-9-CM-3：01.51）

患者姓名：	性别：　　年龄：　　门诊号：	住院号：
住院日期：　　年　月　日	出院日期：　　年　月　日	标准住院日：12～14 天

时间	住院第 1 天	住院第 2～3 天	住院第 4～5 天（手术日）
主要诊疗工作	□ 询问病史及体格检查 □ 完成病历书写 □ 开化验单 □ 上级医师查房与术前评估 □ 初步确定手术方式和日期	□ 依据体检，进行相关的术前检查 □ 完成必要的相关科室会诊 □ 上级医师查房，术前讨论 □ 完成术前准备与术前评估 □ 预约术中电生理监测 □ 完成术前小结、术前讨论记录 □ 向患者和家属交代围术期注意事项，签署手术同意书、自费协议书、输血同意书、委托书	□ 安排手术 □ 术中监测：BAEP，面神经、三叉神经监测 □ 术者完成手术记录 □ 完成术后病程 □ 上级医师查房 □ 向患者及家属交代手术情况，嘱咐注意事项 □ 观察术后病情变化
重点医嘱	**长期医嘱** □ 二级护理 □ 饮食 **临时医嘱** □ 神经系统专科查体（四肢肌力检查、小瞳孔眼底检查、步态检查等） □ 化验检查（血尿常规、血型、肝肾功能及血电解质、感染性疾病筛查、凝血功能），心电图，X 线胸片 □ MRI 平扫加强化（冠、矢、轴），病变区域颅底骨质薄层 CT 扫描（冠、轴） □ 脑神经功能临床检查（视力和视野、电测听、脑干诱发电位） □ 心、肺功能（视患者情况而定）	**长期医嘱** □ 二级护理 □ 饮食 □ 患者既往基础用药 **临时医嘱** □ 在局部麻醉/全身麻醉下行全脑 DSA 造影（必要时栓塞） □ 术前医嘱：明日全身麻醉下行枕下乙状窦后入路/远外侧/其他入路行颅后窝脑膜瘤切除术 □ 术前禁食、禁水 □ 抗菌药物 □ 激素（根据术前瘤周水肿情况定） □ 一次性导尿包 □ 其他特殊医嘱	**长期医嘱** □ 生命体征监测（每 2 小时 1 次） □ 多功能监护，吸氧 □ 可进流食（无术后功能障碍者），胃管鼻饲（有吞咽功能障碍者） □ 接引流（术中置放引流者） □ 尿管接袋计量 □ 补液 □ 抗菌药物、激素、抑酸等药物 □ 神经营养药（必要时） □ 控制血压和血糖等内科用药 **临时医嘱** □ 止血，镇痛，镇吐 □ 查血常规、肝肾功能及血电解质、凝血功能、血气等，酌情对症处理 □ 头颅 CT
病情变异记录	□ 无　□ 有，原因： 1. 2.	□ 无　□ 有，原因： 1. 2.	□ 无　□ 有，原因： 1. 2.
医师签名			

时间	住院第5~6天 术后第1天	住院第7~9天 术后第3天	住院第12~14天 （出院日）
主要诊疗工作	□ 上级医师查房，注意病情变化 □ 完成常规病历书写 □ 根据引流情况决定是否拔除硬脑膜外引流 □ 注意体温、血象变化，必要时行腰椎穿刺，送脑脊液化验 □ 注意有无意识障碍、呼吸障碍、偏瘫等（对症处理） □ 注意脑神经有无受损（有无面瘫、面部麻木感、听力受损、饮水呛咳）（对症处理） □ 复查头部CT，排除颅内出血和明确术后脑水肿的情况	□ 上级医师查房，注意病情变化 □ 注意是否有发热、脑脊液漏等 □ 必要时再次行腰椎穿刺采集脑脊液 □ 完成病历书写 □ 调整激素用量，逐渐减量 □ 注意患者的意识和精神状态变化，是否伴有脑神经功能障碍，必要时尽早行康复训练 □ 切口换药，注意有无皮下积液，必要时加压包扎 □ 复查头颅MRI，明确肿瘤是否切除完全	□ 上级医师查房，进行切口愈合评估，明确有无手术并发症，肿瘤是否切除完全，是否需要进一步放疗，能否出院 □ 完成出院记录、病案首页、出院证明等 □ 向患者交代出院注意事项：复诊时间、地点、检查项目，紧急情况时的处理
重点医嘱	**长期医嘱** □ 一级护理 □ 流食 □ 控制血压和血糖 □ 激素 **临时医嘱** □ 镇痛 □ 补液（酌情） □ 拔除引流管（如术中置放）	**长期医嘱** □ 二级护理 □ 半流食/普食 □ 调整激素用量，逐渐减量 □ 控制血压和血糖 **临时医嘱** □ 换药 □ 腰椎穿刺测压、放液（必要时）	**出院医嘱** □ 出院带药 □ 康复治疗（酌情） □ 残余肿瘤放射治疗（酌情）
病情变异记录	□ 无 □ 有，原因： 1. 2.	□ 无 □ 有，原因： 1. 2.	□ 无 □ 有，原因： 1. 2.
医师签名			

（二）护士表单

颅后窝脑膜瘤临床路径护士表单

适用对象：第一诊断为颅后窝脑膜瘤（ICD-10：D32.012/D42.003/C70.003）

行颅后窝脑膜瘤切除术（ICD-9-CM-3：01.51）

患者姓名：	性别：　　年龄：　　门诊号：	住院号：
住院日期：　　年　月　日	出院日期：　　年　月　日	标准住院日：12～14 天

时间	住院第 1 天	住院第 2～3 天	住院第 4～5 天（手术日）
健康宣教	□ **入院宣教** 介绍主管医师、护士 介绍环境、设施 介绍住院注意事项	□ **术前宣教** 宣教疾病知识、术前准备及手术过程 告知准备物品、沐浴 告知术后饮食、活动及探视注意事项 告知术后可能出现的情况及应对方式 主管护士与患者沟通，了解并指导心理应对 告知家属等候区位置	□ **术后当日宣教** 告知监护设备、管路功能及注意事项 告知饮食、体位要求 告知疼痛注意事项 告知术后可能出现情况及应对方式 告知用药情况 给予患者及家属心理支持 再次明确探视陪伴须知
护理处置	□ 核对患者，佩戴腕带 □ 建立入院护理病历 □ 卫生处置：剪指（趾）甲、沐浴，更换病号服	□ 协助医师完成术前检查化验 □ **术前准备** 配血、抗菌药物皮试 备皮剃头、药物灌肠 禁食、禁水	□ **送手术** 摘除患者各种活动物品 核对患者资料及带药 填写手术交接单，签字确认 □ **接手术** 核对患者及资料，签字确认
基础护理	□ **三级护理** 晨晚间护理 患者安全管理	□ **三级护理** 晨晚间护理 患者安全管理	□ **特级护理** 卧位护理：协助翻身、床上移动、预防压疮 排泄护理 患者安全管理
专科护理	□ 护理查体 □ 瞳孔、意识监测 □ 需要时，填写跌倒及压疮防范表 □ 需要时，请家属陪伴	□ 协助医师完成术前检查化验 □ **若行 DSA（必要时栓塞）** 术前禁食、禁水、备皮 术后观察意识、生命体征、患肢皮温、足背动脉搏动，嘱患者多饮水、按医嘱制动患肢6～24 小时	□ **病情观察，写特护记录** q2h 评估生命体征、瞳孔、意识、体征、肢体活动、皮肤情况、伤口敷料、各种引流管情况、出入量、有无脑神经功能障碍 □ 遵医嘱予脱水、抗感染、止血、抑酸、激素、控制血糖等治疗
重点医嘱	□ 详见医嘱执行单	□ 详见医嘱执行单	□ 详见医嘱执行单
病情变异记录	□ 无　□ 有，原因： 1. 2.	□ 无　□ 有，原因： 1. 2.	□ 无　□ 有，原因： 1. 2.
护士签名			

时间	住院第5～10天 （术后第1～6天）	住院第11～14天 （术后第7～10天）
健康宣教	□ **术后宣教** 药物作用及频率 饮食、活动指导 复查患者对术前宣教内容的掌握程度 疾病恢复期注意事项（若有脑神经受损后的宣教） 拔尿管后注意事项 腰椎穿刺后注意事项 下床活动注意事项	□ **出院宣教** 复查时间 服药方法 活动休息 指导饮食 康复训练方法 指导办理出院手续
护理处置	□ 遵医嘱完成相关检查 □ 夹闭尿管，锻炼膀胱功能	□ **办理出院手续** 书写出院小结
基础护理	□ **特级护理/一级护理** 晨晚间护理 协助进食、水（饮水呛咳者鼻饲） 协助翻身、床上移动、预防压疮 排泄护理 床上温水擦浴 协助更衣 患者安全管理	□ **二级护理** 晨晚间护理 协助或指导进食、水 协助或指导床旁活动 康复训练 患者安全管理
专科护理	□ **病情观察，写特护记录** q2h评估生命体征、瞳孔、意识、体征、肢体活动、皮肤情况、伤口敷料、各种引流管情况、出入量、有无脑神经功能障碍（必要时尽早行康复训练） □ 遵医嘱予脱水、抗感染、止血、抑酸、激素、控制血糖等治疗 □ 腰椎穿刺的护理 腰穿后，嘱患者去枕平卧4～6小时，观察病情和主诉，根据医嘱调整脱水药的用量 □ 需要时，联系主管医师给予相关治疗及用药	□ **病情观察** 评估生命体征、瞳孔、意识、体征、肢体活动、脑神经功能障碍恢复情况
重点医嘱	□ 详见医嘱执行单	□ 详见医嘱执行单
病情变异记录	□ 无 □ 有，原因： 1. 2.	□ 无 □ 有，原因： 1. 2.
护士签名		

（三）患者表单

颅后窝脑膜瘤临床路径患者表单

适用对象：第一诊断为颅后窝脑膜瘤（ICD-10：D32.012/D42.003/C70.003）
行颅后窝脑膜瘤切除术（ICD-9-CM-3：01.51）

患者姓名：	性别：　　年龄：　　门诊号：	住院号：
住院日期：　　年　月　日	出院日期：　　年　月　日	标准住院日：12～14 天

时间	住院第 1 天	住院第 2～3 天	住院第 4～5 天（手术日）
监测	□ 测量生命体征、体重	□ 每日测量生命体征、询问排便情况，手术前一天晚测量生命体征	□ 手术清晨测量生命体征、血压 1 次
医患配合	□ 护士行入院护理评估（简单询问病史） □ 接受入院宣教 □ 医师询问病史、既往病史、用药情况，收集资料 □ 进行体格检查	□ 配合完善术前相关化验、检查 **术前宣教** □ 颅后窝脑膜瘤疾病知识、临床表现、治疗方法 □ 术前用物准备：奶瓶、湿巾等 □ 手术室接患者，配合核对 □ 医师与患者及家属介绍病情及手术谈话 □ 手术时家属在等候区等候 □ 探视及陪伴制度	**术后宣教** □ 术后体位：麻醉未醒时平卧；清醒后，4～6 小时无不适反应可垫枕或根据医嘱予监护设备、吸氧 □ 配合护士定时监测生命体征、瞳孔、肢体活动、伤口敷料等 □ 不要随意动引流管 □ 疼痛的注意事项及处理 □ 告知医护不适及异常感受 □ 配合评估手术效果
重点诊疗及检查	**重点诊疗** □ 三级护理 □ 既往基础用药	**重点诊疗** **术前准备** □ 备皮剃头 □ 配血 □ 药物灌肠 □ 术前签字 **重要检查** □ 心电图、胸片 □ MRI、CT □ 视力视野检查 □ DSA（必要时）	**重点诊疗** □ 特级护理 □ 予监护设备、吸氧 □ 注意留置管路安全与通畅 □ 用药：抗菌药物、止血药、抑酸、激素、补液药物的应用 □ 护士协助记录出入量
饮食及活动	□ 正常普食 □ 正常活动	□ 术前 12 小时禁食、禁水 □ 正常活动	□ 根据病情给予半流食或鼻饲 □ 卧床休息，自主体位

时间	住院第5～10天 （术后第1～6天）	住院第11～14天 （术后7～10天）
监测	□ 定时监测生命体征，每日询问排便情况	□ 定时监测生命体征，每日询问排便情况
医患配合	□ 医师巡视，了解病情 □ 配合意识、瞳孔、肢体活动、脑神经功能的观察及必要的检查 □ 护士行晨晚间护理 □ 护士协助进食、进水、排泄等生活护理 □ 配合监测出入量 □ 膀胱功能锻炼，成功后可将尿管拔除 □ 配合功能恢复训练（必要时） □ 注意探视及陪伴时间	□ 护士行晨晚间护理 □ 医师拆线 □ 伤口注意事项 □ 配合功能恢复训练（必要时） **出院宣教** □ 接受出院前康复宣教 □ 学习出院注意事项 □ 了解复查程序 □ 办理出院手续，取出院带药
重点诊疗及检查	**重点诊疗** □ 特级/一级护理 □ 静脉用药逐渐过渡至口服药 □ 医师定时予伤口换药 □ 医师行腰椎穿刺（必要时） **重要检查** □ 定期抽血化验 □ 复查CT及MRI	**重点诊疗** □ 二级/三级护理 □ 普食 □ 医师行腰椎穿刺（必要时） **重要检查** □ 定期抽血化验（必要时）
饮食及活动	□ 根据病情逐渐由半流食过渡至普食，营养均衡，给予高蛋白、低脂肪、易消化，避免产气食物（牛奶、豆浆）及油腻食物。鼓励多食汤类食物，必要时鼻饲饮食 □ 卧床休息时可头高位，渐坐起 □ 术后第3～4天可视体力情况渐下床活动，循序渐进，注意安全 □ 行功能恢复训练（必要时）	□ 普食，营养均衡 □ 勿吸烟、饮酒 □ 正常活动 □ 行功能恢复训练（必要时）

附：原表单（2009 年版）

颅后窝脑膜瘤临床路径表单

适用对象：第一诊断为颅后窝脑膜瘤（ICD-10：D32.012/D42.003/C70.003）

行颅后窝脑膜瘤切除术（ICD-9-CM-3：01.51）

患者姓名：	性别：　　年龄：　　门诊号：	住院号：
住院日期：　　年　月　日	出院日期：　　年　月　日	标准住院日：12～14 天

时间	住院第 1 天	住院第 2～3 天	住院第 4～5 天（手术日）
主要诊疗工作	□ 询问病史及体格检查 □ 完成病历书写 □ 开化验单 □ 上级医师查房与术前评估 □ 初步确定手术方式和日期	□ 依据体检，进行相关的术前检查 □ 完成必要的相关科室会诊 □ 上级医师查房，术前讨论 □ 完成术前准备与术前评估 □ 预约术中电生理监测 □ 完成术前小结、术前讨论记录 □ 向患者和家属交代围术期注意事项，签署手术同意书、自费协议书、输血同意书、委托书	□ 安排手术 □ 术中监测：BAEP，面神经、三叉神经监测 □ 术者完成手术记录 □ 完成术后病程 □ 上级医师查房 □ 向患者及家属交代手术情况、注意事项 □ 观察术后病情变化
重点医嘱	**长期医嘱** □ 二级护理 □ 饮食 **临时医嘱** □ 神经系统专科查体（四肢肌力检查、小瞳孔眼底检查、步态检查等） □ 化验检查（血尿常规、血型、肝肾功能及血电解质、感染性疾病筛查、凝血功能），心电图，胸片 □ MRI 平扫加强化（冠、矢、轴），病变区域颅底骨质薄层 CT 扫描（冠、轴） □ 脑神经功能临床检查（视力和视野、电测听、脑干诱发电位） □ 心、肺功能（视患者情况而定）	**长期医嘱** □ 二级护理 □ 饮食 □ 患者既往基础用药 **临时医嘱** □ 在局部麻醉/全身麻醉下行全脑 DSA 造影（必要时栓塞） □ 术前医嘱：明日全身麻醉下行枕下乙状窦后入路/远外侧/其他入路行颅后窝脑膜瘤切除术 □ 术前禁食、禁水 □ 抗菌药物 □ 激素（根据术前瘤周水肿情况定） □ 一次性导尿包 □ 其他特殊医嘱	**长期医嘱** □ 生命体征监测（每 2 小时 1 次） □ 多功能监护，吸氧 □ 可进流食（无术后功能障碍者），胃管鼻饲（有吞咽功能障碍者） □ 接引流（术中置放引流者） □ 尿管接袋计量 □ 补液 □ 抗菌药物、激素、抑酸等药物 □ 神经营养药（必要时） □ 控制血压和血糖等内科用药 **临时医嘱** □ 止血，镇痛，镇吐 □ 查血常规、肝肾功能及血电解质、凝血功能、血气等，酌情对症处理 □ 头颅 CT
主要护理工作	□ 介绍病房环境，设施和设备 □ 入院护理评估	□ 宣教、备皮等术前准备 □ 提醒患者术前禁食、禁水 □ 观察有无吞咽障碍	□ 随时观察患者病情变化 □ 术后心理和生活护理

续　表

时间	住院第1天	住院第2~3天	住院第4~5天（手术日）
病情变异记录	□无　□有，原因： 1. 2.	□无　□有，原因： 1. 2.	□无　□有，原因： 1. 2.
护士签名			
医师签名			

时间	住院第 5～6 天 （术后第 1 天）	住院第 7～9 天 （术后第 3 天）	住院第 12～14 天 （出院日）
主要诊疗工作	□ 上级医师查房，注意病情变化 □ 完成常规病历书写 □ 根据引流情况决定是否拔除硬脑膜外引流管 □ 注意体温、血象变化，必要时行腰椎穿刺，送脑脊液化验 □ 注意有无意识障碍、呼吸障碍、偏瘫等（对症处理） □ 注意脑神经有无受损（有无面瘫、面部麻木感、听力受损、饮水呛咳）（对症处理） □ 复查头部 CT，排除颅内出血和明确术后脑水肿的情况	□ 上级医师查房，注意病情变化 □ 注意是否有发热、脑脊液漏等 □ 必要时再次行腰椎穿刺采集脑脊液 □ 完成病历书写 □ 调整激素用量，逐渐减量 □ 注意患者的意识和精神状态变化，是否伴有脑神经功能障碍，必要时尽早行康复训练 □ 切口换药，注意有无皮下积液，必要时加压包扎 □ 复查头颅 MRI，明确肿瘤是否切除完全	□ 上级医师查房，进行切口愈合评估，明确有无手术并发症，肿瘤是否切除完全，是否需要进一步放疗，能否出院 □ 完成出院记录、病案首页、出院证明等 □ 向患者交代出院注意事项：复诊时间、地点、检查项目，紧急情况时的处理
重点医嘱	**长期医嘱** □ 一级护理 □ 流食 □ 控制血压和血糖 □ 激素 **临时医嘱** □ 镇痛 □ 补液（酌情） □ 拔除引流管（如术中置放）	**长期医嘱** □ 二级护理 □ 半流食/普食 □ 调整激素用量，逐渐减量 □ 控制血压和血糖 **临时医嘱** □ 换药 □ 腰椎穿刺测压、放液（必要时）	**出院医嘱** □ 出院带药 □ 康复治疗（酌情） □ 残余肿瘤放射治疗（酌情）
主要护理工作	□ 观察患者生命体征情况 □ 术后心理与生活护理 □ 观察有无吞咽障碍	□ 观察患者生命体征情况 □ 术后心理与生活护理 □ 指导术后患者功能锻炼	□ 指导患者办理出院手续
病情变异记录	□ 无　□ 有，原因： 1. 2.	□ 无　□ 有，原因： 1. 2.	□ 无　□ 有，原因： 1. 2.
护士签名			
医师签名			

第十章

垂体腺瘤临床路径释义

一、垂体腺瘤编码

1. 卫计委原编码

疾病名称及编码：垂体瘤恶性肿瘤（ICD-10：C75.1）
垂体原位癌（ICD-10：D09.302）
垂体良性肿瘤（ICD-10：D35.2）
垂体动态未定及动态未知肿瘤（ICD-10：D44.3）

手术操作名称及编码：经蝶/经额或其他入路垂体腺瘤切除术（ICD-9-CM-3：07.61/07.62/07.63）

2. 修改编码

疾病名称及编码：垂体良性肿瘤（ICD-10：D35.2）

手术操作名称及编码：经鼻蝶入路垂体腺瘤切除术（ICD-9-CM-3：07.62）

二、临床路径检索方法

D35.2 伴 07.62

三、垂体腺瘤临床路径标准住院流程

（一）适用对象

第一诊断为垂体腺瘤（ICD-10：C75.1/D09.302/D35.2/D44.3）。

行经蝶/经额或其他入路垂体腺瘤切除术（ICD-9-CM-3：07.61/07.62/07.63）。

释义

■ 本路径适用对象为垂体腺瘤，不包括脑膜瘤、颅咽管瘤、脊索瘤等发生在鞍区的其他肿瘤。

■ 垂体腺瘤的治疗手段有多种，包括经额开颅、经鼻蝶入路肿瘤切除等多种方法，本路径仅适用于经鼻蝶入路，其他治疗方式见本病其他手术入路的路径指南。

（二）诊断依据

根据《临床诊疗指南·神经外科学分册》（中华医学会编著，人民卫生出版社，2006），《临床技术操作规范·神经外科分册》（中华医学会编著，人民军医出版社，2007），《神经外科学》（人民卫生出版社，2008）。

1. 临床表现：可有头痛，视力减退，视力、视野缺损，闭经，泌乳，性功能减退，肢端肥大，Cushing 征等。

2. 辅助检查

（1）检查视力、视野。

（2）1 个月内鞍区 MRI T1、T2 平扫加强化（含垂体区放大扫描）。

（3）头颅CT。

3. 实验室检查：可出现内分泌激素水平异常。

释义

■ 功能性垂体腺瘤多有垂体激素水平异常导致的症状，如闭经、泌乳，肢端肥大、库欣综合征等。无功能垂体腺瘤在女性发病初期可有月经不规律，闭经等，而在男性发病初期无明显症状体征，为查体时偶然发现。或肿瘤出现占位效应时出现头痛，视力下降或视野缺损。

■ 颅MRI平扫和增强可明确肿瘤的位置、大小以及和周围组织如垂体柄、颈内动脉等重要结构的关系。

■ 垂体激素水平检查能明确垂体腺瘤性质以及是否存在垂体功能低下。

（三）选择治疗方案的依据

根据《临床诊疗指南·神经外科学分册》（中华医学会编著，人民卫生出版社，2006），《临床技术操作规范·神经外科分册》（中华医学会编著，人民军医出版社，2007），《神经外科学》（人民卫生出版社，2008）。

1. 手术：经蝶入路垂体腺瘤切除术。
2. 术后酌情行内分泌激素治疗。
3. 术后酌情行放射治疗。

释义

■ 除垂体泌乳素腺瘤应首选药物治疗外，临床发现的垂体腺瘤特别是功能性垂体腺瘤患者，或无功能垂体腺瘤患者出现性功能异常或视力视野受损的表现，应首选手术治疗，应向患者解释各种治疗方法的利弊以共同制订治疗方案。根据各医疗机构的条件可选择经鼻蝶入路，也可以选择冠状入路开颅等方法；本路径仅适用于经鼻蝶入路，其他手术方式进入该病的其他路径。

■ 术后出现垂体功能低下的患者应予以对症激素替代治疗。

■ 对手术后有明显肿瘤残余难以再次手术切除的患者可以行放射治疗，包括伽马刀及常规放疗等。

（四）标准住院日为14天

释义

■ 垂体腺瘤患者入院后，常规检查，包括鞍区平扫加增强磁共振、垂体动态增强扫描及垂体激素检查等准备1～3天，术后恢复7～11天，总住院时间<14天的均符合本路径要求。

（五）进入路径标准

1. 第一诊断必须符合ICD-10：C75.1/D09.302/D35.2/D44.3垂体腺瘤疾病编码。

2. 当患者同时合并其他疾病，但住院期间不需特殊处理，也不影响第一诊断的临床路径实施时，可以进入路径。

释义

■ 本路径适用于非侵袭性垂体腺瘤，当肿瘤巨大并以鞍上为主，或难以一次经鼻蝶窦入路手术切除，需要结合冠切经额开颅等其他手术入路时，不进入本路径。

■ 患者如果合并高血压、糖尿病、冠心病等其他慢性疾病，需要术前对症治疗时，如果不影响麻醉和手术，不影响术前准备的时间，可进入本路径。上述慢性疾病如果需要经治疗稳定后才能手术，术前准备过程先进入其他相应内科疾病的诊疗路径。

（六）术前准备（术前评估）2～4天

1. 必需的检查项目

（1）实验室检查：血常规、血型、尿常规、肝肾功能、血电解质、血糖、感染性疾病筛查、凝血功能。

（2）内分泌检查（可于住院前完成）：性激素六项（血清卵泡刺激素、促黄体生成素、催乳素、雌二醇、血清孕酮、血清睾酮），生长激素，IGF-1（肢端肥大症者），甲状腺功能检查（T_3、T_4、TSH、FT_3、FT_4），血清皮质醇（8am、5pm、12pm）。

（3）心电图、胸部X线平片，头颅正侧位X线片。

2. 根据患者病情可选择：24小时尿游离皮质醇/17-羟皮质类固醇等。

释义

■ 内分泌垂体激素水平检查包括：甲状腺功能（T_3、T_4、TSH、FT_3、FT_4），生长激素，ACTH，血清皮质醇，性激素六项（泌乳素、雌激素、孕激素、睾酮及PSH、LH）。对功能性垂体腺瘤还应行OGTT，IGF-1或24小时尿游离皮质醇，大小剂量地塞米松抑制实验等相应检查。必查项目还包括鞍区平扫加增强MRI；视力、视野检查。

■ 必查项目是确保手术治疗安全、有效开展的基础，术前必须完成。

■ 为缩短患者住院等待时间，检查项目可以在患者入院前于门诊完成。

■ 高龄患者或有心肺功能异常患者，术前根据病情增加心脏彩超、肺功能、血气分析等检查。

（七）预防性抗菌药物选择与使用时机

1. 按照《抗菌药物临床应用指导原则》（卫医发〔2004〕285号）选择用药。

2. 预防性用抗菌药物，时间为术前30分钟。经鼻蝶手术患者术后预防性使用抗菌药物3天。

3. 口服泼尼松5mg tid×3d（术前垂体功能低下的患者，根据化验结果决定）。

释义

■ 预防性用抗菌药物，时间为术前30分钟静脉应用。经鼻蝶手术患者术后静脉预防性应用抗菌药物3天。有脑脊液漏者术后静脉抗菌药物应用应适当延长。

■ 垂体腺瘤经鼻蝶窦入路手术属于Ⅱ类切口，但由于术中可能用到人工硬膜、术中止血材料，且经鼻蝶入路手术对手术室层流的无菌环境要求较高，一旦感染可导致严重后果。按规定适当预防性和术后应用抗菌药物，通常选用第一代或第二代头孢菌素。

（八）手术日为入院第3～5天

1. 麻醉方式：全身麻醉。
2. 手术方式：经蝶/经额或其他入路垂体腺瘤切除术。
3. 手术内置物
（1）硬脑膜修补片（经蝶手术）。
（2）颅骨固定材料（开颅手术）。
4. 术中用药：抗菌药物、激素、止血剂、脱水药。
5. 输血：视术中情况决定。
6. 病理：冷冻（视情况而定），石蜡切片。

释义

■ 本路径规定的经鼻蝶窦入路手术均是在全身麻醉下实施。

■ 对于缺损的鞍底，可根据情况用人工硬膜或自身筋膜修补。术前用抗菌药物参考《抗菌药物临床应用指导原则》执行。如手术时间过长，可于术中追加一次抗菌药物。

■ 术中酌情使用脱水药、止血药，必要时可选用抗癫痫药和糖皮质激素。

■ 手术是否输血依照术中出血量而定，术中检测血红蛋白素指标后必要时可输异体血。

（九）术后住院恢复7～10天

1. 必须复查的检查项目：头部MRI、视力视野、血常规、肝肾功能、血电解质，根据垂体腺瘤类型复查相关激素水平。
2. 术后常用药：抗菌药物，预防性使用抗癫痫药物，视病情使用治疗尿崩症状的相应药物。

释义

■ 术后可根据患者恢复情况做必须复查的检查项目，并根据病情变化增加检查的频次。检查项目并不仅局限于路径中的项目，建议出院前可复查鞍区平扫加增强MRI。出院前必须复查视力视野。

■ 术后用药不仅仅是抗菌药物，还应根据病情使用激素、治疗尿崩症的相应药物等。

（十）出院标准

1. 切口愈合良好：切口无感染，无皮下积液（或门诊可以处理的少量积液）。
2. 无发热，无脑脊液鼻漏，已拔除鼻腔纱条。

3. 尿量正常，需逐渐停用治疗尿崩药物（1~2周减量1次，争取1~1.5个月停药）。
4. 无需要住院处理的并发症和（或）合并症。

释义

■ 主治医师应在患者出院前，通过复查各项检查并结合患者恢复情况决定其是否能出院。如果出现术后明显垂体功能低下、脑脊液鼻漏，难以控制的尿崩症、血电解质紊乱，颅内感染等需要继续留院治疗的情况，超出了路径所规定的时间，应先处理并发症，并符合出院条件后再准许患者出院。

（十一）变异及原因分析

1. 根据患者病情安排相应的术前检查，可能延长住院时间，增加治疗费用。
（1）个别垂体微腺瘤须申请垂体动态强化磁共振检查。
（2）Cushing病：需加做大、小剂量地塞米松抑制试验。
（3）生长激素腺瘤：需做葡萄糖抑制试验，查胰岛素样生长因子水平。
2. 手术切除一般作为首选的治疗方法。经鼻蝶路入路或者其他入路术式的选择以及是否选用内镜，需要根据垂体腺瘤大小、与周围血管及神经关系特点、术者经验和习惯、患者的一般状况等决定。
3. 泌乳素腺瘤的治疗，可以先行药物治疗，药物控制无效或不耐受药物者可考虑手术治疗。
4. 下列情况可考虑放射治疗：
（1）手术后残留。
（2）患者体质差或合并有其他系统疾病不能耐受手术者。放射治疗过程中，若出现瘤卒中、视力下降、失明，应立即停止放射治疗，手术挽救视力。

释义

■ Cushing病：需加做大、小剂量地塞米松抑制试验，必要时行奥曲肽显像或岩下窦取血。

■ 除垂体泌乳素腺瘤外，经鼻蝶窦入路手术切除一般作为首选的治疗方法。需要根据垂体腺瘤大小，与周围血管及神经关系特点等决定是否采用术中导航定位。

■ 对于术后垂体功能低下者，术后可采用激素替代治疗。

■ 术后随访，包括临床症状改善情况、内分泌学和影像学检查。

■ 术后继发脑脊液鼻漏、颅内感染和神经血管损伤等，严重者需要二次手术，导致住院时间延长、费用增加。

■ 出现变异的原因很多，除了包括路径中所描述的各种术后并发症，还包括医疗、护理、患者、环境等多方面的变异原因，为便于总结和在工作中不断完善和修订路径，应将变异原因归纳、总结，以便重新修订路径时作为参考。

四、垂体腺瘤临床路径给药方案

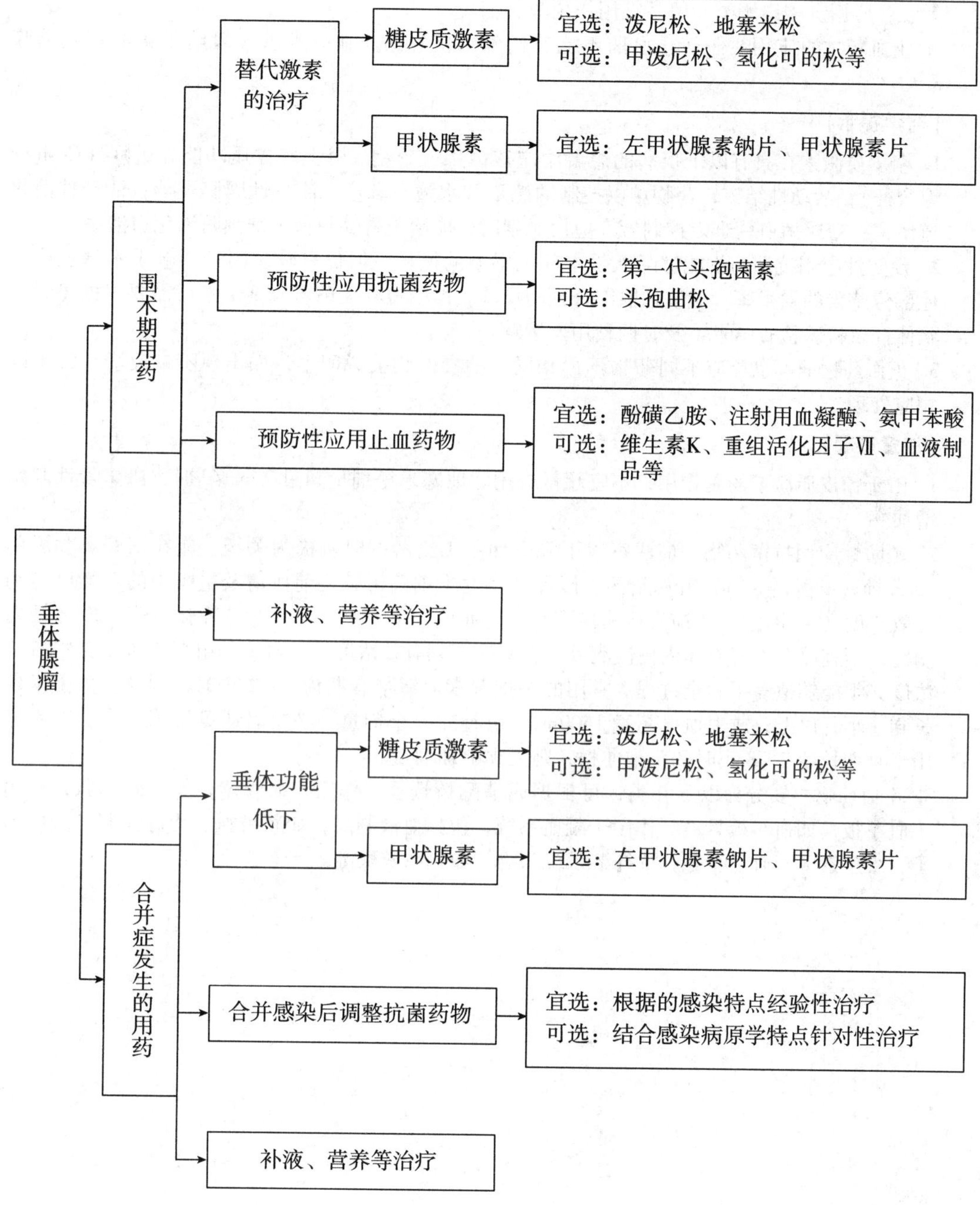

【用药选择】

1. 垂体功能低下的治疗：①糖皮质激素：一线用药为泼尼松、地塞米松、甲泼尼松、氢化可的松等。从低剂量开始，根据需要逐步调整。如果 3 天治疗后效果满意，可低剂量维持激素用量。②甲状腺素：可选用左甲状腺素钠片、甲状腺素片小剂量维持。

2. 预防性应用抗菌药物：原则上应选择相对广谱、效果肯定（杀菌剂而非抑菌剂）、安全及价格相对低廉的抗菌药物。头孢菌素是最符合上述条件的，如果患者对青霉素过敏不宜使用头孢菌素时，针对葡萄球菌、链球菌可用克林霉素，针对革兰阴性杆菌可用氨曲南，大多两者联合应用。喹诺酮类一般不宜用作预防。

3. 止血药物的应用：任何止血药不能替代术中良好的止血。术后一般给予止血药物治疗3天。

【药学提示】

1. 糖皮质激素在具有以下疾病的患者中应该慎用或禁用。肾上腺皮质功能亢进症（Cushing综合征）；活动性结核，药物难以控制的感染如水痘、麻疹、流行性腮腺炎等；活动性消化道溃疡；糖尿病血糖难以控制者。应用激素时，应给予胃黏膜保护剂预防消化道溃疡。

2. 预防性应用抗菌药物能够降低手术部位感染的概率，但仍有较多因素影响手术部位或其他部位感染的发生率，应该采取综合预防措施，严格遵守无菌术原则。术后需要根据患者症状体征及检验检查结果，及时调整用药策略。

3. 止血药物的不良反应不同药物不尽相同，请参阅相关说明书，如出现不良反应，宜予以相应处理。

【注意事项】

1. 由于糖皮质激素的副作用，不宜超量应用。地塞米松剂量超过25mg/d时，激素毒性开始增加。

2. 预防性应用抗菌药物，应注意以下几方面：①给药的时机极为关键，应在切开鼻黏膜前30分钟（麻醉诱导时）开始给药，以保证在发生细菌污染之前血清及组织中的药物已达到有效浓度（$>MIC_{90}$）。不应在病房应召给药，而应在手术室给药。②应静脉给药，30分钟内滴完，不宜放在大瓶液体内慢慢滴入，否则达不到有效浓度。③血清和组织内抗菌药物有效浓度必须能够覆盖手术全过程。常用的头孢菌素血清半衰期为1～2小时，因此，如手术延长到3小时以上，或失血量超过1500ml，应补充一个剂量，必要时还可用第三次。如果选用半衰期长达7～8小时的头孢曲松，则无须追加剂量。

3. 止血药物主要分为以下几类，可根据病情酌情选择：作用于血管壁，如酚磺乙胺；作用于血小板，如血小板悬液；作用于凝血系统，包括血液制品，如新鲜血、冷冻血浆、凝血因子、维生素K、血凝酶等；抗纤溶系统药物，如氨甲苯酸等。

五、推荐表单

（一）医师表单

垂体腺瘤临床路径医师表单

适用对象：第一诊断为垂体腺瘤（ICD-10：C75.1/D09.302/D35.2/D44.3）
行经蝶入路垂体腺瘤切除术（ICD-9-CM-3：07.61/07.62/07.63）

患者姓名：	性别：　　年龄：　　门诊号：	住院号：
住院日期：　　年　月　日	出院日期：　　年　月　日	标准住院日：10～14天

时间	住院第1天	住院第2～3天	住院第3～5天（手术日）
主要诊疗工作	□ 询问病史及体格检查 □ 完成病历书写 □ 开化验单 □ 上级医师查房 □ 术前评估 □ 初步确定手术方式和日期	□ 完成术前准备与术前评估，完成术前小结、术前讨论记录、上级医师查房记录 □ 根据患者病情确定手术方案 □ 完成必要的相关科室会诊 □ 术前有垂体功能低下的患者，需激素替代治疗3天（口服泼尼松5mg tid） □ 向患者和家属交代病情，签署手术同意书、自费协议书、输血同意书、委托书 □ 向患者和家属交代围术期注意事项	□ 实施手术 □ 完成手术记录 □ 完成术后病程记录 □ 上级医师查房 □ 向患者及家属交代手术过程情况及注意事项
重点医嘱	**长期医嘱** □ 二级护理 □ 饮食（普食/糖尿病饮食/其他） □ 激素替代（必要时） **临时医嘱** □ 化验检查（血尿常规，血型，肝肾功能+电解质+血糖，感染性疾病筛查，凝血功能）心电图，胸片 □ 内分泌检查：性激素六项，生长激素，IGF-1（肢端肥大症），甲功五项（T_3、T_4、TSH、FT_3、FT_4），血清皮质醇（8am、5pm、12pm） □ 24小时尿游离皮质醇/17-羟皮质类固醇（必要时） □ 请眼科会诊（查视力、视野） □ 头颅正侧位X线片 □ 鼻窦CT（经鼻蝶入路者） □ 1个月内的头颅磁共振T1、T2平扫加强化 □ 肺功能、超声心动（视患者情况而定）	**长期医嘱** □ 二级护理 □ 饮食（普食/糖尿病饮食/其他） □ 患者既往基础用药 □ 口服泼尼松5mg tid×3d（术前垂体功能低下患者） □ 口服抗菌药物×3d（经蝶入路） □ 抗菌药物眼液滴鼻 tid×3d（经蝶入路者） **临时医嘱** □ 术前医嘱：常规明日全身麻醉下行经蝶入路垂体腺瘤切除术 □ 术前禁食、禁水 □ 一次性导尿包 □ 其他特殊医嘱	**长期医嘱** □ 平卧位（术中无脑脊液漏者平卧1～3天，有脑脊液漏者平卧1周） □ 次日改半流食/其他 □ 氧气吸入，心电监护 □ 记24小时出入量 □ 补液 □ 激素替代：氢化可的松100mg iv q12h（经蝶）/地塞米松5～10mg iv q12h（开颅） □ 静脉抗菌药物（经蝶入路） □ 控制血压和血糖 □ 必要时抑酸治疗（预防应激性溃疡药物） **临时医嘱** □ 抗菌药物（术前0.5小时用） □ 氢化可的松100mg（术中用） □ 镇痛，镇吐 □ 查血常规、电解质、血气等，酌情对症处理 □ 治疗尿崩药物（尿崩症状时用） □ 头颅CT：肿瘤切除情况，除外颅内出血、硬脑膜外血肿等（酌情） □ 其他特殊医嘱

续　表

时间	住院第 1 天	住院第 2～3 天	住院第 3～5 天（手术日）
病情变异记录	□无　□有，原因： 1. 2.	□无　□有，原因： 1. 2.	□无　□有，原因： 1. 2.
医师签名			

时间	住院第5～7天 （术后第1～2天）	住院第6～13天 （术后第3～9天）	住院第10～14天 （出院日）
主要诊疗工作	□ 上级医师查房，观察病情变化 □ 完成常规病历书写 □ 注意意识状态、体温、尿量等，注意水电解质平衡，予对症处理 □ 注意视力变化 □ 复查头颅 MRI，确认肿瘤切除情况	□ 上级医师查房，观察病情变化 □ 完成常规病历书写 □ 调整激素用量，逐渐减量 □ 经鼻蝶手术患者：拔除鼻腔碘仿纱条（无脑脊液漏者），有脑脊液漏者7～10天拔除 □ 经蝶手术患者：静脉抗菌药物改口服（无脑脊液漏者），有脑脊液漏者静脉抗菌药物使用7天 □ 多尿患者每日查电解质，注意水电解质平衡 □ 根据垂体腺瘤类型及临床症状，复查相关激素	□ 上级医师查房，评估切口愈合情况，有无手术并发症，判断垂体腺瘤切除情况，是否需要进一步放射治疗，能否出院 □ 完成出院记录、病历首页、出院证明等 □ 向患者交代出院注意事项：复诊时间、地点、检查项目、紧急情况时的处理 □ 将"垂体腺瘤随访表"交患者
重点医嘱	**长期医嘱** □ 一级护理 □ 半流食 □ 氢化可的松 100mg iv q12h/或地塞米松 5～10mg iv q12h □ 必要时应用抑酸药（预防应激性溃疡） □ 抗菌药物应用3天（经蝶手术后） □ 治疗尿崩药物（尿崩症状时使用） □ 控制血压和血糖 **临时医嘱** □ 补液：保持出入量平衡 □ 血清皮质醇/24小时尿游离皮质醇（Cushing病） □ 电解质（尿多者）	**长期医嘱** □ 泼尼松 5mg tid □ 必要时应用抑酸药预防应激性溃疡 □ 经蝶手术无鼻漏停用抗菌药物 □ 治疗尿崩药物（尿崩症状时使用） □ 控制血压和血糖等内科用药（口服） **临时医嘱** □ 经鼻蝶手术患者：拔除鼻腔碘仿纱条（无脑脊液漏者），有脑脊液漏者7～10天拔除 □ 相关激素水平（垂体腺瘤类型）	**出院医嘱** □ 出院带药 □ 激素替代治疗，逐渐减量（酌情） □ 残余肿瘤放射治疗（酌情） □ 术后1个月门诊复查
病情变异记录	□ 无　□ 有，原因： 1. 2.	□ 无　□ 有，原因： 1. 2.	□ 无　□ 有，原因： 1. 2.
医师签名			

（二）护士表单

垂体腺瘤临床路径护士表单

适用对象：第一诊断为垂体腺瘤（ICD-10：C75.1/D09.302/D35.2/D44.3）
行经蝶入路垂体腺瘤切除术（ICD-9-CM-3：07.61/07.62/07.63）

患者姓名：	性别：　　年龄：　　门诊号：	住院号：
住院日期：　　年　月　日	出院日期：　　年　月　日	标准住院日：10～14天

时间	住院第1天	住院第2～3天	住院第3～5天（手术日）
健康宣教	□ 介绍主管医师、护士 □ 介绍医院内相关制度 □ 介绍环境、设施 □ 介绍住院注意事项 □ 介绍疾病知识	□ 介绍术前准备（备皮、配血）及手术过程 □ 术前用药的药理作用及注意事项 □ 告知术前禁食、洗浴、物品的准备 □ 告知签字及麻醉科访视事宜 □ 使用药品的宣教 □ 强调术前陪伴及探视制度	□ 介绍术后注意事项 □ 告知体位要求 □ 告知陪伴及探视制度 □ 告知术后疼痛处理 □ 告知手术当天禁食、禁水
护理处置	□ 核对患者，佩戴腕带 □ 建立入院护理病历 □ 卫生处置：剃头、剪指（趾）甲、沐浴，更换病号服 □ 遵医嘱完成特殊检查 □ 了解患者基础疾病，遵医嘱予以对应处理或检测	□ 协助完善相关检查，做好解释说明 □ 遵医嘱完成治疗及用药	□ **送手术** 核对患者并摘除衣物，保护患者 核对资料及带药 填写手术交接单 □ **接手术** 核对患者及资料填写手术交接单 □ **术后** 核对患者及资料填写手术交接单 遵医嘱完成治疗、用药
基础护理	□ 三级护理（生活不能完全自理患者予以二级护理） □ 晨、晚间护理 □ 患者安全管理 □ 心理护理	□ 三级护理（生活不能完全自理患者予以二级护理） □ 晨、晚间护理 □ 患者安全管理 □ 心理护理	□ 特级护理 □ 晨、晚间护理 □ 协助生活护理 □ 指导患者采取正确体位 □ 六洁到位 □ 安全护理措施到位 □ 心理护理
专科护理	□ 护理查体 □ 瞳孔、意识监测	□ 指导患者经口呼吸	□ 观察患者生命体征、意识、视力、伤口敷料、肢体活动。 □ 准确记录24小时出入量，观察每小时尿量 □ 指导患者经口护理 □ 尿管护理

续　表

时间	住院第1天	住院第2~3天	住院第3~5天（手术日）
重点医嘱	□ 详见医嘱执行单	□ 详见医嘱执行单	□ 详见医嘱执行单
病情变异记录	□ 无　□ 有，原因： 1. 2.	□ 无　□ 有，原因： 1. 2.	□ 无　□ 有，原因： 1. 2.
护士签名			

时间	住院第5~7天 （手术第1~2天）	住院第6~13天 （术后第3~9天）	住院第10~14天 （出院日）
健康宣教	□ 饮食指导 □ 评价以前宣教效果 □ 相关检查及化验的目的及注意事项 □ 术后用药指导	□ 下地活动注意事项（无脑脊液鼻漏者） □ 拔出鼻纱条、尿管（无脊液鼻漏者）后注意事项 □ 安全指导	□ 指导办理出院手续 □ 定时复查 □ 出院带药服用方法 □ 注意休息 □ 饮食指导，记录24小时出入量 □ 出现恶心、呕吐、全身无力等症状及时就诊
护理处置	□ 遵医嘱完成治疗、用药 □ 遵医嘱完成相关检查 □ 根据病情测量生命体征 □ 夹闭尿管，锻炼膀胱功能	□ 遵医嘱完成治疗 □ 遵医嘱完成相关检查	□ 办理出院手续 □ 书写出院小结
基础护理	□ 特级护理 □ 晨、晚间护理 □ 协助生活护理 □ 安全护理措施到位 □ 尿便护理 □ 心理护理	□ 一级~三级护理 □ 晨、晚间护理 □ 指导生活护理 □ 安全护理措施到位 □ 尿便护理 □ 心理护理	□ 三级护理 □ 晨、晚间护理 □ 安全护理措施到位 □ 心理护理
专科护理	□ 观察患者生命体征、意识、伤口敷料、视力变化 □ 准确记录24小时出入量，观察每小时尿量 □ 指导患者预防脑脊液鼻漏发生 □ 指导肢体功能锻炼	□ 观察出入量情况 □ 观察鼻腔分泌物 □ 指导功能锻炼	□ 观察尿量情况 □ 观察病情变化
重点医嘱	□ 详见医嘱执行单	□ 详见医嘱执行单	□ 详见医嘱执行单
病情变异记录	□ 无 □ 有，原因： 1. 2. 3.	□ 无 □ 有，原因： 1. 2. 3.	□ 无 □ 有，原因： 1. 2. 3.
护士签名			

（三）患者表单

垂体腺瘤临床路径患者表单

适用对象：第一诊断为垂体腺瘤（ICD-10：C75.1/D09.302/D35.2/D44.3）
行经蝶入路垂体腺瘤切除术（ICD-9-CM-3：07.61/07.62/07.63）

患者姓名：	性别：　　年龄：　　门诊号：	住院号：
住院日期：　　年　月　日	出院日期：　　年　月　日	标准住院日：10~14天

时间	住院第1天	住院第2~3天	住院第3~5天（手术日）
监测	□ 测量生命体征、体重	□ 测量生命体征（1次/日）	□ 清晨测量生命体征 □ 每小时尿量，24小时出入量
医患配合	□ 护士行入院护理评估（简单询问病史） □ 接受介绍相关制度 □ 医师询问现病史、既往病史、用药情况，收集资料并进行体格检查 □ 环境介绍 □ 配合完善术前相关化验、检查 □ 疾病知识、临床表现、治疗方法	□ **术前宣教** 术前用物准备：奶瓶、湿巾等 手术室接患者，配合核对 医师与患者及家属介绍病情及手术谈话 手术时家属在等候区等候 探视及陪伴制度 配合倒床	□ **术后宣教** 术后体位：麻醉未醒时平卧；清醒后，4~6小时无不适反应可头高位或根据医嘱。脑脊液鼻漏者遵医嘱平卧 予监护设备、吸氧 配合护士定时监测生命体征、瞳孔、肢体活动、伤口敷料等 疼痛的注意事项及处理 告知医护不适主诉 遵守陪伴及探视制度
重点诊疗及检查	**重点诊疗** □ 三级护理 □ 既往基础用药 **重要检查** □ 化验检查、心电图、X线胸片 □ 内分泌检查：性激素六项、生长激素、甲功五项、血清皮质醇等 □ 24小时尿游离皮质醇/17-羟皮质类固醇（必要时） □ 请眼科会诊（查视力、视野） □ 头颅正侧位X线片 □ 鼻窦CT（经鼻蝶入路者） □ 1个月内的头颅磁共振平扫加强化 □ 肺功能、超声心动（视情况而定）	**重点诊疗** □ 三级护理 □ 术前激素替代治疗，口服抗菌药物，抗菌药物眼液滴鼻 **术前准备** □ 备皮（剪鼻毛） □ 配血、药物灌肠 □ 术前签字 □ 沐浴，保持皮肤清洁	**重点诊疗** □ 特级护理 □ 予监护设备、吸氧 □ 用药：抗菌药物、止血、抑酸、激素、补液药物的应用 □ 护士协助记录出入量、每小时尿量 **重要检查** □ CT（必要时）
饮食活动	□ 术前普食 □ 正常活动	□ 术前12小时禁食、禁水 □ 正常活动	□ 禁食、禁水 □ 卧床休息，自主体位

时间	住院第5～7天 （术后第1～2天）	住院第6～13天 （术后第3～9天）	住院第10～14天 （出院日）
监测	□ 根据病情测量生命体征 □ 每小时尿量，24小时出入量	□ 根据病情测量生命体征 □ 监测24小时出入量	□ 根据病情测生命体征 □ 监测24小时出入量
医患配合	□ 医师定时查房护士按时巡视，了解病情 □ 配合意识、瞳孔、视力、肢体活动的观察 □ 护士行晨、晚间护理 □ 护士协助或指导生活护理 □ 配合监测出入量 □ 遵守探视及陪伴制度 □ 配合完成相关检查及化验	□ 医师定时查房护士按时巡视，了解病情 □ 配合拔出鼻纱条及尿管（无脑脊液漏者） □ 护士行晨、晚间护理 □ 护士协助或指导生活护理 □ 活动注意事项 □ 配合监测出入量 □ 遵守探视及陪伴制度 □ 配合完成相关检查及化验	□ 护士行晨、晚间护理 □ 观察鼻腔情况 **出院宣教** □ 接受出院前宣教，学习出院注意事项 □ 了解复查程序 □ 办理出院手续，取出院带药 □ 收拾物品，准备出院 □ 掌握出院带药服用说明
重点诊疗及检查	**重点诊疗** □ 特级护理 □ 予监护设备、吸氧 □ 用药：抗菌药物、止血、抑酸、激素、补液药物的应用 □ 护士协助记录出入量、每小时尿量 **重要检查** □ 监测血常规、电解质 □ 复查头颅MRI	**重点诊疗** □ 一级～三级护理 □ 口服抗菌药物及激素 □ 护士协助记录出入量 **重要检查** □ 监测血常规、电解质 □ 复查相关激素	**重点诊疗** □ 三级护理 □ 残余肿瘤放射治疗（酌情）
饮食活动	□ 由流食逐渐过渡到普食（禁食利尿食物） □ 床上行肢体功能锻炼	□ 普食（禁食利尿食物） □ 正常活动	□ 普食（禁食利尿食物） □ 正常活动

附：原表单（2009 年版）

垂体腺瘤临床路径表单

适用对象：第一诊断为垂体腺瘤（ICD-10：C75. 1/D09. 302/D35. 2/D44. 3）

行经蝶/经额或其他入路垂体腺瘤切除术（ICD-9-CM-3：07. 61/07. 62/07. 63）

患者姓名：	性别：　年龄：　门诊号：	住院号：
住院日期：　年　月　日	出院日期：　年　月　日	标准住院日：10 ~14 天

时间	住院第 1 天	住院第 2 ~3 天	住院第 3 ~5 天（手术日）
主要诊疗工作	□ 询问病史及体格检查 □ 完成病历书写 □ 开化验单 □ 上级医师查房 □ 术前评估 □ 初步确定手术方式和日期	□ 完成术前准备与术前评估，完成术前小结、术前讨论记录、上级医师查房记录 □ 根据患者病情确定手术方案 □ 完成必要的相关科室会诊 □ 术前有垂体功能低下的患者，需激素替代治疗 3 天（口服泼尼松 5mg tid） □ 向患者和家属交代病情，签署手术同意书、自费协议书、输血同意书、委托书 □ 向患者和家属交代围术期注意事项	□ 实施手术 □ 完成手术记录 □ 完成术后病程记录 □ 上级医师查房 □ 向患者及家属交代手术过程情况及注意事项
重点医嘱	**长期医嘱** □ 二级护理 □ 饮食（普食/糖尿病饮食/其他） □ 激素替代（必要时） **临时医嘱** □ 化验检查（血尿常规，血型，肝肾功能+电解质+血糖，感染性疾病筛查，凝血功能）心电图，胸片 □ 内分泌检查：性激素六项，生长激素，IGF－1（肢端肥大症），甲功五项（T_3、T_4、TSH、FT_3、FT_4），血清皮质醇（8am、5pm、12pm） □ 24 小时尿游离皮质醇/17－羟皮质类固醇（必要时） □ 请眼科会诊（查视力、视野） □ 头颅正侧位 X 线片 □ 鼻窦 CT（经鼻蝶入路者） □ 1 个月内的头颅磁共振 T1、T2 平扫加强化 □ 肺功能、超声心动（视患者情况而定）	**长期医嘱** □ 二级护理 □ 饮食（普食/糖尿病饮食/其他） □ 患者既往基础用药 □ 口服泼尼松 5mg tid×3d（术前垂体功能低下患者） □ 口服抗菌药物（经蝶入路） □ 抗菌药物眼液滴鼻 tid×3d（经蝶入路者） **临时医嘱** □ 术前医嘱：常规明日全身麻醉下行经蝶/经额/其他入路垂体腺瘤切除术 □ 术前禁食、禁水 □ 一次性导尿包 □ 其他特殊医嘱	**长期医嘱** □ 平卧位（术中无脑脊液漏者平卧 1 ~3 天，有脑脊液漏者平卧一周） □ 次日改半流食/其他 □ 氧气吸入，心电监护 □ 记 24 小时出入量 □ 补液 □ 激素替代：氢化可的松 100mg iv q12h（经蝶）/地塞米松 5 ~ 10mg iv q12h（开颅） □ 静脉抗菌药物（经蝶入路） □ 控制血压和血糖 □ 必要时抑酸治疗（预防应激性溃疡药物） **临时医嘱** □ 抗菌药物（术前 0. 5 小时用） □ 氢化可的松 100mg（术中用） □ 镇痛，镇吐 □ 查血常规、电解质、血气等，酌情对症处理 □ 治疗尿崩药物（尿崩症状时用） □ 头颅 CT：肿瘤切除情况，除外颅内出血、硬脑膜外血肿等（酌情） □ 其他特殊医嘱

续 表

时间	住院第1天	住院第2~3天	住院第3~5天（手术日）
主要护理工作	□ 介绍病房环境、设施和设备 □ 入院护理评估	□ 宣教、备皮等术前准备 □ 提醒患者明晨禁食、禁水	□ 随时观察患者病情变 □ 术后心理和生活护理
病情变异记录	□ 无 □ 有，原因： 1. 2.	□ 无 □ 有，原因： 1. 2.	□ 无 □ 有，原因： 1. 2.
护士签名			
医师签名			

时间	住院第5~7天 （术后第1~2天）	住院第6~13天 （术后第3~9天）	住院第10~14天 （出院日）
主要诊疗工作	□ 上级医师查房，观察病情变化 □ 完成常规病历书写 □ 注意意识状态、体温、尿量等，注意水电解质平衡，予对症处理 □ 注意视力变化 □ 复查头颅 MRI，确认肿瘤切除情况	□ 上级医师查房，观察病情变化 □ 完成常规病历书写 □ 调整激素用量，逐渐减量 □ 经鼻蝶手术患者：拔除鼻腔碘仿纱条（无脑脊液漏者）；有脑脊液漏者7~10天拔除 □ 经蝶手术患者：静脉抗菌药物改口服（无脑脊液漏者），有脑脊液漏者静脉抗菌药物使用7天 □ 多尿患者每日查电解质，注意水电解质平衡 □ 根据垂体腺瘤类型及临床症状，复查相关激素	□ 上级医师查房，评估切口愈合情况，有无手术并发症，判断垂体腺瘤切除情况，是否需要进一步放射治疗，能否出院 □ 完成出院记录、病历首页、出院证明等 □ 向患者交代出院注意事项：复诊时间、地点、检查项目、紧急情况时的处理 □ 将“垂体腺瘤随访表”交患者
重点医嘱	**长期医嘱** □ 一级护理 □ 半流食 □ 氢化可的松 100mg iv q12h/或地塞米松 5 ~ 10mg iv q12h □ 必要时应用抑酸药（预防应激性溃疡） □ 抗菌药物应用3天（经蝶手术后） □ 治疗尿崩药物（尿崩症状时使用） □ 控制血压和血糖 **临时医嘱** □ 补液：保持出入量平衡 □ 血清皮质醇/24小时尿游离皮质醇（Cushing病） □ 电解质（尿多者）	**长期医嘱** □ 泼尼松 5mg tid □ 必要时应用抑酸药预防应激性溃疡 □ 经蝶手术无鼻漏停用抗菌药物 □ 治疗尿崩药物（尿崩症状时使用） □ 控制血压和血糖等内科用药（口服） **临时医嘱** □ 经鼻蝶手术患者：拔除鼻腔碘仿纱条（无脑脊液漏者），有脑脊液漏者7~10天拔除 □ 经额手术拆线（5天） □ 相关激素水平（垂体腺瘤类型）	**出院医嘱** □ 出院带药 □ 激素替代治疗，逐渐减量（酌情） □ 残余肿瘤放射治疗（酌情） □ 术后1个月耳鼻喉科门诊进行鼻内镜检查
主要护理工作	□ 随时观察患者情况 □ 术后心理与生活护理	□ 随时观察患者情况 □ 术后心理与生活护理	□ 指导患者办理出院手续
病情变异记录	□ 无　□ 有，原因： 1. 2.	□ 无　□ 有，原因： 1. 2.	□ 无　□ 有，原因： 1. 2.
护士签名			
医师签名			

第十一章

大脑半球胶质瘤临床路径释义

一、大脑半球胶质瘤编码

1. 卫计委原编码

疾病名称及编码：大脑半球胶质瘤（ICD-10：C71/D43.0/D43.2）

手术操作名称及编码：幕上开颅大脑半球胶质瘤切除术（ICD-9-CM-3：01.52-01.59）

2. 修改编码

疾病名称及编码：大脑半球胶质瘤（ICD-10：C71/D43.0/D43.2）

神经胶质瘤（ICD-10：M938-M948）

手术操作名称及编码：幕上开颅大脑半球胶质瘤切除术（ICD-9-CM-3：01.52-01.59）

二、临床路径检索方法

（C71/D43.0/D43.2）+（M938-M948）伴（01.52-01.59）

三、大脑半球胶质瘤临床路径标准住院流程

（一）适用对象

第一诊断为大脑半球胶质瘤（ICD-10 ：C71/D43.0-D43.2）。

行幕上开颅大脑半球胶质瘤切除术（ICD-9-CM-3：01.52-01.59）。

释义

■ 适用对象编码：

C71	脑恶性肿瘤
C71.-	星形细胞瘤
C71.0	大脑恶性肿瘤，除外脑叶和脑室
C71.001	大脑恶性肿瘤
C71.002	大脑神经胶质瘤病
C71.003	胶质恶性细胞瘤
C71.004	胼胝体恶性肿瘤
C71.1	额叶恶性肿瘤
C71.101	额叶恶性肿瘤
C71.102	额叶复发性恶性肿瘤
C71.2	颞叶恶性肿瘤
C71.201	颞叶恶性肿瘤
C71.202	颞叶复发性恶性肿瘤

续表

C71. 3	顶叶恶性肿瘤
C71. 301	顶叶恶性肿瘤
C71. 4	枕叶恶性肿瘤
C71. 401	枕叶恶性肿瘤
C71. 402	枕叶复发性恶性肿瘤
C71. 8	脑交搭跨越的损害
C71. 801	顶枕叶恶性肿瘤
C71. 802	额顶叶恶性肿瘤
C71. 803	额颞顶叶恶性肿瘤
C71. 805	顶颞叶恶性肿瘤
C71. 806	额颞叶恶性肿瘤
C71. 9	脑恶性肿瘤，未特指
C71. 902	颅内恶性肿瘤
C71. 903	脑恶性肿瘤
D43. 0	脑，幕上的动态未定或动态未知的肿瘤
D43. 001	枕叶交界恶性肿瘤
D43. 002	颞叶交界恶性肿瘤
D43. 2	脑动态未定或动态未知的肿瘤，未特指
D43. 201	颅内交界恶性肿瘤
D43. 202	脑交界恶性肿瘤
D43. 203	脑瘤
D43. 204	脑交界性恶性肿瘤
01. 52001	大脑半球切除术
01. 53001	额叶切除术
01. 53003	颞叶切除术
01. 59003	大脑病损切除术
01. 59007	顶叶病损切除术
01. 59008	额叶病损切除术
01. 59012	经顶脑病损切除术
01. 59013	经额脑病损切除术
01. 59014	经颞脑病损切除术
01. 59016	经翼点脑病损切除术
01. 59017	经枕脑病损切除术
01. 59019	颅底病损切除术
01. 59025	胼胝体病损切除术
01. 59030	颅中窝底病损切除术

■ 本路径适用对象为大脑半球胶质瘤，包括额叶、颞叶、顶叶、枕叶、岛叶及胼胝体胶质瘤。不包括间脑、脑干、小脑、脑室内胶质瘤。

■ 根据胶质瘤解剖部位的不同，大脑半球胶质瘤的手术入路也各不相同，各脑叶胶质瘤入路可根据常规手术入路完成，各单位可根据本单位所熟悉的手术入路结合肿瘤部位做出不同部位肿瘤行不同手术入路的临床路径。

（二）诊断依据

根据《临床诊疗指南·神经外科学分册》（中华医学会编著，人民卫生出版社，2006）、《临床技术操作规范·神经外科分册》（中华医学会编著，人民军医出版社，2007）、《王忠诚神经外科学》（王忠诚主编，湖北科学技术出版社，2005）、《神经外科学》（赵继宗主编，人民卫生出版社，2007）。

1. 临床表现：依病变所在部位及性质不同而表现各异；肿瘤体积增大或周围水肿引起慢性颅压增高表现，主要为头痛、恶心、呕吐等；肿瘤位于大脑半球，位于功能区或其附近，可早期出现神经系统定位体征。

（1）精神症状：主要表现有人格改变和记忆力减退，如反应迟钝、生活懒散、近记忆力减退、判断能力差；亦可有脾气暴躁、易激动或欣快等。

（2）癫痫发作：包括全身性及局限性发作。发作多由一侧肢体开始的抽搐，部分患者表现为发作性感觉异常。

（3）锥体束损伤：肿瘤对侧半身或单一肢体力弱渐瘫痪。病初为一侧腹壁反射减弱或消失。继而病变对侧腱反射亢进、肌张力增加和病理反射阳性。

（4）感觉异常：主要表现为皮质觉障碍，如肿瘤对侧肢体的关节位置觉、两点辨别觉、图形觉、实体感觉等障碍。

（5）失语和视野改变：如肿瘤位于优势半球额下回后部和颞枕叶深部，可出现相应表现。

2. 辅助检查：主要依据 CT、MRI，多数低级别胶质瘤的 CT、MRI 检查显示病灶不增强，CT 扫描通常表现为低密度，MRI 的 T1 加权像为低信号；一些恶性胶质瘤表现为可被强化，T2 加权像为高信号且范围超过肿瘤的边界；胶质母细胞瘤环形增强，中央为坏死区域。

为进一步术前评估，根据患者病情可行磁共振波谱（MRS）、功能磁共振（fMRI）、正电子发射计算机断层显像（PET）、弥散张量成像（DTI）、弥散成像（DWI）、脑磁图（MEG）、脑电图、电生理等检查。

释义

■ 胶质瘤患者术前不能得到明确诊断（病理诊断为最终诊断），诊断依据是将疾病纳入路径的初步筛选标准，由于肿瘤解剖部位、肿瘤大小及周边水肿程度的不同，大脑半球胶质瘤的临床表现各异，上述症状及检查结果可能单独出现，也可能联合出现，都是进入路径的符合条件，如出现非特异不典型症状和表现，与上述内容不符合，但经临床分析考虑是胶质瘤，同样可以进入路径。

■ 影像学检查是初步诊断的依据，上述 CT 及 MRI 表现是常见的胶质瘤表现，一些胶质瘤也可有囊变、钙化等表现，胶质瘤因级别和分型不同，影像学表现各异，临床上倾向于胶质瘤，同时治疗方案拟按照胶质瘤进行的，同样可进入路径。一些低级别胶质瘤经观察或可疑胶质瘤经抗炎试验性治疗无效者，再次入院治疗时同样可进入路径。

■ 在不能确诊的情况下，磁共振波谱分析、功能磁共振等检查手段是进一步明确诊断的有利帮助，但不是必须选择和完成的项目，诊断比较明确的情况下可不行这些检查，根据各单位具体情况而定。

（三）治疗方案的选择

根据《临床诊疗指南·神经外科学分册》（中华医学会编著，人民卫生出版社，2006）、《临床技术操作规范·神经外科分册》（中华医学会编著，人民军医出版社，2007）、《王忠诚神经外科学》（王忠诚主编，湖北科学技术出版社，2005）、《神经外科学》（赵继宗主编，人民卫生出版社，2007）。

1. 临床诊断为大脑半球胶质瘤，有颅内压增高症状或局灶性症状者需手术治疗，手术方法为幕上开颅肿瘤切除术。

2. 低级别（Ⅰ～Ⅱ级）大脑半球胶质瘤，下列情况应当考虑手术治疗：

（1）临床和影像学资料不能获得确切诊断的患者，建议行手术活检或部分切除以确立诊断。

（2）肿瘤巨大或占位效应明显，有导致脑疝的可能。

（3）治疗难治性癫痫。

（4）为推迟辅助性治疗及其对儿童的副作用（尤其是年龄<5 岁的患儿）。

（5）对于大多数浸润生长的大脑半球胶质瘤外科手术无法治愈，这些肿瘤中多数不能完全切除，在条件允许的情况下尽量切除肿瘤可改善预后。

3. 手术风险较大者（高龄、妊娠期、合并较严重内科疾病），需向患者或家属交代病情；如不同意手术，应当充分告知风险，履行签字手续，并予严密观察。

释义

■ 进入路径的患者应尽可能按照以上治疗方案进行治疗，但以上方案的选择不是胶质瘤临床治疗指南，当患者最佳治疗选择方案不符合上述方案时，应及时退出路径，安排最佳治疗。

■ 临床无症状的患者，诊断比较明确的情况下也应考虑手术治疗，告知患者及家属疾病的转归和预后，经患者家属同意选择手术治疗后，可进入路径。

■ 因病情复杂、出现患者本身的原因或医疗条件的限制不适合采用高难度的手术入路手术的患者，要向患者提供其他治疗方式的选择，履行医师的告知义务和患者对该病的知情权。

■ 本病是限期手术，当出现急性颅内压增高、梗阻性脑积水、瘤卒中等情况导致患者急性发病且有生命危险的情况下，可行急诊手术，同样在本路径范畴。

■ 大脑半球胶质瘤术前需要采用放疗等辅助治疗方案的患者，如辅助治疗方案周期较长，不进入路径。有特殊临床试验研究计划（具有国家或国际临床试验中心注册的临床试验）的患者可不进入路径。

（四）标准住院日为≤14 天

释义

■ 进入路径的大脑半球胶质瘤患者如不出现退出路径的相关因素，入院常规检查、手术治疗、术后恢复的总住院时间应≤14 天。

（五）进入路径标准

1. 第一诊断必须符合 ICD-10 ：C71/D43.0/D43.2 大脑半球胶质瘤疾病编码。
2. 当患者同时具有其他疾病诊断，但在住院期间不需特殊处理、不影响第一诊断的临床路径流程实施时，可以进入路径。

释义

■ 本路径适用于单纯的大脑半球胶质瘤，包括额叶、颞叶、顶叶、枕叶、岛叶及胼胝体胶质瘤。不包括间脑、脑干、小脑、脑室内胶质瘤。

■ 患者如果合并高血压、糖尿病、冠心病、慢性阻塞性肺气肿、慢性肾病等其他慢性疾病，需要术前对症治疗时，如果不影响麻醉和手术，不影响术前准备的时间，可进入本路径。上述慢性疾病如果需要经治疗稳定后才能手术或抗凝、抗血小板治疗等，术前需特殊准备的，先进入其他相应内科疾病的诊疗路径。

（六）术前准备 3 天

1. 必需的检查项目

（1）血常规、尿常规、血型。

（2）凝血功能、肝肾功能、血电解质、血糖、感染性疾病筛查（乙型肝炎、丙型肝炎、艾滋病、梅毒等）。

（3）心电图、胸部 X 线平片。

（4）头颅 CT。

（5）头颅 MRI。

2. 根据肿瘤部位和临床表现行针对性检查：如视力视野检查、脑电图、脑皮层/脑干诱发电位等检查。
3. 根据患者病情，必要时行心、肺功能、神经电生理检查和认知功能评定；为进一步完善术前评估，可行 MRS、fMRI、PET、DTI、DWI、MEG 等检查。

释义

■“必查项目”是确保手术治疗安全、有效开展的基础，术前必须完成。

■ 评价患者全身状态需要“必需项目”以外的检查项目时，如心脏彩超、肺功能测定等应合理安排，在术前 3 天内完成。

■ 为缩短患者住院等待时间，检查项目可以在患者入院前于门诊完成。

■ 专科的“针对性检查”是术前术后评估和进一步诊断的辅助手段，根据患者情况个体化选择。

（七）预防性抗菌药物选择与使用时机

1. 按照《抗菌药物临床应用指导原则》（卫医发〔2004〕285 号）选择用药。建议使用第一、第二代头孢菌素，头孢曲松等；明确感染患者，可根据药敏试验结果调整抗菌药物。
2. 预防性使用抗菌药物，时间为术前 30 分钟。

释义

■ 大脑半球胶质瘤手术属于Ⅰ类切口，但由于术中可能用到人工止血材料、颅骨固定装置，且开颅手术对手术室层流的无菌环境要求较高，一旦感染可导致严重后果。因此可按规定适当预防性和术后应用抗菌药物，建议使用第一、第二代透过血脑屏障好的头孢菌素，如特殊需要或根据各单位的常住菌群和抗菌药物敏感情况可选择第三代头孢菌素或其他类抗菌药物。用药时间和频率为术前 30 分钟单次使用。

（八）手术日为入院后≤4 天

1. 麻醉方式：全身麻醉。
2. 手术方式：幕上开颅大脑半球胶质瘤切除术；根据患者病情，术中可选用手术相关设备包括：神经导航系统、神经电生理监测、B 型超声波探查、超声吸引器系统等。
3. 手术置入物：颅骨、硬脑膜修复材料，颅骨固定材料，止血材料、引流管系统。
4. 术中用药：激素、脱水药、抗菌药物，关颅时应用抗癫痫药物。
5. 输血：根据手术失血情况决定。
6. 术中快速冷冻病理检查。
7. 建议行病理肿瘤分子标志物检测。

释义

■ 本路径规定的手术入路均是在全身麻醉下实施。可采用上述情况以外的相关辅助设备和手段，在完成路径的同时不阻碍手术技术和医疗技术的进步和发展。

■ 对于缺损的硬膜，可根据情况用人工硬脑膜或自身骨膜或筋膜修补。颅骨固定可采用颅骨锁或其他固定材料。不使用非必要的人工材料，进入路径的患者不能参加人工材料的临床试验研究。术前用抗菌药物参考《抗菌药物临床应用指导原则》执行。对手术时间较长的患者，术中可加用一次抗菌药物。

■ 手术是否输血依照术中出血量而定，可根据医院条件采用自体血回输系统，必要时输异体血。

■ 推荐采用以下影像引导外科新技术如常规神经导航、功能神经导航、术中神经电生理监测技术（例如，皮层功能定位和皮层下刺激神经传导束定位）、术中 MRI 实时影像神经导航。可推荐：荧光引导显微手术、术中 B 超影像实时定位（中国中枢神经系统恶性胶质瘤诊断和治疗共识）。

■ 行术中快速冷冻病理检查，特别是术前和术中不能明确诊断为胶质瘤的病变，需要采用术中快速冷冻病理来帮助诊断。病理肿瘤分子标志物检测的项目、内容和数量根据各单位病理科室的开展项目和水平而定。

（九）术后住院恢复10天

1. 必须复查的检查项目：头颅CT、MRI扫描，血常规、肝肾功能、血电解质；根据术前情况酌情复查视力视野、脑电图、脑皮层/脑干诱发电位等检查。
2. 术后用药：抗癫痫药物、脱水药、激素等。

释义

■ 术后可根据患者恢复情况做必须复查的检查项目，并根据病情变化增加检查的频次。复查项目并不仅局限于路径中的项目，建议术后即刻或次日复查颅脑CT了解术后有无继发血肿、水肿和肿瘤切除情况，出院前可查头颅MRI。根据术前患者的神经功能障碍安排复查视力、视野、电测听、脑干诱发电位等。

■ 术后使用激素可以帮助减轻脑水肿，但长期使用激素会增加感染、切口愈合不良的并发症。若患者出现严重的神经功能缺损，应给予神经保护剂以保护脑细胞，提高对缺血缺氧的耐受性，如抗氧化剂和自由基清除剂依达拉奉等。

（十）出院标准

1. 患者病情稳定，体温正常，手术切口愈合良好；生命体征平稳。
2. 没有需要住院处理的并发症和（或）合并症。

释义

■ 主治医师应在出院前，通过复查的各项检查并结合患者恢复情况决定是否能出院。如果出现术后脑水肿、颅内感染或继发血肿等需要继续留院治疗的情况，超出了路径所规定的时间，应先处理并发症并符合出院条件后再准许患者出院。

（十一）变异及原因分析

1. 术中或术后继发手术部位或其他部位颅内血肿、脑水肿等并发症，严重者需要二次手术，导致住院时间延长、费用增加。
2. 术后继发脑脊液漏、切口感染或延期愈合、颅内感染和神经血管损伤，导致住院时间延长、费用增加。
3. 术后伴发其他内、外科疾病需进一步诊治，导致住院时间延长。
4. 肿瘤位于重要功能区、累及重要血管或位于邻近部位或者肿瘤邻近脑室，导致术后住院时间延长、费用增加。
5. 若术中脑室开放或肿瘤残腔大，根据术中情况需留置引流管，导致住院时间延长。
6. 术后需行早期化疗，导致住院时间延长、费用增加。

释义

■ 变异及原因分析是指治疗过程不符合路径要求，病例从路径中移出的原因。一般包括治疗过程中出现手术相关并发症、全身性其他系统并发症或治疗需要导致住院时间延长、医疗费用增加。

■ 出现颅内血肿或水中，需要二次开颅手术的病例应直接转出路径；不需要手术，但是在术后10天内上述并发症不能得到良好控制的，在术后10天左右转出路径。

■ 上述其他并发症在术后10天内能够控制的，不需要转出路径；10天内不能得到控制，患者状态不平稳、不能出院的患者，需要转出路径；对于功能区或附近区域手术的患者，术后出现神经功能缺失，但病情平稳、需要术后康复治疗者，可完成常规路径，转至康复医院继续治疗。

■ 有其他严重的内、外科疾病，此次住院需要同时治疗的病例不适合进入路径，术前无临床表现、术后出现严重表现的病例，适时转出路径。

■ 同时出现变异的原因很多，除了包括路径中所描述的各种术后并发症，还包括医疗、护理、患者、环境等多方面的变异原因，为便于总结和在工作中不断完善和修订路径，应将变异原因归纳、总结，以便重新修订路径时作为参考。

四、大脑半球胶质瘤给药方案

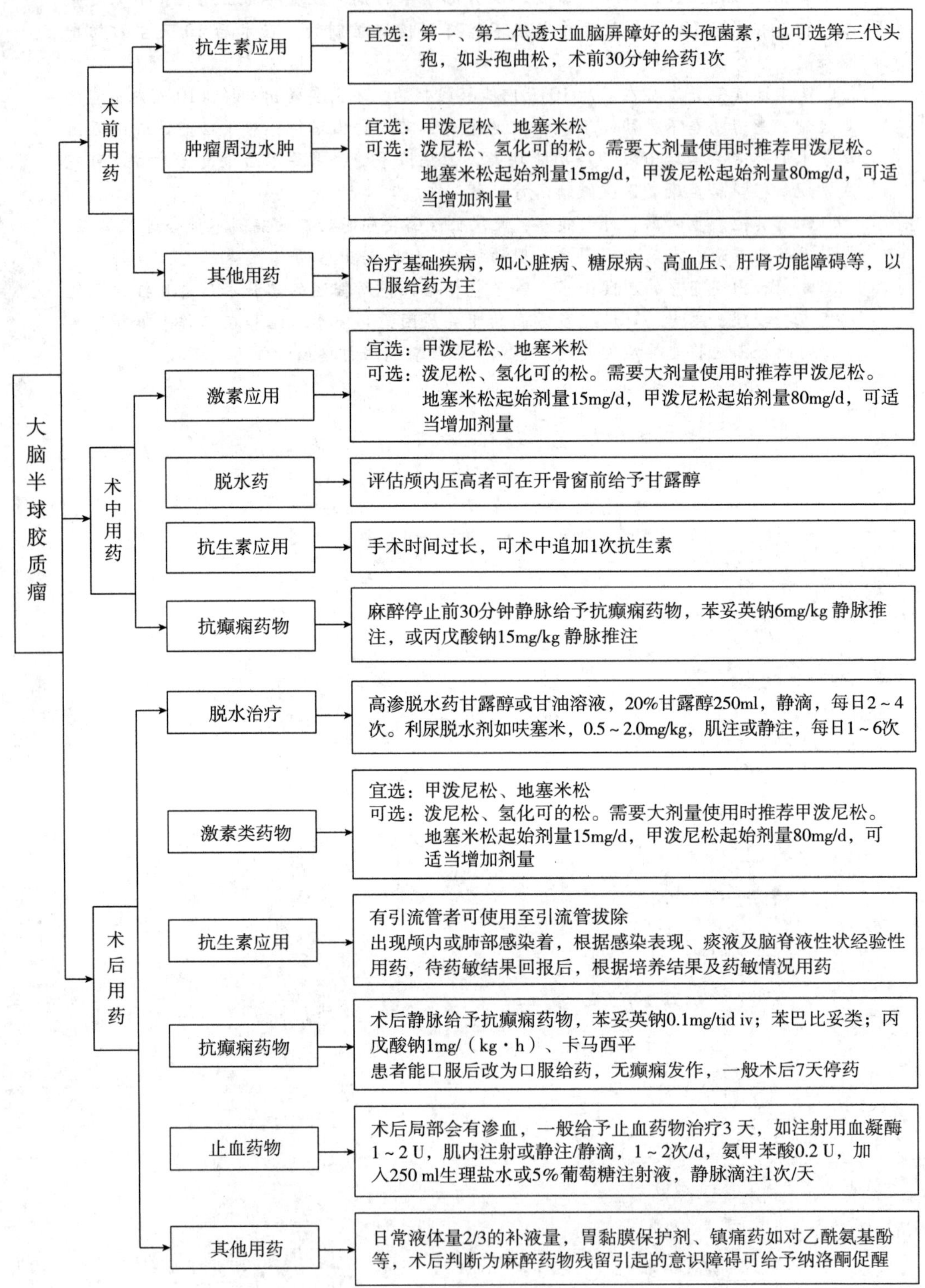

【用药选择】

1. 术前有明显瘤周水肿表现，有颅内压增高症状，有严重神经功能缺失症状，影像学支持瘤周水肿者，可术前使用糖皮质激素。

2. 高渗脱水剂脱水快、作用强、作用时间长，但可增加血容量、增加循环负荷，儿童、老年人及心脏衰竭者应注意，这类患者宜使用呋塞米。

3. 糖皮质激素具有钠潴留作用，地塞米松和甲泼尼松钠潴留作用较小，有严重离子紊乱者建议首选甲泼尼松。甲泼尼龙与地塞米松对肿瘤周边水肿的有效率无显著差异，但甲泼尼龙在改善肿瘤周边水肿方面显著优于地塞米松。对于严重的瘤周水肿患者，需要快速减轻水肿时，建议使用甲泼尼龙。

【药学提示】

弥散性血管内凝血（DIC）以及血液病所致出血不应使用注射用血凝酶：凝血因子或血小板缺乏患者，应在补充相应因子基础上使用；对于原发性纤溶亢进情况，应与抗纤溶药联合使用；有血栓病史者禁用。

【注意事项】

1. 皮质激素类药物可诱发消化道出血，治疗中可配合抑酸治疗。皮质激素类药物降低机体免疫作用，可增加感染机会；长期使用皮质激素后应逐渐减量。长期使用需要逐渐停药，避免发生激素戒断综合征。

2. 肾上腺功能亢进、活动性结核、活动性消化道溃疡、糖尿病患者血糖难以控制者，慎用糖皮质激素类药物。

五、推荐表单

（一）医师表单

大脑半球胶质瘤临床路径医师表单

适用对象：第一诊断为大脑半球胶质瘤（ICD-10：C71/D43.0/D43.2）
行大脑半球胶质瘤切除术（ICD-9-CM-3：01.52-01.59）

患者姓名：	性别：　年龄：　门诊号：	住院号：
住院日期：　年　月　日	出院日期：　年　月　日	标准住院日：≤14 天

时间	住院第 1 天	住院第 2 ~3 天	住院第 4 天（手术日）
主要诊疗工作	□ 询问病史及体格检查 □ 完成病历书写 □ 开化验单 □ 上级医师查房与术前评估 □ 初步确定手术方式和日期	□ 依据体检，进行相关的术前检查 □ 完成必要的相关科室会诊 □ 上级医师查房，术前讨论 □ 完成术前准备与术前评估 □ 预约术中神经导航系统、神经电生理监测、B 型超声波 □ 完成术前小结、术前讨论记录 □ 向患者和家属交代围术期注意事项，签署手术同意书、自费协议书、输血同意书、委托书	□ 安排手术 □ 术中神经导航系统、神经电生理监测、B 型超声波 □ 术者完成手术记录 □ 完成术后病程 □ 上级医师查房 □ 向患者及家属交代手术情况，嘱咐注意事项 □ 观察术后病情变化
重点医嘱	**长期医嘱** □ 二级护理 □ 饮食 **临时医嘱** □ 神经系统专科查体（四肢肌力检查、小瞳孔眼底检查、步态检查等） □ 化验检查（血尿常规、血型、肝肾功能及血电解质、感染性疾病筛查、凝血功能），心电图，X 线胸片 □ MRI 平扫加强化（冠、矢、轴） □ 脑神经功能临床检查（视力视野检查、脑电图、脑皮层/脑干诱发电位等检查） □ 心、肺功能（视患者情况而定）神经电生理检查和认知功能评定；可行 MRS、fMRI、PET、DTI、DWI、MEG 等检查	**长期医嘱** □ 二级护理 □ 饮食 □ 患者既往基础用药 **临时医嘱** □ 术前医嘱：明日全身麻醉下大脑半球胶质瘤切除术 □ 术前禁食、禁水 □ 抗菌药物 □ 激素（根据术前瘤周水肿情况定） □ 一次性导尿包 □ 其他特殊医嘱	**长期医嘱** □ 生命体征监测（每 2 小时一次） □ 多功能监护，吸氧 □ 可进流食（无术后功能障碍者），胃管鼻饲（有吞咽功能障碍者） □ 接引流（术中置放引流者） □ 尿管接袋计量 □ 补液 □ 抗菌药物、激素、抑酸等药物 □ 神经营养药（必要时） □ 控制血压和血糖等内科用药 **临时医嘱** □ 止血，镇痛，镇吐 □ 查血常规、肝肾功能及血电解质、凝血功能、血气等，酌情对症处理。 □ 头颅 CT
病情变异记录	□ 无　□ 有，原因： 1. 2.	□ 无　□ 有，原因： 1. 2.	□ 无　□ 有，原因： 1. 2.
医师签名			

时间	住院第5天 （术后第1天）	住院第7天 （术后第3天）	住院第8～14天 （出院日）
主要诊疗工作	□ 上级医师查房，注意病情变化 □ 完成常规病历书写 □ 根据引流情况决定是否拔除硬脑膜外引流 □ 注意体温、血象变化，必要时行腰椎穿刺，送脑脊液化验 □ 注意有无意识障碍、呼吸障碍、偏瘫等（对症处理） □ 注意脑神经有无受损（有无面瘫、面部麻木感、听力受损、饮水呛咳）（对症处理） □ 复查头部CT，排除颅内出血和明确术后脑水肿的情况	□ 上级医师查房，注意病情变化 □ 注意是否有发热、脑脊液漏等 □ 必要时再次行腰椎穿刺采集脑脊液 □ 完成病历书写 □ 调整激素用量，逐渐减量 □ 注意患者的意识和精神状态变化，是否伴有脑神经功能障碍，必要时尽早行康复训练 □ 切口换药，注意有无皮下积液，必要时加压包扎 □ 复查头颅MRI，明确肿瘤是否切除完全	□ 上级医师查房，进行切口愈合评估，明确有无手术并发症，肿瘤是否切除完全，是否需要进一步放疗，能否出院 □ 酌情复查视力视野、脑电图、脑皮层/脑干诱发电位等检查 □ 完成出院记录、病案首页、出院证明等 □ 向患者交代出院注意事项：复诊时间、地点、检查项目，紧急情况时的处理
重点医嘱	**长期医嘱** □ 一级护理 □ 流食 □ 控制血压和血糖 □ 激素 **临时医嘱** □ 镇痛 □ 补液（酌情） □ 拔除引流管（如术中置放）	**长期医嘱** □ 二级护理 □ 半流食/普食 □ 调整激素用量，逐渐减量 □ 控制血压和血糖 **临时医嘱** □ 换药 □ 腰椎穿刺测压、放液（必要时）	**出院医嘱** □ 出院带药 □ 康复治疗（酌情） □ 残余肿瘤放射治疗（酌情）
病情变异记录	□ 无　□ 有，原因： 1. 2.	□ 无　□ 有，原因： 1. 2.	□ 无　□ 有，原因： 1. 2.
医师签名			

（二）护士表单

大脑半球胶质瘤临床路径护士表单

适用对象：第一诊断为大脑半球胶质瘤（ICD-10：C71/D43.0/D43.2）
行大脑半球胶质瘤切除术（ICD-9-CM-3：01.52-01.59）

患者姓名：	性别：　年龄：　门诊号：	住院号：
住院日期：　年　月　日	出院日期：　年　月　日	标准住院日：≤14 天

时间	住院第 1 天	住院第 2~3 天	住院第 4 天（手术日）
健康宣教	□ **入院宣教** 介绍主管医师、护士 介绍环境、设施 介绍住院注意事项	□ **术前宣教** 宣教疾病知识、术前准备及手术过程 告知准备物品、沐浴 告知术后饮食、活动及探视注意事项 告知术后可能出现的情况及应对方式 主管护士与患者沟通，了解并指导心理应对 告知家属等候区位置	□ **术后当日宣教** 告知监护设备、管路功能及注意事项 告知饮食、体位要求 告知疼痛注意事项 告知术后可能出现情况及应对方式 告知用药情况 给予患者及家属心理支持 再次明确探视陪伴须知
护理处置	□ 核对患者，佩戴腕带 □ 建立入院护理病历 □ 卫生处置：剪指（趾）甲、沐浴，更换病号服	□ 协助医师完成术前检查化验 □ **术前准备** 配血、抗菌药物皮试 备皮剃头、药物灌肠 禁食、禁水	□ **送手术** 摘除患者各种活动物品 核对患者资料及带药 填写手术交接单，签字确认 □ **接手术** 核对患者及资料，签字确认
基础护理	□ **二级护理** 晨晚间护理 患者安全管理	□ **二级护理** 晨晚间护理 患者安全管理	□ **一级护理** 卧位护理：协助翻身、床上移动、预防压疮 排泄护理 患者安全管理
专科护理	□ 护理查体 □ 瞳孔、意识监测 □ 需要时，填写跌倒及压疮防范表 □ 需要时，请家属陪伴	□ 协助医师完成术前检查化验 □ 术前禁食、禁水、备皮	□ **病情观察，写一级护理记录** q2h 评估生命体征、瞳孔、意识、体征、肢体活动、皮肤情况、伤口敷料、各种引流管情况、出入量、有无脑神经功能障碍 □ 遵医嘱予脱水、抗感染、止血、抑酸、激素、控制血糖等治疗

续　表

时间	住院第 1 天	住院第 2～3 天	住院第 4 天（手术日）
重点医嘱	□ 详见医嘱执行单	□ 详见医嘱执行单	□ 详见医嘱执行单
病情变异记录	□ 无　□ 有，原因： 1. 2.	□ 无　□ 有，原因： 1. 2.	□ 无　□ 有，原因： 1. 2.
护士签名			

时间	住院第5~10天 （术后第1~6天）	住院第11~14天 （术后第7~10天）
健康宣教	□ **术后宣教** 药物作用及频率 饮食、活动指导 复查患者对术前宣教内容的掌握程度 疾病恢复期注意事项（若有脑神经受损后的宣教） 拔尿管后注意事项 腰椎穿刺后注意事项 下床活动注意事项	□ **出院宣教** 复查时间 服药方法 活动休息 指导饮食 康复训练方法 指导办理出院手续
护理处置	□ 遵医嘱完成相关检查 □ 夹闭尿管，锻炼膀胱功能	□ **办理出院手续** 书写出院小结
基础护理	□ **一级/二级护理** 晨晚间护理 协助进食、水（饮水呛咳者鼻饲） 协助翻身、床上移动、预防压疮 排泄护理 床上温水擦浴 协助更衣 患者安全管理	□ **二级护理** 晨晚间护理 协助或指导进食、水 协助或指导床旁活动 康复训练 患者安全管理
专科护理	□ **病情观察，写特护记录** q2h评估生命体征、瞳孔、意识、体征、肢体活动、皮肤情况、伤口敷料、各种引流管情况、出入量、有无脑神经功能障碍（必要时尽早行康复训练） □ 遵医嘱予脱水、抗感染、止血、抑酸、激素、控制血糖等治疗 □ 腰椎穿刺的护理 腰穿后，嘱患者去枕平卧4~6小时，观察病情和主诉，根据医嘱调整脱水药的用量 □ 需要时，联系主管医师给予相关治疗及用药	□ **病情观察** 评估生命体征、瞳孔、意识、体征、肢体活动、脑神经功能障碍恢复情况
重点医嘱	□ 详见医嘱执行单	□ 详见医嘱执行单
病情变异记录	□ 无 □ 有，原因： 1. 2.	□ 无 □ 有，原因： 1. 2.
护士签名		

（三）患者表单

大脑半球胶质瘤临床路径患者表单

适用对象：第一诊断为大脑半球胶质瘤（ICD-10：C71/D43.0/D43.2）
　　　　　行大脑半球胶质瘤切除术（ICD-9-CM-3：01.52-01.59）

患者姓名：	性别：　　年龄：　　门诊号：	住院号：
住院日期：　　年　月　日	出院日期：　　年　月　日	标准住院日：≤14 天

时间	住院第 1 天	住院第 2～3 天	住院第 4 天（手术日）
监测	□ 测量生命体征、体重	□ 每日测量生命体征、询问排便情况，手术前一天晚测量生命体征	□ 手术清晨测量生命体征、血压一次
医患配合	□ 护士行入院护理评估（简单询问病史） □ 接受入院宣教 □ 医师询问病史、既往病史、用药情况，收集资料 □ 进行体格检查	□ 配合完善术前相关化验、检查 **术前宣教** □ 大脑半球胶质瘤疾病知识、临床表现、治疗方法 □ 术前用物准备：奶瓶、湿巾等 □ 手术室接患者，配合核对 □ 医师与患者及家属介绍病情及手术谈话 □ 手术时家属在等候区等候 □ 探视及陪伴制度	**术后宣教** □ 术后体位：麻醉未醒时平卧；清醒后，4～6 小时无不适反应可垫枕或根据医嘱予监护设备、吸氧 □ 配合护士定时监测生命体征、瞳孔、肢体活动、伤口敷料等 □ 不要随意动引流管 □ 疼痛的注意事项及处理 □ 告知医护不适及异常感受 □ 配合评估手术效果
重点诊疗及检查	**重点诊疗** □ 二级护理 □ 既往基础用药	**重点诊疗** **术前准备** □ 备皮剃头 □ 配血 □ 药物灌肠 □ 术前签字 **重要检查** □ 心电图、胸片 □ MRI、CT □ 视力视野检查	**重点诊疗** □ 特级护理 □ 予监护设备、吸氧 □ 注意留置管路安全与通畅 □ 用药：抗菌药物、止血药、抑酸、激素、补液药物的应用 □ 护士协助记录出入量
饮食及活动	□ 正常普食 □ 正常活动	□ 术前 12 小时禁食、禁水 □ 正常活动	□ 根据病情给予半流食或鼻饲 □ 卧床休息，自主体位

时间	住院第5~10天 （术后第1~6天）	住院第11~14天 （术后7~10天）
监测	□ 定时监测生命体征，每日询问排便情况	□ 定时监测生命体征，每日询问排便情况
医患配合	□ 医师巡视，了解病情 □ 配合意识、瞳孔、肢体活动、脑神经功能的观察及必要的检查 □ 护士行晨晚间护理 □ 护士协助进食、进水、排泄等生活护理 □ 配合监测出入量 □ 膀胱功能锻炼，成功后可将尿管拔除 □ 配合功能恢复训练（必要时） □ 注意探视及陪伴时间	□ 护士行晨晚间护理 □ 医师拆线 □ 伤口注意事项 □ 配合功能恢复训练（必要时） **出院宣教** □ 接受出院前康复宣教 □ 学习出院注意事项 □ 了解复查程序 □ 办理出院手续，取出院带药
重点诊疗及检查	**重点诊疗** □ 一级/二级护理 □ 静脉用药逐渐过渡至口服药 □ 医师定时予伤口换药 □ 医师行腰椎穿刺（必要时） **重要检查** □ 定期抽血化验 □ 复查CT及MRI	**重点诊疗** □ 二级护理 □ 普食 □ 医师行腰椎穿刺（必要时） **重要检查** □ 定期抽血化验（必要时）
饮食及活动	□ 根据病情逐渐由半流食过渡至普食，营养均衡，给予高蛋白、低脂肪、易消化饮食，避免产气食物（牛奶、豆浆）及油腻食物。鼓励多食汤类食物，必要时鼻饲饮食 □ 卧床休息时可头高位，渐坐起 □ 术后第3~4天可视体力情况渐下床活动，循序渐进，注意安全 □ 行功能恢复锻炼（必要时）	□ 普食，营养均衡 □ 勿吸烟、饮酒 □ 正常活动 □ 行功能恢复训练（必要时）

附：原表单（2009 年版）

大脑半球胶质瘤临床路径表单

适用对象：第一诊断为大脑半球胶质瘤（ICD-10 ：C71/D43.0-D43.2）

行幕上开颅大脑半球胶质瘤切除术（ICD-9-CM-3：01.52-01.59）

患者姓名：	性别：　　年龄：　　门诊号：	住院号：
住院日期：　　年　月　日	出院日期：　　年　月　日	标准住院日：≤14 天

时间	住院第 1 天	住院第 2 天	住院第 3 天
主要诊疗工作	□ 病史采集，体格检查 □ 完成病历书写 □ 完善检查 □ 预约影像学检查 □ 视情况预约脑电图、视力视野，皮层/脑干诱发电位等检查 □ 向患者家属交代手术可能达到的效果及手术风险	□ 汇总辅助检查结果 □ 上级医师查房，对患者病情及术前检查准备情况进行评估，必要时请相关科室会诊 □ 完善术前准备	□ 术者查房 □ 根据术前检查结果，进行术前讨论，明确诊断，决定术式，制订治疗方案 □ 向患者和（或）家属交代病情，并签署手术知情同意书、麻醉知情同意书等
重点医嘱	**长期医嘱** □ 一级护理 □ 饮食 **临时医嘱** □ 血常规、血型、尿常规 □ 凝血功能 □ 肝肾功能、血电解质、血糖 □ 感染性疾病筛查 □ 胸部 X 线平片，心电图 □ 头颅 MRI □ 脑电图、视力视野，皮层/脑干诱发电位等检查 □ 必要时查心、肺功能	**长期医嘱** □ 一级护理 □ 饮食	**长期医嘱** □ 一级护理 □ 术前禁食、禁水 **临时医嘱** □ 备皮、剃头 □ 麻醉科会诊 □ 抗菌药物皮试 □ 根据手术情况备血 □ 通知家属
主要护理工作	□ 观察患者一般状况 □ 观察神经系统状况 □ 入院护理评估及入院宣教 □ 观察神志、瞳孔及生命体征 □ 完成首次护理记录 □ 遵医嘱完成化验检查	□ 观察患者一般状况 □ 观察神经系统状况 □ 心理护理及基础护理	□ 观察患者一般状况 □ 观察神经系统状况 □ 术前宣教 □ 完成术前准备 □ 遵医嘱给药并观察用药后反应 □ 心理护理及基础护理 □ 完成护理记录
病情变异记录	□ 无　□ 有，原因： 1. 2.	□ 无　□ 有，原因： 1. 2.	□ 无　□ 有，原因： 1. 2.
护士签名			
医师签名			

时间	住院第4天 （手术当天）	住院第5天 （术后第1天）	住院第6天 （术后第2天）
主要诊疗工作	□ 手术室内核对患者信息无误 □ 全身麻醉下幕上开颅大脑半球胶质瘤切除术 □ 完成手术记录和术后记录 □ 根据病情手术完成4～6小时急诊头颅CT检查，评价结果后采取相应措施	□ 观察记录患者神志、瞳孔、生命体征 □ 观察患者四肢活动、语言情况及其他神经系统体征 □ 切口换药，观察手术切口情况，有无脑脊液漏 □ 复查血常规、肝肾功能及血电解质 □ 预约头颅MRI检查 □ 完成病程记录	□ 观察记录患者神志、瞳孔、生命体征 □ 观察患者四肢活动、语言情况及其他神经系统体征 □ 评价实验室结果 □ 完成病程记录
重点医嘱	**长期医嘱** □ 一级护理 □ 禁食、禁水 □ 多参数心电监护 □ 吸氧 □ 脱水治疗 **临时医嘱** □ 预防感染、抑酸和抗癫痫治疗 □ 观察记录患者神志、瞳孔、生命体征 □ 头颅CT	**长期医嘱** □ 一级护理 □ 流食 **临时医嘱** □ 换药 □ 血常规 □ 肝肾功能及血电解质 □ 头颅MRI	**长期医嘱** □ 一级护理 □ 半流食 **临时医嘱** □ 视情况预约视力视野、脑电图、皮层/脑干诱发电位检查
主要护理工作	□ 观察患者一般状况 □ 观察神经系统状况 □ 观察记录患者神志、瞳孔、生命体征及手术切口敷料情况 □ 遵医嘱给药并观察用药后反应 □ 遵医嘱完成化验检查 □ 预防并发症护理 □ 进行心理护理及基础护理 □ 完成护理记录	□ 观察患者一般状况 □ 观察神经系统状况 □ 观察记录患者神志、瞳孔、生命体征及手术切口敷料情况 □ 遵医嘱给药并观察用药后反应 □ 遵医嘱完成化验检查 □ 预防并发症护理 □ 进行心理护理及基础护理 □ 完成护理记录	□ 观察患者一般状况 □ 观察神经系统状况 □ 观察记录患者神志、瞳孔、生命体征及手术切口敷料情况 □ 遵医嘱给药并观察用药后反应 □ 预防并发症护理 □ 进行心理护理及基础护理 □ 完成护理记录
病情变异记录	□ 无 □ 有，原因： 1. 2.	□ 无 □ 有，原因： 1. 2.	□ 无 □ 有，原因： 1. 2.
护士签名			
医师签名			

时间	住院第7天 （术后第3天）	住院第8天 （术后第4天）	住院第9天 （术后第5天）	住院第10天 （术后第6天）
主要诊疗工作	□ 观察患者四肢活动、语言情况及其他神经系统体征 □ 观察切口愈合情况 □ 复查血常规 □ 复查肝肾功能及血电解质 □ 记录病程	□ 嘱患者在床上坐起锻炼 □ 伤口换药	□ 嘱患者在床上坐起锻炼 □ 评价术后化验检查	□ 嘱患者离床活动 □ 观察切口情况 □ 神经系统查体 □ 记录术后症状和体征变化，完成病程记录
重点医嘱	**长期医嘱** □ 一级护理 □ 半流食 □ 观察记录患者神志、瞳孔、生命体征 **临时医嘱** □ 血常规 □ 肝肾功能及血电解质	**长期医嘱** □ 一级护理 □ 普食 **临时医嘱** □ 换药	**长期医嘱** □ 一级护理 □ 普食	**长期医嘱** □ 一级护理 □ 普食
主要护理工作	□ 观察患者一般状况 □ 观察神经系统状况 □ 观察记录患者神志、瞳孔、生命体征及手术切口敷料情况 □ 遵医嘱给药并观察用药后反应 □ 遵医嘱完成化验检查 □ 预防并发症护理 □ 进行心理护理及基础护理 □ 术后宣教及用药指导 □ 协助患者功能锻炼 □ 完成护理记录	□ 观察患者一般状况 □ 观察神经系统状况 □ 观察手术切口敷料情况 □ 遵医嘱给药并观察用药后反应 □ 预防并发症护理 □ 进行心理护理及基础护理 □ 协助患者功能锻炼	□ 观察患者一般状况 □ 观察神经系统状况 □ 观察手术切口敷料情况 □ 遵医嘱给药并观察用药后反应 □ 预防并发症护理 □ 进行心理护理及基础护理 □ 协助患者功能锻炼	□ 观察患者一般状况 □ 观察神经系统状况 □ 观察手术切口敷料情况 □ 遵医嘱给药并观察用药后反应 □ 预防并发症护理 □ 进行心理护理及基础护理 □ 协助患者功能锻炼
病情变异记录	□ 无　□ 有，原因： 1. 2.	□ 无　□ 有，原因： 1. 2.	□ 无　□ 有，原因： 1. 2.	□ 无　□ 有，原因： 1. 2.
护士签名				
医师签名				

时间	住院第11天 （术后第7天）	住院第12天 （术后第8天）	住院第13天 （术后第9天）	住院第14天 （术后第10天）
主要诊疗工作	□ 切口换药、拆线 □ 复查血常规、肝肾功能及血电解质	□ 停用脱水药物 □ 观察神经系统体征变化	□ 神经系统查体，对比手术前后症状、体征变化 □ 汇总术后辅助检查结果 □ 评估手术效果	□ 确定患者可以出院 □ 向患者交代出院注意事项、复查日期 □ 向患者交代进一步的专科放疗和（或）化疗 □ 通知出院处 □ 开出院诊断书 □ 完成出院记录
重点医嘱	**长期医嘱** □ 二级护理 □ 普食 **临时医嘱** □ 拆线 □ 血常规 □ 肝肾功能及血电解质	**长期医嘱** □ 二级护理 □ 普食	**长期医嘱** □ 三级护理 □ 普食	**临时医嘱** □ 出院通知 □ 出院带药
主要护理工作	□ 观察患者一般状况 □ 观察神经系统状况 □ 观察手术切口敷料情况 □ 遵医嘱给药并观察用药后反应 □ 遵医嘱完成化验检查 □ 预防并发症护理 □ 进行心理护理及基础护理 □ 协助患者功能锻炼	□ 观察患者一般状况 □ 观察神经系统状况 □ 观察手术切口敷料情况 □ 预防并发症护理 □ 进行心理护理及基础护理 □ 协助患者功能锻炼	□ 观察患者一般状况 □ 观察神经系统状况 □ 观察手术切口敷料情况 □ 预防并发症护理 □ 进行心理护理及基础护理 □ 进行出院指导 □ 协助患者功能锻炼	□ 完成出院指导 □ 帮助患者办理出院手续 □ 完成护理记录
病情变异记录	□ 无　□ 有，原因： 1. 2.	□ 无　□ 有，原因： 1. 2.	□ 无　□ 有，原因： 1. 2.	□ 无　□ 有，原因： 1. 2.
护士签名				
医师签名				

第十二章

头皮肿瘤临床路径释义

一、头皮肿瘤编码

疾病名称及编码：头皮良性肿瘤（ICD-10：D23.400）
头皮动态未定肿瘤（ICD-10：D48.502/D48.503）
头皮恶性肿瘤（ICD-10：C43.400/C44.400）
头皮原位癌（ICD-10：D03.400/D04.400）
头皮继发恶性肿瘤（ICD-10：C79.201）
头皮表皮样囊肿（ICD-10：L72.0）

手术操作名称及编码：头皮病损切除术（ICD-9-CM-3：86.3）
颅骨肿瘤切除术（ICD-9-CM-3：01.6x00）

二、临床路径检索方法

（D23.400/D48.502/D48.503/C43.400/C44.400/D03.400/D04.400/C79.201/L72.0）伴（86.3+01.6x00）

三、头皮肿瘤临床路径标准住院流程

（一）适用对象

第一诊断为头皮肿瘤；行头皮颅骨肿瘤切除术。

释义

■ 本路径适用对象为头皮肿瘤患者，是发生于头皮各层组织的新生物以及部分侵犯颅骨的病变，若肿瘤引起头皮破溃、需植皮的患者以及病变侵犯硬膜与脑组织有关者，不适用于此路径。

（二）诊断依据

1. 临床表现

（1）病史多不明确，多隐匿起病。

（2）多无明显不适症状，局部膨隆，以外形改变为主，有时可生长较大。

2. 辅助检查

头颅 CT 扫描：了解有无骨质破坏，是否与颅内相关。

释义

■ 头皮肿瘤可来源于头皮的各层组织，良性、恶性肿瘤或非肿瘤性病变类型可达 20 种以上，良性肿瘤如表皮样囊肿、皮样囊肿、脂肪瘤、皮肤纤维瘤、神经纤维瘤、神经鞘瘤、大汗腺囊瘤、小汗腺囊瘤、乳头状汗管囊腺瘤、小汗腺螺旋腺瘤、圆柱瘤、颗粒细胞瘤等，恶性肿瘤如头皮黑色素瘤、皮肤原位癌、基底细胞癌、鳞状细胞癌、皮肤神经内分泌癌、汗腺癌、隆突性皮肤纤维肉瘤、恶性血管内皮瘤、头皮转移癌等，非肿瘤性病变如皮脂腺囊肿、皮脂腺痣、脂溢性角化病、光化性角化病、皮角、毛细血管瘤、动静脉畸形等。无论哪种类型，病史多不明确，起病多较隐匿，多数无明显不适症状，少数有局部疼痛或触痛，多以局部膨隆的外形改变为主，但亦有不少类型表现为色泽上的改变或伴有结痂、溃疡或出血等。

■ 头皮肿瘤因为肿瘤类型复杂且发生率相对较低，导致其大部分不能被术前确诊，而需要术后病理结果确诊，但头颅X线和CT扫描可以提供更多的病变信息，了解肿瘤有无骨质破坏或增生，明确肿瘤是否与颅内组织有关，有助于诊断或治疗；必要时，行头MRI或脑血管造影，确定肿瘤血运及脑组织的关系。

（三）治疗方案的选择

1. 头皮肿瘤诊断明确，肿瘤近期生长明显，患者积极要求手术。
2. 对于手术风险较大者（高龄、妊娠期、合并较严重内科疾病），需向患者或家属交代病情；如果不同意手术，应履行签字手续，并予严密观察。
3. 避开急性炎症期，如合并感染则先行抗感染治疗，必要时可行切开引流。

释义

■ 术前首先明确诊断，病变体积小且无发展的患者，可定期随访观察。肿瘤近期生长迅速提示肿瘤可能为恶性，应积极手术切除。头皮肿瘤多影响患者外观，因此患者积极要求手术治疗时也应予以手术切除。对于高龄、妊娠、合并严重内科疾病的患者，麻醉和手术风险较大，需和患者及家属详细沟通病情，告知麻醉和手术相关风险，若不同意手术，应告知患者或家属后续可能出现的情况并签字，密切随访观察患者头皮肿瘤的生长情况。如果患者头皮肿瘤合并急性感染，应使用有效抗菌药物进行抗感染治疗。如果头皮脓肿形成，必要时可切开头皮引流。待患者头皮感染控制后可行进一步手术治疗。

（四）标准住院日为3~4天

释义

■ 标准住院日是推荐的最低要求，提倡缩短住院日。头皮肿瘤多为局部麻醉下手术，如肿瘤侵袭范围大，手术所需时间长的患者可行全身麻醉，需提前入院行术前准备，通常手术日为入院第2~3天，如无手术并发症，术后次日可予以出院。成年患者全身状况良好者，可门诊手术治疗或日间24小时出院。

（五）进入路径标准

1. 第一诊断符合头皮肿瘤。

2. 当患者同时具有其他疾病诊断时，但在住院期间不需特殊处理也不影响第一诊断的临床路径流程实施时，可以进入路径。

释义

■ 本路径适用对象为临床诊断为头皮肿瘤的患者。如肿瘤引起头皮破溃，需植皮的患者，以及病变侵犯硬膜与脑组织有关者，不进入本路径；合并全身疾病但住院期间不需要特殊处理，并且可耐受手术的患者，可进入本路径。

（六）术前准备（术前评估）1 天

1. 必需的检查项目
（1）血常规、血型、尿常规。
（2）凝血功能及血小板检查。
（3）肝肾功能、血电解质、血糖。
（4）感染性疾病筛查（乙型肝炎、丙型肝炎、艾滋病、梅毒等）。
（5）心电图、胸部 X 线片。
（6）头颅 CT 扫描。
2. 其他根据病情需要而定（如头颅 MRI 等）。

释义

■ 心电图、血常规、尿常规、凝血和生化检查、传染病筛查等是常规检查，每个进入路径患者均需完成，肝肾功能、血糖、凝血功能、心电图、X 线胸片主要是评估有无基础疾病，关系到围术期的特殊处理，可能会影响到住院时间、费用以及治疗预后。传染性疾病筛查主要用于排除可能的传染源如乙型肝炎、丙型肝炎、艾滋病、梅毒等。这些患者的手术操作需要特殊处理。为缩短患者术前等待时间，检查项目可以在入院前门诊完成。

■ 头颅 CT 扫描主要是了解肿瘤是否侵犯破坏颅骨，是否侵犯硬膜与脑组织有关，侵犯颅骨的肿瘤术中需对颅骨进行相应处理，如侵犯硬膜与脑组织有关，则不适用此路径。其他检查（如头颅 MRI、脑血管造影等）视患者病情需要而定，如考虑病变为血管性病变等。

（七）预防性抗菌药物选择与使用时机

1. 按照《抗菌药物临床应用指导原则》（卫医发〔2004〕285 号）选择用药。
2. 预防感染用药时间为术前 30 分钟。

释义

■ 鉴于 2012 年 8 月 1 日起施行《抗菌药物临床应用管理办法》（卫生部令第 84 号），路径中抗菌药物使用应按照新的管理规范执行，原则上路径不再预防性使用抗菌药物，合并感染患者除外。

（八）手术日为入院第2天

1. 麻醉方式：局部麻醉+镇痛；患者无法配合者，可酌情考虑全身麻醉。
2. 手术方式：头皮颅骨肿瘤切除术。

释义

■ 麻醉方式包括局部麻醉和全身麻醉，儿童或者不能耐受局部麻醉手术的成人患者可采用全身麻醉，肿瘤范围较大或侵犯破坏颅骨需切除颅骨的患者需采用全身麻醉。肿瘤侵犯破坏颅骨患者术中切除颅骨后需使用颅骨修补材料进行颅骨修补，单极或双极电凝用于术中止血，缝线用于缝合肌肉和头皮。

（九）术后住院恢复1~2天

1. 术后回病房，可酌情输液治疗。
2. 术后切口换药1次，如无特殊情况，可予出院，门诊拆线。

释义

■ 术后一般无需输液治疗，全身麻醉术后可术后当天酌情补充液体。术后1~2日换药拔引流管，如无异常渗出、无皮下血肿及其他需要处理的合并症，可考虑出院。

（十）出院标准

1. 患者一般情况良好，恢复正常饮食，各项化验无明显异常，体温正常。
2. 伤口换药无渗出等，可予出院。

释义

■ 手术后患者伤口无异常渗出、无皮下血肿，无严重并发症或合并症的患者，可以考虑出院。出院后定期随访，门诊拆线。

（十一）变异及原因分析

1. 对于不愿适合手术的患者，可门诊观察
2. 住院后伴发其他内、外科疾病需进一步明确诊断，导致住院时间延长。

释义

■ 对不愿或不适合手术的患者，可门诊观察；住院后患者出现特殊情况：如感冒、发热以及合并感染等不宜手术患者，需要等病情好转后才可手术治疗；患者伴发其他内外科疾病需进一步明确诊断，或术后出现需住院治疗的合并症或并发症，导致住院时间延长。

四、头皮肿瘤临床路径给药方案

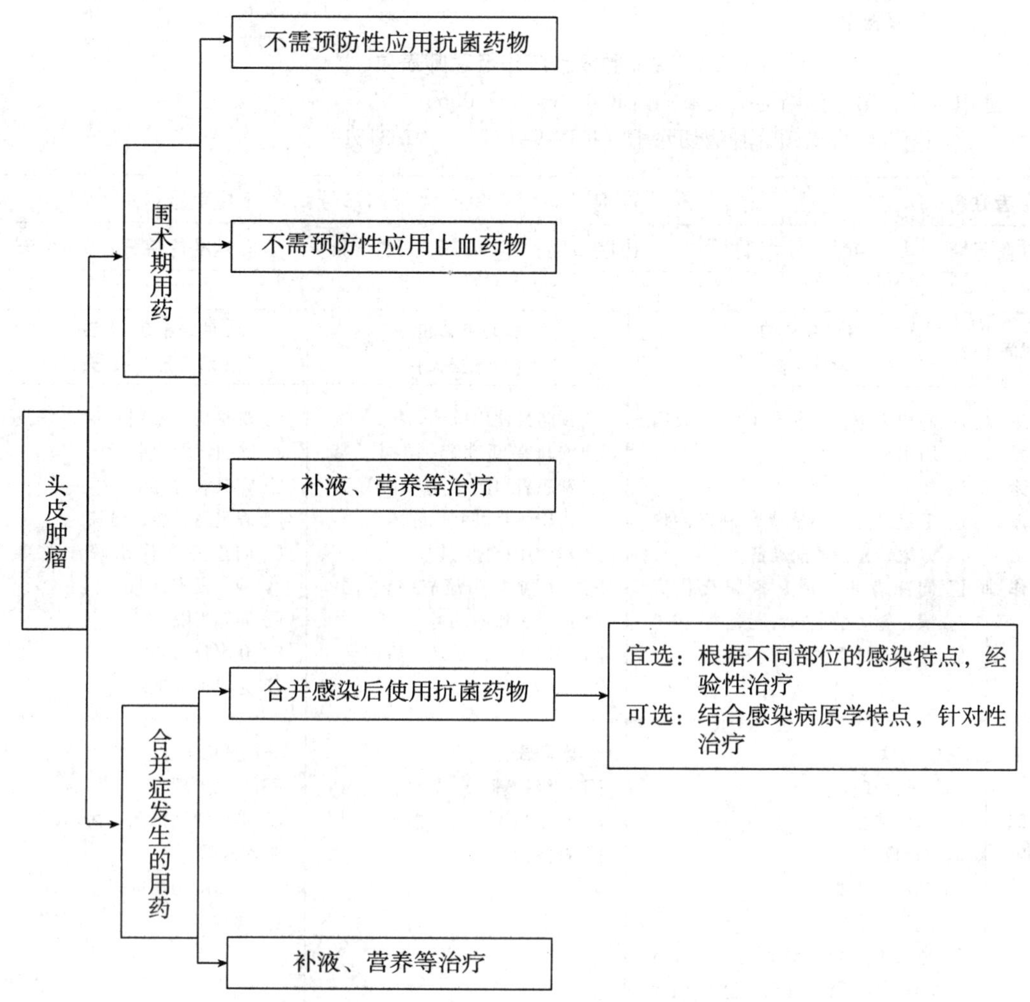

五、推荐表单

（一）医师表单

头皮肿瘤临床路径医师表单

适用对象：第一诊断为头皮肿瘤（ICD-10：I62.006）

行头皮颅骨肿瘤切除术（ICD-9-CM-3：01.3101）

患者姓名：	性别： 年龄： 门诊号：	住院号：
住院日期： 年 月 日	出院日期： 年 月 日	标准住院日：3~4天

时间	住院第1日 （术前1天）	住院第2日 （手术当天）	住院第3~4日 （术后第1~2天）
主要诊疗工作	□ 病史采集，体格检查，完成病历书写 □ 相关检查 □ 上级医师查看患者，制订治疗方案，完善术前准备 □ 向患者和（或）家属交代病情，签署手术知情同意书 □ 安排次日手术	□ 预防性使用抗菌药物 □ 安排局部麻醉+镇痛（特殊患者可行全身麻醉）下头皮颅骨肿瘤切除术 □ 术中用抗菌药物 □ 术后观察引流液性状，并记录引流液的量 □ 完成手术记录及术后记录	□ 观察切口敷料情况，并拔除引流管 □ 完成病程记录 □ 确定患者能否出院 □ 向患者交代出院注意事项、复查日期 □ 通知出院 □ 开出院诊断书 □ 完成出院记录
重点医嘱	**长期医嘱** □ 二级护理 □ 术前禁食、禁水 **临时医嘱** □ 备皮（剃头） □ 抗菌药物皮试 □ 急查血常规、凝血功能、肝肾功、电解质、血糖、感染性疾病筛查 □ 头颅CT扫描 □ 查心电图、胸部X线片 □ 必要时行MRI检查	**长期医嘱** □ 一级护理 □ 手术当天禁食、禁水 □ 补液治疗	**长期医嘱** □ 二级护理 □ 术后使用抗菌药物 **临时医嘱** □ 门诊随访至拆线 □ 通知出院
病情变异记录	□ 无 □ 有，原因： 1. 2.	□ 无 □ 有，原因： 1. 2.	□ 无 □ 有，原因： 1. 2.
医师签名			

（二）护士表单

头皮肿瘤临床路径护士表单

适用对象：第一诊断为头皮肿瘤（ICD-10：I62.006）

行头皮颅骨肿瘤切除术（ICD-9-CM-3：01.3101）

患者姓名：	性别： 年龄： 门诊号：	住院号：
住院日期： 年 月 日	出院日期： 年 月 日	标准住院日：3~4天

时间	住院第1日 （术前1天）	住院第2日 （手术当天）	住院第3~4日 （术后第1~2天）
健康宣教	□ **入院宣教** 介绍主管医师、护士 介绍环境、设施 □ 介绍住院注意事项	□ **术后当日宣教** 告知监护设备、管路功能及注意事项 告知饮食要求 告知体位要求及重要性，取得配合 告知疼痛注意事项 告知术后可能出现情况及应对方式 给予患者及家属心理支持 □ 再次明确探视陪伴须知	□ **出院宣教** 复查时间 活动休息 指导饮食 □ 指导办理出院手续
护理处置	□ 核对患者，佩戴腕带 □ 建立入院护理病历 □ 卫生处置：剪指（趾）甲、沐浴，更换病号服	□ **送手术** 摘除患者各种活动物品 核对患者资料及带药 填写手术交接单，签字确认 □ **接手术** 核对患者及资料，签字确认	□ **办理出院手续** 书写出院小结
基础护理	□ **三级护理** 晨晚间护理 □ 患者安全管理	□ **一级护理** 晨晚间护理 进食、水护理 □ 患者安全管理	□ **二级护理** 晨晚间护理 协助或指进食、水 协助或指导床旁活动 □ 患者安全管理
专科护理	□ 护理查体 □ 瞳孔、意识监测 □ 协助医师完成术前检查化验 □ 评估有无局部感染、皮肤破溃等异常 □ 需要时，请家属陪伴	□ 病情观察，写护理记录 评估生命体征、皮肤情况、伤口敷料、引流性质及量，及时处理出现的术后不适 □ 遵医嘱对症治疗	□ **病情观察** 评估生命体征 评估患者伤口敷料情况
重点医嘱	□ 详见医嘱执行单	□ 详见医嘱执行单	□ 详见医嘱执行单
病情变异记录	□ 无 □ 有，原因： 1. 2.	□ 无 □ 有，原因： 1. 2.	□ 无 □ 有，原因： 1. 2.
护士签名			

（三）患者表单

头皮肿瘤临床路径患者表单

适用对象：第一诊断为头皮肿瘤（ICD-10：I62.006）
行头皮颅骨肿瘤切除术（ICD-9-CM-3：01.3101）

患者姓名：	性别： 年龄： 门诊号：	住院号：
住院日期： 年 月 日	出院日期： 年 月 日	标准住院日：3～4天

时间	住院第1日 （术前1天）	住院第2日 （手术当天）	住院第3～4日 （术后第1～2天）
监测	□测量生命体征、体重	□清晨测量体温、脉搏、呼吸、血压一次	□定时监测生命体征
医患配合	□核对患者，佩戴腕带 □建立入院护理病历 □卫生处置：剪指（趾）甲、沐浴，更换病号服	**术后宣教** □术后体位：麻醉未醒时平卧；清醒后，自主体位 □全身麻醉予监护设备、吸氧 □配合护士定时监测生命体征、瞳孔、肢体活动、感觉、伤口敷料等 □疼痛、感觉异常的注意事项及处理 □告知医护术后的不适主诉 □配合评估手术效果	□护士行晨晚间护理 □医师拔管换药 □伤口注意事项 **出院宣教** □接受出院前康复宣教，学习出院注意事项 □了解复查程序 办理出院手续，取出院带药
重点诊疗及检查	**重点诊疗** □三级护理 □既往基础用药 **术前准备** □备皮剃头 □术前签字 **重要检查** □抽血化验 □心电图 □X线胸片 □进行头颅CT检查	**重点诊疗** □一级护理 □全身麻醉予监护设备、吸氧 □注意留置管路的安全与通畅 □用药：补液药物的应用	**重点诊疗** □二级护理
饮食活动	□正常普食 □允许正常活动	□根据病情给予普食或流食 □卧床休息，自主体位	□普食，营养均衡 □勿吸烟、饮酒 □正常活动

附：原表单（2016 年版）

头皮肿瘤临床路径表单

适用对象：第一诊断为头皮肿瘤（ICD-10：I62.006）
行头皮颅骨肿瘤切除术（ICD-9-CM-3：01.3101）

患者姓名：	性别：　　年龄：　　门诊号：	住院号：
住院日期：　　年　月　日	出院日期：　　年　月　日	标准住院日：3～4 天

时间	住院第 1 日 （术前 1 天）	住院第 2 日 （手术当天）	住院第 3～4 日 （术后第 1～2 天）
主要诊疗工作	□ 病史采集，体格检查，完成病历书写 □ 相关检查 □ 上级医师查看患者，制订治疗方案，完善术前准备 □ 向患者和（或）家属交代病情，签署手术知情同意书 □ 安排次日手术	□ 安排局部麻醉+镇痛（特殊患者可行全身麻醉）下头皮颅骨肿瘤切除术 □ 术后观察引流液性状，并记录引流液的量 □ 完成手术记录及术后记录	□ 观察切口敷料情况，并拔除引流管 □ 完成病程记录 □ 确定患者能否出院 □ 向患者交代出院注意事项、复查日期 □ 通知出院 □ 开出院诊断书 □ 完成出院记录
重点医嘱	**长期医嘱** □ 二级护理 □ 术前禁食、禁水 **临时医嘱** □ 备皮（剃头） □ 抗菌药物皮试 □ 急查血常规、凝血功能、肝肾功、电解质、血糖、感染性疾病筛查 □ 头颅 CT 扫描 □ 查心电图、胸部 X 线片 □ 必要时行 MRI 检查	**长期医嘱** □ 一级护理 □ 手术当天禁食、禁水 □ 术中用抗菌药物 □ 补液治疗	**长期医嘱** □ 二级护理 **临时医嘱** □ 门诊随访至拆线 □ 通知出院
主要护理工作	□ 入院宣教 □ 观察患者一般状况及神经系统状况 □ 观察记录患者神志、瞳孔、生命体征 □ 完成术前准备	□ 观察患者一般状况及神经系统状况 □ 观察记录患者神志、瞳孔、生命体征 □ 观察引流液性状，并记录引流液的量	□ 帮助患者办理出院手续
病情变异记录	□ 无　□ 有，原因： 1. 2.	□ 无　□ 有，原因： 1. 2.	□ 无　□ 有，原因： 1. 2.
护士签名			
医师签名			

第十三章

椎管内肿瘤临床路径释义

一、椎管内肿瘤编码

1. 卫计委原编码

疾病名称及编码：椎管内占位性病变（ICD-10：G95.903）

手术操作名称及编码：后正中入路椎管内肿瘤切除术（ICD-9-CM-3：03.405）

2. 修改编码

疾病名称及编码：脊（髓）膜恶性肿瘤（ICD-10：C70.1）

脊髓恶性肿瘤（ICD-10：C72.0）

脊髓继发恶性肿瘤（ICD-10：C79.403）

脊膜继发恶性肿瘤（ICD-10：C79.404）

脊（髓）膜良性肿瘤（ICD-10：D32.1）

脊髓良性肿瘤（ICD-10：D33.4）

脊（髓）膜动态未定肿瘤（ICD-10：D42.100）

脊膜肿瘤（ICD-10：D42.101）

脊髓动态未定肿瘤（ICD-10：D43.400）

脊髓肿瘤（ICD-10：D43.401）

椎管内肿物（ICD-10：G95.901）

手术操作名称及编码：椎管内肿瘤切除术（ICD-9-CM-3：03.4）

二、临床路径检索方法

（C70.1/C72.0/C79.403/C79.404/D32.1/D33.4/D42.100/D42.101/D43.400/D43.401/G95.901）伴03.4

三、椎管内肿瘤临床路径标准住院流程

（一）适用对象

第一诊断为椎管内占位性病变（ICD-10：G95.903）。

行后正中入路椎管内肿瘤切除术（ICD-9-CM-3：03.405）。

释义

■ 本路径适用对象为诊断为椎管内占位性病变的患者，包括硬脊膜外肿瘤、硬脊膜下脊髓外肿瘤和脊髓肿瘤。

（二）诊断依据

1. 临床表现：病变部位不同，临床表现存在差异。在疾病早期可出现神经根性刺激症状，夜间痛和平卧痛较为典型。可出现受压平面以下同侧肢体运动障碍、肌肉萎缩，对侧感觉障碍，感觉障碍平面多由下向上发展等。

2. 辅助检查

（1）X线平片：可了解椎骨的继发性改变，如椎体的吸收、破坏及椎弓根间距扩大、椎间孔增大等。

（2）MRI和CT：MRI最具定位及定性诊断意义，可直接观察肿瘤的形态、部位、大小以及与脊髓的关系等。

释义

■ X线平片：X线平片检查阳性率在50%～60%，且少数病例可以确定肿瘤性质。常见骨质改变包括：椎弓根形态改变（椎弓根变窄，内缘变平或凹陷；椎弓根轮廓模糊或消失），椎弓根间距增宽，椎体后缘弧形压迹和硬化，椎板/棘突及椎体骨质破坏，椎间孔增大和椎管内钙化。

■ CT及MRI：CT静脉注射增强对比剂可显示某些肿瘤影像，CT能较为清楚的显示肿瘤和骨性结构、椎间孔之间的位置关系，对理解肿瘤对脊柱生物力学的影响有较大帮助，并能为手术后行脊柱稳定性重建有作用。MRI最具定位及定性诊断意义，可直接观察肿瘤的形态、部位、大小以及与脊髓的关系，经过注射顺磁性造影剂后，根据某些肿瘤自身的影像学特点还可作出定性诊断。

（三）选择治疗方案的依据

1. 临床诊断为椎管内占位性病变，出现神经系统症状或病情进展者需手术治疗。根据肿瘤的具体部位，行后正中入路椎管内肿瘤切除术。

2. 手术风险较大者（高龄、妊娠期、合并较严重内科疾病及长期口服抗血小板或抗凝药者），需向患者或家属交代病情；如不同意手术，应当充分告知风险，履行签字手续，并予严密观察。

释义

■ 椎管内肿瘤目前唯一有效的治疗手段是手术切除。3/4椎管内肿瘤为良性，全切后预后良好。治疗效果与脊髓受压的时间程度、肿瘤的部位、性质和肿瘤受累的范围、大小有关。恶性肿瘤可行肿瘤大部切除并做外减压，术后辅以放射治疗，可使病情得到一定程度的缓解。

■ 由于椎管内肿瘤需要打开椎板和棘突，手术将破坏脊柱后柱的生物力学稳定性，对于髓外硬膜下肿瘤，如果病变局限在椎管内，未向椎间孔外扩展，推荐是用一侧半椎板或微创通道下手术，避免对脊柱后部张立带的破坏。对于节段长累及3个节段以上的良性肿瘤，由于对后柱破坏严重，术后推荐使用内固定手术，重建脊柱稳定性。而恶性肿瘤术后可行椎管扩大成形术，注意对棘上韧带的重建。

（四）标准住院日为≤14天

释义

■ 标准住院日是推荐的最低要求。入院前完善一般术前检查。通常手术日为入院第3~4天，如手术无严重并发症，术后恢复1周可予出院。对于部分髓内肿瘤，手术后会伴随有肢体肌力和感觉障碍，需进行康复治疗。

（五）进入路径标准

1. 第一诊断必须符合椎管内肿瘤。
2. 当患者同时具有其他疾病诊断，但在住院期间不需特殊处理、不影响第一诊断的临床路径流程实施时，可以进入路径。

释义

■ 本路径适用对象为临床诊断为椎管内肿瘤的患者。如合并其他疾病但住院期间不需要特殊处理，且可耐受手术的患者，也可进入本路径。

（六）术前准备3天

1. 必需的检查项目
（1）血常规、尿常规、血型。
（2）凝血功能、肝肾功能、血电解质、血糖、感染性疾病筛查（乙型肝炎、丙型肝炎、艾滋病、梅毒等）。
（3）心电图、胸部X线平片。
（4）MRI检查，包括增强扫描。
（5）肌电图、体感及运动诱发电位检查，进行神经功能评估。
2. 根据患者病情，行术前X线定位片检查，必要时行心、肺功能检查及脊柱CT检查。

释义

■ 心电图、血常规、尿常规、凝血和生化检查、传染源筛查等是常规检查，每个进入路径的患者均需完成，肝肾功能、血糖、凝血功能、心电图、X线胸片主要是评估有无基础疾病，关系到围术期的特殊处理，可能会影响到住院时间、费用以及治疗预后。传染性疾病的筛查主要用于排除可能的传染源，如乙型肝炎、丙型肝炎、艾滋病、梅毒等。这些患者的手术操作需要特殊处理。为缩短患者术前等待时间，检查项目可以在患者入院前于门诊完成。

■ 根据患者病情，术前行脊柱侧位X线平片确定肿瘤位置。高颈段椎管内占位或合并心肺疾病的患者，必要时行心、肺功能检查。合并脊柱畸形或周围骨质破坏者，或需行脊柱内固定手术者，可行脊柱CT检查。对于上颈椎手术，考虑肿瘤和椎动脉位置关系，可以加做CTA检查，必要时可做三维重建。

（七）预防性抗菌药物选择与使用时机

1. 按照《抗菌药物临床应用指导原则》（卫医发〔2004〕285号）选择用药。建议使用第一、第二代头孢菌素，头孢曲松等；明确感染患者，可根据药敏试验结果调整抗菌药物。

2. 预防性用抗菌药物，时间为术前 30 分钟。

释义

■ 鉴于《抗菌药物临床应用指导原则》（卫医发〔2004〕285 号），路径中抗菌药物使用应按照新的管理规范执行，使用第一、第二代头孢菌素，头孢曲松等；明确感染患者，可根据药敏试验结果调整抗菌药物。术前 30 分钟预防性用抗菌药物，手术超过 3 小时，可术中追加使用 1 次抗菌药物。

（八）手术日为入院第 4 天

1. 麻醉方式：全身麻醉。
2. 手术方式：后正中入路椎管内肿瘤切除术。
3. 手术置入物：脊柱及椎板固定材料，硬脊膜修复材料及脊柱膜防粘连（脊柱膜）材料。
4. 术中用药：激素、抗菌药物。
5. 输血：根据手术失血情况决定。
6. 建议术中可选用 C 型臂、B 超以及神经导航辅助，以便精确定位；术中可行神经电生理监测，降低术中神经副损伤发生概率。

释义

■ 麻醉方式为全身麻醉。手术方式为后正中入路椎管内肿瘤切除术。结合患者病情，视术中情况使用手术置入物如脊柱及椎板内固定材料，硬脊膜修复材料及脊柱膜防粘连（脊柱膜）材料，部分患者需同时行脊柱内固定融合手术，为促进骨融合，需使用同种异体骨、人工骨或者 BMP 等促进骨融合的材料。视情况术中予激素、保护胃黏膜药物、抗菌药物。根据手术失血情况决定是否输血。术中可选用 C 型臂、B 超以及神经导航辅助，以便精确定位；术中可行神经电生理监测，降低术中神经副损伤发生概率。

（九）术后住院恢复 10 天

1. 术后必须复查的检查项目：MRI、脊柱 CT、肌电图、体感及运动诱发电位、血常规、尿常规、肝肾功能、电解质、血糖。
2. 术后用药：根据病情选用激素、脱水药、抗菌药物。
3. 术后应用脊柱外固定支具（1～3 个月）。

释义

■ MRI、脊柱 CT、脊柱 X 片、肌电图、体感及运动诱发电位是术后评价肿瘤切除程度、脊髓功能和手术效果的主要指标。血常规、尿常规、肝肾功能、电解质、血糖为常规术后检查，评估患者整体情况。术后根据病情选用激素、脱水药，以减轻术后脊髓水肿。如患者出现发热等感染症状，可予对应抗菌药物。

（十）出院标准

1. 患者病情稳定，体温正常，手术切口愈合良好；生命体征平稳。
2. 没有需要住院处理的并发症和（或）合并症。

释义

■ 术后肿瘤切除满意，伤口无感染，生命体征平稳，无严重并发症或合并症的患者，可考虑出院。出院后定期随访，根据恢复情况及复查 MRI 结果决定下一步处理。

（十一）变异及原因分析

1. 术后继发椎管内血肿等并发症，严重者需要二次手术，导致住院时间延长、费用增加。
2. 术后切口感染、中枢神经系统感染，术后渗液和神经功能障碍等，导致住院时间延长与费用增加。
3. 术后继发其他内、外科疾病需进一步诊治，导致住院时间延长。

释义

■ 术中止血不满意或术后渗血，可导致继发椎管内血肿，压迫脊髓引起神经功能障碍，此时需二次手术治疗。

■ 如出现术后切口感染、中枢神经系统感染，术后渗液和神经功能障碍，术后继发其他内、外科疾病需要进一步诊治，可能需要住院观察，导致住院时间延长。

■ 颈髓病变，尤其是髓内病变，术后早期可能需要呼吸机辅助，或者无创呼吸机维持。且患者由于咳痰无力造成肺部感染，痰液蓄积，可能需要气管切开，上述情况将导致住院时间延长。

四、椎管内肿瘤临床路径给药方案

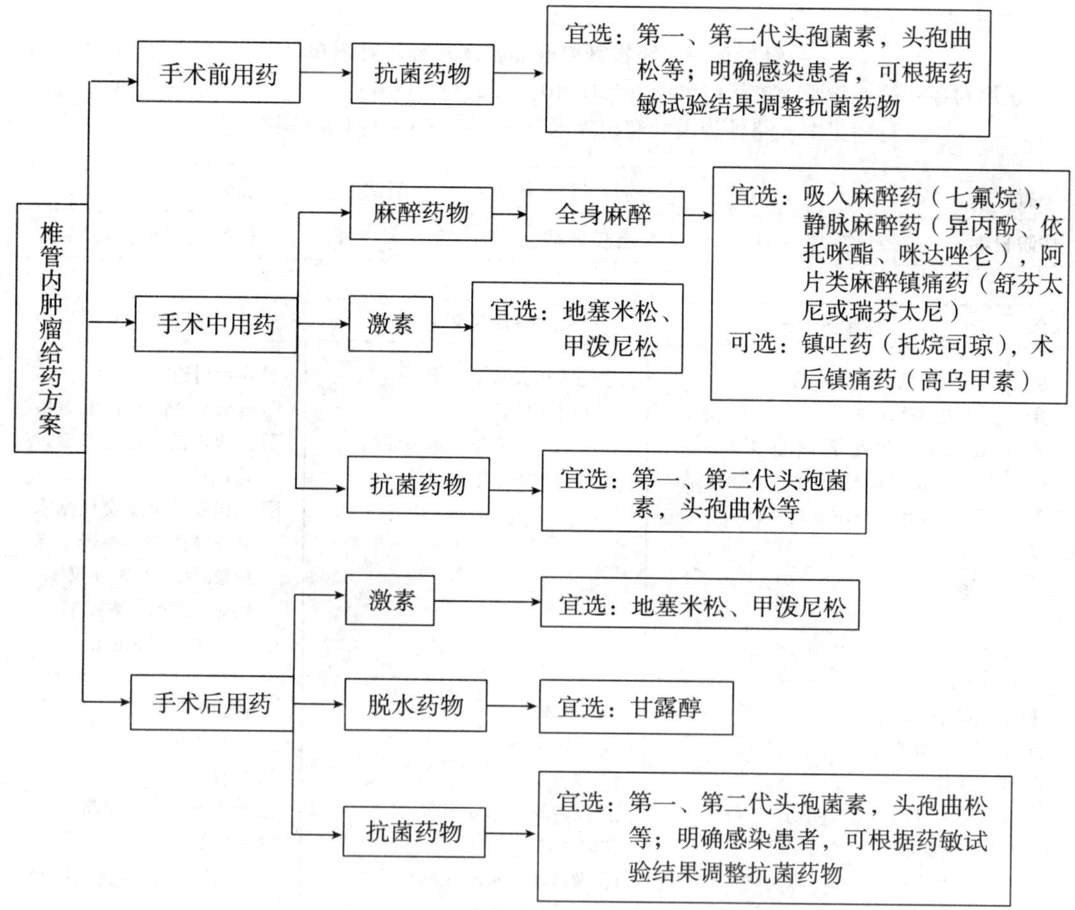

【用药选择】

1. 术前 30 分钟预防性用抗菌药物。建议使用第一、第二代头孢菌素，头孢曲松等。对于 β-内酰胺类抗菌药物过敏者，可应用万古霉素，稀释于 250～500ml 的 5% 葡萄糖注射液或 0.9% 氯化钠，至少静脉滴注 1 小时，麻醉诱导时滴完。手术超过 3 小时者，可追加使用抗菌药物 1 次。常规择期手术后不必继续使用预防性抗菌药物，若手术前已有污染发生或患者有感染高危因素（如高龄、免疫功能低下、糖尿病），可将用药时间延长到 24～48 小时。
2. 术中用药根据情况应用激素、保护胃黏膜药物、抗菌药物。
3. 术后根据病情选用激素（地塞米松、甲泼尼龙）、保护胃黏膜药物、脱水药（甘露醇）、抗菌药物。
4. 全身麻醉术后，部分患者会出现发热、呕吐等不适症状，予退热、镇吐等对症处理。

【药学提示】

术后糖皮质激素不可长期应用。术后脊髓功能损伤的患者，可早期大剂量使用激素（如甲泼尼龙），并注意患者肺部和胃肠道的并发症，常常需要同时使用保护胃黏膜药物。

五、推荐表单

（一）医师表单

经后正中入路椎管内肿瘤临床路径医师表单

适用对象：第一诊断为椎管内肿瘤（ICD-10：D32.1/D33.4）

行后正中入路椎管内肿瘤切除术（ICD-9-CM-3：03.4）

患者姓名：	性别： 年龄： 门诊号：	住院号：
住院日期： 年 月 日	出院日期： 年 月 日	标准住院日：≤14 天

时间	住院第 1 天	住院第 2 天	住院第 3 天
主要诊疗工作	□ 询问病史及体格检查 □ 完成病历书写 □ 上级医师查房与术前评估 □ 依据体检，进行相关的术前检查 □ 初步确定手术方式和日期	□ 完成相关科室会诊 □ 上级医师查房 □ 完成术前准备与术前评估 □ 预约术中电生理监测	□ 术前讨论 □ 完成术前准备与术前评估 □ 完成术前小结、术前讨论记录 □ 向患者和家属交代围术期注意事项，签署手术同意书、自费协议书、输血同意书、委托书 □ 完成术前定位标记
重点医嘱	**长期医嘱** □ 一级护理 □ 饮食 □ 患者既往基础用药 **临时医嘱** □ 血常规、血型、尿常规 □ 肝肾功能、血电解质、血糖、凝血功能、感染性疾病筛查 □ 心电图，胸部 X 线平片 □ MRI 检查 □ 肌电图 □ 体感及运动诱发电位 □ 必要时查肺功能、超声心动图、血气分析等	**长期医嘱** □ 一级护理 □ 饮食 □ 患者既往基础用药 **临时医嘱** □ 激素及脱水药（酌情） □ 其他特殊医嘱	**长期医嘱** □ 一级护理 □ 饮食 □ 患者既往基础用药 **临时医嘱** □ 备皮（颈椎病变酌情剃头） □ 抗菌药物皮试 □ 术前禁食、禁水 □ 激素及脱水药（酌情） □ 其他特殊医嘱 □ 定位 X 线平片
病情变异记录	□ 无 □ 有，原因： 1. 2.	□ 无 □ 有，原因： 1. 2.	□ 无 □ 有，原因： 1. 2.
医师签名			

时间	住院第 4 天 （手术日）	住院第 5 天 （术后第 1 天）	住院第 6 天 （术后第 2 天）
主要诊疗工作	□ 行全身麻醉下肿瘤切除手术 □ 术中电生理监测 □ 术者完成手术记录 □ 完成术后病程 □ 上级医师查房 □ 向患者及家属交代手术情况，嘱咐注意事项 □ 观察术后病情变化	□ 上级医师查房，注意病情变化 □ 完成病程记录 □ 根据引流情况决定是否拔除引流 □ 注意体温、血象及生化指标变化（对症处理） □ 注意有无意识、呼吸、吞咽障碍，有无偏瘫、腹胀、大小便障碍等	□ 上级医师查房，注意病情变化 □ 完成病程记录 □ 根据引流情况决定是否拔除引流 □ 注意体温、血象及生化指标变化（对症处理） □ 注意有无意识、呼吸、吞咽障碍，有无偏瘫、腹胀、大小便障碍等
重点医嘱	**长期医嘱** □ 一级护理 □ 禁食、禁水 □ 吸氧及生命体征监测 □ 保留导尿 □ 术中用抗菌药物 □ 补液治疗 □ 激素、脱水、抑酸药（酌情） **临时医嘱** □ 根据病情需要下达相应医嘱 □ 镇痛、镇吐等 □ 血常规、肝肾功能及血电解质、凝血功能、血气等 □ 接引流（术中置放引流者）	**长期医嘱** □ 一级护理 □ 流食 □ 激素、抗菌药物 **临时医嘱** □ 镇痛 □ 补液（酌情） □ 拔除引流管（如术中置放）	**长期医嘱** □ 一级护理 □ 流食/半流食 □ 激素、抗菌药物 **临时医嘱** □ 镇痛 □ 补液（酌情） □ 拔除引流管（如术中置放）
病情变异记录	□ 无　□ 有，原因： 1. 2.	□ 无　□ 有，原因： 1. 2.	□ 无　□ 有，原因： 1. 2.
医师签名			

时间	住院第7天 （术后第3天）	住院第8天 （术后第4天）	住院第9天 （术后第5天）	住院第10～14天 （术后第6～10天）
主要诊疗工作	□ 上级医师查房，注意病情变化 □ 完成病程记录 □ 切口换药，注意有无皮下积液，切口渗液 □ 调整激素用量，逐渐减量 □ 根据情况停用抗菌药物	□ 注意病情变化 □ 完成病程记录 □ 激素减量或停药	□ 临床观察神经系统功能恢复情况 □ 完成病程记录 □ 停用激素	□ 上级医师查房 □ 完成病程记录 □ 注意是否有发热、皮下积液渗液等病情变化 □ 完成病程记录 □ 注意血象及生化指标变化（对症处理） □ 复查术后 MRI、术后体感及运动诱发电位等电生理检查，并评价结果 □ 根据切口情况予以拆线或延期门诊拆线 □ 确定患者能否出院 □ 向患者交代出院注意事项、复查日期 □ 开出院诊断书 □ 完成出院记录
重点医嘱	**长期医嘱** □ 一级护理 □ 半流食/普食 **临时医嘱** □ 换药 □ 根据病情需要下相应医嘱	**长期医嘱** □ 一级护理 □ 普食 **临时医嘱** □ 根据病情需要下相应医嘱	**长期医嘱** □ 一级护理 □ 普食 **临时医嘱** □ 根据病情需要下相应医嘱	**长期医嘱** □ 一级/三级护理 □ 普食 **临时医嘱** □ 酌情行腰椎穿刺采集脑脊液并检查 □ 换药 □ 血常规、肝肾功能、血电解质 □ MRI 及电生理检查 □ 出院带药 □ 康复治疗（酌情） □ 残余肿瘤放射治疗（酌情）
病情变异记录	□ 无 □ 有，原因： 1. 2.	□ 无 □ 有，原因： 1. 2.	□ 无 □ 有，原因： 1. 2.	□ 无 □ 有，原因： 1. 2.
医师签名				

（二）护士表单

经后正中入路椎管内肿瘤临床路径护士表单

适用对象：第一诊断为椎管内肿瘤（ICD-10：D32.1/D33.4）
　　　　　行后正中入路椎管内肿瘤切除术（ICD-9-CM-3：03.4）

患者姓名：	性别：　年龄：　门诊号：	住院号：
住院日期：　年　月　日	出院日期：　年　月　日	标准住院日：≤14 天

时间	住院第 1 天	住院第 2 天	住院第 3 天
健康宣教	□ 入院宣教 □ 介绍主管医师、护士 □ 介绍环境、设施 □ 介绍住院注意事项 □ 完成特殊检查前宣教工作	□ 术前宣教	□ 术前宣教
护理处置	□ 入院评估，完成首次护理文件记录及护理安全告知书签字 □ 协助完成手术前检查	□ 协助完成手术前检查	□ 协助完成手术前检查
基础护理	□ 一级护理 □ 晨晚间护理 □ 患者安全管理	□ 一级护理 □ 晨晚间护理 □ 患者安全管理	□ 一级护理 □ 晨晚间护理 □ 患者安全管理
专科护理	□ 遵医嘱给药 □ 观察患者一般状况 □ 观察神经系统状况	□ 观察患者一般状况 □ 观察神经系统状况 □ 遵医嘱给药 □ 心理护理及基础护理	□ 观察患者一般状况 □ 观察神经系统状况 □ 遵医嘱给药并观察用药后反应 □ 心理护理及基础护理 □ 完成护理记录
重点医嘱	□ 详见医嘱执行单	□ 详见医嘱执行单	□ 详见医嘱执行单
病情变异记录	□ 无　□ 有，原因： 1. 2.	□ 无　□ 有，原因： 1. 2.	□ 无　□ 有，原因： 1. 2.
护士签名			

时间	住院第4天 （手术日）	住院第5天 （术后第1天）	住院第6天 （术后第2天）
健康宣教	□ 行术后宣教 □ 饮食、活动指导 □ 复查患者对术前宣教内容的掌握程度	□ 行术后宣教 □ 饮食、活动指导 □ 复查患者对术前宣教内容的掌握程度	□ 行术后宣教 □ 饮食、活动指导 □ 复查患者对术前宣教内容的掌握程度
护理处置	□ 协助完成相关检查	□ 协助完成相关检查	□ 协助完成相关检查
基础护理	□ 一级护理 □ 晨晚间护理 □ 患者安全管理	□ 一级护理 □ 晨晚间护理 □ 患者安全管理	□ 一级护理 □ 晨晚间护理 □ 患者安全管理
专科护理	□ 观察患者一般状况 □ 观察患者神经系统功能恢复情况 □ 观察记录患者生命体征手术切口敷料情况 □ 有引流者观察引流性质、引流量 □ 遵医嘱给药并观察用药后反应 □ 预防并发症护理 □ 完成护理记录	□ 观察患者一般状况 □ 观察患者神经系统功能恢复情况 □ 观察记录患者生命体征手术切口敷料情况 □ 有引流者观察引流性质、引流量 □ 遵医嘱给药并观察用药后反应 □ 预防并发症护理 □ 完成护理记录 □ 术后心理护理	□ 观察患者一般状况 □ 观察患者神经系统功能恢复情况 □ 观察记录患者生命体征手术切口敷料情况 □ 遵医嘱给药并观察用药后反应 □ 预防并发症护理 □ 完成护理记录 □ 术后心理护理
重点医嘱	□ 详见医嘱执行单	□ 详见医嘱执行单	□ 详见医嘱执行单
病情变异记录	□ 无 □ 有，原因： 1. 2.	□ 无 □ 有，原因： 1. 2.	□ 无 □ 有，原因： 1. 2.
护士签名			

时间	住院第7天 （术后第3天）	住院第8天 （术后第4天）	住院第9天 （术后第5天）	住院第10～14天 （术后第6～10天）
健康宣教	□ 行术后宣教及用药指导、术后功能锻炼 □ 饮食、活动指导 □ 复查患者对术前宣教内容的掌握程度	□ 行术后宣教及用药指导、术后功能锻炼 □ 饮食、活动指导 □ 复查患者对术前宣教内容的掌握程度	□ 行术后宣教及用药指导、术后功能锻炼 □ 饮食、活动指导 □ 复查患者对术前宣教内容的掌握程度	□ 出院宣教 □ 复查时间 □ 出院带药指导 □ 活动休息 □ 指导饮食 □ 指导办理出院手续
护理处置	□ 协助完成相关检查	□ 协助完成相关检查	□ 协助完成相关检查	□ 办理出院手续
基础护理	□ 一级护理 □ 晨晚间护理 □ 患者安全管理	□ 一级护理 □ 晨晚间护理 □ 患者安全管理	□ 一级护理 □ 晨晚间护理 □ 患者安全管理	□ 一级护理 □ 晨晚间护理 □ 患者安全管理
专科护理	□ 观察患者一般状况 □ 观察患者神经系统功能恢复情况 □ 观察记录患者生命体征手术切口敷料情况 □ 遵医嘱给药并观察用药后反应 □ 预防并发症护理 □ 完成护理记录 □ 术后心理护理 □ 指导术后功能锻炼	□ 观察患者一般状况 □ 观察患者神经系统功能恢复情况 □ 观察记录患者生命体征手术切口敷料情况 □ 遵医嘱给药并观察用药后反应 □ 预防并发症护理 □ 完成护理记录 □ 术后心理护理 □ 指导术后功能锻炼	□ 观察患者一般状况 □ 观察患者神经系统功能恢复情况 □ 观察记录患者生命体征手术切口敷料情况 □ 遵医嘱给药并观察用药后反应 □ 预防并发症护理 □ 完成护理记录 □ 术后心理护理 □ 指导术后功能锻炼	□ 观察患者一般状况 □ 观察患者神经系统功能恢复情况 □ 观察记录患者生命体征手术切口敷料情况 □ 遵医嘱给药并观察用药后反应 □ 预防并发症护理 □ 完成护理记录 □ 术后心理护理 □ 指导术后功能锻炼
重点医嘱	□ 详见医嘱执行单	□ 详见医嘱执行单	□ 详见医嘱执行单	□ 详见医嘱执行单
病情变异记录	□ 无　□ 有，原因： 1. 2.	□ 无　□ 有，原因： 1. 2.	□ 无　□ 有，原因： 1. 2.	□ 无　□ 有，原因： 1. 2.
护士签名				

（三）患者表单

经后正中入路椎管内肿瘤临床路径患者表单

适用对象：第一诊断为椎管内肿瘤（ICD-10：D32.1/D33.4）

行后正中入路椎管内肿瘤切除术（ICD-9-CM-3：03.4）

患者姓名：	性别： 年龄： 门诊号：	住院号：
住院日期： 年 月 日	出院日期： 年 月 日	标准住院日：≤14 天

时间	入院	手术前	手术当天
医患配合	□ 配合询问病史、收集资料，请务必详细告知既往史、用药史、过敏史 □ 如服用抗凝剂，请明确告知 □ 配合进行体格检查 □ 有任何不适请告知医师	□ 配合完善术前检查、化验，如采血、留尿、心电图、X线胸片等 □ 医师与患者及家属介绍病情和手术谈话、术前签字 □ 麻醉师与患者进行术前访视	□ 配合评估手术效果 □ 有任何不适请告知医师
护患配合	□ 配合测量体温、脉搏、呼吸、血压、体重1次 □ 配合完成入院护理评估 □ 接受入院宣教（环境介绍、病室规定、订餐制度、贵重物品保管等） □ 有任何不适请告知护士	□ 配合测量体温、脉搏、呼吸、血压、体重1次 □ 接受术前宣教 □ 自行沐浴清洁，剪指甲 □ 准备好必用物，如颈托等 □ 取下义齿、饰品等，贵重物品交家属保管	□ 清晨测量体温、脉搏、呼吸、血压，送手术室前，协助完成核对，带齐影像资料和术中带药 □ 返回病房后，协助完成核对，配合过病床，配合血压测量 □ 配合检查意识 □ 配合术后输液 □ 遵医嘱采取正确体位 □ 配合缓解疼痛 □ 有任何不适请告知护士
饮食	□ 正常普食	□ 术前12小时禁食、禁水	□ 清醒前禁食、禁水 □ 麻醉清醒后，根据医嘱试饮水，无恶心、呕吐可进少量流食
排便	□ 正常排尿便	□ 正常排尿便	□ 正常排尿便
活动	□ 正常活动	□ 正常活动	□ 全身麻醉清醒后根据医嘱活动，术后功能锻炼

时间	手术后	出院
医患配合	□ 配合神经系统检查 □ 配合伤口换药	□ 接受出院前指导 □ 知道复查程序 □ 获取出院诊断书 □ 预约复诊日期
护患配合	□ 配合定时测量体温、脉搏、呼吸，每日询问排便情况 □ 注意活动安全，避免坠床或跌倒 □ 配合执行探视及陪伴	□ 接受出院宣教 □ 办理出院手续 □ 获取出院带药 □ 知道用药方法 □ 知道复印病历方法
饮食	□ 正常普食	□ 正常普食
排便	□ 正常排尿便 □ 避免便秘	□ 正常排尿便 □ 避免便秘
活动	□ 正常活动 □ 遵医嘱活动，术后功能锻炼	□ 正常活动 □ 遵医嘱活动，术后功能锻炼

附：原表单（2016年版）

经后正中入路椎管内肿瘤临床路径表单

适用对象：第一诊断为椎管内肿瘤（ICD-10：D32.1/D33.4）

行后正中入路椎管内肿瘤切除术（ICD-9-CM-3：03.4）

患者姓名：	性别： 年龄： 门诊号：	住院号：
住院日期： 年 月 日	出院日期： 年 月 日	标准住院日：≤14天

时间	住院第1天	住院第2天	住院第3天
主要诊疗工作	□询问病史及体格检查 □完成病历书写 □上级医师查房与术前评估 □依据体检，进行相关的术前检查 □初步确定手术方式和日期	□完成相关科室会诊 □上级医师查房 □完成术前准备与术前评估 □预约术中电生理监测	□术前讨论 □完成术前准备与术前评估 □完成术前小结，术前讨论记录 □向患者和家属交代围术期注意事项，签署手术同意书、自费协议书、输血同意书、委托书 □完成术前定位标记
重点医嘱	**长期医嘱** □一级护理 □饮食 □患者既往基础用药 **临时医嘱** □血常规、血型、尿常规 □肝肾功能、血电解质、血糖、凝血功能、感染性疾病筛查 □心电图，胸部X线平片 □MRI检查 □肌电图 □体感及运动诱发电位 □必要时查肺功能、超声心动图、血气分析等	**长期医嘱** □一级护理 □饮食 □患者既往基础用药 **临时医嘱** □激素及脱水药（酌情） □其他特殊医嘱	**长期医嘱** □一级护理 □饮食 □患者既往基础用药 **临时医嘱** □备皮（颈椎病变者酌情剃头） □抗菌药物皮试 □术前禁食、禁水 □激素及脱水药（酌情） □其他特殊医嘱 □定位X线平片
主要护理工作	□入院评估，完成首次护理文件记录及护理安全告知书签字 □遵医嘱给药 □观察患者一般状况 □观察神经系统状况 □协助完成手术前检查 □完成入院宣教及特殊检查前宣教工作	□观察患者一般状况 □观察神经系统状况 □遵医嘱给药 □遵医嘱完成手术前化验标本留取 □协助完成手术前检查 □心理护理及基础护理	□观察患者一般状况 □观察神经系统状况 □术前宣教 □完成术前准备 □遵医嘱给药并观察用药后反应 □协助完成手术前检查 □心理护理及基础护理 □完成护理记录
病情变异记录	□无 □有，原因： 1. 2.	□无 □有，原因： 1. 2.	□无 □有，原因： 1. 2.
护士签名			
医师签名			

时间	住院第4天 （手术日）	住院第5天 （术后第1天）	住院第6天 （术后第2天）
主要诊疗工作	□ 行全身麻醉下肿瘤切除手术 □ 术中电生理监测 □ 术者完成手术记录 □ 完成术后病程 □ 上级医师查房 □ 向患者及家属交代手术情况，交代注意事项 □ 观察术后病情变化	□ 上级医师查房，注意病情变化 □ 完成病程记录 □ 根据引流情况决定是否拔除引流管 □ 注意体温、血象及生化指标变化（对症处理） □ 注意有无意识障碍、呼吸、吞咽障碍、偏瘫、腹胀、大小便障碍等	□ 上级医师查房，注意病情变化 □ 完成病程记录 □ 根据引流情况决定是否拔除引流管 □ 注意体温、血象及生化指标变化（对症处理） □ 注意有无意识障碍、呼吸、吞咽障碍、偏瘫、腹胀、大小便障碍等
重点医嘱	**长期医嘱** □ 一级护理 □ 禁食、禁水 □ 吸氧及生命体征监测 □ 保留导尿 □ 术中用抗菌药物 □ 补液治疗 □ 激素、脱水、抑酸药（酌情） **临时医嘱** □ 根据病情需要下相应医嘱 □ 镇痛、镇吐等 □ 血常规、肝肾功能及血电解质、凝血功能、血气等 □ 接引流（术中置放引流者）	**长期医嘱** □ 一级护理 □ 流食 □ 激素、抗菌药物 **临时医嘱** □ 镇痛 □ 补液（酌情） □ 拔除引流管（如术中置放）	**长期医嘱** □ 一级护理 □ 流食/半流食 □ 激素、抗菌药物 **临时医嘱** □ 镇痛 □ 补液（酌情） □ 拔除引流管（如术中置放）
主要护理工作	□ 观察患者一般状况 □ 观察患者神经系统功能恢复情况 □ 观察记录患者生命体征、手术切口敷料情况 □ 有引流者观察引流性质、引流量 □ 遵医嘱给药并观察用药后反应 □ 遵医嘱完成化验检查 □ 预防并发症护理 □ 完成护理记录	□ 观察患者一般状况 □ 观察患者神经系统功能恢复情况 □ 观察记录患者生命体征、手术切口敷料情况 □ 有引流者观察引流性质、引流量 □ 遵医嘱给药并观察用药后反应 □ 遵医嘱完成化验检查 □ 预防并发症护理 □ 术后心理护理及基础护理 □ 完成护理记录	□ 观察患者一般状况 □ 观察患者神经系统功能恢复情况 □ 观察记录患者生命体征、手术切口敷料情况 □ 遵医嘱给药并观察用药后反应 □ 遵医嘱完成化验检查 □ 预防并发症护理 □ 术后心理护理及基础护理 □ 完成护理记录
病情变异记录	□ 无　□ 有，原因： 1. 2.	□ 无　□ 有，原因： 1. 2.	□ 无　□ 有，原因： 1. 2.
护士签名			
医师签名			

时间	住院第7天 （术后第3天）	住院第8天 （术后第4天）	住院第9天 （术后第5天）	住院第10～14天 （术后第6～10天）
主要诊疗工作	□ 上级医师查房，注意病情变化 □ 完成病程记录 □ 切口换药，注意观察有无皮下积液、切口渗液 □ 调整激素用量，逐渐减量 □ 根据情况停用抗菌药物	□ 注意病情变化 □ 完成病程记录 □ 激素减量或停药	□ 临床观察神经系统功能恢复情况 □ 完成病程记录 □ 停用激素	□ 上级医师查房 □ 完成病程记录 □ 注意是否有发热、皮下积液渗液等病情变化 □ 完成病程记录 □ 注意血象及生化指标变化（对症处理） □ 复查术后MRI、术后体感及运动诱发电位等电生理检查，并评价结果 □ 根据切口情况予以拆线或延期门诊拆线 □ 确定患者能否出院 □ 向患者交代出院注意事项、复查日期 □ 开出院诊断书 □ 完成出院记录
重点医嘱	**长期医嘱** □ 一级护理 □ 半流食/普食 **临时医嘱** □ 换药 □ 根据病情需要下相应医嘱	**长期医嘱** □ 一级护理 □ 普食 **临时医嘱** □ 根据病情需要下相应医嘱	**长期医嘱** □ 一级护理 □ 普食 **临时医嘱** □ 根据病情需要下相应医嘱	**长期医嘱** □ 一级护理过渡到三级护理 □ 普食 **临时医嘱** □ 酌情行腰椎穿刺采集脑脊液并检查 □ 换药 □ 血常规、肝肾功能、血电解质 □ MRI及电生理检查 □ 出院带药 □ 康复治疗（酌情） □ 残余肿瘤放射治疗（酌情）

续　表

时间	住院第7天 （术后第3天）	住院第8天 （术后第4天）	住院第9天 （术后第5天）	住院第10～14天 （术后第6～10天）
主要护理工作	□ 观察患者一般状况 □ 观察患者神经系统功能恢复情况 □ 观察记录患者生命体征、手术切口敷料情况 □ 遵医嘱给药，并观察用药后反应 □ 预防并发症护理 □ 术后心理护理及基础护理 □ 完成术后宣教及用药指导 □ 完成护理记录 □ 指导术后功能锻炼	□ 观察患者一般状况 □ 观察患者神经系统功能恢复情况 □ 观察手术切口敷料情况 □ 遵医嘱给药，并观察用药后反应 □ 预防并发症护理 □ 术后心理护理及基础护理 □ 指导术后功能锻炼	□ 观察患者一般状况 □ 观察患者神经系统功能恢复情况 □ 观察手术切口敷料情况 □ 预防并发症护理 □ 术后心理护理及基础护理 □ 指导术后功能锻炼	□ 观察患者一般状况 □ 观察患者神经系统功能恢复情况 □ 观察手术切口敷料情况 □ 预防并发症护理 □ 术后心理护理及基础护理 □ 指导术后功能锻炼 □ 完成出院指导 □ 指导患者办理出院手续 □ 完成护理记录
病情变异记录	□ 无　□ 有，原因： 1. 2.	□ 无　□ 有，原因： 1. 2.	□ 无　□ 有，原因： 1. 2.	□ 无　□ 有，原因： 1. 2.
护士签名				
医师签名				

第十四章

前交通动脉瘤开颅夹闭术临床路径释义

一、前交通动脉瘤开颅夹闭术编码

1. 卫计委原编码

疾病名称及编码：前交通动脉瘤（ICD-10：I67.108 /Q28.3）

手术操作名称及编码：开颅动脉瘤夹闭术（ICD-9-CM-3：39.51）

2. 修改编码

疾病名称及编码：前交通动脉瘤破裂伴蛛网膜下隙出血（ICD-10：I60.201）

前交通动脉瘤（ICD-10：I67.107）

手术操作名称及编码：开颅动脉瘤夹闭术（ ICD-9-CM-3：39.51）

二、临床路径检索方法

（I60.201/I67.107）伴39.51

三、前交通动脉瘤开颅夹闭术临床路径标准住院流程

（一）适用对象

第一诊断为前交通动脉瘤（ICD-10：I67.108/Q28.3），行开颅动脉瘤夹闭术（ICD-9-CM-3：39.51）。

释义

■ 适用对象编码参见第一部分。

■ 本路径适用对象为临床诊断为前交通动脉瘤的患者，如果选择血管内栓塞治疗或颅内外搭桥血流重建，需进入其他相应路径。

（二）诊断依据

根据《临床诊疗指南·神经外科学分册》（中华医学会编著，人民卫生出版社，2013）、《临床技术操作规范·神经外科分册》（中华医学会编著，人民军医出版社，2007）、《王忠诚神经外科学》（王忠诚主编，湖北科学技术出版社，2015）、《神经外科学》（赵继宗主编，人民卫生出版社，2014）。

1. 临床表现

（1）破裂动脉瘤

1）动脉瘤破裂出血症状：前交通动脉瘤破裂可引起蛛网膜下腔出血（SAH）、脑内出血、脑室出血或硬脑膜下腔出血等。其中SAH最为常见，典型症状和体征有剧烈头痛、呕吐甚至昏迷等。

2）脑血管痉挛症状：症状通常逐渐发生，表现为精神异常或意识障碍，伴局灶性神经功能缺损。

3）癫痫发作：可发生抽搐，多为癫痫大发作。

4）脑积水：动脉瘤出血后，可因凝血块阻塞室间孔或中脑导水管，引起急性脑积水；或基底池粘连、蛛网膜颗粒吸收障碍，引起慢性脑积水。

（2）未破裂动脉瘤：可表现为头痛、头晕、癫痫、TIA 发作等，也可无任何症状，经查体或其他原因偶然发现。

2. 辅助检查

（1）头颅 CT：是 SAH 首选诊断方法，通过 CT 扫描还可评定以下方面：

1）脑室大小：部分动脉瘤破裂患者立即发生脑积水。

2）血肿，有占位效应的脑内血肿或大量硬脑膜下血肿。

3）梗死。

4）脑池和脑沟中出血量：血管痉挛的重要预后因素。

5）合并多发动脉瘤时，CT 可能初步判断责任动脉瘤。

6）部分患者可以通过头颅 CT 初步预测动脉瘤的位置：出血主要在侧裂及鞍上池，出血破入脑室，位于额叶靠近中线大脑镰者，高度怀疑前交通动脉瘤。

（2）CT 脑血管造影（CTA）：多数情况下可以显示动脉瘤的部位、大小、形态、有无多发动脉瘤、载瘤动脉及动脉瘤的钙化情况，以及病变与骨性结构解剖关系。

（3）腰椎穿刺：SAH 最敏感的检查方法，但目前不应当作为首选诊断方法。降低脑脊液压力有可能因增加跨血管壁压力而导致再出血，故建议仅用于 CT 不能证实而临床高度怀疑的病例，应当使用较细的腰椎穿刺针，放出少量脑脊液（几毫升）即可。

（4）数字减影脑血管造影（DSA）：目前是诊断颅内动脉瘤的“金标准”，大部分患者可显示出动脉瘤的部位、大小、形态、有无多发动脉瘤，仅少数患者归于“不明原因 SAH”。另外，DSA 还可以显示是否存在血管痉挛及其程度。

（5）头颅 MRI：对于大动脉瘤应行头颅 MRI 检查。磁共振血管成像（MRA）可用于体检筛查动脉瘤。

释义

■ 临床症状是判断破裂颅内动脉瘤的初步依据，前交通动脉瘤的确诊则依赖于 CTA、MRA 和 CTA 等影像学检查。尤其是未破裂前交通动脉瘤，患者症状不典型，更多依赖影像学筛查。

（三）治疗方案的选择

根据《临床诊疗指南·神经外科学分册》（中华医学会编著，人民卫生出版社，2013）、《临床技术操作规范·神经外科分册》（中华医学会编著，人民军医出版社，2007）、《王忠诚神经外科学》（王忠诚主编，湖北科学技术出版社，2015）、《神经外科学》（赵继宗主编，人民卫生出版社，2014）。

1. 诊断为前交通动脉瘤，有明确手术适应证需开颅手术治疗，手术方法是行额颞开颅翼点、额外侧入路或眶上眉弓入路动脉瘤夹闭术，不包括需颅内外动脉搭桥血流重建的病例，也不包括适合血管内栓塞治疗的病例。

2. 手术风险较大者（高龄、妊娠期、合并较严重内科疾病或长期口服抗血小板或抗凝药者），需向患者或家属强调病情及其风险，或请介入科医师会诊；如患方不同意手术，应当充分告知再出血风险，履行签字手续，并予严密观察。

释义

■ 前交通动脉瘤的治疗方案主要包括开颅动脉瘤夹闭术和介入治疗。治疗目的在于消除动脉瘤，防止破裂出血事件的发生。对于未破裂的小动脉瘤，亦可选择严密随访观察。最终治疗方案的确定，需神经外科血管组医师、介入组医师及患方共同商议决定。

（四）标准住院日为≤13 天

（五）进入路径标准

1. 第一诊断必须符合 ICD-10：I67.108/Q28.3 前交通动脉瘤疾病编码。

2. 当患者同时具有其他疾病诊断，但在住院期间不需特殊处理、不影响第一诊断的临床路径流程实施时，可以进入路径。

（六）术前准备≤4 天

1. 必需的检查项目

（1）血常规、尿常规、便常规、血型。

（2）凝血功能、肝肾功能、血电解质、血糖、感染性疾病筛查（乙型肝炎、丙型肝炎、艾滋病、梅毒等）。

（3）心电图、胸部 X 线平片。

（4）全脑血管造影 DSA 和（或）CTA。

（5）头颅 CT 扫描。

2. 根据患者病情，必要时行头颅 MRI，心肺功能、神经电生理检查和认知功能评定。

释义

■ 血常规、尿常规、便常规是最基本的 3 大常规检查，进入路径的患者均需完成。肝肾功能、电解质、血糖、凝血功能、心电图、X 线胸片可评估有无基础疾病，是否影响住院时间、费用及其治疗预后；血型、感染性疾病筛查用于手术前和输血前准备；头颅 CT 扫描为评估动脉瘤是否破裂出血，以及 SAH 范围、有无血肿形成、有无破入脑室、是否伴发脑积水等情况；无禁忌证患者均应行 DSA 和（或）CTA 检查，以确诊前交通动脉瘤诊断，并评估动脉瘤形态、大小、朝向、与载瘤动脉关系等情况，以便术前设计。术前还需根据患者实际情况，选择必要的检查，以评估患者的心肺功能、神经功能和认知功能等。

（七）预防性抗菌药物选择与使用时机

按照《抗菌药物临床应用指导原则》（卫医发〔2004〕285 号）选择用药。建议使用第一、第二代头孢菌素，头孢曲松等；明确感染患者，可根据药敏试验结果调整抗菌药物。

释义

■ 预防性抗菌药物使用应在术前 30 分钟以内，延续至术后 1～3 天，根据患者实际情况，决定是否需要延长抗菌药物使用时间或更换抗菌药物治疗方案。

（八）手术日为入院后≤5 天

1. 麻醉方式：气管插管全身麻醉。
2. 手术方式：额颞开颅翼点入路、额外侧入路或眶上眉弓入路动脉瘤夹闭术。
3. 手术置入物：动脉瘤夹，术中止血材料，硬脑膜修复材料，颅骨固定材料，动脉瘤包裹材料，引流系统。
4. 术中用药：抗菌药物、抗血管痉挛药物，酌情使用激素及抗癫痫药物。
5. 输血：根据手术失血情况决定。

释义

■ 患者入室后、手术开始前及手术结束后，需由护士、主刀医师、麻醉师共同完成患者身份识别、患者一般情况、手术部位、手术方式、药物等信息的识别和核对，以确保手术过程安全、顺利进行。

（九）术后住院恢复 8 天

1. 必须复查的检查项目：全脑血管造影 DSA 或 CTA，头颅 CT 扫描；化验室检查包括血常规、肝肾功能、血电解质。
2. 术后用药：抗血管痉挛药物、抗菌药物，酌情使用抗癫痫药物、脱水药、激素等。
3. 每 2～3 天手术切口换药 1 次。
4. 术后 7 天拆除手术切口缝线，或根据病情酌情延长拆线时间。
5. 根据患者病情，必要时复查心肺功能，行认知功能评定。

释义

■ 术后需密切关注患者意识及生命体征情况，术后 24 小时内常规复查头颅 CT，必要时需随时复查头颅 CT，如发生术后出血、脑水肿导致颅内压增高，则根据实际情况予加强脱水降颅压等治疗，达到手术指征者需二次急诊手术减压。

■ 术后应警惕血管痉挛的发生，给予抗血管痉挛药物及足够的容量支持，监测血压，维持颅内灌注压，必要时可给予升压药物支持。

■ 注意患者体温及切口愈合情况，防止术后颅内感染及切口感染的发生，必要时可行腰椎穿刺取脑脊液化验，并根据化验结果调整抗菌药物治疗方案。

■ 关注患者术后血象、肝肾功能及电解质情况，定期复查相关化验指标，并给予及时处理，及时纠正肝肾功能异常及电解质紊乱。

■ 术后行 DSA 或 CTA 检查，评估动脉瘤夹闭及载瘤动脉和周围重要穿支血管的情况。

（十）出院标准

1. 患者病情稳定，生命体征平稳。
2. 体温正常，各项化验无明显异常，手术切口愈合良好。
3. 复查 CTA 或全脑血管 DSA 显示动脉瘤夹闭满意。
4. 仍处于昏迷状态的患者，如生命体征平稳、经评估不能短时间恢复者，没有需要住院处理的并发症和（或）合并症，可以转院继续康复治疗。

（十一）变异及原因分析

1. 术中或术后继发手术部位或其他部位的颅内血肿、脑水肿、脑梗死等并发症，严重者或其他情况需要二次手术，导致住院时间延长、费用增加。
2. 术后神经系统感染和神经血管损伤等，导致住院时间延长。
3. 术后继发其他内、外科疾病需进一步诊治，导致住院时间延长。

释义

■ 按标准治疗方案如患者出现严重并发症导致二次手术或住院时间、费用延长，或继发其他疾病而需进行针对性治疗，则中止本路径。

■ 认可的变异原因主要是指患者入选路径后，在检查及治疗过程中发现患者合并存在事前未预知的、对本路径治疗可能产生影响的情况，需要中止执行路径或延长治疗时间、增加治疗费用。医师需在表单中明确说明。

■ 因患者方面的主观原因导致执行路径出现变异，需医师在表单中予以说明。

四、前交通动脉瘤开颅夹闭术给药方案

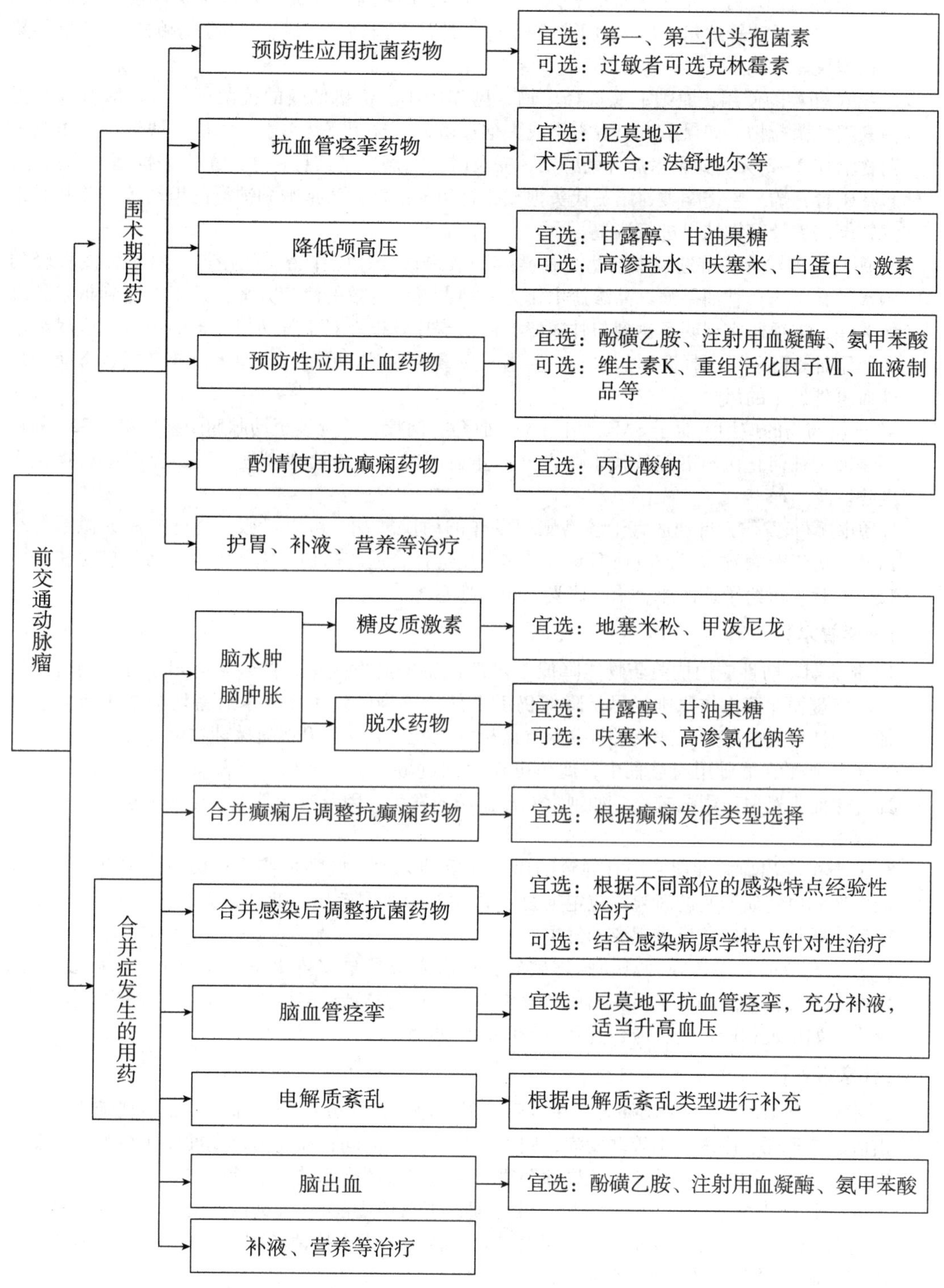

【用药选择】

1. 血管痉挛的治疗：尼莫地平是一线用药，已经被明确能够提供神经保护功能。其他可选择的药物包括法舒地尔、尼卡地平、罂粟碱、他汀类药物等，对于血管痉挛的治疗效果仍然存在争议。

2. 抗菌药物的使用：原则上应选择广谱、副作用小、价格低廉的抗菌药物。一般首选头孢菌素类抗菌药物，如果患者对青霉素或头孢过敏，可选用克林霉素。术后一般继续给予抗菌药物治疗 2 ~ 3 天。如果术后怀疑感染，需及时获取病原学信息，并给予广谱抗菌药物治疗，包括碳青霉烯、喹诺酮类、第三代头孢或联合酶抑制剂如头孢哌酮钠舒巴坦钠等，并及时根据细菌培养及药敏结果进行调整。

3. 颅高压的治疗：首选脱水药物，甘露醇的效果最佳，应作为一线用药，对于程度较轻的脑水肿，可选择甘油果糖。高渗盐水作为一种古老而有效的治疗方案，近年来受到越来越多的关注，多项研究证明可达到与甘露醇类似的治疗效果。对于肾功能受损的患者，应尽量避免使用甘露醇，可选择高渗盐水、呋塞米。激素的使用应慎重，因加重血液高凝状态而增加缺血事件发生的风险。

4. 止血药物的应用：对于 SAH，可给予止血药物治疗，并延续至动脉瘤闭塞后 48 ~ 72 小时。但是谨记任何止血药不能替代术中良好的止血。对于血栓栓塞高危人群，应谨慎选择止血药物。

5. 预防癫痫发作：首选适宜于各型癫痫发作的丙戊酸钠，可以口服、静脉推注或微泵持续给药。对于癫痫发作者，应根据癫痫发作类型选择合适的药物。癫痫大发作者，应尽快控制癫痫症状，可给予地西泮、苯巴比妥、咪达唑仑等。

【药学提示】

1. 围术期预防性应用抗菌药物能降低手术部位感染的发生率，但效果有限，首要措施仍然是严格遵循无菌操作原则，尽量降低仍手术部位感染的发生率。术后密切关注患者症状体征，如怀疑颅内感染，需及时留取脑脊液标本化验，并尽早升级抗菌药物治疗方案。

2. 尼莫地平在静脉用药过程中，偶尔可观察到过敏反应，如患者不耐受，可改用口服；该药总体而言对血压影响较小，如观察到低血压的发生，因及时调整微泵给药速度，必要时停药观察。

3. 甘露醇在出血急性期使用有导致脑出血加重的风险，应酌情使用；长期使用有导致肾功能损伤和电解质紊乱的风险，应定期复查肾功能和血电解质。此外，大剂量甘露醇使用时，减量需缓慢，以防止反跳现象的发生。

4. 止血药物的效果有限，对动脉瘤破裂出血患者应尽早安排手术，以防止二次破裂出血，术中应充分止血，降低术后脑出血的发生率。止血药物种类多，不同的药物具有不同的不良反应，如出现相应不良反应，宜及时予以相应处理。

【注意事项】

1. 术后或 SAH 后未发生癫痫者，在术后 7 天可停用预防癫痫药。如果术后出现脑水肿、脑出血、脑梗死、颅内感染等并发症，则可延长用药的时间；如在治疗期间发生癫痫，或直接以癫痫起病，则按癫痫治疗，抗癫痫药物的停药需参照癫痫的标准治疗方案。

2. 预防性应用抗菌药物，应注意以下几方面：①在切皮前 30 分钟内给药；②静滴给药，于 30 分钟内滴完；③如手术时间长，超过 3 小时需追加术中抗菌药物；④如术中失血量大，超过 1500ml，术中应追加抗菌药物。

五、推荐表单

（一）医师表单

前交通动脉瘤开颅夹闭术临床路径医师表单

适用对象：第一诊断为前交通动脉瘤（ICD-10：I67.108/Q28.3）

行开颅动脉瘤夹闭术（ICD-9-CM-3：39.51）

患者姓名：	性别：　　年龄：　　门诊号：	住院号：
住院日期：　　年　月　日	出院日期：　　年　月　日	标准住院日：≤13 天

时间	住院第 1 天	住院第 2 天	住院第 3 天
主要诊疗工作	□ 病史采集，体格检查 □ 完成病历书写 □ 完善检查 □ 预约术前检查 □ 向患者家属交代手术可能达到的效果及手术风险	□ 待术前检查回报 □ 上级医师查房，对患者病情及术前检查准备情况进行评估，必要时请相关科室会诊 □ 完成病程记录	□ 待术前检查回报 □ 完成病程记录
重点医嘱	**长期医嘱** □ 一级护理 □ 饮食 □ 监测血压 □ 必要时给予通便药物 □ 必要时保证睡眠药物 **临时医嘱** □ 血常规、血型、尿常规 □ 凝血功能 □ 肝肾功能、血电解质、血糖 □ 感染性疾病筛查 □ 胸部 X 线平片，心电图 □ 预约 DSA 检查、头颅 CT □ 复杂动脉瘤行 CTA 或 3D-DSA 检查 □ 必要时查心肺功能、神经电生理检查和认知功能评定	**长期医嘱** □ 一级护理 □ 饮食 □ 必要时给予通便药物 □ 必要时给予保证睡眠药物	**长期医嘱** □ 一级护理 □ 饮食 □ 必要时给予通便药物 □ 必要时给予保证睡眠药物
病情变异记录	□ 无　□ 有，原因： 1. 2.	□ 无　□ 有，原因： 1. 2.	□ 无　□ 有，原因： 1. 2.
医师签名			

时间	住院第4天	住院第5天 （手术当天）	住院第6天 （术后第1天）
主要诊疗工作	□ 汇总辅助检查结果 □ 术者查房 □ 根据术前检查结果，进行术前讨论，明确诊断，决定术式，制订治疗方案 □ 向患者和（或）家属交代病情，并签署手术知情同意书、麻醉知情同意书等 □ 完成相关病程记录	□ 手术室内核对患者信息无误 □ 全身麻醉下行额颞开颅翼点或眶上眉弓入路动脉瘤夹闭术 □ 完成手术记录和术后记录 □ 观察患者生命体征 □ 观察神经系统症状与体征	□ 完成病程记录 □ 切口换药 □ 复查血常规、肝肾功能及血电解质
重点医嘱	**长期医嘱** □ 一级护理 □ 术前禁食、禁水 □ 通知家属 □ 必要时给予通便药物 □ 必要时给予保证睡眠药物 **临时医嘱** □ 备皮、剃头 □ 麻醉科会诊 □ 抗菌药物皮试 □ 根据手术情况备血	**长期医嘱** □ 一级护理 □ 禁食、禁水 □ 观察记录患者神志、瞳孔、生命体征 □ 多参数心电监护 □ 吸氧 □ 常规补液治疗 □ 预防血管痉挛治疗 □ 必要时给予抑酸药物 □ 必要时给予预防癫痫 □ 预防感染 □ 必要时降颅压治疗 □ 必要时预防深静脉血栓、肺炎等并发症 □ 酌情使用激素 **临时医嘱** □ 血常规 □ 血气分析 □ 肾功能及血电解质	**长期医嘱** □ 一级护理 □ 流食 □ 观察记录患者神志、瞳孔、生命体征 □ 常规补液治疗 □ 预防血管痉挛治疗 □ 必要时给予抑酸 □ 必要时给予预防癫痫治疗 □ 必要时降颅压治疗 □ 必要时给予预防深静脉血栓、肺炎等并发症 □ 酌情使用激素 **临时医嘱** □ 换药 □ 血常规 □ 肝肾功能及血电解质
病情变异记录	□ 无 □ 有，原因： 1. 2.	□ 无 □ 有，原因： 1. 2.	□ 无 □ 有，原因： 1. 2.
医师签名			

时间	住院第7天 （术后第2天）	住院第8天 （术后第3天）	住院第9天 （术后第4天）	住院第10天 （术后第5天）
主要诊疗工作	□ 复查头颅CT，评价检查结果 □ 完成病程记录	□ 完成病程记录	□ 嘱患者在床上坐起锻炼	□ 嘱患者离床活动 □ 预约全脑DSA或CTA
重点医嘱	**长期医嘱** □ 一级护理 □ 半流食 □ 观察记录患者神志、瞳孔、生命体征 □ 常规补液治疗 □ 预防血管痉挛治疗 □ 必要时给予抑酸药物 □ 必要时给予预防癫痫治疗 □ 必要时给予降颅压治疗 □ 必要时给予预防深静脉血栓、肺炎等并发症 **临时医嘱** □ 头颅CT □ 必要时肝肾功能及血电解质	**长期医嘱** □ 一级护理 □ 半流食 □ 观察记录患者神志、瞳孔、生命体征 □ 常规补液治疗 □ 预防血管痉挛治疗 □ 必要时给予抑酸药物 □ 必要时给予预防癫痫治疗 □ 必要时给予降颅压治疗 □ 必要时给予预防深静脉血栓、肺炎等并发症 **临时医嘱** □ 必要时血常规 □ 必要时肾功能及血电解质	**长期医嘱** □ 一级护理 □ 普食 □ 常规补液治疗 □ 预防血管痉挛治疗 □ 必要时给予抑酸药物 □ 必要时给予预防癫痫治疗 □ 必要时给予降颅压治疗 □ 必要时给予预防深静脉血栓、肺炎等并发症 **临时医嘱** □ 必要时血常规 □ 必要时肾功能及血电解质	**长期医嘱** □ 一级护理 □ 普食 □ 预防血管痉挛治疗 □ 必要时给予预防癫痫治疗 □ 必要时给予降颅压治疗 **临时医嘱** □ 预约全脑DSA或CTA □ 禁食、禁水
病情变异记录	□ 无　□ 有，原因： 1. 2.	□ 无　□ 有，原因： 1. 2.	□ 无　□ 有，原因： 1. 2.	□ 无　□ 有，原因： 1. 2.
医师签名				

时间	住院第 11 天 （术后第 6 天）	住院第 12 天 （术后第 7 天）	住院第 13 天 （术后第 8 天）
主要诊疗工作	□ DSA 或 CTA 检查 □ 观察切口情况 □ 神经系统查体 □ 记录术后症状和体征变化 □ 完成病程记录	□ 切口换药、拆线 □ 复查血常规、肝肾功能及血电解质 □ 神经系统查体，对比手术前后症状、体征变化 □ 汇总术后辅助检查结果 □ 评估手术效果	□ 确定患者可以出院 □ 向患者交代出院注意事项、复查日期 □ 通知出院处 □ 开出院诊断书 □ 完成出院记录
重点医嘱	**长期医嘱** □ 一级护理 □ 普食 □ 预防血管痉挛治疗 □ 必要时给予预防癫痫治疗	**长期医嘱** □ 二级护理 □ 普食 □ 预防血管痉挛治疗 □ 必要时给予预防癫痫治疗 **临时医嘱** □ 拆线 □ 血常规 □ 肝肾功能及血电解质 □ 必要时行 CT 检查	□ 出院通知 □ 出院带药
病情变异记录	□ 无 □ 有，原因： 1. 2.	□ 无 □ 有，原因： 1. 2.	□ 无 □ 有，原因： 1. 2.
医师签名			

（二）护士表单

前交通动脉瘤开颅夹闭术临床路径护士表单

适用对象：第一诊断为前交通动脉瘤（ICD-10：I67.108/Q28.3）
　　　　　行开颅动脉瘤夹闭术（ICD-9-CM-3：39.51）

患者姓名：	性别：　　年龄：　　门诊号：	住院号：
住院日期：　　年　月　日	出院日期：　　年　月　日	标准住院日：≤13 天

时间	住院第 1 天	住院第 2 天	住院第 3 天
主要护理工作	□ 入院评估，完成首次护理文件记录及护理安全告知书签字 □ 遵医嘱给药 □ 观察患者一般状况 □ 观察神经系统状况 □ 协助完成手术前检查 □ 完成入院宣教及特殊检查前宣教工作	□ 观察患者一般状况 □ 观察神经系统状况 □ 遵医嘱给药 □ 遵医嘱完成手术前化验标本留取 □ 协助完成手术前检查 □ 心理护理及基础护理	□ 观察患者一般状况 □ 观察神经系统状况 □ 遵医嘱给药 □ 遵医嘱完成手术前化验标本留取 □ 协助完成手术前检查 □ 心理护理及基础护理
病情变异记录	□ 无　□ 有，原因： 1. 2.	□ 无　□ 有，原因： 1. 2.	□ 无　□ 有，原因： 1. 2.
重点医嘱	□详见医嘱执行单	□详见医嘱执行单	□详见医嘱执行单
护士签名			

时间	住院第4天	住院第5天 （手术当天）	住院第6天 （术后第1天）
主要护理工作	□ 观察患者一般状况 □ 观察神经系统状况 □ 术前宣教 □ 完成术前准备 □ 遵医嘱给药，并观察用药后反应 □ 心理护理及基础护理 □ 完成护理记录	□ 观察患者一般状况 □ 观察神经系统状况 □ 观察记录患者神志、瞳孔、生命体征及手术切口敷料情况 □ 遵医嘱给药，并观察用药后反应 □ 遵医嘱完成化验检查 □ 预防并发症护理 □ 心理护理及基础护理 □ 完成护理记录	□ 观察患者一般状况 □ 观察神经系统状况 □ 观察记录患者神志、瞳孔、生命体征及手术切口情况 □ 遵医嘱给药，并观察用药后反应 □ 遵医嘱完成化验检查 □ 预防并发症护理 □ 进行心理护理及基础护理 □ 协助患者功能锻炼 □ 完成护理记录
病情变异记录	□ 无 □ 有，原因： 1. 2.	□ 无 □ 有，原因： 1. 2.	□ 无 □ 有，原因： 1. 2.
重点医嘱	□详见医嘱执行单	□详见医嘱执行单	□详见医嘱执行单
医师签名			

时间	住院第 7 天 （术后第 2 天）	住院第 8 天 （术后第 3 天）	住院第 9 天 （术后第 4 天）	住院第 10 天 （术后第 5 天）
主要护理工作	□ 观察患者一般状况 □ 观察神经系统状况 □ 观察记录患者神志、瞳孔、生命体征及手术切口敷料情况 □ 遵医嘱给药，并观察用药后反应 □ 遵医嘱完成化验检查 □ 预防并发症护理 □ 进行心理护理及基础护理 □ 协助患者功能锻炼 □ 完成护理记录	□ 观察患者一般状况 □ 观察神经系统状况 □ 观察记录患者神志、瞳孔、生命体征及手术切口敷料情况 □ 遵医嘱给药，并观察用药后反应 □ 遵医嘱完成化验检查 □ 预防并发症护理 □ 进行心理护理及基础护理 □ 术后宣教及用药指导 □ 协助患者功能锻炼 □ 完成护理记录	□ 观察患者一般状况 □ 观察神经系统状况 □ 观察记录患者神志、瞳孔、手术切口情况 □ 遵医嘱给药，并观察用药后反应 □ 遵医嘱完成化验检查 □ 预防并发症护理 □ 进行心理护理及基础护理 □ 指导患者功能锻炼	□ 观察患者一般状况 □ 观察神经系统状况 □ 观察记录患者神志、瞳孔及手术切口敷料情况 □ 遵医嘱给药，并观察用药后反应 □ 预防并发症护理 □ 进行心理护理及基础护理 □ 协助患者功能锻炼 □ DSA 术前准备及指导 □ 完成护理记录
病情变异记录	□ 无　□ 有，原因： 1. 2.	□ 无　□ 有，原因： 1. 2.	□ 无　□ 有，原因： 1. 2.	□ 无　□ 有，原因： 1. 2.
重点医嘱	□详见医嘱执行单	□详见医嘱执行单	□详见医嘱执行单	□详见医嘱执行单
护士签名				

时间	住院第11天 （术后第6天）	住院第12天 （术后第7天）	住院第13天 （术后第8天）
主要护理工作	□ 观察患者一般状况 □ 观察神经系统状况 □ 观察记录患者神志、瞳孔及手术切口敷料情况 □ 遵医嘱给药并观察用药后反应 □ 预防并发症护理 □ 进行心理护理及基础护理 □ 完成护理记录	□ 观察患者一般状况 □ 观察神经系统状况 □ 手术切口敷料情况 □ 遵医嘱给药并观察用药后反应 □ 遵医嘱完成化验检查 □ 预防并发症护理 □ 进行心理护理及基础护理 □ 指导患者功能锻炼 □ 进行出院指导 □ 完成护理记录	□ 完成出院指导 □ 帮助患者办理出院手续 □ 完成护理记录
病情变异记录	□ 无 □ 有，原因： 1. 2.	□ 无 □ 有，原因： 1. 2.	□ 无 □ 有，原因： 1. 2.
重点医嘱	□详见医嘱执行单	□详见医嘱执行单	□详见医嘱执行单
护士签名			

（三）患者表单

前交通动脉瘤开颅夹闭术临床路径患者表单

适用对象：第一诊断为前交通动脉瘤（ICD-10：I67.108/Q28.3）
　　　　　行开颅动脉瘤夹闭术（ICD-9-CM-3：39.51）

患者姓名：	性别：　　年龄：　　门诊号：	住院号：
住院日期：　　年　月　日	出院日期：　　年　月　日	标准住院日：≤13 天

时间	入院	术前	手术当天
医患配合	□ 配合询问病史、收集资料，请务必详细告知既往史、用药史、过敏史 □ 配合进行体格检查 □ 有任何不适请告知医师	□ 配合完善手术前相关检查、化验，如采血、留尿、心电图、X 线胸片、CT、CTA/DSA □ 医师与患者及家属介绍病情及手术谈话、麻醉谈话、术前签字	□ 禁食、禁饮、理发 □ 配合医师完成身份核对
护患配合	□ 配合测量体温、脉搏、呼吸、血压 □ 配合完成入院护理评估（简单询问病史、过敏史、用药史） □ 接受入院宣教（环境介绍、病室规定、订餐制度、贵重物品保管等） □ 配合执行探视和陪伴制度 □ 有任何不适请告知护士	□ 配合测量体温、脉搏、呼吸、血压 □ 接受术前宣教	□ 配合测量体温、脉搏、呼吸、血压 □ 送手术前协助完成核对，带齐影像资料及术前、术中用药 □ 返回病房后，配合接受生命体征测量 □ 配合检查意识、神经系统查体 □ 配合缓解疼痛 □ 接受术后宣教 □ 接受饮食宣教：手术当天禁食 □ 接受药物宣教 □ 有任何不适请告知护士
饮食	□ 遵医嘱饮食	□ 遵医嘱饮食	□ 术前禁食、禁水 □ 麻醉复苏后 6 小时可试饮水，术后第二天可进少量流食或半流食
排泄	□ 正常排尿便	□ 正常排尿便	□ 正常排尿便
活动	□ 破裂动脉瘤患者卧床 □ 未破裂动脉瘤患者可适当活动	□ 破裂动脉瘤患者卧床 □ 未破裂动脉瘤患者可适当活动	□ 卧床

时间	术后	出院
医患配合	□ 配合意识情况评估，神经系统查体 □ 配合完善术后检查：如采血、CT、CTA/DSA 复查等	□ 接受出院前指导 □ 知道复查程序 □ 获取出院诊断书
护患配合	□ 配合定时测量生命体征，每日询问大便情况 □ 配合意识情况评估，神经系统查体 □ 接受输液、服药等治疗 □ 接受进食、进水、排便等生活护理 □ 配合活动，预防皮肤压力伤 □ 注意活动安全，避免坠床或跌倒 □ 配合执行探视及陪伴	□ 接受出院宣教 □ 办理出院手续 □ 获取出院带药 □ 知道服药方法、作用、注意事项 □ 知道复印病历程序
饮食	□ 遵医嘱饮食	□ 遵医嘱饮食
排泄	□ 正常排尿便	□ 正常排尿便
活动	□ 根据病情，康复锻炼	□ 康复锻炼

附：原表单（2016年版）

前交通动脉瘤开颅夹闭术临床路径表单

适用对象：第一诊断为前交通动脉瘤（ICD-10：I67.108/Q28.3）
行开颅动脉瘤夹闭术（ICD-9-CM-3：39.51）

患者姓名：	性别：　年龄：　门诊号：	住院号：
住院日期：　年　月　日	出院日期：　年　月　日	标准住院日：≤13天

时间	住院第1天	住院第2天	住院第3天
主要诊疗工作	□ 病史采集，体格检查 □ 完成病历书写 □ 完善检查 □ 预约术前检查 □ 向患者家属交代手术可能达到的效果及手术风险	□ 待术前检查回报 □ 上级医师查房，对患者病情及术前检查准备情况进行评估，必要时请相关科室会诊 □ 完成病程记录	□ 待术前检查回报 □ 完成病程记录
重点医嘱	**长期医嘱** □ 一级护理 □ 饮食 □ 监测血压 □ 必要时给予通便药物 □ 必要时保证睡眠药物 **临时医嘱** □ 血常规、血型、尿常规 □ 凝血功能 □ 肝肾功能、血电解质、血糖 □ 感染性疾病筛查 □ 胸部X线平片，心电图 □ 预约DSA检查、头颅CT □ 复杂动脉瘤行CTA或3D-DSA检查 □ 必要时查心肺功能、神经电生理检查和认知功能评定	**长期医嘱** □ 一级护理 □ 饮食 □ 必要时给予通便药物 □ 必要时给予保证睡眠药物	**长期医嘱** □ 一级护理 □ 饮食 □ 必要时给予通便药物 □ 必要时给予保证睡眠药物
主要护理工作	□ 入院评估，完成首次护理文件记录及护理安全告知书签字 □ 遵医嘱给药 □ 观察患者一般状况 □ 观察神经系统状况 □ 协助完成手术前检查 □ 完成入院宣教及特殊检查前宣教工作	□ 观察患者一般状况 □ 观察神经系统状况 □ 遵医嘱给药 □ 遵医嘱完成手术前化验标本留取 □ 协助完成手术前检查 □ 心理护理及基础护理	□ 观察患者一般状况 □ 观察神经系统状况 □ 遵医嘱给药 □ 遵医嘱完成手术前化验标本留取 □ 协助完成手术前检查 □ 心理护理及基础护理

续 表

时间	住院第 1 天	住院第 2 天	住院第 3 天
病情变异记录	□无 □有，原因： 1. 2.	□无 □有，原因： 1. 2.	□无 □有，原因： 1. 2.
护士签名			
医师签名			

时间	住院第 4 天	住院第 5 天 （手术当天）	住院第 6 天 （术后第 1 天）
主要诊疗工作	□ 汇总辅助检查结果 □ 术者查房 □ 根据术前检查结果进行术前讨论，明确诊断，决定术式，制订治疗方案 □ 向患者和（或）家属交代病情，并签署手术知情同意书、麻醉知情同意书等 □ 完成相关病程记录	□ 手术室内核对患者信息无误 □ 全身麻醉下行额颞开颅翼点或眶上眉弓入路动脉瘤夹闭术 □ 完成手术记录和术后记录 □ 观察患者生命体征 □ 观察神经系统症状与体征	□ 完成病程记录 □ 切口换药 □ 复查血常规、肝肾功能及血电解质
重点医嘱	**长期医嘱** □ 一级护理 □ 术前禁食、禁水 □ 通知家属 □ 必要时给予通便药物 □ 必要时给予保证睡眠药物 **临时医嘱** □ 备皮、剃头 □ 麻醉科会诊 □ 抗菌药物皮试 □ 根据手术情况备血	**长期医嘱** □ 一级护理 □ 禁食、禁水 □ 观察记录患者神志、瞳孔、生命体征 □ 多参数心电监护 □ 吸氧 □ 常规补液治疗 □ 预防血管痉挛治疗 □ 必要时给予抑酸药物 □ 必要时给予预防癫痫 □ 预防感染 □ 必要时降颅压治疗 □ 必要时预防深静脉血栓、肺炎等并发症 □ 酌情使用激素 **临时医嘱** □ 血常规 □ 血气分析 □ 肾功能及血电解质	**长期医嘱** □ 一级护理 □ 流食 □ 观察记录患者神志、瞳孔、生命体征 □ 常规补液治疗 □ 预防血管痉挛治疗 □ 必要时给予抑酸 □ 必要时给予预防癫痫治疗 □ 必要时降颅压治疗 □ 必要时给予预防深静脉血栓、肺炎等并发症 □ 酌情使用激素 **临时医嘱** □ 换药 □ 血常规 □ 肝肾功能及血电解质
主要护理工作	□ 观察患者一般状况 □ 观察神经系统状况 □ 术前宣教 □ 完成术前准备 □ 遵医嘱给药，并观察用药后反应 □ 心理护理及基础护理 □ 完成护理记录	□ 观察患者一般状况 □ 观察神经系统状况 □ 观察记录患者神志、瞳孔、生命体征及手术切口敷料情况 □ 遵医嘱给药，并观察用药后反应 □ 遵医嘱完成化验检查 □ 预防并发症护理 □ 心理护理及基础护理 □ 完成护理记录	□ 观察患者一般状况 □ 观察神经系统状况 □ 观察记录患者神志、瞳孔、生命体征及手术切口情况 □ 遵医嘱给药，并观察用药后反应 □ 遵医嘱完成化验检查 □ 预防并发症护理 □ 进行心理护理及基础护理 □ 协助患者功能锻炼 □ 完成护理记录
病情变异记录	□ 无　□ 有，原因： 1. 2.	□ 无　□ 有，原因： 1. 2.	□ 无　□ 有，原因： 1. 2.
护士签名			
医师签名			

时间	住院第 7 天 （术后第 2 天）	住院第 8 天 （术后第 3 天）	住院第 9 天 （术后第 4 天）	住院第 10 天 （术后第 5 天）
主要诊疗工作	□ 复查头颅 CT，评价检查结果 □ 完成病程记录	□ 完成病程记录	□ 嘱患者在床上坐起锻炼	□ 嘱患者离床活动 □ 预约全脑 DSA 或 CTA
重点医嘱	**长期医嘱** □ 一级护理 □ 半流食 □ 观察记录患者神志、瞳孔、生命体征 □ 常规补液治疗 □ 预防血管痉挛治疗 □ 必要时给予抑酸药物 □ 必要时给予预防癫痫治疗 □ 必要时给予降颅压治疗 □ 必要时给予预防深静脉血栓、肺炎等并发症 **临时医嘱** □ 头颅 CT □ 必要时肝肾功能及血电解质	**长期医嘱** □ 一级护理 □ 半流食 □ 观察记录患者神志、瞳孔、生命体征 □ 常规补液治疗 □ 预防血管痉挛治疗 □ 必要时给予抑酸药物 □ 必要时给予预防癫痫治疗 □ 必要时给予降颅压治疗 □ 必要时给予预防深静脉血栓、肺炎等并发症 **临时医嘱** □ 必要时血常规 □ 必要时肾功能及血电解质	**长期医嘱** □ 一级护理 □ 普食 □ 常规补液治疗 □ 预防血管痉挛治疗 □ 必要时给予抑酸药物 □ 必要时给予预防癫痫治疗 □ 必要时给予降颅压治疗 □ 必要时给予预防深静脉血栓、肺炎等并发症 **临时医嘱** □ 必要时血常规 □ 必要时肾功能及血电解质	**长期医嘱** □ 一级护理 □ 普食 □ 预防血管痉挛治疗 □ 必要时给予预防癫痫治疗 □ 必要时给予降颅压治疗 **临时医嘱** □ 预约全脑 DSA 或 CTA □ 禁食、禁水
主要护理工作	□ 观察患者一般状况 □ 观察神经系统状况 □ 观察记录患者神志、瞳孔、生命体征及手术切口敷料情况 □ 遵医嘱给药，并观察用药后反应 □ 遵医嘱完成化验检查 □ 预防并发症护理 □ 进行心理护理及基础护理 □ 协助患者功能锻炼 □ 完成护理记录	□ 观察患者一般状况 □ 观察神经系统状况 □ 观察记录患者神志、瞳孔、生命体征及手术切口敷料情况 □ 遵医嘱给药，并观察用药后反应 □ 遵医嘱完成化验检查 □ 预防并发症护理 □ 进行心理护理及基础护理 □ 术后宣教及用药指导 □ 协助患者功能锻炼 □ 完成护理记录	□ 观察患者一般状况 □ 观察神经系统状况 □ 观察记录患者神志、瞳孔、手术切口情况 □ 遵医嘱给药，并观察用药后反应 □ 遵医嘱完成化验检查 □ 预防并发症护理 □ 进行心理护理及基础护理 □ 指导患者功能锻炼	□ 观察患者一般状况 □ 观察神经系统状况 □ 观察记录患者神志、瞳孔及手术切口敷料情况 □ 遵医嘱给药，并观察用药后反应 □ 预防并发症护理 □ 进行心理护理及基础护理 □ 协助患者功能锻炼 □ DSA 术前准备及指导 □ 完成护理记录
病情变异记录	□ 无 □ 有，原因： 1. 2.	□ 无 □ 有，原因： 1. 2.	□ 无 □ 有，原因： 1. 2.	□ 无 □ 有，原因： 1. 2.
护士签名				
医师签名				

<table>
<tr><th>时间</th><th>住院第 11 天
（术后第 6 天）</th><th>住院第 12 天
（术后第 7 天）</th><th>住院第 13 天
（术后第 8 天）</th></tr>
<tr><td>主要诊疗工作</td><td>□ DSA 或 CTA 检查
□ 观察切口情况
□ 神经系统查体
□ 记录术后症状和体征变化
□ 完成病程记录</td><td>□ 切口换药、拆线
□ 复查血常规、肝肾功能及血电解质
□ 神经系统查体，对比手术前后症状、体征变化
□ 汇总术后辅助检查结果
□ 评估手术效果</td><td>□ 确定患者可以出院
□ 向患者交代出院注意事项、复查日期
□ 通知出院处
□ 开出院诊断书
□ 完成出院记录</td></tr>
<tr><td>重点医嘱</td><td>长期医嘱
□ 一级护理
□ 普食
□ 预防血管痉挛治疗
□ 必要时给予预防癫痫治疗</td><td>长期医嘱
□ 二级护理
□ 普食
□ 预防血管痉挛治疗
□ 必要时给予预防癫痫治疗
临时医嘱
□ 拆线
□ 血常规
□ 肝肾功能及血电解质
□ 必要时行 CT 检查</td><td>□ 出院通知
□ 出院带药</td></tr>
<tr><td>主要护理工作</td><td>□ 观察患者一般状况
□ 观察神经系统状况
□ 观察记录患者神志、瞳孔及手术切口敷料情况
□ 遵医嘱给药，并观察用药后反应
□ 预防并发症护理
□ 进行心理护理及基础护理
□ 完成护理记录</td><td>□ 观察患者一般状况
□ 观察神经系统状况
□ 手术切口敷料情况
□ 遵医嘱给药，并观察用药后反应
□ 遵医嘱完成化验检查
□ 预防并发症护理
□ 进行心理护理及基础护理
□ 指导患者功能锻炼
□ 进行出院指导
□ 完成护理记录</td><td>□ 完成出院指导
□ 帮助患者办理出院手续
□ 完成护理记录</td></tr>
<tr><td>病情变异记录</td><td>□ 无　□ 有，原因：
1.
2.</td><td>□ 无　□ 有，原因：
1.
2.</td><td>□ 无　□ 有，原因：
1.
2.</td></tr>
<tr><td>护士签名</td><td></td><td></td><td></td></tr>
<tr><td>医师签名</td><td></td><td></td><td></td></tr>
</table>

第十五章

大脑中动脉动脉瘤临床路径释义

一、大脑中动脉动脉瘤编码

疾病名称及编码：大脑中动脉动脉瘤（ICD-10：I67.108）

先天性大脑中动脉动脉瘤（ICD-10：Q28.304）

手术操作名称及编码：大脑中动脉动脉瘤夹闭术（ICD-9-CM-3：39.51）

二、临床路径检索方法

（I67.108 或 Q28.304）伴 39.51

三、大脑中动脉动脉瘤临床路径标准住院流程

（一）适用对象

第一诊断为大脑中动脉动脉瘤（ICD-10：I67.108/Q28.3）。

行额颞开颅翼点入路动脉瘤夹闭术（ICD-9-CM-3：39.51）。

释义

■ 患者同时具有其他疾病影响第一诊断的临床路径流程实施时均不适合进入临床路径。

■ 该路径适用于未破裂的大脑中动脉瘤患者和已经出血 Hunt&Hess Ⅰ ~ Ⅲ级的患者；重症患者 Hunt&HessⅣ ~ Ⅴ级，治疗过程充满变数，不适合进入路径。

■ 对于多发动脉瘤患者，如果一次只是处理大脑中动脉瘤，而别的动脉瘤治疗，可以纳入；对于同时一起处理的，可能其他病变，改变结果，不能客观反映大脑中动脉瘤的情况，不纳入路径。

（二）诊断依据

根据《临床诊疗指南·神经外科学分册》（中华医学会编著，人民卫生出版社，2006）、《临床技术操作规范·神经外科分册》（中华医学会编著，人民军医出版社，2007）、《王忠诚神经外科学》（王忠诚主编，湖北科学技术出版社，2005）、《神经外科学》（赵继宗主编，人民卫生出版社，2007）。

1. 临床表现

（1）破裂动脉瘤

1）动脉瘤破裂出血症状：典型症状和体征为突发剧烈头痛、呕吐、严重出现意识障碍，部分患者头痛症状不典型。有点患者表现为癫痫发作，多为大发作。

2）脑血管痉挛症状：症状通常逐渐发生，表现为精神异常或意识障碍，伴局灶性神经功能缺损。

3）脑积水症状：动脉瘤出血后，可因凝血块阻塞室间孔或中脑导水管，引起急性脑积水，表现为高颅压症状；或基底池粘连、蛛网膜颗粒吸收障碍，引起慢性脑积水。

（2）未破裂动脉瘤：大多没有任何症状，个别瘤体较大患者可具有占位效应的症状，如头痛，少数存在血栓动脉瘤栓子脱落具有缺血症状。

2. 影像学检查

（1）头颅 CT：是 SAH 首选诊断方法，通过 CT 扫描还可评定以下方面：

1）脑室大小。

2）出血量以及有无血肿，血肿的位置及是否存在占位效应，多发动脉瘤可以帮助判定责任动脉瘤。

3）梗死。

（2）CT 脑血管造影（CTA）：多数情况下可以显示动脉瘤的部位、大小、形态、有无多发动脉瘤、载瘤动脉及动脉瘤的钙化情况，以及病变与骨性结构解剖关系。

（3）数字减影脑血管造影（DSA）：目前是诊断颅内动脉瘤的“金标准”，大部分患者可显示出动脉瘤的部位、大小、形态、有无多发动脉瘤，仅少数患者归于“不明原因 SAH”。另外，DSA 还可以显示是否存在血管痉挛及其程度。

（4）头颅 MRI 和 MRA：对于大动脉瘤应行头颅 MRI 检查，磁共振血管成像（MRA）可用于体检筛查动脉瘤。

3. 腰椎穿刺：对于怀疑 SAH 但 CT 不能证实其存在的病例，可以采用腰椎穿刺的方法，用较细的腰椎穿刺针，确认是否为血性脑脊液。

释义

■ 好的 CTA 和 MRA 能够将血管病变显示得非常清楚，很多情况下完全可以替代金标准 DSA，因此对于非常清晰的 CTA 和 MRA 可以不必行 DSA 检查，对于无法明确动脉瘤诊断和动脉瘤及血管关系的患者再行 DSA 检查。对于出血的患者，如果 CT 检查发现出血责任和 CTA 或 MRA 不符合的患者必须行 DSA 检查，因为对于一些小的动脉瘤或后循环的动脉瘤，CTA 和 MRA 有时不能显示。

（三）选择治疗方案的依据

根据《临床诊疗指南・神经外科学分册》（中华医学会编著，人民卫生出版社，2006）、《临床技术操作规范・神经外科分册》（中华医学会编著，人民军医出版社，2007）、《王忠诚神经外科学》（王忠诚主编，湖北科学技术出版社，2005）、《神经外科学》（赵继宗主编，人民卫生出版社，2007）。

1. 诊断为大脑中动脉动脉瘤，有明确手术适应证需手术治疗，同时患者及家属选择开颅夹闭手术的治疗方式，手术方法是行额颞开颅翼点，不包括需颅内外动脉搭桥血流重建的病例。

2. 向患者或家属交代病情：应当充分告知风险，履行签字手续，并予严密观察。

释义

■ 神经介入技术让动脉瘤的治疗有了更多选择，具体患者选择哪种治疗方式应根据具体情况决定，不受此路径影响；但是选择了手术治疗方式，即进入路径。

（四）标准住院日为≤13天

释义

■ 出血动脉瘤很多中心选择急诊化策略，所以住院时间很短，只要<13天，均符合路径要求。

（五）进入路径标准

1. 第一诊断必须符合ICD-10：I67.108/Q28.3大脑中动脉动脉瘤疾病编码。
2. 当患者同时具有其他疾病诊断，但在住院期间不需特殊处理、不影响第一诊断的临床路径流程实施时，可以进入路径。

释义

■ 大脑中动脉动脉瘤单发动脉瘤，或者多发未破裂动脉瘤对其他动脉瘤没有进行治疗，或者多发出血动脉瘤大脑中为责任动脉瘤且只对其进行夹闭。

■ 急性出血患者Hunt&Hess分级Ⅰ~Ⅲ级；未破裂动脉瘤的患者。

■ 治疗方式通过额颞入路对动脉瘤进行夹闭术。

（六）术前准备≤4天

1. 必需的检查项目
（1）血常规、尿常规、血型。
（2）凝血功能、肝肾功能、血电解质、血糖、感染性疾病筛查（乙型肝炎、丙型肝炎、艾滋病、梅毒等）。
（3）心电图、胸部X线平片。
（4）全脑血管造影DSA，或CTA或MRA。
（5）头颅CT扫描。
2. 根据患者病情，必要时行头颅MRI、心肺功能、神经电生理检查和认知功能评定。

释义

■ 破裂出血动脉瘤为了防止再次破裂出血，可以急诊化处理，术前检查可以根据情况适当简化，只做必要的检查。

（七）预防性抗菌药物选择与使用时机。

按照《抗菌药物临床应用指导原则》（卫医发〔2004〕285号）选择用药。建议使用第一、第二代头孢菌素，头孢曲松等；明确感染患者，可根据药敏试验结果调整抗菌药物。

释义

■ 第一、第二代头孢菌素，头孢曲松等使用时机为术前、术中；明确感染患者，可根据药敏试验结果调整抗菌药物。

（八）手术日为入院后≤5 天

1. 麻醉方式：气管插管全身麻醉。
2. 手术方式：额颞开颅翼点动脉瘤夹闭术。
3. 手术置入物：动脉瘤夹，硬脑膜修复材料，颅骨固定材料，动脉瘤包裹材料，引流系统。
4. 术中用药：抗菌药物、抗血管痉挛药物，酌情使用激素及抗癫痫药物。
5. 输血：根据手术失血情况决定。

释义

■ 同预防性抗菌药物选择与使用时机。

■ 所有患者术中应用 1∶9 的尼莫地平稀释液进行冲洗，预防脑血管痉挛。

（九）术后住院恢复 8 天

1. 必须复查的检查项目：全脑血管造影 DSA 或 CTA，头颅 CT 扫描；化验室检查包括血常规、肝肾功能、血电解质。
2. 术后用药：抗血管痉挛药物、抗菌药物，酌情使用抗癫痫药物、脱水药、激素等。
3. 每 2～3 天手术切口换药 1 次。
4. 术后 7 天拆除手术切口缝线，或根据病情酌情延长拆线时间。
5. 根据患者病情，必要时复查心、肺功能，行认知功能评定。

释义

■ 同预防性抗菌药物选择与使用时机。

■ 出血患者术前、术后常规应用尼莫地平注射液预防脑血管痉挛，预防脑血管痉挛。

■ 血管影像学复查是确定动脉瘤夹闭是否完全的重要指标，是必不可少的指标，如果没有血管影像复查的患者不纳入路径。

（十）出院标准

1. 患者病情稳定，生命体征平稳。
2. 体温正常，各项化验无明显异常，手术切口愈合良好。
3. 复查全脑血管 DSA 显示动脉瘤夹闭满意。
4. 仍处于昏迷状态的患者，如生命体征平稳、经评估不能短时间恢复者，没有需要住院处理的并发症和（或）合并症，可以转院继续康复治疗。

（十一）变异及原因分析

1. 术中或术后继发手术部位或其他部位的颅内血肿、脑水肿、脑梗死等并发症，严重者或其他情况需要二次手术，导致住院时间延长、费用增加。
2. 术后神经系统感染和神经血管损伤等，导致住院时间延长。
3. 术后继发其他内、外科疾病需进一步诊治，导致住院时间延长。

释义

■ 任何相关的并发症，导致治疗方案具有很大的改变，都属于变异原因。

四、大脑中动脉动脉瘤给药方案

（一）降颅压药物

1. 甘露醇注射液125/250ml，静脉注射，1～4次/日。
2. 甘油果糖注射液250ml，静脉注射，1～2次/日。
3. 呋塞米注射液2ml，静脉推注，1～3次/日。

【用药选择】

1. 对于纳入路径的患者不常规使用降颅压药物，具有明确高颅压患者可以根据颅压高低选择降颅压药物。对于颅压特别高的患者，可以选择联合用药。
2. 对于肾脏功能不全的患者，可以应用甘油果糖或呋塞米。

（二）抗痉挛药物

1. 出血患者存在迟发血管痉挛的可能性，可以预防性应用抗血管痉挛的药物，或者应用治疗血管痉挛的药物，如盐酸法舒地尔等。
2. 尼莫地平注射液50ml，静脉注射，1～3次/日。
3. 尼莫地平片30mg，口服，2～6次/日。
4. 盐酸法舒地尔注射液，30mg/次，3次/日，静脉注射。
5. 盐酸罂粟碱注射液30mg，静脉推注，2～3次/日。

【用药选择】

1. 尼莫地平为预防性用药，只要发现蛛网膜下腔出血，无论动脉瘤处理与否都可以使用，急性期患者采用静脉用药，对于后期可以应用尼莫地平片口服。部分患者存在血压降低的反应，导致脑灌注压不足，可以减小用量。盐酸法舒地尔为治疗性用药，只有在动脉瘤处理之后才能使用。
2. 手术中间可以应用1∶9的尼莫地平注射液灌洗，预防血管痉挛。若手术中脑血管造影显示血管痉挛，可给予盐酸法舒地尔稀释成1mg/ml，以1ml/min动脉给药。

（三）预防抗感染药物

此手术为无菌手术，原则上尽量不用抗菌药物；如果手术时间较长或出血较多，可以选择预防应用抗菌药物，为能够通过血脑屏障的抗菌药物。

五、推荐表单

（一）医师表单

大脑中动脉动脉瘤临床路径医师表单

适用对象：第一诊断为大脑中动脉动脉瘤（ICD-10：I67.108/Q28.3）

行额颞开颅翼点入路动脉瘤夹闭术（ICD-9-CM-3：39.51）

患者姓名：	性别：　　年龄：　　门诊号：	住院号：
住院日期：　　年　月　日	**出院日期：**　　年　月　日	**标准住院日：≤13 天**

时间	住院第 1 天	住院第 1～2 天	住院第 1～3 天
主要诊疗工作	□ 病史采集，体格检查 □ 完成病历书写 □ 完善检查 □ 预约术前检查 □ 完成血管影像学检查，明确大脑中动脉瘤的诊断 □ 向患者家属交代手术可能达到的效果及手术风险	□ 汇总辅助检查结果 □ 上级医师查房，对患者病情及术前检查准备情况进行评估，必要时请相关科室会诊 □ 如果所有检查回报完毕，安排手术，根据术前检查结果，进行术前讨论，明确诊断，决定术式，制订治疗方案 □ 向患者和（或）家属交代病情，并签署手术知情同意书、麻醉知情同意书等 □ 完成病程记录	□ 汇总辅助检查结果 □ 如果所有检查回报完毕，安排手术，根据术前检查结果进行术前讨论，明确诊断，决定术式，制订治疗方案 □ 向患者和（或）家属交代病情，并签署手术知情同意书、麻醉知情同意书等 □ 完成病程记录
重点医嘱	**长期医嘱** □ 一级护理 □ 饮食 □ 监测血压 □ 脱水降颅压药物 □ 必要时通便镇静药物 □ 抗血管痉挛药物 **临时医嘱** □ 血常规、血型、尿常规 □ 凝血功能 □ 肝肾功能、血电解质、血糖 □ 感染性疾病筛查 □ 胸部 X 线平片，心电图 □ 预约 DSA 检查、头颅 CT □ 复杂动脉瘤行 CTA 或 3D-DSA 检查 □ 必要时查心、肺功能、神经电生理检查和认知功能评定	**长期医嘱** □ 一级护理 □ 饮食 □ 脱水降颅压药物 □ 必要时通便镇静药物 □ 抗血管痉挛药物	**长期医嘱** □ 一级护理 □ 饮食 □ 脱水降颅压药物 □ 必要时通便镇静药物 □ 抗血管痉挛药物
病情变异记录	□ 无　□ 有，原因： 1. 2.	□ 无　□ 有，原因： 1. 2.	□ 无　□ 有，原因： 1. 2.
医师签名			

时间	住院第1~4天	住院第5天 （手术当天）	住院第6天 （术后第1天）
主要诊疗工作	□ 汇总辅助检查结果 □ 根据术前检查结果进行术前讨论，明确诊断，决定术式，制订治疗方案 □ 向患者和（或）家属交代病情，并签署手术知情同意书、麻醉知情同意书等 □ 完成相关病程记录	□ 手术室内核对患者信息无误 □ 全身麻醉下行额颞开颅翼点入路动脉瘤夹闭术 □ 完成手术记录和术后记录 □ 观察患者生命体征 □ 观察神经系统症状与体征	□ 完成病程记录 □ 切口换药及拔除引流管 □ 常规复查头颅 CT □ 必要时复查血常规、肝肾功能及血电解质
重点医嘱	**长期医嘱** □ 一级护理 □ 术前禁食、禁水 □ 通知家属 □ 脱水降颅压药物 □ 必要时通便镇静药物 □ 抗血管痉挛药物 **临时医嘱** □ 备皮、剃头 □ 麻醉科会诊 □ 抗菌药物皮试 □ 备血	**长期医嘱** □ 一级护理或特级护理 □ 禁食、禁水 □ 观察记录患者神志、瞳孔、生命体征 □ 多参数心电监护 □ 吸氧 □ 常规补液治疗 □ 预防血管痉挛治疗 □ 必要时给予抑酸药物 □ 必要时给予预防癫痫 □ 预防感染 □ 必要时降颅压治疗 □ 必要时预防深静脉血栓、肺炎等并发症 **临时医嘱** □ 血常规 □ 血气分析 □ 肾功能及血电解质	**长期医嘱** □ 一级护理 □ 流食 □ 观察记录患者神志、瞳孔、生命体征 □ 常规补液治疗 □ 预防血管痉挛治疗 □ 必要时给予抑酸 □ 必要时给予预防癫痫治疗 □ 必要时降颅压治疗 □ 必要时给予预防深静脉血栓、肺炎等并发症 **临时医嘱** □ 拔管换药 □ 血常规 □ 肝肾功能及血电解质
病情变异记录	□ 无 □ 有，原因： 1. 2.	□ 无 □ 有，原因： 1. 2.	□ 无 □ 有，原因： 1. 2.
医师签名			

时间	住院第7天 （术后第2天）	住院第8天 （术后第3天）	住院第9天 （术后第4天）	住院第10天 （术后第5天）
主要诊疗工作	□ 完成病程记录	□ 完成病程记录	□ 嘱患者在床上坐起锻炼	□ 嘱患者离床活动
重点医嘱	**长期医嘱** □ 一级护理 □ 半流食 □ 观察记录患者神志、瞳孔、生命体征 □ 常规补液治疗 □ 预防血管痉挛治疗 □ 必要时给予抑酸药物 □ 必要时给予预防癫痫治疗 □ 必要时给予降颅压治疗 □ 必要时给予预防深静脉血栓、肺炎等并发症 **临时医嘱** □ 必要时肝肾功能及血电解质	**长期医嘱** □ 一级护理 □ 半流食 □ 观察记录患者神志、瞳孔、生命体征 □ 常规补液治疗 □ 预防血管痉挛治疗 □ 必要时给予抑酸药物 □ 必要时给予预防癫痫治疗 □ 必要时给予降颅压治疗 □ 必要时给予预防深静脉血栓、肺炎等并发症 **临时医嘱** □ 必要时血常规 □ 必要时肾功能及血电解质	**长期医嘱** □ 一级护理 □ 普食 □ 常规补液治疗 □ 预防血管痉挛治疗 □ 必要时给予抑酸药物 □ 必要时给予预防癫痫治疗 □ 必要时给予降颅压治疗 □ 必要时给予预防深静脉血栓、肺炎等并发症 **临时医嘱** □ 必要时血常规 □ 必要时肾功能及血电解质	**长期医嘱** □ 一级护理 □ 普食 □ 预防血管痉挛治疗 □ 必要时给予预防癫痫治疗 □ 必要时给予降颅压治疗 **临时医嘱** □ 预约全脑 DSA 或 CTA □ 禁食、禁水
病情变异记录	□ 无 □ 有，原因： 1. 2.	□ 无 □ 有，原因： 1. 2.	□ 无 □ 有，原因： 1. 2.	□ 无 □ 有，原因： 1. 2.
医师签名				

时间	住院第 11 天 （术后第 6 天）	住院第 12 天 （术后第 7 天）	住院第 13 天 （术后第 8 天）
主要诊疗工作	□ DSA 或 CTA 检查 □ 观察切口情况 □ 神经系统查体 □ 记录术后症状和体征变化 □ 完成病程记录	□ 切口换药、拆线 □ DSA 或 CTA 检查 □ 复查血常规、肝肾功能及血电解质 □ 神经系统查体，对比手术前后症状、体征变化 □ 汇总术后辅助检查结果 □ 评估手术效果	□ 确定患者可以出院 □ 向患者交代出院注意事项、复查日期 □ 通知出院处 □ 开出院诊断书 □ 完成出院记录
重点医嘱	**长期医嘱** □ 一级护理 □ 普食 □ 预防血管痉挛治疗 □ 必要时给予预防癫痫治疗	**长期医嘱** □ 二级护理 □ 普食 □ 预防血管痉挛治疗 □ 必要时给予预防癫痫治疗 **临时医嘱** □ 拆线 □ 血常规 □ 肝肾功能及血电解质 □ 必要时行 CT 检查	□ 出院通知 □ 出院带药
病情变异记录	□ 无 □ 有，原因： 1. 2.	□ 无 □ 有，原因： 1. 2.	□ 无 □ 有，原因： 1. 2.
医师签名			

（二）护士表单

大脑中动脉动脉瘤临床路径护士表单

适用对象：第一诊断为大脑中动脉动脉瘤（ICD-10：I67.108/Q28.3）

行额颞开颅翼点入路动脉瘤夹闭术（ICD-9-CM-3：39.51）

患者姓名：	性别： 年龄： 门诊号：	住院号：
住院日期： 年 月 日	出院日期： 年 月 日	标准住院日：≤13 天

时间	住院第 1 天	住院第 1～2 天	住院第 1～3 天
主要护理工作	□ 入院评估，完成首次护理文件记录及护理安全告知书签字 □ 遵医嘱给药 □ 观察患者一般状况 □ 观察神经系统状况 □ 协助完成手术前检查 □ 完成入院宣教及特殊检查前宣教工作	□ 观察患者一般状况 □ 观察神经系统状况 □ 遵医嘱给药 □ 遵医嘱完成手术前化验标本留取 □ 协助完成手术前检查 □ 心理护理及基础护理	□ 观察患者一般状况 □ 观察神经系统状况 □ 遵医嘱给药 □ 遵医嘱完成手术前化验标本留取 □ 协助完成手术前检查 □ 心理护理及基础护理
病情变异记录	□ 无 □ 有，原因 1. 2	□ 无 □ 有，原因 1. 2.	□ 无 □ 有，原因 1. 2.
护士签名			

时间	住院第1～4天	住院第5天 （手术当天）	住院第6天 （术后第1天）
主要护理工作	□ 观察患者一般状况 □ 观察神经系统状况 □ 术前宣教 □ 完成术前准备 □ 遵医嘱给药并观察用药后反应 □ 心理护理及基础护理 □ 完成护理记录	□ 观察患者一般状况 □ 观察神经系统状况 □ 观察记录患者神志、瞳孔、生命体征手术切口敷料情况 □ 遵医嘱给药并观察用药后反应 □ 遵医嘱完成化验检查 □ 预防并发症护理 □ 心理护理及基础护理 □ 完成护理记录	□ 观察患者一般状况 □ 观察神经系统状况 □ 观察记录患者神志、瞳孔、生命体征及手术切口情况 □ 遵医嘱给药并观察用药后反应 □ 遵医嘱完成化验检查 □ 预防并发症护理 □ 进行心理护理及基础护理 □ 协助患者功能锻炼 □ 完成护理记录
病情变异记录	□ 无 □ 有，原因 1. 2	□ 无 □ 有，原因 1. 2.	□ 无 □ 有，原因 1. 2.
护士签名			

时间	住院第 7 天（术后第 2 天）	住院第 8 天（术后第 3 天）	住院第 9 天（术后第 4 天）	住院第 10 天（术后第 5 天）
主要护理工作	□ 观察患者一般状况 □ 观察神经系统状况 □ 观察记录患者神志、瞳孔、生命体征及手术切口敷料情况 □ 遵医嘱给药并观察用药后反应 □ 遵医嘱完成化验检查 □ 预防并发症护理 □ 进行心理护理及基础护理 □ 协助患者功能锻炼 □ 完成护理记录	□ 观察患者一般状况 □ 观察神经系统状况 □ 观察记录患者神志、瞳孔生命体征及手术切口敷料情况 □ 遵医嘱给药并观察用药后反应 □ 遵医嘱完成化验检查 □ 预防并发症护理 □ 进行心理护理及基础护理 □ 术后宣教及用药指导 □ 协助患者功能锻炼 □ 完成护理记录	□ 观察患者一般状况 □ 观察神经系统状况 □ 观察记录患者神志、瞳孔、手术切口情况 □ 遵医嘱给药并观察用药后反应 □ 遵医嘱完成化验检查 □ 预防并发症护理 □ 进行心理护理及基础护理 □ 指导患者功能锻炼	□ 观察患者一般状况 □ 观察神经系统状况 □ 观察记录患者神志、瞳孔及手术切口敷料情况 □ 遵医嘱给药并观察用药后反应 □ 预防并发症护理 □ 进行心理护理及基础护理 □ 协助患者功能锻炼 □ DSA 术前准备及指导 □ 完成护理记录
病情变异记录	□ 无　□ 有，原因 1. 2	□ 无　□ 有，原因 1. 2.	□ 无　□ 有，原因 1. 2.	
护士签名				

时间	住院第11天 （术后第6天）	住院第12天 （术后第7天）	住院第13天 （术后第8天）
主要护理工作	□ 观察患者一般状况 □ 观察神经系统状况 □ 观察记录患者神志、瞳孔及手术切口敷料情况 □ 遵医嘱给药并观察用药后反应 □ 预防并发症护理 □ 进行心理护理及基础护理 □ 完成护理记录	□ 观察患者一般状况 □ 观察神经系统状况 □ 手术切口敷料情况 □ 遵医嘱给药并观察用药后反应 □ 遵医嘱完成化验检查 □ 预防并发症护理 □ 进行心理护理及基础护理 □ 指导患者功能锻炼 □ 进行出院指导 □ 完成护理记录	□ 完成出院指导 □ 帮助患者办理出院手续 □ 完成护理记录
病情变异记录	□ 无 □ 有，原因 1. 2	□ 无 □ 有，原因 1. 2.	□ 无 □ 有，原因 1. 2.
护士签名			

（三）患者表单

大脑中动脉动脉瘤临床路径患者表单

适用对象：第一诊断为大脑中动脉动脉瘤（ICD-10：I67.108/Q28.3）
　　　　　行额颞开颅翼点入路动脉瘤夹闭术（ICD-9-CM-3：39.51）

患者姓名：	性别：　　年龄：　　门诊号：	住院号：
住院日期：　　年　月　日	出院日期：　　年　月　日	标准住院日：≤13 天

时间	住院第 1 天	住院第 1～4 天	术后第 1 天
医患配合	□ 配合询问病史、收集资料，请务必详细告知既往史、用药史、过敏史 □ 配合进行体格检查 □ 有任何不适告知医师	□ 配合完成术前相关检查，完善相关检查、化验，如采血、留尿、心电图、X 线胸片等 □ 医师向患者及家属介绍病情，如有异常检查结果需进一步检查 □ 配合用药及治疗 □ 配合医师调整用药 □ 有任何不适告知医师 □ 医师向家属交代手术风险，并安排手术 □ 任何不适告知医师	□ 配合医师完成神经系统查体 □ 配合用药及治疗 □ 任何不适告知医师

时间	术后第 2～6 天	术后第 7～8 天 （出院日）
医患配合	□ 配合完善相关检查，如复查头颅 CT、必要的化验检查等 □ 配合医师完成用药及治疗，配合医师调整用药 □ 有任何不适告知医师	□ 接受拆线等一般治疗 □ 配合医师完成影像学复查 □ 接受出院前指导 □ 知道后期复查程序 □ 获取出院诊断书

附：原表单（2010年版）

大脑中动脉动脉瘤临床路径表单

适用对象：第一诊断为大脑中动脉动脉瘤（ICD-10：I67.108/Q28.3）
行额颞开颅翼点入路动脉瘤夹闭术（ICD-9-CM-3：39.51）

患者姓名：	性别：　　年龄：　　门诊号：	住院号：
住院日期：　　年　月　日	出院日期：　　年　月　日	标准住院日：≤13天

时间	住院第1天	住院第2天	住院第3天
主要诊疗工作	□ 病史采集，体格检查 □ 完成病历书写 □ 完善检查 □ 预约术前检查 □ 向患者家属交代手术可能达到的效果及手术风险	□ 待术前检查回报 □ 上级医师查房，对患者病情及术前检查准备情况进行评估，必要时请相关科室会诊 □ 完成病程记录	□ 待术前检查回报 □ 完成病程记录
重点医嘱	**长期医嘱** □ 一级护理 □ 饮食 □ 监测血压 □ 必要时给予通便药物 □ 必要时保证睡眠药物 **临时医嘱** □ 血常规、血型、尿常规 □ 凝血功能 □ 肝肾功能、血电解质、血糖 □ 感染性疾病筛查 □ 胸部X线平片，心电图 □ 预约DSA检查、头颅CT □ 复杂动脉瘤行CTA或3D-DSA检查 □ 必要时查心、肺功能、神经电生理检查和认知功能评定	**长期医嘱** □ 一级护理 □ 饮食 □ 必要时给予通便药物 □ 必要时给予保证睡眠药物	**长期医嘱** □ 一级护理 □ 饮食 □ 必要时给予通便药物 □ 必要时给予保证睡眠药物
主要护理工作	□ 入院评估，完成首次护理文件记录及护理安全告知书签字 □ 遵医嘱给药 □ 观察患者一般状况 □ 观察神经系统状况 □ 协助完成手术前检查 □ 完成入院宣教及特殊检查前宣教工作	□ 观察患者一般状况 □ 观察神经系统状况 □ 遵医嘱给药 □ 遵医嘱完成手术前化验标本留取 □ 协助完成手术前检查 □ 心理护理及基础护理	□ 观察患者一般状况 □ 观察神经系统状况 □ 遵医嘱给药 □ 遵医嘱完成手术前化验标本留取 □ 协助完成手术前检查 □ 心理护理及基础护理
病情变异记录	□ 无　□ 有，原因： 1. 2.	□ 无　□ 有，原因： 1. 2.	□ 无　□ 有，原因： 1. 2.
护士签名			
医师签名			

时间	住院第 4 天	住院第 5 天 （手术当天）	住院第 6 天 （术后第 1 天）
主要诊疗工作	□ 汇总辅助检查结果 □ 术者查房 □ 根据术前检查结果进行术前讨论，明确诊断，决定术式，制订治疗方案 □ 向患者和（或）家属交代病情，并签署手术知情同意书、麻醉知情同意书等 □ 完成相关病程记录	□ 手术室内核对患者信息无误 □ 全麻下行额颞开颅翼点或眶上眉弓入路动脉瘤夹闭术 □ 完成手术记录和术后记录 □ 观察患者生命体征 □ 观察神经系统症状与体征	□ 完成病程记录 □ 切口换药 □ 复查血常规、肝肾功能及血电解质
重点医嘱	**长期医嘱** □ 一级护理 □ 术前禁食水 □ 通知家属 □ 必要时给予通便药物 □ 必要时给予保证睡眠药物 **临时医嘱** □ 备皮、剃头 □ 麻醉科会诊 □ 抗菌药物皮试 □ 根据手术情况备血	**长期医嘱** □ 一级护理 □ 禁食、禁水 □ 观察记录患者神志、瞳孔、生命体征 □ 多参数心电监护 □ 吸氧 □ 常规补液治疗 □ 预防血管痉挛治疗 □ 必要时给予抑酸药物 □ 必要时给予预防癫痫 □ 预防感染 □ 必要时降颅压治疗 □ 必要时预防深静脉血栓、肺炎等并发症 □ 酌情使用激素 **临时医嘱** □ 血常规 □ 血气分析 □ 肾功能及血电解质	**长期医嘱** □ 一级护理 □ 流食 □ 观察记录患者神志、瞳孔、生命体征 □ 常规补液治疗 □ 预防血管痉挛治疗 □ 必要时给予抑酸 □ 必要时给予预防癫痫治疗 □ 必要时降颅压治疗 □ 必要时给予预防深静脉血栓、肺炎等并发症 □ 酌情使用激素 **临时医嘱** □ 换药 □ 血常规 □ 肝肾功能及血电解质
主要护理工作	□ 观察患者一般状况 □ 观察神经系统状况 □ 术前宣教 □ 完成术前准备 □ 遵医嘱给药，并观察用药后反应 □ 心理护理及基础护理 □ 完成护理记录	□ 观察患者一般状况 □ 观察神经系统状况 □ 观察记录患者神志、瞳孔、生命体征、手术切口敷料情况 □ 遵医嘱给药，并观察用药后反应 □ 遵医嘱完成化验检查 □ 预防并发症护理 □ 心理护理及基础护理 □ 完成护理记录	□ 观察患者一般状况 □ 观察神经系统状况 □ 观察记录患者神志、瞳孔、生命体征及手术切口情况 □ 遵医嘱给药，并观察用药后反应 □ 遵医嘱完成化验检查 □ 预防并发症护理 □ 进行心理护理及基础护理 □ 协助患者功能锻炼 □ 完成护理记录
病情变异记录	□ 无　□ 有，原因： 1. 2.	□ 无　□ 有，原因： 1. 2.	□ 无　□ 有，原因： 1. 2.
护士签名			
医师签名			

时间	住院第7天 （术后第2天）	住院第8天 （术后第3天）	住院第9天 （术后第4天）	住院第10天 （术后第5天）
主要诊疗工作	□ 复查头颅CT，评价检查结果 □ 完成病程记录	□ 完成病程记录	□ 嘱患者在床上坐起锻炼	□ 嘱患者离床活动 □ 预约全脑DSA或CTA
重点医嘱	**长期医嘱** □ 一级护理 □ 半流食 □ 观察记录患者神志、瞳孔、生命体征 □ 常规补液治疗 □ 预防血管痉挛治疗 □ 必要时给予抑酸药物 □ 必要时给予预防癫痫治疗 □ 必要时给予降颅压治疗 □ 必要时给予预防深静脉血栓、肺炎等并发症 **临时医嘱** □ 头颅CT □ 必要时肝肾功能及血电解质	**长期医嘱** □ 一级护理 □ 半流食 □ 观察记录患者神志、瞳孔、生命体征 □ 常规补液治疗 □ 预防血管痉挛治疗 □ 必要时给予抑酸药物 □ 必要时给予预防癫痫治疗 □ 必要时给予降颅压治疗 □ 必要时给予预防深静脉血栓、肺炎等并发症 **临时医嘱** □ 必要时血常规 □ 必要时肾功能及血电解质	**长期医嘱** □ 一级护理 □ 普食 □ 常规补液治疗 □ 预防血管痉挛治疗 □ 必要时给予抑酸药物 □ 必要时给予预防癫痫治疗 □ 必要时给予降颅压治疗 □ 必要时给予预防深静脉血栓、肺炎等并发症 **临时医嘱** □ 必要时血常规 □ 必要时肾功能及血电解质	**长期医嘱** □ 一级护理 □ 普食 □ 预防血管痉挛治疗 □ 必要时给予预防癫痫治疗 □ 必要时给予降颅压治疗 **临时医嘱** □ 预约全脑DSA或CTA □ 禁食、禁水
主要护理工作	□ 观察患者一般状况 □ 观察神经系统状况 □ 观察记录患者神志、瞳孔、生命体征及手术切口敷料情况 □ 遵医嘱给药，并观察用药后反应 □ 遵医嘱完成化验检查 □ 预防并发症护理 □ 进行心理护理及基础护理 □ 协助患者功能锻炼 □ 完成护理记录	□ 观察患者一般状况 □ 观察神经系统状况 □ 观察记录患者神志、瞳孔、生命体征及手术切口敷料情况 □ 遵医嘱给药，并观察用药后反应 □ 遵医嘱完成化验检查 □ 预防并发症护理 □ 进行心理护理及基础护理 □ 术后宣教及用药指导 □ 协助患者功能锻炼 □ 完成护理记录	□ 观察患者一般状况 □ 观察神经系统状况 □ 观察记录患者神志、瞳孔、手术切口情况 □ 遵医嘱给药，并观察用药后反应 □ 遵医嘱完成化验检查 □ 预防并发症护理 □ 进行心理护理及基础护理 □ 指导患者功能锻炼	□ 观察患者一般状况 □ 观察神经系统状况 □ 观察记录患者神志、瞳孔及手术切口敷料情况 □ 遵医嘱给药，并观察用药后反应 □ 预防并发症护理 □ 进行心理护理及基础护理 □ 协助患者功能锻炼 □ DSA术前准备及指导 □ 完成护理记录
病情变异记录	□ 无 □ 有，原因： 1. 2.	□ 无 □ 有，原因： 1. 2.	□ 无 □ 有，原因： 1. 2.	□ 无 □ 有，原因： 1. 2.
护士签名				
医师签名				

时间	住院第 11 天 （术后第 6 天）	住院第 12 天 （术后第 7 天）	住院第 13 天 （术后第 8 天）
主要诊疗工作	□ DSA 或 CTA 检查 □ 观察切口情况 □ 神经系统查体 □ 记录术后症状和体征变化 □ 完成病程记录	□ 切口换药、拆线 □ 复查血常规、肝肾功能及血电解质 □ 神经系统查体，对比手术前后症状、体征变化 □ 汇总术后辅助检查结果 □ 评估手术效果	□ 确定患者可以出院 □ 向患者交代出院注意事项、复查日期 □ 通知出院处 □ 开出院诊断书 □ 完成出院记录
重点医嘱	**长期医嘱** □ 一级护理 □ 普食 □ 预防血管痉挛治疗 □ 必要时给予预防癫痫治疗	**长期医嘱** □ 二级护理 □ 普食 □ 预防血管痉挛治疗 □ 必要时给予预防癫痫治疗 **临时医嘱** □ 拆线 □ 血常规 □ 肝肾功能及血电解质 □ 必要时行 CT 检查	□ 出院通知 □ 出院带药
主要护理工作	□ 观察患者一般状况 □ 观察神经系统状况 □ 观察记录患者神志、瞳孔及手术切口敷料情况 □ 遵医嘱给药，并观察用药后反应 □ 预防并发症护理 □ 进行心理护理及基础护理 □ 完成护理记录	□ 观察患者一般状况 □ 观察神经系统状况 □ 手术切口敷料情况 □ 遵医嘱给药，并观察用药后反应 □ 遵医嘱完成化验检查 □ 预防并发症护理 □ 进行心理护理及基础护理 □ 指导患者功能锻炼 □ 进行出院指导 □ 完成护理记录	□ 完成出院指导 □ 帮助患者办理出院手续 □ 完成护理记录
病情变异记录	□ 无 □ 有，原因： 1. 2.	□ 无 □ 有，原因： 1. 2.	□ 无 □ 有，原因： 1. 2.
护士签名			
医师签名			

第十六章

颈内动脉动脉瘤临床路径释义

一、颈内动脉动脉瘤编码

1. 卫计委原编码

疾病名称及编码：颈内动脉动脉瘤（ICD-10：I72.0）

先天性颈内动脉动脉瘤（ICD-10：Q28.1）

手术操作名称及编码：颈内动脉动脉瘤夹闭术（ICD-9-CM-3：39.51）

2. 修改编码

疾病名称及编码：颈内动脉动脉瘤（ICD-10：I72.0）

先天性颈内动脉动脉瘤（ICD-10：Q28.104）

手术操作名称及编码：颈内动脉动脉瘤夹闭术（ICD-9-CM-3：39.51）

二、临床路径检索方法

（I72.0/Q28.104）伴 39.51

三、颈内动脉动脉瘤临床路径标准住院流程

（一）适用对象

第一诊断为颈内动脉动脉瘤（ICD-10：I72.0/Q28.1）病情处于非急性期。

适用对象行额颞开颅翼点入路动脉瘤夹闭术（ICD-9-CM-3：39.51）。

释义

■ 本路径适用于颈内动脉系统单发、非复杂动脉瘤的非急性期外科治疗，即此次入院治疗只处理单侧单个动脉瘤。包括眼动脉段、后交通动脉段、脉络膜前动脉段及颈内动脉末段的动脉瘤。对于多发或复杂动脉瘤、出血急性期动脉瘤的处理不纳入本路径。

■ 对于合并其他脑血管病，例如动静脉畸形、烟雾病、颅内动脉狭窄等动脉瘤患者不纳入本路径。

（二）诊断依据

根据《临床诊疗指南·神经外科学分册》（中华医学会编著，人民卫生出版社，2006）、《临床技术操作规范·神经外科分册》（中华医学会编著，人民军医出版社，2007）、《王忠诚神经外科学》（王忠诚主编，湖北科学技术出版社，2005）、《神经外科学》（赵继宗主编，人民卫生出版社，2007）。

1. 临床表现

（1）破裂动脉瘤

1）动脉瘤破裂出血症状：颈内动脉动脉瘤破裂可引起蛛网膜下腔出血（SAH）、脑内出血、脑室出血或硬脑膜下腔出血等。其中 SAH 最为常见，典型症状和体征有剧烈头痛、呕吐甚

至昏迷等。

2）动眼神经麻痹：表现为眼球外斜，瞳孔散大，对光反射缺失，多由颈内动脉-后交通动脉瘤引起。

3）脑血管痉挛症状：症状通常逐渐发生，表现为精神异常或意识障碍，伴局灶性神经功能缺损。

4）癫痫发作：可发生抽搐，多为大发作。

5）脑积水：动脉瘤出血后，可因凝血块阻塞室间孔或中脑导水管，引起急性脑积水；或基底池粘连、蛛网膜颗粒吸收障碍引起慢性脑积水。

（2）未破裂动脉瘤：可表现为头痛、头晕、癫痫、TIA 发作等，也可无任何症状，经查体或其他原因偶然发现。

2. 辅助检查

（1）头颅 CT：是 SAH 首选诊断方法，通过 CT 扫描还可评定以下方面：

1）脑室大小：部分动脉瘤破裂患者立即发生脑积水。

2）血肿，有占位效应的脑内血肿或大量硬脑膜下血肿。

3）梗死。

4）脑池和脑沟中出血量：血管痉挛的重要预后因素。

5）合并多发动脉瘤时，CT 可以初步判断责任动脉瘤。

6）部分患者可以通过头颅 CT 初步预测动脉瘤的位置：出血主要在鞍上池和侧裂，可考虑颈内动脉动脉瘤。

（2）CT 脑血管造影（CTA）：多数情况下可以显示动脉瘤的部位、大小、形态、有无多发动脉瘤、载瘤动脉及动脉瘤的钙化情况，以及病变与骨性结构解剖关系。

（3）腰椎穿刺：SAH 最敏感的检查方法，但目前不应当作为首选诊断方法。降低脑脊液压力有可能因增加跨血管壁压力而导致再出血，故建议仅用于 CT 不能证实而临床高度怀疑的病例，应当使用较细的腰椎穿刺针，放出少量脑脊液（几毫升）即可。

（4）数字减影脑血管造影（DSA）：目前是诊断颅内动脉瘤的“金标准”，大部分患者可显示出动脉瘤的部位、大小、形态、有无多发动脉瘤，仅少数患者归于“不明原因 SAH”。另外，DSA 还可以显示是否存在血管痉挛及其程度。

（5）头颅 MRI：对于大动脉瘤应当行头颅 MRI 检查。磁共振血管成像（MRA）可用于体检筛查动脉瘤。

释义

■ 颅内动脉瘤好发于 40～60 岁人群，一旦破裂出血有较高的病死率和致残率。对于有多种脑血管病危险因素的患者可用 MRA 进行筛查。对于高度可疑的患者可使用 CTA 进一步确认。在进行外科手术之前建议进行 DSA 检查以明确诊断，DSA 检查目前为动脉瘤诊断的金标准。

■ 对于既往有 SAH 或者其他类型脑出血的患者，建议行 DSA 检查。若确诊为颈内动脉单发非复杂动脉瘤，可纳入本临床路径。对于造影阴性的患者在初次造影 2 周后需再次复查 DSA。

■ 对于动脉瘤出血的患者，首次 CT 检查是很重要的，能明确出血量和动脉瘤最可能的部位。但是此类患者不纳入本临床路径。但对于既往有出血史的患者，首次 CT 对于诊断和治疗也具有重要的参考意义。

（三）选择治疗方案的依据

根据《临床诊疗指南·神经外科学分册》（中华医学会编著，人民卫生出版社，2006）、《临床技术操作规范·神经外科分册》（中华医学会编著，人民军医出版社，2007）、《王忠诚神经外科学》（王忠诚主编，湖北科学技术出版社，2005）、《神经外科学》（赵继宗主编，人民卫生出版社，2007）。

1. 诊断为颈内动脉动脉瘤，有明确手术适应证需手术治疗，手术方法为行额颞开颅翼点或眶上眉弓入路动脉瘤夹闭术，不包括需颅内外动脉搭桥血流重建的病例。

2. 手术风险较大者（高龄、妊娠期、合并较严重内科疾病），需向患者或家属交代病情；如不同意手术，应当充分告知风险，履行签字手续，并予严密观察。

释义

■ 手术治疗是颅内动脉瘤的主要治疗方式之一，此外还包括介入治疗。在进行治疗选择前要考虑动脉瘤的形态、部位、患者的一般情况和医疗单位对技术的掌握程度进行选择。本路径纳入的患者是接受手术治疗的患者。

■ 对于高龄、合并多种伴随疾病的患者需要请相关科室会诊对手术风险进行评估。当考虑开颅手术风险较高时，可以考虑介入治疗。

■ 外科手术的入路常规采用翼点入路，各单位也可根据实际情况采用额底外侧入路、眉弓微骨孔入路等改良方式。

■ 手术过程中推荐使用电生理监测等监测手段对脑血流及功能状态进行检测，以辅助手术医师在术中进行决策。

■ 对于位于眼动脉段等位置较低的动脉瘤无法完全暴露载瘤动脉近端则需要提前暴露颈内动脉或放置球囊，以备术中临时阻断颈内动脉近端。

（四）标准住院日为≤13 天

（五）进入路径标准

1. 第一诊断必须符合 ICD-10：I72.0/Q28.1 颈内动脉动脉瘤疾病编码。

2. 当患者同时具有其他疾病诊断，但在住院期间不需特殊处理、不影响第一诊断的临床路径流程实施时，可以进入路径。

（六）术前准备≤4 天

1. 必需的检查项目

（1）血常规、尿常规、血型。

（2）凝血功能、肝肾功能、血电解质、血糖、感染性疾病筛查（乙型肝炎、丙型肝炎、艾滋病、梅毒等）。

（3）心电图、胸部 X 线平片。

（4）全脑血管造影 DSA 或 CTA。

（5）头颅 CT 扫描。

2. 根据患者病情，必要时行头颅 MRI、心肺功能、神经电生理检查和认知功能评定。

释义

■ 术前评估患者主要评估患者全身各系统器官的情况及对全身麻醉手术的耐受能力。重点是循环、呼吸、泌尿及内分泌系统。关注患者是否合并高血压、糖尿病、血液系统疾病、呼吸系统疾病，既往是否有脑缺血发作的病史等。

■ DSA 检查是术前影像学检查的金标准。

■ 术前适当准备血浆和悬浮红细胞，以备术中出血量大时进行补充。

（七）预防性抗菌药物选择与使用时机

按照《抗菌药物临床应用指导原则》（卫医发〔2004〕285 号）选择用药。建议使用第一、第二代头孢菌素，头孢曲松等；明确感染患者，可根据药敏试验结果调整抗菌药物。

（八）手术日为入院后≤5 天

1. 麻醉方式：气管插管全身麻醉。
2. 手术方式：额颞开颅翼点或眶上眉弓入路动脉瘤夹闭术。
3. 手术置入物：动脉瘤夹，硬脑膜修复材料，颅骨固定材料，动脉瘤包裹材料，引流系统。
4. 术中用药：抗菌药物、抗血管痉挛药物，酌情使用激素及抗癫痫药物。
5. 输血：根据手术失血情况决定。

释义

■ 所有患者选择全身麻醉下手术。患者均上头架固定，建议配合术中电生理监测及荧光造影等辅助技术。

■ 应备好各种型号的动脉瘤夹及临时阻断夹，以备术中使用。对于眼动脉段等较低位置的动脉瘤，术前根据影像学资料判断对动脉瘤近端直接阻断较困难时，可考虑提前暴露颈内动脉或放置球囊以备术中临时阻断。

■ 术中应备血液净化回收系统，出血量较大时可进行血液自体回收。尽量避免使用异体血液制品。

■ 在可靠夹闭动脉瘤后可采取术中荧光造影、常规造影、血管多普勒检查明确动脉瘤的夹闭情况及载流动脉的通畅性。

■ 术区可以使用稀释的罂粟碱或尼莫地平注射液冲洗，防止脑血管痉挛。手术结束前可静脉输入抗癫痫药物。

（九）术后住院恢复 8 天

1. 必须复查的检查项目：全脑血管造影 DSA 或 CTA，头颅 CT 扫描；化验室检查包括血常规、肝肾功能、血电解质。
2. 术后用药：抗血管痉挛药物、抗菌药物，酌情使用抗癫痫药物、脱水药、激素等。
3. 每 2 ~ 3 天手术切口换药 1 次。
4. 术后 7 天拆除手术切口缝线，或根据病情酌情延长拆线时间。
5. 根据患者病情，必要时复查心、肺功能，行认知功能评定。

释义

■ 术后治疗首先要保证充足的液体灌注，血压勿降至过低。酌情使用抗血管痉挛药物，如盐酸法舒地尔注射液。常规使用抗癫痫药物，患者可进食后改为口服用药，同时注意监测血药浓度。

■ 维持水电解质平衡，常规复查血常规及生化。

■ 发热患者需行腰穿检查排除中枢神经系统感染，根据腰穿结果使用相应的处理措施。

■ 术后根据患者恢复情况选择 CTA 或 DSA 复查。

（十）出院标准

1. 患者病情稳定，生命体征平稳。
2. 体温正常，各项化验无明显异常，手术切口愈合良好。
3. 复查全脑血管 DSA 显示动脉瘤夹闭满意。
4. 仍处于昏迷状态的患者，如生命体征平稳、经评估不能短时间恢复者，没有需要住院处理的并发症和（或）合并症，可以转院继续康复治疗。

（十一）变异及原因分析

1. 术中或术后继发手术部位或其他部位的颅内血肿、脑水肿、脑梗死等并发症，严重者或其他情况需要二次手术，导致住院时间延长、费用增加。
2. 术后神经系统感染和神经血管损伤等，导致住院时间延长。
3. 术后继发其他内、外科疾病需进一步诊治，导致住院时间延长。

释义

■ 开颅手术后常见的并发症均有可能出现，包括术后血肿、水肿、梗死、癫痫等。应根据患者术后的影像学资料和神经功能状况进行综合判断。必要时积极采取手术治疗。

■ 术后神经系统感染因素较复杂，要从各个方面进行避免。首先严格各项无菌操作规范，预防使用抗菌药物，对有潜在感染因素的患者需暂缓手术治疗。

■ 对于老年患者或术后卧床时间较长的患者，需要监测和预防下肢深静脉血栓，一旦出现将大大增加患者的疾病风险和住院费用。

四、颈内动脉动脉瘤围术期临床路径给药方案

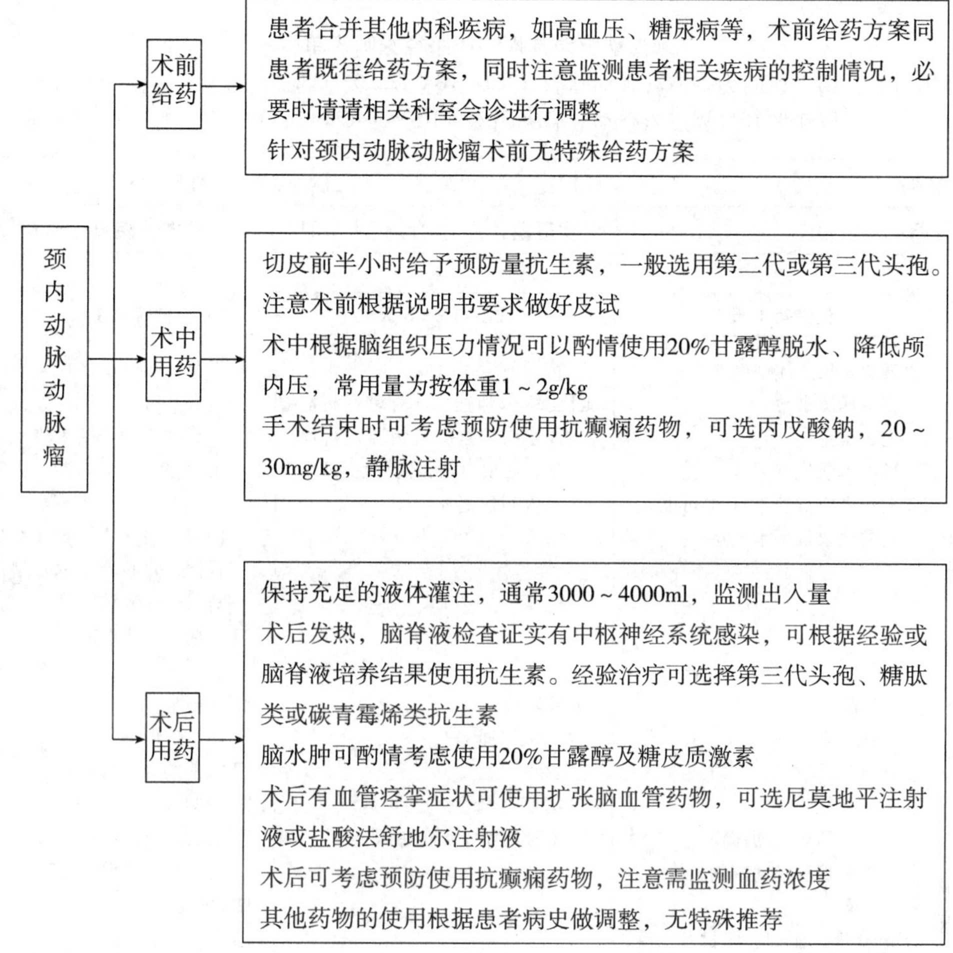

【用药选择】

1. 患者既往内科疾病的用药遵循患者既往用药史，可进行合理调整。
2. 抗菌药物的使用需要有明确的感染证据，药物的选择要结合培养结果及经验进行。
3. 根据患者颅内压情况考虑使用脱水药物及激素。
4. 其他术后并发症根据情况合理应用相关药物。
5. 有血管痉挛的患者首先要补足血容量，血压可适当维持在较高水平。

【药学提示】

1. 注意甘露醇可能造成肾功能损害，避免长期大量使用。
2. 高级别抗菌药物长期使用要谨防真菌感染，此外还可能导致肠道微生态失调引起抗菌药物相关性腹泻或肠炎。
3. 预防使用抗癫痫药物需监测血药浓度及相关副作用。

【注意事项】

神经外科预防使用抗菌药物及术后抗菌药物使用应严格指征，监测效果。

五、推荐表单

（一）医师表单

颈内动脉动脉瘤临床路径医师表单

适用对象：第一诊断为颈内动脉动脉瘤（ICD-10：I72.0/Q28.1）
行额颞开颅翼点入路动脉瘤夹闭术（ICD-9-CM-3：39.51）

患者姓名：	性别： 年龄： 门诊号：	住院号：
住院日期： 年 月 日	出院日期： 年 月 日	标准住院日：≤13 天

时间	住院第 1 天	住院第 2～3 天	住院第 4 天
主要诊疗工作	□ 病史采集，体格检查 □ 完成病历书写 □ 完善检查 □ 预约术前检查 □ 向患者家属交代手术可能达到的效果及手术风险	□ 待术前检查回报 □ 上级医师查房，对患者病情及术前检查准备情况进行评估，必要时请相关科室会诊 □ 完成病程记录	□ 汇总辅助检查结果 □ 术者查房 □ 根据术前检查结果进行术前讨论，明确诊断，决定术式，制订治疗方案 □ 向患者和（或）家属交代病情，并签署手术知情同意书、麻醉知情同意书等 □ 完成相关病程记录
重点医嘱	**长期医嘱** □ 一级护理 □ 饮食 □ 监测血压 □ 必要时给予通便药物 □ 必要时保证睡眠药物 **临时医嘱** □ 血常规、血型、尿常规、凝血功能 □ 肝肾功能、血电解质、血糖 □ 感染性疾病筛查 □ 胸部 X 线平片，心电图 □ 预约 DSA 检查、头颅 CT □ 复杂动脉瘤行 CTA 或 3D-DSA 检查 □ 必要时查心肺功能、神经电生理检查和认知功能评定	**长期医嘱** □ 一级护理 □ 饮食 □ 必要时给予通便药物 □ 必要时给予保证睡眠药物	**长期医嘱** □ 一级护理 □ 术前禁食、禁水 □ 通知家属 □ 必要时给予通便药物 □ 必要时给予保证睡眠药物 **临时医嘱** □ 备皮、剃头 □ 麻醉科会诊 □ 抗菌药物皮试 □ 根据手术情况备血
病情变异记录	□ 无 □ 有，原因： 1. 2.	□ 无 □ 有，原因： 1. 2.	□ 无 □ 有，原因： 1. 2.
医师签名			

时间	住院第5天 （手术当天）	住院第6~7天 （术后第1~2天）	住院第8~11天 （术后第3~6天）
主要诊疗工作	□ 手术室内核对患者信息无误 □ 全身麻醉下额颞开颅翼点或眶上眉弓入路动脉瘤夹闭术 □ 完成手术记录和术后记录 □ 观察患者生命体征 □ 观察神经系统症状与体征	□ 切口换药 □ 复查血常规、肝肾功能及血电解质 □ 复查头颅CT，评价检查结果 □ 完成病程记录	□ 完成病程记录 □ 嘱患者床上坐起锻炼及离床活动 □ 预约全脑DSA或CTA □ 观察切口情况
重点医嘱	**长期医嘱** □ 一级护理 □ 禁食、禁水 □ 观察记录患者神志、瞳孔、生命体征 □ 多参数心电监护 □ 吸氧 □ 常规补液治疗 □ 预防血管痉挛治疗 □ 必要时给予抑酸药物 □ 必要时给予预防癫痫 □ 预防感染 □ 必要时降颅压治疗 □ 必要时预防深静脉血栓、肺炎等并发症 □ 酌情使用激素 **临时医嘱** □ 血常规 □ 血气分析 □ 肾功能及血电解质	**长期医嘱** □ 一级护理 □ 流食 □ 观察记录患者神志、瞳孔、生命体征 □ 常规补液治疗 □ 预防血管痉挛治疗 □ 必要时给予抑酸 □ 必要时给予预防癫痫治疗 □ 必要时降颅压治疗 □ 必要时给予预防深静脉血栓、肺炎等并发症 □ 酌情使用激素 **临时医嘱** □ 换药 □ 血常规 □ 肝肾功能及血电解质 □ 头CT	**长期医嘱** □ 一级护理 □ 半流食/普食 □ 观察记录患者神志、瞳孔、生命体征 □ 常规补液治疗 □ 预防癫痫治疗 □ 预防血管痉挛治疗 □ 必要时给予抑酸药物 □ 必要时给予降颅压治疗 □ 必要时给予预防深静脉血栓、肺炎等并发症 **临时医嘱** □ 必要时血常规 □ 必要时肾功能及血电解质 □ 预约全脑DSA或CTA □ 若行DSA检查术前备皮及禁食、禁水 □ 发热时行腰穿检查 □ 必要时行CT检查
病情变异记录	□ 无　□ 有，原因： 1. 2.	□ 无　□ 有，原因： 1. 2.	□ 无　□ 有，原因： 1. 2.
医师签名			

时间	住院第12天 （术后第7天）	住院第13天 （术后第8天）
主要诊疗工作	□ 切口拆线 □ 切口换药 □ 复查血常规、肝肾功能及血电解质 □ 神经系统查体，对比手术前后症状、体征变化 □ 汇总术后辅助检查结果 □ 评估手术效果	□ 确定患者可以出院 □ 向患者交代出院注意事项、复查日期 □ 通知出院处 □ 开出院诊断书 □ 完成出院记录
重点医嘱	**长期医嘱** □ 二级护理 □ 普食 □ 预防癫痫治疗 □ 预防血管痉挛治疗 **临时医嘱** □ 拆线 □ 血常规 □ 肝肾功能及血电解质 □ 必要时行 CT 检查	□ 出院通知 □ 出院带药
病情变异记录	□ 无 □ 有，原因： 1. 2.	□ 无 □ 有，原因： 1. 2.
医师签名		

（二）护士表单

颈内动脉动脉瘤临床路径护士表单

适用对象：第一诊断为颈内动脉动脉瘤（ICD-10：I72.0/Q28.1）

行额颞开颅翼点入路动脉瘤夹闭术（ICD-9-CM-3：39.51）

患者姓名：	性别：　　年龄：　　门诊号：	住院号：
住院日期：　　年　月　日	出院日期：　　年　月　日	标准住院日：≤13 天

时间	住院第 1 天	住院第 2～3 天	住院第 4 天
健康宣教	**入院宣教** □ 介绍主管医师、护士 □ 介绍环境、设施 □ 介绍住院注意事项	**健康宣教** □ 建立战胜疾病的信心，正确认识动脉瘤及其风险 □ 造影前宣教 □ 说明造影前准备及术后注意事项	**术前宣教** □ 宣教疾病知识、术前准备及手术过程 □ 告知准备物品、沐浴 □ 告知术后饮食、活动及探视注意事项 □ 告知术后可能出现的情况及应对方式 □ 主管护士与患者沟通，了解并指导心理应对 □ 告知家属等候区位置
护理处置	□ 核对患者，佩戴腕带 □ 建立入院护理病历 □ 卫生处置：剪指（趾）甲、沐浴，更换病号服	□ 协助医师完成术前检查化验 □ 完成造影检查的准备：备皮、禁食、禁水	□ 术前准备 □ 配血、抗菌药物皮试 □ 备皮剃头、禁食禁水
基础护理	□ 一级护理 □ 晨晚间护理 □ 患者安全管理	□ 一级护理 □ 晨晚间护理 □ 患者安全管理	□ 一级护理 □ 晨晚间护理 □ 患者安全管理
专科护理	□ 入院评估，完成首次护理记录及护理安全告知书签字 □ 遵医嘱给药 □ 观察患者一般状况 □ 观察神经系统状况 □ 协助完成手术前检查	□ 观察患者一般状况 □ 观察神经系统状况 □ 遵医嘱给药 □ 遵医嘱完成手术前化验标本留取 □ 协助完成手术前检查 □ 心理护理及基础护理 □ 协助完成手术前检查 □ 造影术后足背动脉及穿刺处的护理	□ 观察患者一般状况 □ 观察神经系统状况 □ 遵医嘱给药 □ 遵医嘱完成手术前化验标本留取 □ 协助完成手术前检查 □ 心理护理及基础护理 □ 协助完成手术前检查
重点医嘱	□ 详见医嘱执行单	□ 详见医嘱执行单	□ 详见医嘱执行单
病情变异记录	□ 无　□ 有，原因： 1. 2.	□ 无　□ 有，原因： 1. 2.	□ 无　□ 有，原因： 1. 2.
护士签名			

时间	住院第5天 （手术当天）	住院第6~7天 （术后第1~2天）	住院第8~11天 （术后3~6天）
健康宣教	□ 术后当日宣教 □ 告知监护设备、管路功能及注意事项 □ 告知饮食、体位要求 □ 告知疼痛注意事项 □ 告知术后可能出现情况及应对方式 □ 告知用药情况 □ 给予患者及家属心理支持 □ 明确探视陪伴须知	□ 术后宣教 □ 告知监护设备、管路功能及注意事项 □ 告知饮食、体位要求 □ 告知疼痛注意事项 □ 告知术后可能出现情况及应对方式 □ 告知用药情况 □ 给予患者及家属心理支持 □ 明确探视陪伴须知	□ 术后宣教 □ 药物作用及频率 □ 饮食、活动指导 □ 复查患者对术前宣教内容的掌握程度 □ 伤口的注意事项 □ 疾病恢复期注意事项、拔尿管后注意事项 □ 腰椎穿刺后注意事项 □ 下床活动注意事项 □ 术后DSA或CTA检查的注意事项
护理处置	□ 送手术 □ 摘除患者各种活动物品 □ 核对患者资料及带药 □ 填写手术交接单，签字确认 □ 接手术 □ 核对患者及资料，签字确认	□ 遵医嘱完成相关检查	□ 遵医嘱完成相关检查
基础护理	□ 一级护理 □ 卧位护理：协助翻身、床上移动、预防压疮 □ 排泄护理 □ 患者安全管理	□ 一级护理 □ 卧位护理：协助翻身、床上移动、预防压疮 □ 排泄护理 □ 患者安全管理	□ 一级护理 □ 卧位护理：协助翻身、床上移动、预防压疮。能下床活动的患者需防止摔倒 □ 患者安全管理
专科护理	□ 观察患者一般状况 □ 观察神经系统状况 □ 观察记录患者神志、瞳孔、生命体征及手术切口敷料情况 □ 遵医嘱给药，并观察用药后反应 □ 遵医嘱完成化验检查 □ 预防并发症护理 □ 心理护理及基础护理 □ 完成护理记录	□ 观察患者一般状况 □ 观察神经系统状况 □ 观察记录患者神志、瞳孔、生命体征及手术切口敷料情况 □ 遵医嘱给药，并观察用药后反应 □ 遵医嘱完成化验检查 □ 预防并发症护理 □ 进行心理护理及基础护理 □ 协助患者功能锻炼 □ 完成护理记录	□ 观察患者一般状况 □ 观察神经系统状况 □ 观察记录患者神志、瞳孔、生命体征及手术切口敷料情况 □ 遵医嘱给药，并观察用药后反应 □ 遵医嘱完成化验检查 □ 完成术后DSA或CTA检查的准备 □ 预防并发症护理 □ 进行心理护理及基础护理 □ 协助患者功能锻炼 □ 完成护理记录
重点医嘱	□ 详见医嘱执行单	□ 详见医嘱执行单	□ 详见医嘱执行单
病情变异记录	□ 无 □ 有，原因： 1. 2.	□ 无 □ 有，原因： 1. 2.	□ 无 □ 有，原因： 1. 2.
护士签名			

时间	住院第 12 天 （术后第 7 天）	住院第 13 天 （术后第 8 天）
健康宣教	□ 术后宣教 □ 伤口的注意事项 □ 服药方法 □ 饮食指导 □ 康复训练方法	□ 出院宣教 □ 复查时间 □ 服药方法 □ 活动休息 □ 饮食指导 □ 康复训练方法 □ 指导办理出院手续
护理处置	□ 遵医嘱完成相关检查及治疗	□ 办理出院手续 □ 书写出院小结
基础护理	□ 二级护理 □ 患者安全管理	□ 二级护理 □ 患者安全管理
专科护理	□ 观察患者一般状况 □ 观察神经系统状况 □ 观察拆线后切口情况 □ 遵医嘱给药，并观察用药后反应 □ 遵医嘱完成化验检查 □ 预防并发症护理 □ 指导患者功能锻炼 □ 完成护理记录	□ 完成出院指导 □ 帮助患者办理出院手续 □ 完成护理记录
重点医嘱	□ 详见医嘱执行单	□ 详见医嘱执行单
病情变异记录	□ 无　□ 有，原因： 1. 2.	□ 无　□ 有，原因： 1. 2.

（三）患者表单

颈内动脉动脉瘤临床路径患者表单

适用对象：第一诊断为颈内动脉动脉瘤（ICD-10：I72.0/Q28.1）

行额颞开颅翼点入路动脉瘤夹闭术（ICD-9-CM-3：39.51）

患者姓名：	性别：　年龄：　门诊号：	住院号：
住院日期：　年　月　日	**出院日期：**　年　月　日	**标准住院日：≤13 天**

时间	住院第 1 天	住院第 2～3 天	住院第 4 天
监测	□ 监测生命体征、体重	□ 每日监测生命体征、询问排便情况	□ 每日监测生命体征、询问排便情况，手术前一天晚测量生命体征
医患配合	□ 护士行入院护理评估（简单询问病史） □ 接受入院宣教 □ 医师询问病史、既往病史、用药情况，收集资料 □ 进行体格检查	□ 配合完善术前相关化验、检查	□ 术前宣教 动脉瘤疾病知识、临床表现、治疗方法 术前用物准备：奶瓶、湿巾等 医师与患者及家属介绍病情及手术谈话 探视及陪伴制度
重点诊疗及检查	**重点诊疗** □ 一级护理 □ 既往基础用药	**重点诊疗** □ 一级护理 □ 重要检查 DSA 或 CTA 检查	**重点诊疗** □ 术前准备 备皮剃头 配血 术前签字
饮食及活动	□ 正常普食 □ 正常活动	□ 正常普食 □ 正常活动	□ 术前 12 小时禁食、禁水 □ 正常活动

时间	住院第 5 天 （手术当天）	住院第 6～7 天 （手术后 1～2 天）	住院第 8～11 天 （术后第 3～6 天）
监测	□ 手术清晨监测生命体征、血压一次	□ 定时监测生命体征，每日询问排便情况	□ 定时监测生命体征，每日询问排便情况
医患配合	□ 手术室接患者，配合核对 □ 术后宣教 □ 术后体位：麻醉未醒时平卧；清醒后，4～6 小时无不适反应可垫枕或根据医嘱予监护设备、吸氧 □ 配合护士定时监测生命体征、瞳孔、肢体活动、伤口敷料等 □ 不要随意动引流管 □ 疼痛的注意事项及处理 □ 告知医护不适及异常感受 □ 配合评估手术效果	□ 医师巡视，了解病情 □ 配合护士定时监测生命体征、瞳孔、肢体活动、伤口敷料等 □ 疼痛的注意事项及处理 □ 告知医护不适及异常感受 □ 配合评估手术效果	□ 医师巡视，了解病情 □ 配合护士定时监测生命体征、瞳孔、肢体活动、伤口敷料等 □ 疼痛的注意事项及处理 □ 告知医护不适及异常感受 □ 配合评估手术效果 □ 配合术后的影像学检查 □ 配合功能恢复训练（必要时）
重点诊疗及检查	**重点诊疗** □ 一级护理 □ 予监护设备、吸氧 □ 注意留置管路安全与通畅 □ 护士协助记录出入量	**重点诊疗** □ 一级护理 □ 予监护设备、吸氧 □ 注意留置管路安全与通畅 □ 护士协助记录出入量	**重点诊疗** □ 一级护理 □ 予监护设备、吸氧 □ 注意留置管路安全与通畅 □ 护士协助记录出入量 □ 术后影像学检查的准备（如 DSA、CT 或 CTA）
饮食及活动	□ 禁食、禁水 □ 卧床休息，自主体位	□ 根据病情半流食或鼻饲 □ 卧床休息，自主体位，正常活动	□ 根据病情流食或普食 □ 适当下床活动

时间	住院第12天 （术后第7天）	住院第13天 （术后第8天）
监测	□ 每日监测生命体征、询问排便情况	□ 手术清晨监测生命体征、血压一次
医患配合	□ 医师巡视，了解病情 □ 配合护士定时监测生命体征、瞳孔、肢体活动、伤口敷料等 □ 告知医护不适及异常感受 □ 配合评估手术效果 □ 配合术后的影像学检查 □ 配合功能恢复训练（必要时）	□ 护士行晨晚间护理 □ 医师拆线 □ 伤口注意事项 □ 配合功能恢复训练（必要时） **出院宣教** □ 接受出院前康复宣教 □ 学习出院注意事项 □ 了解复查程序 □ 办理出院手续，取出院带药
重点诊疗及检查	**重点诊疗** □ 二级护理 □ 静脉用药逐渐过渡至口服药 □ 医师定时予伤口换药 □ 医师行腰椎穿刺（必要时） **重要检查** □ 定期抽血化验 □ 复查CT及MRI	**重点诊疗** □ 出院通知 □ 出院带药
饮食及活动	□ 根据病情流食或普食 □ 适当下床活动	□ 根据病情流食或普食 □ 适当下床活动

附：原表单（2010 年版）

颈内动脉动脉瘤临床路径表单

适用对象：第一诊断为颈内动脉动脉瘤（ICD-10：I72.0/Q28.1）
行额颞开颅翼点入路动脉瘤夹闭术（ICD-9-CM-3：39.51）

患者姓名：	性别：　年龄：　门诊号：	住院号：
住院日期：　年　月　日	出院日期：　年　月　日	标准住院日：≤13 天

时间	住院第 1 天	住院第 2 天	住院第 3 天
主要诊疗工作	□ 病史采集，体格检查 □ 完成病历书写 □ 完善检查 □ 预约术前检查 □ 向患者家属交代手术可能达到的效果及手术风险	□ 待术前检查回报 □ 上级医师查房，对患者病情及术前检查准备情况进行评估，必要时请相关科室会诊 □ 完成病程记录	□ 待术前检查回报 □ 完成病程记录
重点医嘱	**长期医嘱** □ 一级护理 □ 饮食 □ 监测血压 □ 必要时给予通便药物 □ 必要时保证睡眠药物 **临时医嘱** □ 血常规、血型、尿常规 □ 凝血功能 □ 肝肾功能、血电解质、血糖 □ 感染性疾病筛查 □ 胸部 X 线平片，心电图 □ 预约 DSA 检查、头颅 CT □ 复杂动脉瘤行 CTA 或 3D-DSA 检查 □ 必要时查心肺功能、神经电生理检查和认知功能评定	**长期医嘱** □ 一级护理 □ 饮食 □ 必要时给予通便药物 □ 必要时给予保证睡眠药物	**长期医嘱** □ 一级护理 □ 饮食 □ 必要时给予通便药物 □ 必要时给予保证睡眠药物
主要护理工作	□ 入院评估，完成首次护理记录及护理安全告知书签字 □ 遵医嘱给药 □ 观察患者一般状况 □ 观察神经系统状况 □ 协助完成手术前检查 □ 完成入院宣教及特殊检查前宣教工作	□ 观察患者一般状况 □ 观察神经系统状况 □ 遵医嘱给药 □ 遵医嘱完成手术前化验标本留取 □ 协助完成手术前检查 □ 心理护理及基础护理	□ 观察患者一般状况 □ 观察神经系统状况 □ 遵医嘱给药 □ 遵医嘱完成手术前化验标本留取 □ 协助完成手术前检查 □ 心理护理及基础护理
病情变异记录	□ 无　□ 有，原因： 1. 2.	□ 无　□ 有，原因： 1. 2.	□ 无　□ 有，原因： 1. 2.
护士签名			
医师签名			

时间	住院第4天	住院第5天 （手术当天）	住院第6天 （术后第1天）
主要诊疗工作	□ 汇总辅助检查结果 □ 术者查房 □ 根据术前检查结果进行术前讨论，明确诊断，决定术式，制订治疗方案 □ 向患者和（或）家属交代病情，并签署手术知情同意书、麻醉知情同意书等 □ 完成相关病程记录	□ 手术室内核对患者信息无误 □ 全身麻醉下额颞开颅翼点或眶上眉弓入路动脉瘤夹闭术 □ 完成手术记录和术后记录 □ 观察患者生命体征 □ 观察神经系统症状与体征	□ 完成病程记录 □ 切口换药 □ 复查血常规、肝肾功能及血电解质
重点医嘱	**长期医嘱** □ 一级护理 □ 术前禁食、禁水 □ 通知家属 □ 必要时给予通便药物 □ 必要时给予保证睡眠药物 **临时医嘱** □ 备皮、剃头 □ 麻醉科会诊 □ 抗菌药物皮试 □ 根据手术情况备血	**长期医嘱** □ 一级护理 □ 禁食、禁水 □ 观察记录患者神志、瞳孔、生命体征 □ 多参数心电监护 □ 吸氧 □ 常规补液治疗 □ 预防血管痉挛治疗 □ 必要时给予抑酸药物 □ 必要时给予预防癫痫 □ 预防感染 □ 必要时降颅压治疗 □ 必要时预防深静脉血栓、肺炎等并发症 □ 酌情使用激素 **临时医嘱** □ 血常规 □ 血气分析 □ 肾功能及血电解质	**长期医嘱** □ 一级护理 □ 流食 □ 观察记录患者神志、瞳孔、生命体征 □ 常规补液治疗 □ 预防血管痉挛治疗 □ 必要时给予抑酸药物 □ 必要时给予预防癫痫治疗 □ 必要时降颅压治疗 □ 必要时给予预防深静脉血栓、肺炎等并发症 □ 酌情使用激素 **临时医嘱** □ 换药 □ 血常规 □ 肝肾功能及血电解质
主要护理工作	□ 观察患者一般状况 □ 观察神经系统状况 □ 术前宣教 □ 完成术前准备 □ 遵医嘱给药，并观察用药后反应 □ 心理护理及基础护理 □ 完成护理记录	□ 观察患者一般状况 □ 观察神经系统状况 □ 观察记录患者神志、瞳孔、生命体征及手术切口敷料情况 □ 遵医嘱给药，并观察用药后反应 □ 遵医嘱完成化验检查 □ 预防并发症护理 □ 心理护理及基础护理 □ 完成护理记录	□ 观察患者一般状况 □ 观察神经系统状况 □ 观察记录患者神志、瞳孔、生命体征及手术切口敷料情况 □ 遵医嘱给药，并观察用药后反应 □ 遵医嘱完成化验检查 □ 预防并发症护理 □ 进行心理护理及基础护理 □ 协助患者功能锻炼 □ 完成护理记录

续　表

时间	住院第4天	住院第5天 （手术当天）	住院第6天 （术后第1天）
病情变异记录	□无　□有，原因： 1. 2.	□无　□有，原因： 1. 2.	□无　□有，原因： 1. 2.
护士签名			
医师签名			

时间	住院第 7 天 （术后第 2 天）	住院第 8 天 （术后第 3 天）	住院第 9 天 （术后第 4 天）	住院第 10 天 （术后第 5 天）
主要诊疗工作	□ 复查头颅 CT，评价检查结果 □ 完成病程记录	□ 完成病程记录	□ 嘱患者在床上坐起锻炼	□ 嘱患者离床活动 □ 预约全脑 DSA 或 CTA
重点医嘱	**长期医嘱** □ 一级护理 □ 半流食 □ 观察记录患者神志、瞳孔、生命体征 □ 常规补液治疗 □ 预防血管痉挛治疗 □ 必要时给予抑酸药物 □ 必要时给予预防癫痫治疗 □ 必要时给予必要时降颅压治疗 □ 必要时给予预防深静脉血栓、肺炎等并发症 **临时医嘱** □ 头颅 CT □ 必要时肝肾功能及血电解质	**长期医嘱** □ 一级护理 □ 半流食 □ 观察记录患者神志、瞳孔、生命体征 □ 常规补液治疗 □ 预防血管痉挛治疗 □ 必要时给予抑酸药物 □ 必要时给予预防癫痫治疗 □ 必要时给予降颅压治疗 □ 必要时给予预防深静脉血栓、肺炎等并发症 **临时医嘱** □ 必要时血常规 □ 必要时肾功能及血电解质	**长期医嘱** □ 一级护理 □ 普食 □ 常规补液治疗 □ 预防血管痉挛治疗 □ 必要时给予抑酸药物 □ 必要时给予预防癫痫治疗 □ 必要时给予必要时降颅压治疗 □ 必要时给予预防深静脉血栓、肺炎等并发症 **临时医嘱** □ 必要时血常规 □ 必要时肾功能及血电解质	**长期医嘱** □ 一级护理 □ 普食 □ 预防血管痉挛治疗 □ 必要时给予预防癫痫治疗 □ 必要时给予必要时降颅压治疗 **临时医嘱** □ 预约全脑 DSA 或 CTA □ 禁食、禁水
主要护理工作	□ 观察患者一般状况 □ 观察神经系统状况 □ 观察记录患者神志、瞳孔、生命体征及手术切口敷料情况 □ 遵医嘱给药，并观察用药后反应 □ 遵医嘱完成化验检查 □ 预防并发症护理 □ 进行心理护理及基础护理 □ 协助患者功能锻炼 □ 完成护理记录	□ 观察患者一般状况 □ 观察神经系统状况 □ 观察记录患者神志、瞳孔、生命体征及手术切口敷料情况 □ 遵医嘱给药，并观察用药后反应 □ 遵医嘱完成化验检查 □ 预防并发症护理 □ 进行心理护理及基础护理 □ 术后宣教及用药指导 □ 协助患者功能锻炼 □ 完成护理记录	□ 观察患者一般状况 □ 观察神经系统状况 □ 观察记录患者神志、瞳孔、手术切口情况 □ 遵医嘱给药，并观察用药后反应 □ 遵医嘱完成化验检查 □ 预防并发症护理 □ 进行心理护理及基础护理 □ 指导患者功能锻炼	□ 观察患者一般状况 □ 观察神经系统状况 □ 观察记录患者神志、瞳孔及手术切口敷料情况 □ 遵医嘱给药，并观察用药后反应 □ 预防并发症护理 □ 进行心理护理及基础护理 □ 协助患者功能锻炼 □ DSA 术前准备及指导 □ 完成护理记录
病情变异记录	□ 无 □ 有，原因： 1. 2.	□ 无 □ 有，原因： 1. 2.	□ 无 □ 有，原因： 1. 2.	□ 无 □ 有，原因： 1. 2.
护士签名				
医师签名				

时间	住院第 11 天 （术后第 6 天）	住院第 12 天 （术后第 7 天）	住院第 13 天 （术后第 8 天）
主要诊疗工作	□ DSA 或 CTA 检查 □ 观察切口情况 □ 神经系统查体 □ 记录术后症状和体征变化 □ 完成病程记录	□ 切口拆线 □ 切口换药 □ 复查血常规、肝肾功能及血电解质 □ 神经系统查体，对比手术前后症状、体征变化 □ 汇总术后辅助检查结果 □ 评估手术效果	□ 确定患者可以出院 □ 向患者交代出院注意事项、复查日期 □ 通知出院处 □ 开出院诊断书 □ 完成出院记录
重点医嘱	**长期医嘱** □ 一级护理 □ 普食 □ 预防血管痉挛治疗 □ 必要时给予预防癫痫治疗	**长期医嘱** □ 二级护理 □ 普食 □ 预防血管痉挛治疗 □ 必要时给予预防癫痫治疗 **临时医嘱** □ 拆线 □ 血常规 □ 肝肾功能及血电解质 □ 必要时行 CT 检查	□ 出院通知 □ 出院带药
主要护理工作	□ 观察患者一般状况 □ 观察神经系统状况 □ 观察记录患者神志、瞳孔及手术切口敷料情况 □ 遵医嘱给药，并观察用药后反应 □ 预防并发症护理 □ 进行心理护理及基础护理 □ 完成护理记录	□ 观察患者一般状况 □ 观察神经系统状况 □ 手术切口敷料情况 □ 遵医嘱给药，并观察用药后反应 □ 遵医嘱完成化验检查 □ 预防并发症护理 □ 进行心理护理及基础护理 □ 指导患者功能锻炼 □ 进行出院指导 □ 完成护理记录	□ 完成出院指导 □ 帮助患者办理出院手续 □ 完成护理记录
病情变异记录	□ 无　□ 有，原因： 1. 2.	□ 无　□ 有，原因： 1. 2.	□ 无　□ 有，原因： 1. 2.
护士签名			
医师签名			

第十七章

颈部动脉狭窄临床路径释义

一、颈部动脉狭窄编码

疾病名称及编码：颈动脉狭窄（ICD-10：I65.2）

二、临床路径检索方法

I65.2（不包括颈动脉颅内段狭窄和闭塞 I65.209-I65.212）

三、颈部动脉狭窄临床路径标准住院流程

（一）适用对象

主要诊断为颈部动脉狭窄。

释义

■ 本路径之颈部动脉狭窄系指颅外段颈动脉狭窄，颈动脉颅内段狭窄和闭塞不在本路径。

（二）诊断依据

根据《临床诊疗指南·外科学分册》（中华医学会编著，人民卫生出版社）。

1. 临床症状：TIA 发作，脑梗死，与脑缺血相关的头晕、视物模糊、黑矇等。
2. 体征：颈动脉听诊区杂音及震颤等。
3. 血管彩色多普勒超声检查或 CTA/MRA 检查明确病变存在。

释义

■ 临床表现：定位表现包括对侧肢体肌力弱、感觉异常或丧失，同侧单眼盲或视觉-空间能力异常以及同侧同向偏盲等，具有这些定位症状的患者可以称之为症状性颈动脉狭窄；其他临床表现包括头晕或反应迟钝、记忆力降低，甚至认知功能障碍等，仅有这些非定位体征的患者被视作无症状性颈动脉狭窄。

■ 辅助检查：确定诊断有赖于有效的辅助检查。全脑血管造影仍是诊断的金标准；CT 血管成像（CTA）也具备相似的优势；颈动脉超声在有经验的医院可以获得很好的结果，但需要严格的质控评价；磁共振血管成像（MRA）虽然也可以获得较好的图像质量，但非强化的 MRA 特异性相对较差。狭窄程度推荐按照 NASCET 方法测量。

（三）治疗方案的选择

根据《临床诊疗指南·外科学分册》（中华医学会编著，人民卫生出版社）。

1. 手术：开放手术或介入腔内治疗。

2. 手术方式：颈动脉腔内成形、支架植入术；颈动脉内膜剥脱成形术。

释义

■ 颈动脉内膜剥脱成形术（CEA）的手术适应证：

1. 症状性患者：6个月内有过非致残性缺血性卒中或一过性大脑缺血症状（包括大脑半球时间或一过性黑矇），具有低中危外科手术风险；无创性成像证实颈动脉狭窄超过70%，或血管造影发现狭窄超过50%；且预期围术期卒中或死亡率应<6%。

2. 无症状性患者：颈动脉狭窄程度>70%的无症状性患者，且预期围术期卒中或死亡率应<3%。

■ 颈动脉腔内成形、支架植入术（CAS）的手术适应证：

1. 症状性患者：6个月内有过非致残性缺血性卒中或一过性大脑缺血症状（包括大脑半球时间或一过性黑矇），具有低中危外科手术风险；无创性成像证实颈动脉狭窄超过70%，或血管造影发现狭窄超过50%；且预期围术期卒中或死亡率应<6%。

2. 无症状性患者：颈动脉狭窄程度>70%的无症状性患者，且预期围术期卒中或死亡率应<3%。

3. 对于颈部解剖不利于CEA外科手术的患者应选择CAS，而不使用CEA。

4. 对于TIA或轻微卒中患者，如果没有早期血管重建术的禁忌证，可以在事件出现2周内进行干预。对于大面积脑梗死保留部分神经功能患者，应在梗死至少2周后再进行CAS治疗。

5. CEA术后再狭窄，症状性或无症状性狭窄>70%。

6. CEA高危患者：年龄>80岁；心排血量低（EF<30%）；未治疗或控制不良的心率失常；心功能不全；近期心梗病史；不稳定心绞痛；严重COPD；对侧颈动脉闭塞；串联病变；颈动脉夹层；假性动脉瘤等。

7. 急诊患者，如假性动脉瘤、急性颈动脉夹层、外伤性颈动脉出血。

（四）标准住院日为≤14天

（五）进入路径标准

1. 诊断符合颈部动脉狭窄。

2. 当患者同时具有其他疾病诊断，但在住院期间以主要诊断为治疗目的，其他疾病的处理不影响主要诊断的临床路径流程实施时，可以进入路径。

释义

■ 本路径适用对象为诊断为颅外段颈动脉狭窄的患者。颅内段颈动脉狭窄和颈动脉闭塞患者，不进入本路径。合并全身疾病但住院期间不需要特殊处理，而且可耐受手术的患者，可以进入本路径。

（六）入院检查（1～3天）

1. 必需检查的项目

（1）血常规、尿常规。

（2）肝肾功能、电解质、凝血功能、感染性疾病筛查（乙型肝炎、丙型肝炎、艾滋病、梅毒等）。

（3）胸片、心电图、颈动脉彩超、心脏彩超。

2. 根据患者病情选择：经颅多普勒（TCD）、CTA、MRA、全脑血管造影。

释义

■ 部分检查可以在门诊完成。

（七）选择用药

抗菌药物：按照《抗菌药物临床应用指导原则（2015年版）》（国卫办医发〔2015〕43号）执行。

释义

■ 根据《抗菌药物临床应用指导原则（2015年版）》（国卫办医发〔2015〕43号），CEA手术比照头颈部手术（恶性肿瘤，不经口咽部黏膜），Ⅰ类切口，可能的污染菌为金黄色葡萄球菌和凝固酶阴性葡萄球菌，抗菌药物选择第一、第二代头孢菌素，术前给药一次即可。CAS不推荐常规预防使用抗菌药物。

（八）术前准备（2～6天）

1. 麻醉方式：局部麻醉、全身麻醉。

2. 术中用药：麻醉常规用药、术后镇痛用药。

3. 术前3天，口服抗血小板药物。

4. 术前充分评估心、肺、肾、脑功能，必要时请相关科室会诊。

释义

■ CEA术前用药无特殊。

■ CAS术前用药：建议使用阿司匹林（100～300mg/d）加氯吡格雷（75mg/d）进行双抗血小板聚集治疗，术前至少3～5天。对于不能耐受氯吡格雷的患者，可以使用其他药物替代。

■ CEA和CAS术中应该通过给予普通肝素达到适当的抗凝，并建议监测凝血功能状态。

（九）术后处理（3～10天）

1. 必须复查的检查项目：根据患者具体情况而定。

2. 术后用药：抗菌药物按照《抗菌药物临床应用指导原则（2015年版）》（国卫办医发

〔2015〕43 号）执行。

3. 继续抗血小板治疗。

4. 对症治疗。

释义

■ CAS 术后建议除了阿司匹林（100～300mg/d）外，还应该使用氯吡格雷（75mg/d）至少 4 周。

■ CEA 术后建议阿司匹林（300mg/d）一周，一周后改为阿司匹林（100mg/d）。

■ 手术后严格监测控制血压。

（十）出院（7～10 天）

1. 患者生命体征稳定，切口无感染迹象。

2. 没有需要住院处理的并发症。

（十一）变异及原因分析

1. 严重基础疾病可能对手术造成影响者，术前准备时间会延长。

2. 术后出现低血压、切口感染、脑梗死、脑过度灌注等并发症时，住院恢复时间相应延长。

四、颈部动脉狭窄临床路径给药方案

【用药选择】

1. 本路径适用于颈部动脉狭窄的开放手术（CEA）或腔内介入治疗（CAS）。

2. 虽然治疗方式不同，但是最终结果是使狭窄的血管得以解除狭窄，恢复血流。

3. 术前用药：CEA 没有特殊用药；CAS 建议使用阿司匹林（100～300mg/d）加氯吡格雷（75mg/d）进行双抗血小板聚集治疗，术前至少 3～5 天。对于不能耐受氯吡格雷的患者，可以使用其他药物替代。

4. 术中除麻醉用药以外，CEA 和 CAS 应该通过给予普通肝素达到适当的抗凝，并建议监测凝血功能状态。

5. 术后继续基础疾病的药物治疗。

6. 控制血压防止高灌注综合征的颅内出血转化。

7. 常规他汀类药物治疗。

8. CEA 建议术后第二天开始口服阿司匹林（推荐 300mg/d，一周后改为 100mg/d）：CAS 术后建议除了阿司匹林（100～300mg/d）外，还应该使用氯吡格雷（75mg/d）至少 4 周。

9. 其他治疗：根据患者情况，给予补液、预防应激性溃疡、激素、神经营养等治疗。

【药学提示】

CEA 和 CAS 术中因使用肝素抗凝和术后服用阿司匹林和氯吡格雷建议监测凝血功能状态。

五、推荐表单

（一）医师表单

颈部动脉狭窄临床路径医师表单

适用对象：主要诊断为颈部动脉狭窄

患者姓名：	性别：　　年龄：　　门诊号：	住院号：
住院日期：　　年　月　日	出院日期：　　年　月　日	标准住院日：10～14天

时间	住院第1～3天 （入院检查）	住院第2～6天 （术前准备）
主要诊疗工作	□ 询问病史、体格检查 □ 病历书写 □ 开具化验和检查单 □ 上级医师查房及术前评估 □ 安排血管造影检查时间	□ 上级医师查房 □ 完成术前准备及评估 □ 完成术前小结、上级医师查房记录等书写 □ 根据体检以及辅助检查结果讨论制订手术方案 □ 必要的相关科室会诊 □ 签署手术同意书、自费用品同意书等文件 □ 向患者及家属交代围术期注意事项
重点医嘱	**长期医嘱** □ 二级护理 □ 饮食 □ 抗血小板治疗 □ 扩血管对症治疗 **临时医嘱** □ 血常规、尿常规 □ 肝肾功能、电解质、凝血功能、感染性疾病筛查 □ 胸片、心电图、颈动脉彩超、心脏彩超 □ 根据患者病情选择TCD、CTA、MRA、全脑血管造影检查	**长期医嘱** □ 患者既往基础用药 **临时医嘱** □ 必要的会诊意见及处理 □ 术前禁食、禁水 □ 备皮、必要时导尿 □ 术前用药 □ 预防使用抗菌药物
病情变异记录	□ 无　□ 有，原因： 1. 2.	□无　□ 有，原因： 1. 2.
医师签名		

时间	住院第 3～10 天 （术后处理）	住院第 10～14 天 （视情况出院）
主要诊疗工作	□ 完成手术记录书写 □ 术后病程记录书写 □ 上级医师查房	□ 上级医师查房，进行伤口评估，决定是否可以出院 □ 完成出院记录、病案首页、出院证明等文件 □ 交代出院后注意事项如复查时间、出现手术相关意外情况时的处理等
重点医嘱	**长期医嘱** □ 一级护理 □ 心电血氧监护 □ 他汀类药物治疗 □ 抗血小板聚集药物治疗 □ 预防高灌注治疗 □ 伤口或穿刺处有无出血、血肿 **临时医嘱** □ 吸氧 □ 补液（视情况而定） □ 抗菌药物（视情况而定）	**长期医嘱** □ 低盐、低脂饮食 □ 二级护理 **临时医嘱** □ 抗血小板聚集治疗 □ 出院带药
病情变异记录	□ 无 □ 有，原因： 1. 2.	□ 无 □ 有，原因： 1. 2.
医师签名		

（二）护士表单

颈部动脉狭窄临床路径护士表单

适用对象：主要诊断为颈部动脉狭窄

患者姓名：	性别： 年龄： 门诊号：	住院号：
住院日期： 年 月 日	出院日期： 年 月 日	标准住院日：10～14 天

时间	住院第 1 天 （入院检查）	住院第 1～2 天 （术前准备）	住院第 2～3 天 （手术当天）
健康宣教	**入院宣教** □ 介绍主管医师、护士 □ 介绍环境、设施 □ 介绍住院注意事项	**术前宣教** □ 宣教疾病知识、术前准备及手术过程 □ 告知准备的物品、洗澡 □ 告知术后饮食、活动及探视注意事项 □ 告知术后可能出现的情况及应对方式 □ 主管护士与患者沟通，了解并指导心理应对 □ 告知患者家属等候区位置	**手术当日宣教** □ 告知术后注意事项 □ 告知术后饮食、活动及探视注意事项 □ 告知术后出现情况及应对方式 □ 给予患者及家属心理支持 □ 再次明确探视陪护须知
护理处置	□ 核对患者，佩戴腕带 □ 建立入院护理病历 □ 卫生处置：剪指（趾）甲、洗澡，更换病号服 □ 未成年人需陪住一人	□ 协助医师完成术前检查化验 **术前准备** □ 禁食、禁水 □ 卫生处置：洗头、洗澡	□ 送手术 □ 摘除患者各种活动物品；核对患者资料及带药；填写手术接交单，签字确认 □ 接手术 □ 核对患者及资料，签字确认
基础护理	□ 二级护理 □ 晨晚间护理 □ 患者安全护理	□ 二级护理 □ 晨晚间护理 □ 患者安全护理	□ 一级护理 □ 晨晚间护理 □ 患者安全护理
专科护理	□ 护理查体 □ 需要时，填写跌倒及压疮防范表 □ 需要时，请家属陪伴 □ 心理护理	□ 协助完善相关检查 □ 心理护理	□ 病情观察，观察术后切口情况 □ 全身麻醉患者遵医嘱予静脉补液 □ 心理护理
重点医嘱	□ 详见医嘱执行单	□ 详见医嘱执行单	□ 详见医嘱执行单
病情变异记录	□ 无 □ 有，原因： 1. 2.	□ 无 □ 有，原因： 1. 2.	□ 无 □ 有，原因： 1. 2.
护士签名			

时间	住院第 3～4 天 （术后第 1～2 天）	住院第 5～9 天 （术后第 3～7 天）	住院第 10～14 天 （出院）
健康宣教	□ 术后宣教 饮食、活动指导 复查患者对术前宣教内容的掌握程度	□ 饮食、活动指导 □ 复查患者对术前宣教内容的掌握程度	□ 出院宣教 复查时间 口服药物使用方法及频率 指导饮食 指导办理出院手续
护理处置	□ 协助完成相关检查	□ 协助完成相关检查	□ 办理出院手续
基础护理	□ 一级护理 晨晚间护理 患者安全护理	□ 二级护理 晨晚间护理 患者安全护理	□ 二级护理 晨晚间护理 患者安全护理
专科护理	□ 病情观察，观察术后切口情况 □ 全身麻醉患者遵医嘱予静脉补液 □ 心理护理	□ 病情观察，观察术后切口情况 □ 遵医嘱予静脉输液 □ 心理护理	□ 观察术后切口情况 □ 心理护理
重点医嘱	□ 详见医嘱执行单	□ 详见医嘱执行单	□ 详见医嘱执行单
病情变异记录	□ 无　□ 有，原因： 1. 2.	□ 无　□ 有，原因： 1. 2.	□ 无　□ 有，原因： 1. 2.
护士签名			

（三）患者表单

颈部动脉狭窄临床路径患者表单

适用对象：主要诊断为颈部动脉狭窄

患者姓名：	性别： 年龄： 门诊号：	住院号：
住院日期： 年 月 日	出院日期： 年 月 日	标准住院日：10～14 天

时间	入院	手术前	手术当天
医患配合	□ 配合询问病史，收集资料，请务必详细告知既往史、用药史、过敏史 □ 如服用抗凝药物，请明确告知 □ 配合进行体格检查 □ 有任何不适请告知医师	□ 配合完成手术前相关检查、化验如采血、留尿、心电图、胸片、心脏超声。颈动脉狭窄特殊检查：颈动脉彩超、头颅 CT、CTA、MRA、DSA、TCD 等 □ 医师与患者及家属介绍病情及手术谈话、术前签字 □ 麻醉师与患者进行术前访谈	□ 配合评估手术效果 □ 有任何不适请告知医师
护患配合	□ 配合测量体温、脉搏、呼吸、血压、体重 1 次 □ 配合完成入院护理评估（简单询问病史、过敏史、用药史） □ 接受入院宣教（环境介绍、病室规定、订餐制度、贵重物品保管等） □ 有任何不适请告知护士	□ 配合测量体温、脉搏、呼吸、血压，询问排便 1 次 □ 接受术前宣教 □ 自行沐浴，加强颈部和会阴部清洗，剪指甲 □ 准备好必要物品 □ 取下义齿、饰品等，贵重物品交家属保管	□ 清晨测量体温、脉搏、呼吸、血压，送手术室，协助完成核对，带齐影像学资料和术中带药 □ 返回病房后，协助完成核对，配合过病床，配合心电监护 □ 配合意识检查 □ 配合术后输液 □ 遵医嘱采取正确体位 □ 配合沙袋压迫手术切口 □ 有任何不适请告知护士
饮食	□ 正常饮食	□ 术前禁食、禁水	□ 麻醉完全清醒前禁食、禁水
排泄	□ 正常排便	□ 正常排便	□ 留置导尿，协助排便
活动	□ 正常活动	□ 正常活动	□ 床上活动

时间	手术后	出院
医患配合	□ 配合检查肢体活动 □ 配合手术部位切口换药及引流管拔除	□ 接受出院前指导 □ 获知复查程序 □ 获取出院诊断书 □ 预约复诊日期
护患配合	□ 配合定时测量生命体征，每日询问排便情况 □ 注意活动安全，避免坠床或跌倒 □ 配合执行探视及陪伴	□ 接受出院宣教 □ 办理出院手续 □ 获取出院带药 □ 获知口服药物使用频率、方法和复查血生化检查注意事项 □ 获知病历复印方法
饮食	□ 流食过渡至正常饮食	□ 正常饮食
排泄	□ 膀胱训练，拔除尿管 □ 避免便秘	□ 正常排泄
活动	□ 正常活动	□ 正常活动

附：原表单（2016年版）

颈部动脉狭窄临床路径表单

适用对象：主要诊断为颈动脉狭窄

患者姓名：	性别：　年龄：　门诊号：	住院号：
住院日期：　年　月　日	出院日期：　年　月　日	标准住院日：7~10天

时间	住院第1~3天 （入院检查）	住院第2~6天 （术前准备）
主要诊疗工作	□ 询问病史、体格检查 □ 病历书写 □ 开具化验和检查单 □ 上级医师查房及术前评估 □ 安排全脑血管造影时间	□ 上级医师查房 □ 完成术前准备及评估 □ 完成术前小结、上级医师查房记录等书写 □ 根据体检以及辅助检查结果讨论制订手术方案 □ 必要的相关科室会诊 □ 签署手术同意书、自费用品同意书等文件 □ 向患者及家属交代围术期注意事项
重点医嘱	**长期医嘱** □ 二级护理 □ 饮食 □ 抗血小板治疗 □ 扩血管对症治疗 **临时医嘱** □ 血常规、尿常规 □ 肝肾功能、电解质、凝血功能、感染性疾病筛查 □ 胸片、心电图、颈动脉彩超 □ 必要时CTA、MRA、全脑血管造影	**长期医嘱** □ 患者既往基础用药 **临时医嘱** □ 必要的会诊意见及处理 □ 术前禁食、禁水 □ 备皮，灌肠，必要时导尿 □ 术前用药 □ 预防用抗菌药物
主要护理工作	□ 介绍病房环境及设施 □ 告知手术相关注意事项 □ 告知医院规章制度 □ 入院护理评估	□ 宣传教育及心理护理 □ 执行术前医嘱 □ 心理护理
病情变异记录	□ 无　□ 有，原因： 1. 2.	□ 无　□ 有，原因： 1. 2.
护士签名		
医师签名		

时间	住院第 3～10 天 （术后处理）	住院第 7～10 天 （出院）
主要诊疗工作	□ 完成手术记录书写 □ 术后病程记录书写 □ 上级医师查房	□ 上级医师查房，进行伤口评估，决定是否可以出院 □ 完成出院记录、病案首页、出院证明等文件 □ 交代出院后注意事项，如复查时间、出现手术相关意外情况时的处理等
重点医嘱	**长期医嘱** □ 一级护理 □ 预防感染 □ 扩血管、活血治疗 □ 抗血小板治疗 □ 伤口或穿刺处有无出血、血肿 **临时医嘱** □ 吸氧 □ 补液（视情况而定） □ 抗菌药物	**长期医嘱** □ 低盐、低脂饮食 □ 二级护理 **临时医嘱** □ 抗血小板治疗 □ 出院带药
主要护理工作	□ 观察生命体征，四肢肌力、感觉及麻醉副作用 □ 观察患肢情况 □ 伤口渗出情况 □ 心理和生活护理	□ 指导患者术后功能锻炼 □ 指导办理出院手续
病情变异记录	□ 无　□ 有，原因： 1. 2.	□ 无　□ 有，原因： 1. 2.
护士签名		
医师签名		

第十八章

锁骨下动脉或椎动脉起始端狭窄支架血管成形术临床路径释义

一、锁骨下动脉或椎动脉起始端狭窄支架血管成形术编码

1. 卫计委原编码

疾病名称及编码：锁骨下动脉或椎动脉起始端狭窄（ICD-10：I77.107，I77.131，I65.007，I65.008）：主要包括锁骨下动脉狭窄、椎动脉 V1 或 V2 段狭窄

手术操作名称及编码：锁骨下动脉支架血管成形术或椎动脉支架血管成形术（ICD-9-CM-3：00.6401，00.6408，00.6402，00.6403）

2. 修改编码

疾病名称及编码：锁骨下动脉狭窄（ICD-10：I77.102）

椎动脉颅外段狭窄（ICD-10：I65.004）

手术操作名称及编码：锁骨下动脉支架血管成形术（ICD-9-CM-3：00.5501/39.9008）

椎动脉支架血管成形术（ICD-9-CM-3：00.6401）

二、临床路径检索方法

（I77.102/I65.001）伴（00.5501/39.9008/00.6401）

三、锁骨下动脉或椎动脉起始端支架血管成形术临床路径标准住院流程

（一）适用对象

第一诊断为症状性锁骨下动脉或椎动脉起始端狭窄（ICD-10：I77.107，I77.131，I65.007，I65.008）：主要包括锁骨下动脉狭窄、椎动脉 V1 或 V2 段狭窄。

锁骨下动脉支架血管成形术或椎动脉支架血管成形术（ICD-9-CM-3：00.6401，00.6408，00.6402，00.6403）。

释义

■ 本路径之锁骨下或椎动脉起始段狭窄系指锁骨下起始段狭窄、椎动脉颅外段狭窄。椎动脉颅内段狭窄和锁骨下动脉远端狭窄及锁骨下、椎动脉起始段闭塞不在本路径。

（二）诊断依据

根据《神经内科学》（人民卫生出版社）、《神经外科学》（人民卫生出版社）。

通过临床表现和（或）辅助检查可诊断锁骨下动脉或椎动脉起始端狭窄。依其临床症状的有无可分为症状性狭窄与无症状性动脉狭窄。

1. 临床症状：短暂性脑缺血发作（TIA），脑梗死，与脑缺血相关的头晕、视物模糊、黑矇等，与锁骨下动脉缺血相关的上肢麻木、无力、苍白等缺血症状。

2. 体征：锁骨下及椎动脉听诊区有杂音，双侧上肢血压存在超过 20mmHg 以上的压差（锁骨下动脉狭窄）。

3. 辅助检查：颈部血管超声经颅多普勒超声（TCD）证实锁骨下动脉或椎动脉起始端狭窄；并可提示是否有“盗血现象”存在。CT 血管成像（CTA）或磁共振血管成像（MRA）显示动脉狭窄、管腔内充盈缺损。

释义

■ 影像学提示锁骨下动脉狭窄、椎动脉起始端狭窄，但患者无相关缺血症状的为非症状性狭窄。影像学提示狭窄，同时存在后循环或上肢缺血症状的为症状性狭窄。

■ 辅助检查：确定诊断有赖于有效的辅助检查。全脑血管造影（DSA）仍是诊断的金标准，但存在有创性和具备一定风险等缺点。CT 血管成像（CTA）和磁共振血管成像（MRA）虽然也可以获得较好的图像质量，敏感度和特异度为 70%～100%，但非强化的 MRA 特异性相对较差。颈动脉超声在有经验的医院敏感度很高，同时能明确有无盗血现象，是诊断的有效手段，但需要严格的质控评价；狭窄程度推荐按照 NASCET 方法测量。

（三）选择治疗方案的依据

根据《神经内科学》（人民卫生出版社）、《神经外科学》（人民卫生出版社）、《缺血性脑血管病介入治疗技术与临床应用》（人民卫生出版社）。

1. 拟诊断为锁骨下动脉或椎动脉起始端动脉粥样硬化斑块狭窄的患者，外科介入治疗方案的选择是依据患者是否存在与相应狭窄部位以及动脉狭窄的严重程度相关的临床症状。

症状性锁骨下动脉或椎动脉起始端狭窄患者，DSA 显示局部狭窄程度在 70% 以上者进入外科治疗临床路径。

无症状锁骨下动脉或椎动脉起始端狭窄患者，即使 DSA 显示局部狭窄程度在 70% 以上者，不进入外科治疗临床路径。

症状性锁骨下动脉或椎动脉起始端狭窄患者，DSA 显示局部狭窄程度<70% 者，不进入外科治疗临床路径。

其余患者进入锁骨下动脉或椎动脉起始端狭窄内科治疗临床路径。

DSA 显示有椎动脉“盗血”者进入外科治疗临床路径。

DSA 显示锁骨下动脉或椎动脉起始端狭窄程度<70%、但斑块有溃疡者，进入外科治疗临床路径。

2. 外科治疗临床路径为锁骨下动脉或椎动脉起始端狭窄支架血管成形术治疗方式；外科治疗方式的选择是依据外科医师的临床判断及患者及家属的意愿。

患者高龄、合并较复杂内科疾病者，不进入锁骨下动脉或椎动脉起始端狭窄支架血管成形术临床路径。

其余患者依据外科医师的临床判断及患者及家属的意愿决定进入锁骨下动脉或椎动脉起始端狭窄支架血管成形术临床路径。

3. 对于手术风险较大者（高龄、妊娠期、合并较严重的内科疾病者），要向患者或家属仔细交代病情，如不同意手术治疗，应履行签字手续，并予以严密观察。

4. 对于内科保守治疗患者，应定期随访颅内动脉狭窄的进展情况，一旦出现临床症状或狭窄程度进展达到外科手术治疗指征时，应给予外科治疗干预。

释义

■ 症状性动脉粥样硬化性椎动脉起始段狭窄（VAOS）的介入治疗手术适应证：

1. ①一侧 VAOS≥50%，伴有：a. 对侧椎动脉狭窄闭塞或发育不良，或对侧椎动脉没有延续为基底动脉；b. 有前循环的血管病变（狭窄或闭塞），后循环通过 Willis 环对前循环有重要的代偿作用；②双侧 VAOS≥50%，伴有后循环缺血性卒中/TIA；或前循环的血管病变（狭窄或闭塞），后循环通过 Willis 环对前循环有重要代偿作用。

2. 症状性动脉粥样硬化性 VAOS 血管内治疗围术期药物使用同颈动脉狭窄血管内治疗。

3. 药物涂层支架可能比裸支架能更好地预防支架内再狭窄的发生。

4. 在行 VAOS 血管内治疗时，如远端椎动脉≥3.0mm，病变为溃疡斑块有高栓塞风险且远端椎动脉无明显的成角时，可以使用远端保护装置辅助血管内治疗。

■ 症状性动脉粥样硬化性锁骨下动脉起始段狭窄的介入治疗手术适应证：

1. 狭窄程度≥70%的症状性锁骨下动脉狭窄，症状为椎基底动脉供血不足或患侧上肢缺血所致。

2. 血管造影、颈部血管超声或者 TCD 提示患侧椎动脉存在“盗血现象”。

3. 双上肢血压收缩期血压相差 20mmHg 以上。

（四）标准住院日

不同锁骨下动脉或椎动脉起始端动脉粥样硬化性斑块性狭窄患者根据采用的治疗方式不同，标准住院日也不相同。

内科治疗患者标准住院日为 3 日。

锁骨下动脉或椎动脉起始端狭窄支架血管成形术患者标准住院日为 5 日。

（五）进入路径标准

1. 第一诊断必须符合 ICD-10：I77.107，I77.131，I65.007，I65.008 锁骨下动脉或椎动脉起始端狭窄疾病编码。

锁骨下动脉支架血管成形术或椎动脉支架血管成形术（ICD-9-CM-3：00.6401，00.6408，00.6402，00.6403）。

2. 当患者合并其他疾病，但住院期间不需特殊处理，也不影响第一诊断的临床路径实施时，可以进入路径。

释义

■ 本路径适用对象为诊断为锁骨下或颅外段椎动脉狭窄的患者。颅内段椎动脉狭窄和锁骨下动脉闭塞患者，不进入本路径。合并全身疾病但住院期间不需要特殊处理，而且可耐受手术的患者，可以进入本路径。

■ 存在下列情况的，不能进入路径：

1. 锁骨下动脉慢性闭塞且 DSA 示锁骨下动脉近心端未见血管“残端”。

2. 3 个月内有颅内出血、不能控制的高血压、颅内动脉瘤，且不能提前或同时处理。

3. 脑梗死后 2 周内，且新近梗死面积大于治疗靶血管供血区域 2/3。

4. 2 周内曾发生心肌梗死、慢性或阵发性房颤、二尖瓣狭窄、机械瓣膜、心内膜炎、心内血凝块或赘生物、扩张性心肌病、左心功能能不全（EF 值<30%）。

5. 对比剂、阿司匹林、氯吡格雷、肝素、镍钛合金、局部或全身麻醉药过敏或有禁忌证

6. 严重全身系统性病变，包括活动性消化性溃疡、30 天内系统性大出血、活动性出血素质、血小板<100×10^9/L、血细胞比容<30%、INR > 1.5、凝血因子异常并增加出血风险、目前有酒精或药物滥用、未控制的严重高血压（SBP >180mmHg 或 DBP > 115mmHg），严重的肝功能异常（AST 或 ALT>3 倍正常高限或肝硬化）、肾功能不全（或是正在透析）。

7. 预计生命存活<2 年。

8. 妊娠期妇女。

9. 年龄<18 岁。

（六）锁骨下动脉或椎动脉起始端狭窄入院后检查项目及时间

1. 必需检查的项目

（1）血常规、尿常规。

（2）肝肾功能、电解质、凝血功能、感染性疾病筛查（乙型肝炎、丙型肝炎、艾滋病、梅毒等）。

（3）X 线胸片、心电图、颈动脉彩超。

（4）头颅 MRI+DWI、MR 检查，有禁忌者行头 CT 检查。

2. 根据具体情况可选择的检查项目：可行 CT 血管成像（CTA）或磁共振血管成像检查（MRA）、脑血管造影（DSA）、血小板聚集率；超声心动检查、动态长程心电图检查，肺功能检查、脑血流评价方法（包括 CTP、PWI 等）。

以上检查项目于入院后 3 天内完成。

内科治疗临床路径：阿司匹林 100mg qd 或氯吡格雷 75mg qd，同时监测 LDL 水平，严格控制危险因素和合并症。

释义

■ 部分检查可以在门诊完成。术前用药：建议使用阿司匹林（100～300mg/d）加氯吡格雷（75mg/d）进行双联抗血小板聚集治疗，术前至少 3～5 天。对于不能耐受氯吡格雷的患者，可以使用其他药物替代。有证据联合双嘧达莫与阿司匹林能减低后循环缺血的风险。不推荐症状性动脉粥样硬化性椎动脉起始端狭窄及锁骨下动脉狭窄的患者采用抗凝治疗。

■ 锁骨下及椎动脉起始端术中应该通过给予普通肝素达到适当的抗凝，并建议术后监测凝血功能状态。

（七）外科治疗临床路径

1. 锁骨下动脉或椎动脉起始端狭窄支架血管成形术临床路径相关药物治疗

术前抗血小板治疗：阿司匹林 300mg 加氯吡格雷 75mg，每日 1 次，至少 3 天。

强化调脂治疗：他汀类降血脂药物，调整目标 LDL-C<1.82 mmol/L（70mg/dl）。

糖尿病患者调整血糖用药，空腹及餐后血糖达标。

调整血压用药：依据《中国高血压防治指南》控制血压。

2. 手术日为入院后第3天

（1）麻醉方式：局部麻醉。

（2）手术方式：锁骨下动脉或椎动脉起始端狭窄支架血管成形术。

（3）手术耗材：导引导管、微导丝、泥鳅导丝、支架、球囊、缝合器等。

（4）术中用药：抗凝药物、抗血管痉挛药物，局部麻醉常规用药，常规情况不需预防应用抗菌药物。

3. 术后住院恢复1~2天

必须复查的检查项目：血常规、肝肾功能、血电解质、血脂、血糖、凝血功能。

建议复查的检查项目：头部CT（术后3天内）。

术后用药：抗血小板药物阿司匹林300mg加氯吡格雷75mg，每日1次，调整血脂、血糖、血压药物使用同术前。

4. 出院标准

（1）患者生命体征稳定，一般状态良好。

（2）没有需要住院处理的并发症。

（八）变异及原因分析

1. 严重基础疾病可能对手术造成影响者，术前准备时间会延长。

2. 术中或术后继发手术部位、穿刺部位血肿，严重脑水肿、脑梗死或脑出血等并发症，严重者需要二次手术，导致住院时间延长、费用增加。

3. 术后出现心血管或肢体血管缺血事件，导致住院时间延长、费用增加。

释义

■ 常见并发症的发生及处理原则：

1. 血栓形成：在确定没有颅内出血或出血倾向时可以做动脉内溶栓；急性血栓形成可考虑使用Ⅱb/Ⅲa受体拮抗剂，使用过程中可监测ACT（建议<220秒，以最小化出血风险）。

2. 高灌注综合征：严格控制血压。

3. 脑出血或蛛网膜下腔出血：鱼精蛋白中和肝素（1mg中和100U），酌情给予外科处理。

四、锁骨下动脉或椎动脉起始端狭窄支架血管成形术临床路径给药方案

【用药选择】

1. 本路径适用于锁骨下及椎动脉颅外段腔内介入治疗。

2. 最终结果是使血管狭窄得以解除，恢复血流，脑灌注增加，预防脑卒中。

3. 术前用药：介入治疗建议使用阿司匹林（100~300mg/d）加氯吡格雷（75mg/d）进行双抗血小板聚集治疗，术前至少3~5天。对于不能耐受氯吡格雷的患者，可以使用其他药物替代。

4. 手术一般采取局部穿刺点皮肤浸润麻醉，特殊情况下采用全身麻醉，术中除麻醉用药以外，锁骨下及椎动脉起始端介入治疗中应该通过给予普通肝素达到适当的抗凝，并建议监测凝血功能状态。

5. 术后继续基础疾病的药物治疗。

6. 控制血压防止高灌注综合征的颅内出血转化。
7. 常规他汀类药物治疗。
8. 介入治疗术后建议除了阿司匹林（100～300mg/d）外，还应该使用氯吡格雷（75mg/d）至少 4 周。
9. 其他治疗：根据患者情况，给予补液、预防应激性溃疡、激素、神经营养等治疗。

【药学提示】

锁骨下及椎动脉颅外段介入治疗术中因使用肝素抗凝和术后服用阿司匹林和氯吡格雷建议监测凝血功能状态。

五、推荐表单

（一）医师表单

锁骨下动脉或椎动脉起始端狭窄支架血管成形术临床路径医师表单

适用对象：第一诊断为症状性锁骨下动脉或椎动脉起始端重度狭窄（ICD-10：I77.107，I77.131，I65.007，I65.008）

行锁骨下动脉或椎动脉起始端狭窄支架血管成形术（ICD-9-CM-3：00.6401，00.6408，00.6402，00.6403）

患者姓名：	性别： 年龄： 门诊号：	住院号：
住院日期： 年 月 日	出院日期： 年 月 日	标准住院日：5天

时间	住院第1天	住院第2天
主要诊疗工作	□ 询问病史及体格检查 □ 完成病历书写 □ 开化验单 □ 上级医师查房与术前评估 □ 初步确定手术方式和日期	□ 依据体检，进行相关的术前检查 □ 完成必要的相关科室会诊 □ 上级医师查房，术前讨论 □ 完成术前准备与术前评估 □ 完成术前小结、术前讨论记录 □ 向患者和家属交代围术期注意事项，签署手术同意书、自费协议书、委托书
重点医嘱	**长期医嘱** □ 二级护理 □ 饮食 □ 阿司匹林 □ 氯吡格雷 □ 他汀 □ 患者既往用药 **临时医嘱** □ 神经系统专科查体（四肢肌力检查、眼底检查、步态检查等） □ 化验检查（血尿常规、血型、肝肾功能及血电解质、感染性疾病筛查、凝血功能），心电图，X线胸片 □ MRI平扫或CT扫描 □ 心、肺功能（视患者情况而定）	**长期医嘱** □ 二级护理 □ 饮食 □ 阿司匹林 □ 氯吡格雷 □ 他汀 □ 患者既往基础用药 **临时医嘱** □ 在局部麻醉下行全脑DSA造影及锁骨下或椎动脉起始端狭窄介入治疗术 □ 术前医嘱：明日局部麻醉下行全脑DSA造影及锁骨下或椎动脉起始端狭窄介入治疗术 □ 术前备皮、禁食、禁水 □ 其他特殊医嘱
病情变异记录	□ 无 □ 有，原因： 1. 2.	□ 无 □ 有，原因： 1. 2.
医师签名		

时间	住院第3天（手术日）	住院第4～5天 （术后第1～2天）
主要诊疗工作	□ 安排手术 □ 术者完成手术记录 □ 完成术后病程 □ 上级医师查房 □ 向患者及家属交代手术情况，交代注意事项 □ 观察术后病情变化	□ 确定患者可以出院，通知患者及其家属出院 □ 向患者或家属交代出院后注意事项及复查日期 □ 完成出院记录 □ 开具出院诊断书
重点医嘱	**长期医嘱** □ 生命体征监测（每2小时1次） □ 补液 □ 阿司匹林 □ 氯吡格雷 □ 他汀 □ 神经营养药（必要时） □ 控制血压和血糖等内科用药 **临时医嘱** □ 监测穿刺点及足背动脉搏动情况，（或桡动脉搏动情况） □ 复查血常规、肝肾功能及血电解质、凝血功能，酌情对症处理 □ 必要时复查头颅CT	**长期医嘱** □ 二级护理 □ 普食 **临时医嘱** □ 拆除穿刺点处绷带 □ 抗血小板聚集治疗 □ 出院带药
病情变异记录	□ 无　□ 有，原因： 1. 2.	□ 无　□ 有，原因： 1. 2.
医师签名		

（二）护士表单

锁骨下动脉或椎动脉起始端狭窄支架血管成形术临床路径护士表单

适用对象：第一诊断为症状性锁骨下动脉或椎动脉起始端重度狭窄（ICD-10：I77.107，I77.131，I65.007，I65.008）

行锁骨下动脉或椎动脉起始端狭窄支架血管成形术（ICD-9-CM-3：00.6401，00.6408，00.6402，00.6403）

患者姓名：	性别： 年龄： 门诊号：	住院号：
住院日期： 年 月 日	出院日期： 年 月 日	标准住院日：5 天

时间	住院第 1 天	住院第 2 天
健康宣教	□ 入院宣教 介绍主管医师、护士 介绍环境、设施 介绍住院注意事项	□ 术前宣教 宣教疾病知识、术前准备及手术过程 告知准备物品、沐浴 告知术后饮食、活动及探视注意事项 告知术后可能出现的情况及应对方式 主管护士与患者沟通，了解并指导心理应对 告知家属等候区位置
护理处置	□ 核对患者，佩戴腕带 □ 建立入院护理病历 □ 卫生处置：剪指（趾）甲、沐浴，更换病号服	□ 协助医师完成术前检查化验 □ 术前准备 备皮 禁食、禁水
基础护理	□ 三级护理 晨晚间护理 患者安全管理	□ 三级护理 晨晚间护理 患者安全管理
专科护理	□ 护理查体 □ 瞳孔、意识监测 □ 需要时，填写跌倒及压疮防范表 □ 需要时，请家属陪伴	□ 协助医师完成术前检查化验 □ 若行 DSA 术前禁食、禁水、备皮 术后观察意识、生命体征、患肢皮温、足背动脉搏动，嘱患者多饮水、按医嘱制动患肢 6~24 小时
重点医嘱	□ 详见医嘱执行单	□ 详见医嘱执行单
病情变异记录	□ 无 □ 有，原因： 1. 2.	□ 无 □ 有，原因： 1. 2.
护士签名		

时间	住院第 3 天 （手术日）	住院第 4～5 天 （术后第 1～2 天）出院
健康宣教	□ 术后当日宣教 告知监护设备、管路功能及注意事项 告知饮食、体位要求 告知疼痛注意事项 告知术后可能出现情况及应对方式 告知用药情况 给予患者及家属心理支持 □ 再次明确探视陪伴须知	□ 术后宣教 饮食、活动指导 □ 出院宣教 复查时间 口服药物使用方法及频率 指导饮食 指导办理出院手续
护理处置	□ 送手术 摘除患者各种活动物品 核对患者资料及带药 填写手术交接单，签字确认 □ 接手术 核对患者及资料，签字确认	□ 协助完成相关检查 □ 办理出院手续
基础护理	□ 特级护理 卧位护理：协助翻身、床上移动、预防压疮 排泄护理 患者安全管理	□ 二级护理 晨晚间护理 患者安全护理
专科护理	□ 病情观察，写特护记录 q2h 评估生命体征、瞳孔、意识、体征、肢体活动、皮肤情况、伤口敷料、出入量、有无脑神经功能障碍 □ 锁骨下动脉狭窄患者术后应测量双上肢血压，观察双上肢血压差别 □ 遵医嘱予抗感染、抑酸、激素、控制血糖等治疗	□ 观察术后穿刺点情况 □ 心理护理
重点医嘱	□ 详见医嘱执行单	□ 详见医嘱执行单
病情变异记录	□ 无　□ 有，原因： 1. 2.	□ 无　□ 有，原因： 1. 2.
护士签名		

（三）患者表单

锁骨下动脉或椎动脉起始端狭窄支架血管成形术临床路径患者表单

适用对象：第一诊断为症状性锁骨下动脉或椎动脉起始端重度狭窄（ICD-10：I77.107，I77.131，I65.007，I65.008）

行锁骨下动脉或椎动脉起始端支架血管成形术（ICD-9-CM-3：00.6401，00.6408，00.6402，00.6403）

患者姓名：	性别： 年龄： 门诊号：	住院号：
住院日期： 年 月 日	出院日期： 年 月 日	标准住院日：5天

时间	入院	手术前	手术当天
医患配合	□配合询问病史，收集资料，请务必详细告知既往史、用药史、过敏史 □如服用抗血小板药物，请明确告知 □配合进行体格检查 □有任何不适请告知医师	□配合完成手术前相关检查、化验，如采血、留尿、心电图、胸片、心脏超声。颈动脉狭窄特殊检查：颈动脉彩超、头颅CT、CTA、MRA、DSA、TCD等 □医师与患者及家属介绍病情及手术谈话、术前签字 □麻醉师与患者进行术前访谈	□配合评估手术效果 □有任何不适请告知医师
护患配合	□配合测量体温、脉搏、呼吸、血压、体重1次 □配合完成入院护理评估（简单询问病史、过敏史、用药史） □接受入院宣教（环境介绍、病室规定、订餐制度、贵重物品保管等） □有任何不适请告知护士	□配合测量体温、脉搏、呼吸、血压，询问排便1次 □接受术前宣教 □自行沐浴，加强会阴部清洗，剪指甲 □准备好必要物品 □取下义齿、饰品等，贵重物品交家属保管	□清晨测量体温、脉搏、呼吸、血压，送手术室协助完成核对，带齐影像学资料和术中带药 □返回病房后协助完成核对，配合过病床，配合心电监护 □配合意识检查 □配合术后输液 □遵医嘱采取正确体位 □配合沙袋压迫手术切口部位 □有任何不适请告知护士
饮食	□正常饮食	□术前禁食、禁水	□术后可进流质及半流质饮食
排泄	□正常排便	□正常排便	□正常排便，如留置导尿，协助排便
活动	□正常活动	□正常活动	□床上活动

时间	手术后	出院
医患配合	□ 配合检查肢体活动 □ 配合手术穿刺点的压迫止血及拆除绷带	□ 接受出院前指导 □ 获知复查程序 □ 获取出院诊断书 □ 预约复诊日期
护患配合	□ 配合定时测量生命体征，每日询问排便情况 □ 注意活动安全，避免坠床或跌倒 □ 配合执行探视及陪伴	□ 接受出院宣教 □ 办理出院手续 □ 获取出院带药 □ 获知口服药物使用频率、方法和复查血生化检查注意事项 □ 获知病历复印方法
饮食	□ 流食至正常饮食过渡	□ 正常饮食
排泄	□ 如留置导尿则膀胱训练，拔除尿管 □ 避免便秘	□ 正常排泄
活动	□ 正常活动	□ 正常活动

附：原表单（2016年版）

锁骨下动脉或椎动脉起始端狭窄支架血管成形术临床路径表单

适用对象：第一诊断为症状性锁骨下动脉或椎动脉起始端重度狭窄（ICD-10：I77.107，I77.131，I65.007，I65.008）

行锁骨下动脉或椎动脉起始端狭窄支架血管成形术（ICD-9-CM-3：00.6401，00.6408，00.6402，00.6403）

患者姓名：	性别：　年龄：　门诊号：	住院号：
住院日期：　年　月　日	出院日期：　年　月　日	标准住院日：5天

时间	住院第1天	住院第2天
主要诊疗工作	□ 询问病史与体格检查 □ 完成病历书写 □ 开具各项化验检查申请单 □ 行全脑血管造影术前准备 □ 与家属签署全脑动脉造影知情同意书 □ 上级医师查房，分析患者病情及相关高危因素 □ 完成必要的相关科室会诊	□ 术者查房，结合患者MRI及颈部超声、TCD结果，分析可能的责任血管及治疗方案 □ 记录术者查房病程 □ 继续行抗血小板治疗 □ 与患者及家属沟通，拟行全脑血管造影术+锁骨下动脉或椎动脉起始端狭窄血管成形术，签署知情同意书
重点医嘱	**长期医嘱** □ 二级护理 □ 饮食 □ 抗血小板药物 **临时医嘱** □ 血常规、尿常规、血型、肝肾功能、电解质、血糖、凝血功能、感染性疾病筛查 □ 心电图、胸部X线平片 □ 颅脑MRI+DWI、CTP或CT平扫 □ 颈部血管超声+TCD	**长期医嘱** □ 一级护理 □ 抗血小板药物 □ 其他必要的治疗药物：调节血压、血脂、血糖等 **临时医嘱** □ 局部麻醉下行全脑血管造影+锁骨下动脉或椎动脉起始端狭窄血管成形术 □ 备皮、禁食不禁药 □ 术前用药：戊巴比妥钠0.1g im或地塞米松磷酸钠注射液5mg，肌内注射
主要护理工作	□ 入院宣教 □ 观察患者一般状况 □ 观察血压、体温 □ 造影宣教及心理护理 □ 造影前准备	□ 术前宣教及心理护理 □ 术前准备
病情变异记录	□ 无　□ 有，原因： 1. 2.	□ 无　□ 有，原因： 1. 2.
护士签名		
医师签名		

时间	住院第 3 天 （手术日）	住院第 4 天	住院第 5 天
主要诊疗工作	□ 手术前再次确认患者姓名、性别、年龄和手术侧别 □ 手术 □ 完成术后病程记录和手术记录 □ 向患者及其家属交代手术情况及术后注意事项 □ 术者查房	□ 术者查房 □ 注意病情变化 □ 完成病程记录 □ 安排复查颈动脉超声及 TCD	□ 上级医师查房 □ 出院医嘱：二级预防，定期随诊、复查
重点医嘱	**长期医嘱** □ 一级护理 □ 吸氧 □ 饮食 □ 心电监护 □ 抗血小板药物 □ 其他必要的治疗药物：调节血压、血脂、血糖等 **临时医嘱** □ 穿刺点伤口观察 □ 测足背动脉	**长期医嘱** □ 一级护理 □ 饮食 □ 抗血小板药物 □ 其他必要的治疗药物：调节血压、血脂、血糖等 **临时医嘱** □ 穿刺点拆除绷带 □ 颈动脉超声+TCD	**临时医嘱** □ 出院 □ 带药 □ 阿司匹林 300mg，口服，1 次/日 □ 氯吡格雷 75mg，口服，1 次/日
主要护理工作	□ 观察穿刺点情况 □ 严密监测患者颅脑生命体征 □ 支架血管成形术后心理护理及生活护理 □ 卒中二级预防宣教	□ 卒中二级预防宣教 □ 支架血管成形术后随访复查的宣教	□ 卒中二级预防宣教
病情变异记录	□ 无　□ 有，原因： 1. 2.	□ 无　□ 有，原因： 1. 2.	□ 无　□ 有，原因： 1. 2.
护士签名			
医师签名			

第十九章

高血压脑出血外科治疗临床路径释义

一、高血压脑出血外科治疗编码

1. 卫计委原编码

疾病名称及编码：高血压脑出血（ICD-10：I61.902）

手术操作名称及编码：开颅血肿清除术（ICD-9-CM-3：01.24）

2. 修改编码

疾病名称及编码：高血压脑出血（ICD-10：I61.902）

手术操作名称及编码：开颅血肿清除术（ICD-9-CM-3：01.39）

二、临床路径检索方法

I61.902 伴 01.39

三、高血压脑出血外科治疗临床路径标准住院流程

（一）适用对象

第一诊断为高血压脑出血（ICD-10：I61.902）。

行开颅血肿清除术（ICD-9-CM-3：01.24）。

释义

■ 适用对象编码参见第一部分。

■ 本路径适用对象为明确高血压病史所致的原发性脑出血，包括基底节出血、丘脑出血、脑叶出血、小脑出血、脑干出血。不包括脑动脉瘤、脑血管畸形、海绵状血管瘤、口服抗凝药物治疗、溶栓治疗、抗血小板治疗、凝血功能障碍、脑肿瘤、脑血管炎、烟雾病、静脉窦血栓形成、缺血性卒中出血转化等所致脑出血。

■ 根据高血压脑出血部位的不同，脑出血的手术入路也各不相同，包括颞中回入路、颞下入路，翼点入路、三角区入路、顶间沟入路、枕下后正中入路、枕下旁正中入路。各临床单位可根据本单位所熟悉的手术入路，结合出血部位，做出不同部位出血行不同手术入路的临床路径。

■ 立体定位、机器人定位、导航定位、CT 或 B 超引导、手机及其他定位软件等引导的血肿钻孔抽吸或内镜下清除手术，作为开颅血肿清除术的新兴微创补充手段，各临床单位可根据本单位条件，选择适当的临床路径。

（二）诊断依据

根据《临床诊疗指南·神经外科学分册》（中华医学会编著，人民卫生出版社）、《临床技术操作规范·神经外科分册》（中华医学会编著，人民军医出版社）、《王忠诚神经外科学》（王忠诚主编，湖北科学技术出版社）、《神经外科学》（赵继宗主编，人民卫生出版社）。

1. 临床表现

（1）明确的高血压病史。

（2）急性颅内压增高症状：常出现剧烈头痛、头晕及呕吐，严重患者可出现意识障碍。

（3）神经系统症状：根据不同的出血部位，可以出现一些相应部位的对应症状，出现不同程度的偏瘫、偏身感觉障碍、偏盲、瞳孔改变等。

1）壳核出血：高血压脑出血最好发部位，先出现对侧肢体偏瘫，严重时可进展为昏迷甚至死亡。

2）丘脑出血：一般出现对侧半身感觉障碍，当内囊出血时也出现偏瘫症状。

3）小脑出血：由于出血对脑干的直接压迫，患者先出现昏迷而非先出现偏瘫。

4）脑叶出血：症状因血肿所在脑叶不同而有所差异，如额叶可出现对侧偏瘫，多发生于上肢，下肢和面部较轻；顶叶可出现对侧半身感觉障碍；枕叶可出现同侧眼痛和对侧同向偏盲；颞叶出血如发生在优势半球，可出现语言不流利和听力障碍。

2. 辅助检查

（1）头颅 CT 扫描：是高血压脑出血的首选检查，明确出血部位和体积，血肿呈高密度影。

（2）头颅 MRI 扫描：不作为首选检查，有助于鉴别诊断。

释义

■ 高血压脑出血大多有明确的高血压病史。由于出血部位、血肿的大小以及出血部位的不同，高血压脑出血的临床表现各异。主要为急性颅内压增高症状，如头痛、呕吐等，严重时出现意识障碍及局灶体征，如偏瘫、偏身感觉障碍、失语、偏盲、瞳孔改变等

■ 头颅 CT 平扫简便快速，可以明确出血的位置、大小以及血肿周围组织如神经、血管、丘脑、脑干、小脑等重要结构的关系及受压情况。头颅 MRI 检查时间长，对急性期出血诊断敏感性不高，非血管畸形等需要鉴别诊断病例，不建议选用。

■ 头颅血管病变检查：有助于了解脑出血病因，排除其他原因所致脑出血。常用检查包括 CTA、MRA、CTV、MRV、DSA 等。

（三）选择治疗方案的依据

根据《临床诊疗指南·神经外科学分册》（中华医学会编著，人民卫生出版社）、《临床技术操作规范·神经外科分册》（中华医学会编著，人民军医出版社）、《王忠诚神经外科学》（王忠诚主编，湖北科学技术出版社）、《神经外科学》（赵继宗主编，人民卫生出版社）。

1. 开颅血肿清除术手术适应证

（1）患者出现意识障碍，双侧瞳孔不等大等脑疝表现。

（2）幕上血肿量>30ml，中线结构移位>5mm，侧脑室受压明显。

（3）幕下血肿量>10ml，脑干或第四脑室受压明显。

（4）经内科保守治疗无效，血肿量逐渐增加，无手术绝对禁忌证。

2. 禁忌证

（1）有严重心脏病或严重肝肾功能不全等，全身情况差，不能耐受手术者。

（2）脑疝晚期。

3. 手术风险较大者（高龄、妊娠期、合并较严重内科疾病），需向患者或家属交代病情；如不同意手术，应当充分告知风险，履行签字手续，并予严密观察。

释义

■ 临床突发脑出血幕上血肿量>30ml，中线结构移位>5mm，侧脑室受压明显，幕下血肿量>10ml，脑干或第四脑室受压明显，或保守治疗血肿增加，并出现颅内压升高表现的患者，可以行开颅血肿清除手术治疗，并应向患者解释各种治疗方法的利弊以共同制订治疗方案。对于脑出血后出现意识障碍、双侧瞳孔不等大等脑疝患者，应立即行开颅手术治疗，争分夺秒清除血肿降低颅内压。根据出血部位的不同，手术入路也各不相同，各临床单位可根据本单位所熟悉的手术入路，结合出血部位，做出不同部位出血行不同手术入路的临床路径。

■ 因病情危重，或患者本身的原因，亦或医疗条件的限制不适合采用高难度的手术治疗的患者，要向患者提供其他治疗方式的选择，履行医师的告知义务和患者对该病的知情权。

■ 本病是神经外科急症，对于出现急性高颅压症状的患者都应行急诊手术。

■ 对于有凝血功能障碍、严重心功能、肺功能、肝肾功能不全等，全身情况差，不能耐受手术者、晚期脑疝患者不宜手术。

■ 对于高龄患者>80 岁、心肺功能不全、妊娠、糖尿病等合并症患者，手术风险极大，需向患者家属告知并签字。

（四）标准住院日为≤21 天

释义

■ 高血压脑出血患者入院后，急诊完成常规检查后立即急诊手术治疗，术后 7 天防治颅内并发症，术后 7～14 天防治机体其他并发症，术后 14～21 天为功能恢复期，总住院时间<21 天的均符合本路径要求。

（五）进入路径标准

1. 第一诊断必须符合 ICD-10：I61.902 高血压脑出血疾病编码。

2. 当患者同时具有其他疾病诊断，但在住院期间不需特殊处理、不影响第一诊断的临床路径流程实施时，可以进入路径。脑疝晚期患者不进入路径。

释义

■ 本路径适用于高血压脑出血、包括基底节区出血、丘脑出血、脑叶出血、小脑出血、脑干出血、脑室出血。不包括动脉瘤、血管畸形等血管性病变引起的脑出血。

■ 患者如果合并糖尿病、冠心病、慢性阻塞性肺疾病、慢性肾病等其他慢性疾病，需要术前对症治疗时，如果不影响急诊麻醉和手术，不影响术前准备的时间，可进入本路径。上述慢性疾病如果需要经治疗稳定后才能手术或抗凝、抗血小板治疗等，术前需特殊准备的，先进入其他相应内科疾病的诊疗路径。

（六）术前准备（入院当天）

1. 必需的检查项目
（1）血常规、尿常规，血型。
（2）凝血功能、肝肾功能、血电解质、血糖、感染性疾病筛查（乙型肝炎、丙型肝炎、艾滋病、梅毒等）。
（3）心电图、胸部X线平片。
（4）头颅CT扫描。
2. 根据患者病情，必要时DSA、MRI进行鉴别诊断。

释义

■ 必查项目是确保手术治疗安全、有效、迅速开展的基础，术前必须完成。头颅CT的检查是为了明确出血大小、部位、周围组织受压情况、确定手术入路及范围。根据病情需要，可选择性完成脑血管造影、CTA及MRI等检查。

■ 为缩短患者术前等待时间，检查项目应于急诊完成。

■ 高龄患者或有心肺功能异常患者，术前根据病情增加心脏彩超、肺功能、血气分析等检查。

（七）预防性抗菌药物选择与使用时机

1. 按照《抗菌药物临床应用指导原则》（卫医发〔2004〕285号）选择用药。建议使用第一、第二代头孢菌素，头孢曲松等；明确感染患者，可根据药敏试验结果调整抗菌药物。
2. 预防性用抗菌药物，时间为术前30分钟。

释义

■ 高血压脑出血手术属于Ⅰ类切口，但由于术中可能用到人工止血材料、颅骨固定装置，且开颅手术对手术室层流的无菌环境要求较高，一旦感染可导致严重后果。因此可按规定适当预防性和术后应用抗菌药物，通常选用第一、第二代头孢菌素。

■ 对手术时间较长的患者，术中可加用一次抗菌药物。

（八）手术日为入院当天

1. 麻醉方式：全身麻醉。
2. 手术方式：开颅血肿清除术。
3. 手术置入物：硬脑膜修复材料、颅骨固定材料、引流管系统。
4. 术中用药：脱水药、降压药、抗菌药物，酌情使用抗癫痫药物及激素。
5. 输血：根据手术失血情况决定。

释义

■ 本路径规定的手术入路均是在全身麻醉下实施。

■ 严密缝合硬脑膜，对于缺损的硬膜，可根据情况用人工硬脑膜或自身骨膜修补。

颅骨固定可采用颅骨锁或其他固定材料。术后可以安放颅内引流管。术前用抗菌药物参考《抗菌药物临床应用指导原则》执行。对手术时间较长的患者，术中可加用一次抗菌药物。对手术时间较长的患者，术中可加用一次抗菌药物。

■ 手术是否输血依照术中出血量而定，可根据医院条件采用自体血回输系统，必要时输异体血。

■ 若术中发现脑出血系脑动脉瘤、脑血管畸形及海绵状血管瘤等所致，退出本临床路径。

（九）术后住院恢复≤20 天

1. 必须复查的检查项目：术后 24 小时之内及出院前根据具体情况复查头颅 CT，了解颅内情况；化验室检查包括血常规、肝肾功能、血电解质、血糖等。
2. 根据患者病情，可行血气分析、胸部 X 线平片、B 超等检查。
3. 每 2～3 天手术切口换药 1 次。
4. 术后 7 天拆除手术切口缝线，或根据病情酌情延长拆线时间。
5. 术后根据患者病情，行气管切开术。

释义

■ 术后可根据患者恢复情况做必须复查的检查项目，并根据病情变化增加检查的频次。复查项目并不仅局限于路径中的项目，建议术后即刻或次日复查颅脑 CT 了解术后有无再出血、残留血肿、脑梗死和脑水肿情况，出院前可查头颅 CTA 或 MRI。根据术前患者的病情安排血气分析、胸部 X 线平片、B 超、血液生化等检查。

■ 术后短期使用激素可以帮助减轻脑水肿，但长期使用激素会增加感染、切口愈合不良的并发症。根据情况考虑局部使用胰蛋白酶等清创消炎，促进切口愈合。

■ 术后可尽早启用神经保护治疗以促进脑细胞代谢、改善脑血循环、促进脑细胞功能恢复，可选用脑苷肌肽、曲克芦丁脑蛋白水解物、小牛血清去蛋白等。

■ 术后患者昏迷，排痰不畅，合并肺部感染，应尽早行气管切开。

（十）出院标准

1. 患者病情稳定，生命体征平稳。
2. 体温正常，与手术相关各项化验无明显异常。
3. 手术切口愈合良好。
4. 仍处于昏迷状态的患者，如生命体征平稳、经评估不能短时间恢复者，没有需要住院处理的并发症和（或）合并症，可以转院继续康复治疗。

释义

■ 主治医师应在患者出院前，通过复查的各项检查并结合患者恢复情况决定其是否能出院。如果出现术后再出血、脑水肿、脑梗死、颅内感染或肺部感染等需要继续留院治疗的情况，或患者持续昏迷状态，超出了路径所规定的时间，应先处理并发症并符合出院条件后再准许患者出院。

（十一）变异及原因分析

1. 术中或术后继发手术部位或其他部位的颅内血肿、脑水肿、脑梗死等并发症，严重者需要二次手术，导致住院时间延长、费用增加。
2. 术后切口、颅内感染，出现严重神经系统并发症，导致住院时间延长、费用增加。
3. 术后继发其他内、外科疾病，如肺部感染、下肢深静脉血栓、应激性溃疡等，需进一步诊治，导致住院时间延长。

释义

■ 对于术后再出血、脑梗死、脑水肿、脑积水等患者，如果出现颅内高压，需要二次手术治疗者，或术后合并症和并发症较多者，住院时间可酌情延长。

■ 术后出现颅内感染、肺部感染，且患者持续昏迷，一般情况较差，感染控制困难，导致患者住院时间延长。

■ 同时出现变异的原因很多，除了包括路径中所描述的各种术后并发症，还包括医疗、护理、患者、环境等多方面的变异原因，为便于总结和在工作中不断完善和修订路径，应将变异原因归纳、总结，以便重新修订路径时作为参考。

四、高血压脑出血外科治疗给药方案

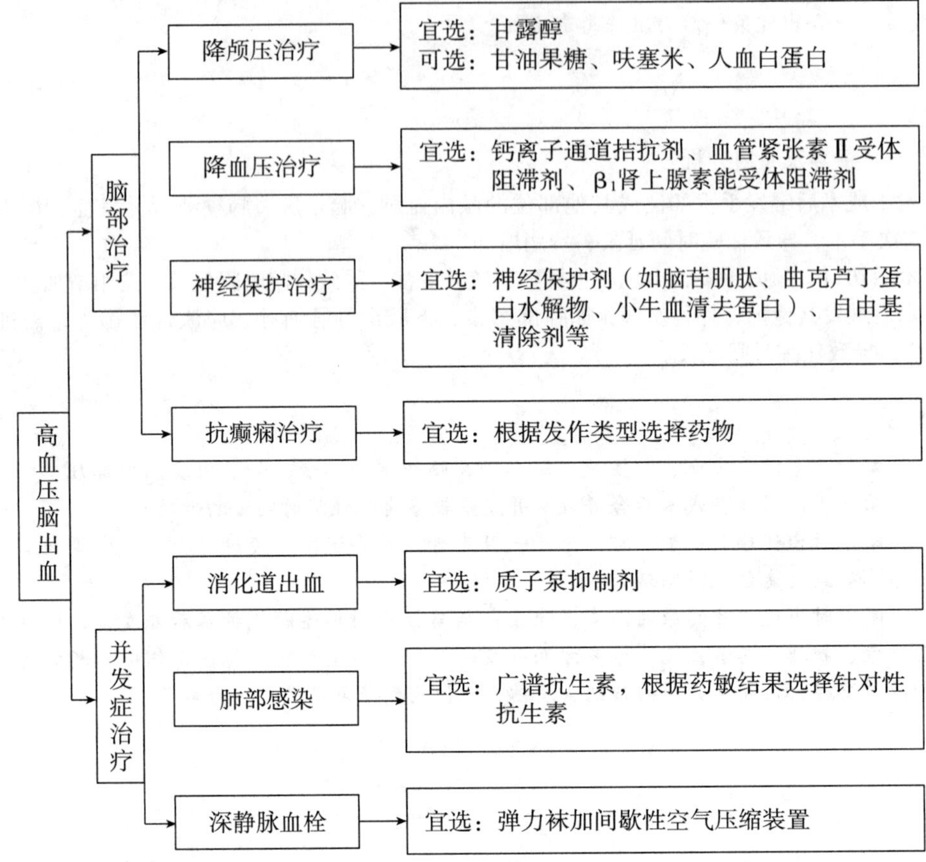

【用药选择】

1. 降颅压治疗首选甘露醇，若患者存在肾功能异常等禁忌证，则可选择甘油果糖、呋塞米、人血白蛋白等治疗。
2. 降压治疗急性期可先选择静脉给予短效降压药，迅速控制高血压，再逐步过渡到口服降压药，如钙拮抗剂、血管紧张素酶转化酶抑制剂等，或服用两者的复方制剂如氨氯地平贝那普利片（Ⅱ），可提高患者依从性，降低脑卒中复发风险，有效保护靶细胞。根据患者血压情况调整给药剂量与给药速度。

【药学提示】

1. 甘露醇易导致肾功能异常，治疗过程中应监测肾脏功能。
2. 脱水降颅压治疗易导致电解质紊乱，应监测电解质。
3. 神经保护治疗可选用脑苷肌肽、曲克芦丁脑蛋白水解物、小牛血清去蛋白，以改善脑细胞代谢、改善脑血循环。促进脑细胞功能恢复，有助于改善患者预后。

【注意事项】

高血压脑出血术后昏迷时间较长，并发症较多，治疗中应注意全身情况。

五、推荐表单

（一）医师表单

高血压脑出血临床路径医师表单

适用对象：第一诊断为高血压脑出血（ICD-10：I61.902）

行开颅血肿清除术（ICD-9-CM-3：01.24）

患者姓名：	性别： 年龄： 门诊号：	住院号：
住院日期： 年 月 日	出院日期： 年 月 日	标准住院日：≤21 天

时间	住院第 1 日 （手术当天）	住院第 2 日 （术后第 1 天）	住院第 3 日 （术后第 2 天）	住院第 4 日 （术后第 3 天）
主要诊疗工作	□ 病史采集，体格检查 □ 完成病历书写、相关检查 □ 制订治疗方案 □ 术前准备 □ 向患者和（或）家属交代病情，签手术知情同意书 □ 准备急诊手术 □ 临床观察神经系统功能情况	□ 临床观察生命体征变化及神经功能恢复情况 □ 复查头 CT，评价结果并行相应措施 □ 复查血生化及血常规 □ 根据病情考虑是否需要气管切开 □ 观察切口敷料情况，伤口换药 □ 完成病程记录	□ 临床观察生命体征变化及神经功能恢复情况 □ 观察切口敷料情况，手术切口换药 □ 如果有引流，观察引流液性状及引流量，若引流量不多，应予以拔除引流管 □ 完成病程记录	□ 临床观察生命体征变化及神经功能恢复情况 □ 观察切口敷料情况 □ 完成病程记录 □ 根据患者病情，考虑停用抗菌药物；有感染征象患者，根据药敏试验结果调整药物
重点医嘱	**长期医嘱** □ 一级护理 □ 术前禁食、禁水 □ 监测血压 **临时医嘱** □ 血常规、血型、尿常规 □ 凝血功能、肝肾功能、血电解质、血糖、感染性疾病筛查 □ 胸部 X 线平片，心电图 □ 头颅 CT □ 心、肺功能检查（酌情）	**长期医嘱** □ 一级护理 □ 术后流食或鼻饲肠道内营养 □ 监测生命体征 □ 脱水等对症支持治疗 **临时医嘱** □ 头颅 CT □ 血常规及血生化	**长期医嘱** □ 一级护理 □ 术后流食或鼻饲肠道内营养 □ 监测生命体征 □ 脱水等对症支持治疗	**长期医嘱** □ 一级护理 □ 根据病情更改饮食及增加肠道内营养 □ 监测生命体征 □ 脱水等对症支持治疗
病情变异记录	□ 无 □ 有，原因： 1. 2.	□ 无 □ 有，原因： 1. 2.	□ 无 □ 有，原因： 1. 2.	□ 无 □ 有，原因： 1. 2.
医师签名				

时间	住院第5日 （术后第4天）	住院第6日 （术后第5天）	住院第7日 （术后第6天）	住院第8日 （术后第7天）
主要诊疗工作	□ 临床观察生命体征变化及神经功能恢复情况 □ 观察切口敷料情况，手术切口换药 □ 完成病程记录	□ 临床观察生命体征变化及神经功能恢复情况 □ 观察切口敷料情况 □ 完成病程记录	□ 临床观察生命体征变化及神经功能恢复情况 □ 观察切口敷料情况 □ 完成病程记录	□ 根据切口情况予以拆线 □ 临床观察神经功能恢复情况 □ 复查头部 CT □ 完成病程记录
重点医嘱	**长期医嘱** □ 一级护理 □ 根据病情更改饮食及增加肠道内营养 □ 监测生命体征 □ 脱水对症支持治疗	**长期医嘱** □ 一级护理 □ 根据病情更改饮食及增加肠道内营养 □ 监测生命体征 □ 脱水对症支持治疗	**长期医嘱** □ 一级护理 □ 根据病情更改饮食及增加肠道内营养 □ 监测生命体征 □ 脱水对症支持治疗	**长期医嘱** □ 一级/二级护理 □ 术后普食或继续肠道内营养 **临时医嘱** □ 血常规、肝肾功能、凝血功能 □ 头颅 CT
病情变异记录	□ 无 □ 有，原因： 1. 2.	□ 无 □ 有，原因： 1. 2.	□ 无 □ 有，原因： 1. 2.	□ 无 □ 有，原因： 1. 2.
医师签名				

时间	住院第9日 （术后第8天）	住院第10日 （术后第9天）	住院第11日 （术后第10天）	住院第12日 （术后第11天）
主要诊疗工作	□ 临床观察神经功能恢复情况 □ 完成病程记录 □ 查看化验结果	□ 临床观察神经功能恢复情况 □ 观察切口情况 □ 完成病程记录	□ 临床观察神经功能恢复情况 □ 完成病程记录	□ 临床观察神经功能恢复情况 □ 完成病程记录
重点医嘱	**长期医嘱** □ 一级/二级护理 □ 术后普食或继续肠道内营养	**长期医嘱** □ 一级/二级护理 □ 术后普食或继续肠道内营养	**长期医嘱** □ 一级/二级护理 □ 术后普食或继续肠道内营养	**长期医嘱** □ 一级/二级护理 □ 术后普食或继续肠道内营养
病情变异记录	□ 无　□ 有，原因： 1. 2.	□ 无　□ 有，原因： 1. 2.	□ 无　□ 有，原因： 1. 2.	□ 无　□ 有，原因： 1. 2.
医师签名				

时间	住院第 13 日 （术后第 12 天）	住院第 14 日 （术后第 13 天）	住院第 15 日 （术后第 14 天）	住院第 16 日 （术后第 15 天）
主要诊疗工作	□ 临床观察神经功能恢复情况 □ 完成病程记录	□ 临床观察神经功能恢复情况 □ 完成病程记录	□ 临床观察神经功能恢复情况 □ 复查头颅 CT □ 复查实验室检查，如血常规、血生化、肝肾功能 □ 完成病程记录	□ 临床观察神经功能恢复情况 □ 评估头颅 CT 结果 □ 查看实验室检查结果 □ 完成病程记录
重点医嘱	**长期医嘱** □ 一级/二级护理 □ 术后普食或继续肠道内营养	**长期医嘱** □ 一级/二级护理 □ 术后普食或继续肠道内营养	**长期医嘱** □ 一级/二级护理 □ 术后普食或继续肠道内营养 **短期医嘱** □ 头颅 CT □ 血常规 □ 血生化、肝肾功能	**长期医嘱** □ 一级/二级护理 □ 术后普食或继续肠道内营养
病情变异记录	□ 无 □ 有，原因： 1. 2.	□ 无 □ 有，原因： 1. 2.	□ 无 □ 有，原因： 1. 2.	□ 无 □ 有，原因： 1. 2.
医师签名				

时间	住院第 17 日 （术后第 16 天）	住院第 18 日 （术后第 17 天）	住院第 19 日 （术后第 18 天）	住院第 20 日 （术后第 19 天）	住院第 21 日 （术后第 20 天）
主要诊疗工作	□ 临床观察神经功能恢复情况 □ 完成病程记录	□ 临床观察神经功能恢复情况 □ 完成病程记录	□ 临床观察神经功能恢复情况 □ 完成病程记录	□ 临床观察神经功能恢复情况 □ 完成病程记录	□ 确定患者能否出院 □ 向患者交代出院注意事项、复查日期 □ 通知出院处 □ 开出院诊断书 □ 完成出院记录
重点医嘱	**长期医嘱** □ 一级/二级护理 □ 术后普食或继续肠道内营养	**长期医嘱** □ 一级/二级护理 □ 术后普食或继续肠道内营养	**长期医嘱** □ 一级/二级护理 □ 术后普食或继续肠道内营养	**长期医嘱** □ 一级/二级护理 □ 术后普食或继续肠道内营养	□ 通知出院
病情变异记录	□ 无　□ 有，原因： 1. 2.	□ 无　□ 有，原因： 1. 2.	□ 无　□ 有，原因： 1. 2.	□ 无　□ 有，原因： 1. 2.	□ 无　□ 有，原因： 1. 2.
医师签名					

（二）护士表单

高血压脑出血临床路径护士表单

适用对象：第一诊断为高血压脑出血（ICD-10：I61.902）
行开颅血肿清除术（ICD-9-CM-3：01.24）

患者姓名：	性别： 年龄： 门诊号：	住院号：
住院日期： 年 月 日	出院日期： 年 月 日	标准住院日：≤21 天

时间	住院第 1 日 （手术当天）	住院第 2 日 （术后第 1 天）	住院第 3 日 （术后第 2 天）	住院第 4 日 （术后第 3 天）
健康宣教	□ 术后当日宣教 告知术后注意事项 告知术后饮食、活动及探视注意事项 告知术后可能出现情况的应对方式 给予患者及家属心理支持 再次明确探视陪床须知	□ 术后宣教 饮食、活动指导	□ 术后宣教 饮食、活动指导	□ 术后宣教 饮食、活动指导
护理处置	□ 送手术 摘除患者各种活动物品 核对患者资料及带药 填写手术交接单，签字确认 □ 接手术 核对患者及资料，签字确认	□ 一级护理	□ 一级护理	□ 一级护理
护理工作	□ 观察记录患者神志、瞳孔、生命体征、肢体活动 □ 观察切口敷料情况 □ 观察引流液性状并记录引流液的量	□ 观察记录患者神志、瞳孔、生命体征、肢体活动 □ 观察切口敷料情况 □ 观察引流液性状并记录引流液的量	□ 观察记录患者神志、瞳孔、生命体征、肢体活动 □ 观察切口敷料情况 □ 观察引流液性状并记录引流液的量	□ 观察记录患者神志、瞳孔、生命体征、肢体活动 □ 观察切口敷料情况
重点医嘱	□ 详见医嘱执行单	□ 详见医嘱执行单	□ 详见医嘱执行单	□ 详见医嘱执行单
病情变异记录	□ 无 □ 有，原因： 1. 2.	□ 无 □ 有，原因： 1. 2.	□ 无 □ 有，原因： 1. 2.	□ 无 □ 有，原因： 1. 2.
护士签名				

时间	住院第 5 日 （术后第 4 天）	住院第 6 日 （术后第 5 天）	住院第 7 日 （术后第 6 天）	住院第 8 日 （术后第 7 天）
健康宣教	□ 术后宣教 饮食、活动指导	□ 术后宣教 饮食、活动指导	□ 术后宣教 饮食、活动指导	□ 术后宣教 饮食、活动指导
护理处置	□ 二级护理	□ 二级护理	□ 二级护理	□ 二级护理
护理工作	□ 观察记录患者神志、瞳孔、生命体征、肢体活动 □ 观察切口敷料情况	□ 观察记录患者神志、瞳孔、生命体征、肢体活动 □ 观察切口敷料情况	□ 观察记录患者神志、瞳孔、生命体征、肢体活动 □ 观察切口敷料情况	□ 观察记录患者神志、瞳孔、生命体征、肢体活动 □ 观察切口敷料情况
重点医嘱	□ 详见医嘱执行单	□ 详见医嘱执行单	□ 详见医嘱执行单	□ 详见医嘱执行单
病情变异记录	□ 无　□ 有，原因： 1. 2.	□ 无　□ 有，原因： 1. 2.	□ 无　□ 有，原因： 1. 2.	□ 无　□ 有，原因： 1. 2.
护士签名				

时间	住院第9日 （术后第8天）	住院第10日 （术后第9天）	住院第11日 （术后第10天）	住院第12日 （术后第11天）
健康宣教	□ 术后宣教 饮食、活动指导	□ 术后宣教 饮食、活动指导	□ 术后宣教 饮食、活动指导	□ 术后宣教 饮食、活动指导
护理处置	□ 二级护理	□ 二级护理	□ 二级护理	□ 二级护理
护理工作	□ 观察记录患者神志、瞳孔、生命体征、肢体活动 □ 观察切口情况 □ 如果病情允许患者可下床活动	□ 观察记录患者神志、瞳孔、生命体征、肢体活动 □ 观察切口情况 □ 如果病情允许患者可下床活动	□ 观察记录患者神志、瞳孔、生命体征、肢体活动 □ 观察切口情况 □ 如果病情允许患者可下床活动	□ 观察记录患者神志、瞳孔、生命体征、肢体活动 □ 观察切口情况 □ 如果病情允许患者可下床活动
重点医嘱	□ 详见医嘱执行单	□ 详见医嘱执行单	□ 详见医嘱执行单	□ 详见医嘱执行单
病情变异记录	□ 无 □ 有，原因： 1. 2.	□ 无 □ 有，原因： 1. 2.	□ 无 □ 有，原因： 1. 2.	□ 无 □ 有，原因： 1. 2.
护士签名				

时间	住院第 13 日 （术后第 12 天）	住院第 14 日 （术后第 13 天）	住院第 15 日 （术后第 14 天）	住院第 16 日 （术后第 15 天）
健康宣教	□ 术后宣教 饮食、活动指导	□ 术后宣教 饮食、活动指导	□ 术后宣教 饮食、活动指导	□ 术后宣教 饮食、活动指导
护理处置	□ 二级护理	□ 二级护理	□ 二级护理	□ 二级护理
护理工作	□ 观察记录患者神志、瞳孔、生命体征、肢体活动 □ 观察切口情况 □ 如果病情允许患者可下床活动	□ 观察记录患者神志、瞳孔、生命体征、肢体活动 □ 观察切口情况 □ 如果病情允许患者可下床活动	□ 观察记录患者神志、瞳孔、生命体征、肢体活动 □ 观察切口情况 □ 如果病情允许患者可下床活动	□ 观察记录患者神志、瞳孔、生命体征、肢体活动 □ 观察切口情况 □ 如果病情允许患者可下床活动
重点医嘱	□ 详见医嘱执行单	□ 详见医嘱执行单	□ 详见医嘱执行单	□ 详见医嘱执行单
病情变异记录	□ 无　□ 有，原因： 1. 2.	□ 无　□ 有，原因： 1. 2.	□ 无　□ 有，原因： 1. 2.	□ 无　□ 有，原因： 1. 2.
护士签名				

时间	住院第 17 日 （术后第 16 天）	住院第 18 日 （术后第 17 天）	住院第 19 日 （术后第 18 天）	住院第 20 日 （术后第 19 天）	住院第 21 日 （术后第 20 天）
健康宣教	□ 术后宣教 饮食、活动指导	□ 术后宣教 饮食、活动指导	□ 术后宣教 饮食、活动指导	□ 术后宣教 饮食、活动指导	□ 确定患者能否出院 □ 向患者交代出院注意事项、复查日期 □ 通知出院处
护理处置	□ 二级护理	□ 二级护理	□ 二级护理	□ 二级护理	□ 通知出院
护理工作	□ 观察记录患者神志、瞳孔、生命体征、肢体活动 □ 观察切口情况 □ 允许患者可下床活动	□ 观察记录患者神志、瞳孔、生命体征、肢体活动 □ 观察切口情况 □ 允许患者可下床活动	□ 观察记录患者神志、瞳孔、生命体征、肢体活动 □ 观察切口情况 □ 允许患者可下床活动	□ 观察记录患者神志、瞳孔、生命体征、肢体活动 □ 观察切口情况 □ 允许患者可下床活动	□ 帮助患者办理出院手续
重点医嘱	□ 详见医嘱执行单	□ 详见医嘱执行单	□ 详见医嘱执行单	□ 详见医嘱执行单	□ 详见医嘱执行单
病情变异记录	□ 无 □ 有，原因： 1. 2.	□ 无 □ 有，原因： 1. 2.	□ 无 □ 有，原因： 1. 2.	□ 无 □ 有，原因： 1. 2.	□ 无 □ 有，原因： 1. 2.
护士签名					

（二）患者表单

高血压脑出血临床路径患者表单

适用对象：第一诊断为高血压脑出血（ICD-10：I61.902）
　　　　　行开颅血肿清除术（ICD-9-CM-3：01.24）

患者姓名：	性别：　　年龄：　　门诊号：	住院号：
住院日期：　　年　月　日	出院日期：　　年　月　日	标准住院日：≤21 天

时间	入院 （手术当天）	术后	出院
医患配合	□ 配合询问病史（详细告知既往史、用药史、过敏史等） □ 配合进行体格检查、化验及影像学检查 □ 与医师了解病情，完善手术谈话并签字 □ 与麻醉师完成术前签字	□ 配合医师治疗	□ 接受出院前指导 □ 了解复查程序 □ 保留出院诊断书 □ 预约复诊日期
护患配合	□ 配合监测生命体征 □ 配合完成入院护理评估 □ 接受入院宣教 □ 头部备皮 □ 取下义齿、饰品等贵重物品 □ 配合输液	□ 配合术后护理 □ 配合执行探视及陪床	□ 接受出院宣教 □ 办理出院手续 □ 获得出院带药 □ 了解康复注意事项 □ 了解复印病历流程
饮食	□ 禁食、禁水	□ 如可以进食水，遵照医嘱逐渐增加饮食量	□ 正常饮食
排泄	□ 导尿	□ 导尿或正常排尿便 □ 避免便秘	□ 正常排尿便 □ 避免便秘
活动	□ 无	□ 如可以下床，尽早下床活动	□ 正常活动

附：原表单（2010 年版）

高血压脑出血临床路径表单

适用对象：第一诊断为高血压脑出血（ICD-10：I61.902）
行开颅血肿清除术（ICD-9-CM-3：01.24）

患者姓名：	性别： 年龄： 门诊号：	住院号：
住院日期： 年 月 日	出院日期： 年 月 日	标准住院日：≤21 天

时间	住院第 1 日（手术当天）	住院第 2 日（术后第 1 天）	住院第 3 日（术后第 2 天）	住院第 4 日（术后第 3 天）
主要诊疗工作	□ 病史采集，体格检查 □ 完成病历书写、相关检查 □ 制订治疗方案 □ 术前准备 □ 向患者和（或）家属交代病情，签手术知情同意书 □ 准备急诊手术 □ 临床观察神经系统功能情况	□ 临床观察生命体征变化及神经功能恢复情况 □ 复查头 CT，评价结果并行相应措施 □ 复查血生化及血常规 □ 根据病情考虑是否需要气管切开 □ 观察切口敷料情况，伤口换药 □ 完成病程记录	□ 临床观察生命体征变化及神经功能恢复情况 □ 观察切口敷料情况，手术切口换药 □ 如果有引流，观察引流液性状及引流量，若引流量不多，应予以拔除引流管 □ 完成病程记录	□ 临床观察生命体征变化及神经功能恢复情况 □ 观察切口敷料情况 □ 完成病程记录 □ 根据患者病情，考虑停用抗菌药物；有感染征象患者，根据药敏试验结果调整药物
重点医嘱	**长期医嘱** □ 一级护理 □ 术前禁食、禁水 □ 监测血压 **临时医嘱** □ 血常规、血型、尿常规 □ 凝血功能、肝肾功能、血电解质、血糖、感染性疾病筛查 □ 胸部 X 线平片、心电图 □ 头颅 CT □ 心、肺功能检查（酌情）	**长期医嘱** □ 一级护理 □ 术后流食或鼻饲肠道内营养 □ 监测生命体征 □ 脱水等对症支持治疗 **临时医嘱** □ 头颅 CT □ 血常规及血生化	**长期医嘱** □ 一级护理 □ 术后流食或鼻饲肠道内营养 □ 监测生命体征 □ 脱水等对症支持治疗	**长期医嘱** □ 一级护理 □ 根据病情更改饮食及增加肠道内营养 □ 监测生命体征 □ 脱水等对症支持治疗
主要护理工作	□ 入院宣教 □ 观察患者一般状况及神经系统状况 □ 观察记录患者神志、瞳孔、生命体征 □ 完成术前准备	□ 观察患者一般状况及神经系统状况 □ 观察记录患者神志、瞳孔、生命体征 □ 观察引流液性状并记录引流液的量	□ 观察患者一般状况及神经系统功能恢复情况 □ 观察记录患者神志、瞳孔、生命体征 □ 观察引流液性状并记录引流液的量	□ 观察患者一般状况及神经系统功能恢复情况 □ 观察记录患者神志、瞳孔、生命体征

续　表

时间	住院第 1 日 （手术当天）	住院第 2 日 （术后第 1 天）	住院第 3 日 （术后第 2 天）	住院第 4 日 （术后第 3 天）
病情变异记录	□无　□有，原因： 1. 2.	□无　□有，原因： 1. 2.	□无　□有，原因： 1. 2.	□无　□有，原因： 1. 2.
护士签名				
医师签名				

时间	住院第5日 （术后第4天）	住院第6日 （术后第5天）	住院第7日 （术后第6天）	住院第8日 （术后第7天）
主要诊疗工作	□ 临床观察生命体征变化及神经功能恢复情况 □ 观察切口敷料情况，手术切口换药 □ 完成病程记录	□ 临床观察生命体征变化及神经功能恢复情况 □ 观察切口敷料情况 □ 完成病程记录	□ 临床观察生命体征变化及神经功能恢复情况 □ 观察切口敷料情况 □ 完成病程记录	□ 根据切口情况予以拆线 □ 临床观察神经功能恢复情况 □ 复查头部 CT □ 完成病程记录
重点医嘱	**长期医嘱** □ 一级护理 □ 根据病情更改饮食及增加肠道内营养 □ 监测生命体征 □ 脱水对症支持治疗	**长期医嘱** □ 一级护理 □ 根据病情更改饮食及增加肠道内营养 □ 监测生命体征 □ 脱水对症支持治疗	**长期医嘱** □ 一级护理 □ 根据病情更改饮食及增加肠道内营养 □ 监测生命体征 □ 脱水对症支持治疗	**长期医嘱** □ 一级/二级护理 □ 术后普食或继续肠道内营养 **临时医嘱** □ 血常规、肝肾功能、凝血功能 □ 头颅 CT
主要护理工作	□ 观察患者一般状况及神经系统功能恢复情况 □ 观察记录患者神志、瞳孔、生命体征	□ 观察患者一般状况及神经系统功能恢复情况 □ 观察记录患者神志、瞳孔、生命体征	□ 观察患者一般状况及神经系统功能恢复情况 □ 观察记录患者神志、瞳孔、生命体征	□ 观察患者一般状况及神经系统功能恢复情况 □ 观察记录患者神志、瞳孔、生命体征
病情变异记录	□ 无 □ 有，原因： 1. 2.	□ 无 □ 有，原因： 1. 2.	□ 无 □ 有，原因： 1. 2.	□ 无 □ 有，原因： 1. 2.
护士签名				
医师签名				

时间	住院第9日 （术后第8天）	住院第10日 （术后第9天）	住院第11日 （术后第10天）	住院第12日 （术后第11天）
主要诊疗工作	□ 临床观察神经功能恢复情况 □ 完成病程记录 □ 查看化验结果	□ 临床观察神经功能恢复情况 □ 观察切口情况 □ 完成病程记录	□ 临床观察神经功能恢复情况 □ 完成病程记录	□ 临床观察神经功能恢复情况 □ 完成病程记录
重点医嘱	**长期医嘱** □ 一级/二级护理 □ 术后普食或继续肠道内营养	**长期医嘱** □ 一级/二级护理 □ 术后普食或继续肠道内营养	**长期医嘱** □ 一级/二级护理 □ 术后普食或继续肠道内营养	**长期医嘱** □ 一级/二级护理 □ 术后普食或继续肠道内营养
主要护理工作	□ 观察患者一般状况 □ 观察神经系统功能恢复情况 □ 如果病情允许患者可下床活动	□ 观察患者一般状况及切口情况 □ 观察神经系统功能恢复情况 □ 如果病情允许患者可下床活动	□ 观察患者一般状况及切口情况 □ 观察神经系统功能恢复情况 □ 如果病情允许患者可下床活动	□ 观察患者一般状况及切口情况 □ 观察神经系统功能恢复情况 □ 如果病情允许患者可下床活动
病情变异记录	□ 无　□ 有，原因： 1. 2.	□ 无　□ 有，原因： 1. 2.	□ 无　□ 有，原因： 1. 2.	□ 无　□ 有，原因： 1. 2.
护士签名				
医师签名				

时间	住院第13日 （术后第12天）	住院第14日 （术后第13天）	住院第15日 （术后第14天）	住院第16日 （术后第15天）
主要诊疗工作	□ 临床观察神经功能恢复情况 □ 完成病程记录	□ 临床观察神经功能恢复情况 □ 完成病程记录	□ 临床观察神经功能恢复情况 □ 复查头颅CT □ 复查实验室检查，如血常规、血生化、肝肾功能 □ 完成病程记录	□ 临床观察神经功能恢复情况 □ 评估头颅CT结果 □ 查看实验室检查结果 □ 完成病程记录
重点医嘱	**长期医嘱** □ 一级/二级护理 □ 术后普食或继续肠道内营养	**长期医嘱** □ 一级/二级护理 □ 术后普食或继续肠道内营养	**长期医嘱** □ 一级/二级护理 □ 术后普食或继续肠道内营养 **短期医嘱** □ 头颅CT □ 血常规 □ 血生化、肝肾功能	**长期医嘱** □ 一级/二级护理 □ 术后普食或继续肠道内营养
主要护理工作	□ 观察患者一般状况及切口情况 □ 观察神经系统功能恢复情况 □ 如果病情允许患者可下床活动	□ 观察患者一般状况及切口情况 □ 观察神经系统功能恢复情况 □ 如果病情允许患者可下床活动	□ 观察患者一般状况及切口情况 □ 观察神经系统功能恢复情况 □ 如果病情允许患者可下床活动	□ 观察患者一般状况及切口情况 □ 观察神经系统功能恢复情况 □ 如果病情允许患者可下床活动
病情变异记录	□ 无 □ 有，原因： 1. 2.	□ 无 □ 有，原因： 1. 2.	□ 无 □ 有，原因： 1. 2.	□ 无 □ 有，原因： 1. 2.
护士签名				
医师签名				

时间	住院第 17 日 （术后第 16 天）	住院第 18 日 （术后第 17 天）	住院第 19 日 （术后第 18 天）	住院第 20 日 （术后第 19 天）	住院第 21 日 （术后第 20 天）
主要诊疗工作	□ 临床观察神经功能恢复情况 □ 完成病程记录	□ 临床观察神经功能恢复情况 □ 完成病程记录	□ 临床观察神经功能恢复情况 □ 完成病程记录	□ 临床观察神经功能恢复情况 □ 完成病程记录	□ 确定患者能否出院 □ 向患者交代出院注意事项、复查日期 □ 通知出院处 □ 开出院诊断书 □ 完成出院记录
重点医嘱	**长期医嘱** □ 一级/二级护理 □ 术后普食或继续肠道内营养	**长期医嘱** □ 一级/二级护理 □ 术后普食或继续肠道内营养	**长期医嘱** □ 一级/二级护理 □ 术后普食或继续肠道内营养	**长期医嘱** □ 一级/二级护理 □ 术后普食或继续肠道内营养	□ 通知出院
主要护理工作	□ 观察患者一般状况及切口情况 □ 观察神经系统功能恢复情况 □ 如果病情允许患者可下床活动	□ 观察患者一般状况及切口情况 □ 观察神经系统功能恢复情况 □ 如果病情允许患者可下床活动	□ 观察患者一般状况及切口情况 □ 观察神经系统功能恢复情况 □ 如果病情允许患者可下床活动	□ 观察患者一般状况及切口情况 □ 观察神经系统功能恢复情况 □ 如果病情允许患者可下床活动	□ 帮助患者办理出院手续
病情变异记录	□ 无　□ 有，原因： 1. 2.	□ 无　□ 有，原因： 1. 2.	□ 无　□ 有，原因： 1. 2.	□ 无　□ 有，原因： 1. 2.	□ 无　□ 有，原因： 1. 2.
护士签名					
医师签名					

第二十章

脊髓脊膜膨出临床路径释义

一、脊髓脊膜膨出编码

1. 卫计委原编码

疾病名称及编码：脊髓脊膜膨出（一般合并脊髓栓系综合征 ICD-10：Q06.803）

手术操作名称及编码：后正中入路脊髓脊膜膨出探查修补术（ICD-9-CM-3：03.6 04+00.9401）

2. 修改编码

疾病名称及编码：脊髓脊膜膨出（ICD-10：Q05）

手术操作名称及编码：脊髓脊膜膨出探查修补术（ICD-9-CM-3：03.52）

二、临床路径检索方法

Q05 伴 03.52

三、脊髓脊膜膨出临床路径准住院流程

（一）适用对象

第一诊断为脊髓脊膜膨出（一般合并脊髓栓系综合征 ICD-10：Q06.803）。

行后正中入路脊髓脊膜膨出探查修补术（ICD-9-CM-3：03.6 04+00.9401）。

释义

■ 本路径适用对象为诊断为脊髓脊膜膨出的患者，通常患者存在先天性脊柱裂和脊髓栓系，儿童患者多见，其包括各种单纯脊膜膨出和脊髓神经根一并疝出的患者。其症状可由于膨出的脊髓脊膜牵拉或嵌顿导致的局部症状，也可由脊髓栓系所导致的下肢功能障碍、大小便功能障碍、会阴部麻木，或者性功能障碍等。对于因为腰骶段椎管内脂肪瘤、皮样囊肿和畸胎瘤等导致的脊髓栓系，不适用此路径；隐性脊柱裂不伴有明显临床表现的患者无需手术，不适用于此路径。对于成年患者，且存在先天性脊柱裂和脊髓栓系，如果临床症状不明显，可密切观察病情，暂不予以手术，故也不适用于此路径。

（二）诊断依据

1. 临床表现

（1）多为先天性疾病，为神经管发育不全，多发生在腰骶部，常合并其他畸形，如脊髓栓系，通常出生即有，进展相对缓慢，多呈进行性加重。

（2）脊柱部位皮肤异常：后正中部位出现异常皮肤隆起，皮下脂肪堆积，多表现为腰骶部皮肤出现小的凹陷、皮肤窦道，局部多毛或皮毛窦，腰部中线部位血管瘤，不对称臀裂等。

（3）疼痛：为成年人最常见的症状。特点是后背痛，并向单侧或双侧下肢放射，无皮肤节段分布的特点，范围可包括直肠肛门部、臀中部、会阴区、腰背部和下肢。下肢疼痛常分布广

泛，超过单一神经根支配区，也有单侧根性分布。

(4) 感觉障碍：主要是皮肤麻木或感觉减退。患者少有明显的感觉障碍平面。此外，由于神经营养状况不佳，部分腰骶部脊髓脊膜膨出患者常合并难以愈合的足部或会阴部溃疡。

(5) 运动功能障碍，常表现为单侧或下肢无力和步行困难。运动功能最常受累部位是踝部，而近端肌群一般不受累。

(6) 膀胱和直肠功能障碍：膀胱功能障碍包括遗尿、尿频、尿急、尿失禁和尿潴留，常有频繁尿路感染。严重者可合并肾功能损害。直肠功能障碍多表现为便秘，少数可有大便失禁。

(7) 肌肉骨骼畸形：足畸形是最常见的肌肉骨骼畸形，如双足不对称、高弓内翻足、鹰爪趾等。此外，脊柱侧弯和脊柱前凸畸形也较为常见。

2. 辅助检查

(1) 腰骶部 MRI。

(2) 腰骶部 CT。

(3) X 线平片。

(4) 膀胱功能检测。

释义

■ 先天性脊柱裂的判断：通常患者在腰骶部存在脊髓脊膜膨出的部位，其下方触摸无骨性结构，而脊柱裂上下方的骨性触摸感明显。腰骶部 CT 往往能清晰显示脊柱后方骨性结构缺损。

■ 脊髓脊膜膨出内容物的判断：往往通过术前 MRI，仔细分辨其内容物是否包含有脊髓或马尾神经根。

■ 膨出包块的局部判断：对膨出包块要仔细观察，分辨是否合并有藏毛窦，局部有无破溃和感染等。

■ 膀胱功能评估：术前进行膀胱残余尿的 B 超检查，必要时可以做尿动力学检测。

（三）选择治疗方案的依据

1. 临床诊断为脊髓脊膜膨出，出现神经系统症状或病情进展者需手术治疗。根据病变的具体部位，行后正中入路脊髓脊膜膨出探查修补术。

2. 手术风险较大者（高危婴儿、妊娠期、合并较严重内科疾病），需向患者或家属交代病情；如不同意手术，应充分告知风险，履行签字手续，并予严密观察。

释义

■ 如明确为脊髓脊膜膨出、先天性脊柱裂和并脊髓栓系，原则上应尽早手术，越早分离和去除瘢痕粘连及离断终丝，对栓系的脊髓圆锥进行彻底的松解，患者的神经功能恢复的越好。但如果成年患者，且患者临床症状不明显，考虑为阴性脊柱裂，由于患者身体高度再增长的可能性小，且无明显临床症状，此时虽然影像学提示有脊髓栓系，可予以保守治疗，并密切观察患者病情。

（四）标准住院日为≤14 天

释义

■标准住院日是推荐的最低要求，提倡缩短住院日。需全身麻醉下手术，入院前做好各项影像学检查等，通常手术日为入院第 2～3 天，由于腰骶部伤口靠近肛门，且需打开硬膜进入蛛网膜下腔，故要严密防止伤口感染和脑脊液漏的发生，如手术无严重并发症，术后恢复 7～9 天可予出院。

（五）进入路径标准

1. 第一诊断必须符合脊髓脊膜膨出。
2. 当患者同时具有其他疾病诊断，但在住院期间不需特殊处理、不影响第一诊断的临床路径流程实施时，可以进入路径。

释义

■本路径适用对象为临床诊断为脊髓脊膜膨出造成的脊髓栓系患者。如脊髓栓系继发于其他椎管内疾病，如肿瘤和炎症等，建议先治疗原发病，不进入本路径。同时隐性脊柱裂，无明显临床表现的成年患者，不进入本路径。合并全身疾病但住院期间不需要特殊处理，且可耐受手术的患者，也可以进入本路径。

（六）术前准备 3 天

1. 必需的检查项目

（1）血常规、尿常规，血型。

（2）凝血功能、肝肾功能、血电解质、血糖、感染性疾病筛查（乙型肝炎、丙型肝炎、艾滋病、梅毒等）。

（3）心电图、胸部 X 线平片。

（4）MRI 检查，包括增强扫描。

（5）肌电图（含括约肌功能）、体感及运动诱发电位检查，进行神经功能评估。

2. 根据患者病情，行术前 X 线定位片检查，必要时行心、肺功能检查及脊柱 CT 检查。

释义

■心电图、血常规、尿常规、凝血和生化检查、传染性疾病筛查等是常规检查，每个进入路径的患者均需完成，肝肾功能、血糖、凝血功能、心电图、X 线胸片主要是评估有无基础疾病，关系到围术期的特殊处理，可能会影响到住院时间、费用以及治疗预后。传染性疾病的筛查主要用于排除可能的传染源，如乙型肝炎、丙型肝炎、艾滋病、梅毒等。这些患者的手术操作需要特殊处理。为缩短患者术前等待时间，检查项目可以在患者入院前于门诊完成。

■术前准备常规检查腰骶部 CT 和 MRI，以明确先天性脊柱裂的范围和节段，同时明确患者膨出物的内容，且发现是否患有脂肪瘤等，造成圆锥马尾部神经根的粘连，同时可以确定患者的圆锥位置，发现是否合并有脊髓栓系。

■ 术前进行膀胱残余尿的检测，必要时还需做尿动力学检查，明确患者是否合并有神经源性膀胱，评估其术前膀胱功能。

（七）预防性抗菌药物选择与使用时机

1. 按照《抗菌药物临床应用指导原则》（卫医发〔2004〕285 号）选择用药。建议使用第一、第二代头孢菌素，头孢曲松等；明确感染患者，可根据药敏试验结果调整抗菌药物。
2. 预防性用抗菌药物，时间为术前 30 分钟。

释义

■ 鉴于 2012 年 8 月 1 日起施行《抗菌药物临床应用管理办法》（卫生部第 84 号令），路径中抗菌药物使用应按照新的管理规范执行，路径均不再全身（口服、静脉注射或肌注）使用抗菌药物。对于由于局部脊髓脊膜膨出物破溃感染，甚至出现脑脊液漏和颅内感染的患者，需静脉使用抗菌药物，以控制感染。

（八）手术日为入院第 4 天

1. 麻醉方式：全身麻醉。
2. 手术方式：后正中入路脊膜脊髓膨出探查修补术。通常需行终丝切断、神经根松解及切除合并的脂肪瘤等。
3. 手术置入物：脊柱及椎板固定材料，硬脊膜修复材料及脊柱膜防粘连（脊柱膜）材料。
4. 术中用药：激素、抗菌药物。
5. 输血：根据手术失血情况决定。
6. 建议术中行神经电生理监测，降低术中神经副损伤发生概率。

释义

■ 麻醉方式为全身麻醉，对于膨出物位置过于靠近肛门的患者，可以选择后方的横行弧形切口，皮下分离后，再从正中分离，使得切口线尽量远离肛门，避免术后切口感染的发生。术中需尽可能的严密修补硬膜，防止脑脊液漏的发生。

■ 术中电生理监测是强烈推荐的，对于合并有脂肪瘤的复杂型脊髓栓系则必须使用，能更好地保留功能神经根，减少副损伤。

（九）术后住院恢复 10 天

1. 术后必须复查的检查项目：MRI、脊柱 CT、肌电图、体感及运动诱发电位、血常规、尿常规、肝肾功能、电解质、血糖。
2. 术后用药：根据病情选用激素、脱水药、抗菌药物。
3. 术后应用脊柱外固定支具（1～3 个月）。

释义

■ 术后严密观察切口情况，如局部干洁、无脑脊液漏等，可尽早复查 MRI 等，明确脊髓脊膜膨出切除情况和栓系松解情况。

■ 如有切口脑脊液漏，要及时修补缝合，体位可尝试俯卧位，压沙袋，并用弹力绷带将两侧皮肤拉近，予以红外线照射，每日 2 次。

■ 术后推荐使用腰围 1~3 个月，如病变未累及腰椎，仅仅局限在骶椎，可佩戴腰围 1 个月。如腰椎受累，术中对脊柱后柱有破坏者，需佩戴腰围 3 个月。一般情况不需要做后部钉棒系统的内固定。

■ 术中可以予以激素 1 次，且术后早期可使用激素，同时需注意胃黏膜保护剂的使用。术后适当使用神经营养药物，促进神经功能康复。

（十）出院标准

1. 患者病情稳定，体温正常，手术切口愈合良好，生命体征平稳。
2. 没有需要住院处理的并发症和（或）合并症。

释义

■ 术后 MRI 提示脊髓脊膜膨出切除，脊髓栓系得到松解，且伤口愈合良好，无严重并发症或合并症的患者，可以考虑出院。出院后继续适量使用神经营养药物，术后 3 个月复查，且要定期随访。对于术前已经有严重的神经源性膀胱，或者术后排尿困难，难以拔除尿管的患者，可转康复科继续膀胱训练。

（十一）变异及原因分析

1. 术后继发切口脑脊液漏等并发症，严重者需要二次手术，导致住院时间延长、费用增加。
2. 术后切口感染、中枢神经系统感染，术后渗液和神经功能障碍等，导致住院时间延长与费用增加。
3. 术后继发其他内、外科疾病需进一步诊治，导致住院时间延长。

释义

■ 术前存在膨出物破溃感染等，可能需要控制局部感染后再行手术治疗。

■ 术后切口愈合不良、局部感染、脑脊液漏等，均会延长住院时间和费用。

■ 部分患者由于术前膀胱功能差，术后排尿困难而难以拔除尿管等，也可能会延长患者住院时间。

■ 合并严重的低蛋白血症或其他系统性疾病患者，也可能会延长住院时间。

四、脊髓脊膜膨出临床路径给药方案

1. 手术前用药：①抗菌药物：头孢呋辛钠（术前 30 分钟，3 小时后追加）；②其他常规药物（阿托品、苯巴比妥等）；③甲泼尼龙（术前 30 分钟）；④胃黏膜保护剂（术前第一针）。

手术中用药：①麻醉药物（全身麻醉）：宜选：吸入麻醉药（七氟烷），静脉麻醉药（丙泊酚、依托咪酯、咪达唑仑）阿片类麻醉镇痛药（舒芬太尼或瑞芬太尼）；可选：镇吐药（托烷司琼），术后镇痛药（高乌甲素）。②消毒药物：宜选：碘伏消毒剂、复合碘消毒剂、75%医用酒精；可选：聚维酮碘消毒剂。

2. 手术后用药：①胃黏膜保护剂（奥美拉唑、泮托拉唑等）；②神经营养药物；③止血药；④激素类药物，建议使用短效，仅在术后早期使用。

3. 其他：全身用药、退热镇痛药物、通便药等，根据患者局部及全身情况酌情使用。同时根据患者切口愈合情况、是否出现感染等，合理使用抗菌药物。

【用药选择】

1. 术前30分钟在胃黏膜保护的情况下使用激素，能更好地减少手术中脊髓和神经根受累引起的水肿，保护神经功能。

2. 手术均为全身麻醉，术中均需要使用电生理监测，故在肌松药的使用上需要和麻醉师密切配合。

3. 术前30分钟使用第二代头孢类抗菌药物预防感染，并在手术3小时后追加使用。术后不常规要求使用抗菌药物。

4. 手术后早期为防止全身麻醉应激后的胃肠道出血，需使用胃黏膜保护剂，并给予止血药。

【药学提示】

术后激素类药物不宜长期使用，尽可能使用短效激素，使用时间不超过1周。

【注意事项】

如果术前不存在脊髓脊膜膨出部位破溃和感染的情况，本手术为清洁手术，术后不常规使用抗菌药物。

五、推荐表单

（一）医师表单

脊髓脊膜膨出临床路径医师表单

适用对象：第一诊断为脊髓脊膜膨出（ICD-10：Q06.803）

行后正中入路脊髓脊膜膨出探查修补术（ICD-9-CM-3：03.6 04+00.9401）

患者姓名：	性别： 年龄： 门诊号：	住院号：
住院日期： 年 月 日	出院日期： 年 月 日	标准住院日：≤16 天

时间	住院第 1 天	住院第 1~2 天	住院第 2~3 天
主要诊疗工作	□ 询问病史及体格检查 □ 完成病历书写 □ 开化验单 □ 上级医师查房 □ 依据体检，进行相关的术前检查 □ 初步确定手术方式和日期	□ 完成相关科室会诊 □ 上级医师查房 □ 完成术前准备与术前评估 □ 预约术中电生理监测	□ 术前讨论 □ 完成术前准备与术前评估 □ 完成术前小结、术前讨论记录 □ 向患者和家属交代围术期注意事项，签署手术同意书、自费协议书、输血同意书、委托书 □ 完成术前定位标记
重点医嘱	**长期医嘱** □ 一级护理 □ 饮食 □ 患者既往基础用药 **临时医嘱** □ 血常规、血型、尿常规 □ 肝肾功能、血电解质、血糖、凝血功能、感染性疾病筛查 □ 心电图、胸部 X 线平片 □ MRI、腰骶椎 CT 检查 □ 肌电图 □ 膀胱残余尿检测 □ 体感及运动诱发电位 □ 必要时查尿动力学、肺功能、超声心动图、血气分析等	**长期医嘱** □ 一级护理 □ 饮食 □ 患者既往基础用药 **临时医嘱** □ 激素及脱水药（酌情） □ 其他特殊医嘱	**长期医嘱** □ 一级护理 □ 饮食 □ 患者既往基础用药 **临时医嘱** □ 备皮（颈部病变酌情剃头） □ 抗菌药物皮试 □ 术前禁食、禁水 □ 激素及脱水药（酌情） □ 其他特殊医嘱 □ 定位 X 线平片
病情变异记录	□ 无 □ 有，原因： 1. 2.	□ 无 □ 有，原因： 1. 2.	□ 无 □ 有，原因： 1. 2.
医师签名			

时间	住院第3～4天 （手术日）	住院第4～5天 （术后第1天）	住院第5～6天 （术后第2天）
主要诊疗工作	□ 行全身麻醉下病变探查修补术及终丝切断、神经根松解、脂肪瘤切除术等 □ 术中电生理监测 □ 术者完成手术记录 □ 完成术后病程 □ 上级医师查房 □ 向患者及家属交代手术情况，交代注意事项 □ 观察术后病情变化	□ 上级医师查房，注意病情变化 □ 完成病程记录 □ 根据引流情况决定是否拔除引流管 □ 注意体温、血象及生化指标变化（对症处理） □ 注意有无意识、呼吸、吞咽障碍，偏瘫、腹胀、大小便障碍等	□ 上级医师查房，注意病情变化 □ 完成病程记录 □ 根据引流情况决定是否拔除引流管 □ 注意体温、血象及生化指标变化（对症处理） □ 注意有无意识、呼吸、吞咽障碍，偏瘫、腹胀、大小便障碍等
重点医嘱	**长期医嘱** □ 一级护理 □ 禁食、禁水 □ 吸氧及生命体征监测 □ 保留导尿 □ 术中用抗菌药物 □ 补液治疗 □ 激素、脱水、抑酸药（酌情） **临时医嘱** □ 根据病情需要下相应医嘱 □ 镇痛、镇吐等 □ 血常规、肝肾功能及血电解质、凝血功能、血气等 □ 接引流（术中置放引流者）	**长期医嘱** □ 一级护理 □ 流食 □ 激素 **临时医嘱** □ 镇痛 □ 补液（酌情） □ 拔除引流管（如术中置放）	**长期医嘱** □ 一级护理 □ 流食/半流食 □ 激素 **临时医嘱** □ 镇痛 □ 补液（酌情） □ 拔除引流管（如术中置放）
病情变异记录	□ 无　□ 有，原因： 1. 2.	□ 无　□ 有，原因： 1. 2.	□ 无　□ 有，原因： 1. 2.
医师签名			

时间	住院第6~7天 (术后第3天)	住院第7~8天 (术后第4天)	住院第8~9天 (术后第5天)	住院第9~10天 (术后第6天)
主要诊疗工作	□ 上级医师查房，注意病情变化 □ 完成病程记录 □ 切口换药，注意有无皮下积液、切口渗液 □ 调整激素用量，逐渐减量 □ 根据情况停用抗菌药物	□ 注意病情变化 □ 完成病程记录 □ 激素减量或停药	□ 临床观察神经系统功能恢复情况 □ 完成病程记录 □ 停用激素	□ 上级医师查房，注意病情变化 □ 完成病程记录 □ 注意是否有发热
重点医嘱	**长期医嘱** □ 一级护理 □ 半流食/普食 **临时医嘱** □ 换药 □ 根据病情需要下相应医嘱	**长期医嘱** □ 一级护理 □ 普食 **临时医嘱** □ 根据病情需要下相应医嘱	**长期医嘱** □ 一级护理 □ 普食 **临时医嘱** □ 根据病情需要下相应医嘱	**长期医嘱** □ 一级护理 □ 普食 **临时医嘱** □ 酌情行腰椎穿刺采集脑脊液并检查
病情变异记录	□ 无 □ 有，原因： 1. 2.	□ 无 □ 有，原因： 1. 2.	□ 无 □ 有，原因： 1. 2.	□ 无 □ 有，原因： 1. 2.
医师签名				

时间	住院第 10～11 天 （术后第 7 天）	住院第 11～12 天 （术后第 8 天）	住院第 12～13 天 （术后第 9 天）	住院第 13～14 天 （术后第 10 天）
主要诊疗工作	□ 注意病情变化 □ 完成病程记录 □ 切口换药，注意有无皮下积液、切口渗液 □ 注意体温、血象及生化指标变化（对症处理）	□ 上级医师查房，注意病情变化 □ 完成病程记录 □ 复查术后 MRI	□ 临床观察神经功能恢复情况 □ 完成病程记录 □ 复查术后体感及运动诱发电位等电生理检查，并评价结果	□ 根据切口情况予以拆线或延期门诊拆线 □ 确定患者能否出院 □ 向患者交代出院注意事项、复查日期 □ 开出院诊断书 □ 完成出院记录
重点医嘱	**长期医嘱** □ 一级护理 □ 普食 **临时医嘱** □ 换药 □ 血常规、肝肾功能、血电解质 □ 酌情行腰椎穿刺采集脑脊液并检查	**长期医嘱** □ 二级护理 □ 普食 **临时医嘱** □ MRI □ 根据病情需要下相应医嘱	**长期医嘱** □ 三级护理 □ 普食 **临时医嘱** □ 可行电生理检查 □ 根据病情需要下相应医嘱	**出院医嘱** □ 出院带药 □ 康复治疗（酌情） □ 残余肿瘤放射治疗（酌情）
病情变异记录	□ 无　□ 有，原因： 1. 2.	□ 无　□ 有，原因： 1. 2.	□ 无　□ 有，原因： 1. 2.	□ 无　□ 有，原因： 1. 2.
医师签名				

（二）护士表单

脊髓脊膜膨出临床路径护士表单

适用对象：第一诊断为脊髓脊膜膨出（ICD-10：Q06.803）

行后正中入路脊髓脊膜膨出探查修补术（ICD-9-CM-3：03.6 04+00.9401）

患者姓名：	性别： 年龄： 门诊号：	住院号：
住院日期： 年 月 日	出院日期： 年 月 日	标准住院日：≤16 天

时间	住院第 1 天	住院第 1～2 天	住院第 2～3 天
健康宣教	□ 入院宣教 □ 介绍主管护师、护士 □ 介绍环境、设施 □ 介绍住院注意事项	□ 介绍疾病基本情况 □ 医护一起查房，讲解手术的相关情况	□ 术前宣教 □ 宣教疾病知识、术前准备及手术过程 □ 告知准备物品、洗澡 □ 告知术后饮食、活动及探视注意事项 □ 告知术后可能出现的情况及应对方式 □ 主管护士与患者沟通，了解并指导心理应对 □ 告知家属等候区位置
护理处置	□ 核对患者，佩戴腕带 □ 完成首次护理文件记录及护理安全告知书签字 □ 卫生处置：剪指（趾）甲、洗澡、更换病号服 □ 未成年人需陪护 1 人	□ 协助医师完成手术前化验标本留取 □ 协助完成手术前检查 □ 完成护理记录	□ 观察患者一般状况 □ 完成术前准备 □ 未成年人禁食、禁水 □ 遵医嘱给药，并观察用药后反应 □ 完成护理记录
基础护理	□ 一级护理 □ 患者安全管理	□ 一级护理 □ 患者安全管理	□ 一级护理 □ 患者安全管理
专科护理	□ 观察神经系统状况 □ 协助完成手术前检查	□ 观察神经系统状况 □ 协助医师进行神经系统查体 □ 心理护理	□ 观察神经系统状况 □ 协助完成手术前检查 □ 心理护理
重点医嘱	□ 详见医嘱执行单	□ 详见医嘱执行单	□ 详见医嘱执行单
病情变异记录	□ 无 □ 有，原因： 1. 2.	□ 无 □ 有，原因： 1. 2.	□ 无 □ 有，原因： 1. 2.
护士签名			

时间	住院第 3 ~4 天 （手术日）	住院第 4 ~5 天 （术后第 1 天）	住院第 5 ~6 天 （术后第 2 天）
健康宣教	□ 术后当日宣教 □ 告知术后注意事项 □ 告知术后饮食、活动及探视注意事项 □ 告知术后可能出现情况的应对方式 □ 给予患者及家属心理支持 □ 再次明确探视陪伴须知	□ 术后宣教 □ 饮食和伤口护理指导 □ 药物反应的宣教	□ 术后宣教 □ 饮食和伤口护理指导 □ 药物反应的宣教
护理处置	□ 送手术 □ 摘除患者各种活动物品 □ 核对患者资料及带药 □ 填写手术交接单、签字确认 □ 接手术 □ 核对患者及资料，签字确认 □ 完成护理记录	□ 协助完成相关化验和检查 □ 停用心电监护等 □ 遵医嘱给药，并观察用药后反应 □ 完成护理记录	□ 协助完成相关化验和检查 □ 遵医嘱给药，并观察用药后反应 □ 完成护理记录
基础护理	□ 一级护理 □ 患者安全管理	□ 一级护理 □ 患者安全管理	□ 一级护理 □ 患者安全管理
专科护理	□ 观察患者一般状况，脑科观察 □ 观察患者神经系统功能恢复情况 □ 观察记录患者生命体征、手术切口敷料情况 □ 有引流者观察引流性质、引流量 □ 遵医嘱给药，并观察用药后反应 □ 遵医嘱完成化验检查 □ 预防并发症护理	□ 观察患者神经系统功能恢复情况 □ 观察记录患者生命体征、手术切口敷料情况 □ 有引流者观察引流性质、引流量 □ 预防并发症护理 □ 术后心理护理及基础护理	□ 观察患者一般状况 □ 观察患者神经系统功能恢复情况 □ 遵医嘱给药，并观察用药后反应 □ 遵医嘱完成化验检查 □ 预防并发症护理 □ 术后心理护理及基础护理
重点医嘱	□ 详见医嘱执行单	□ 详见医嘱执行单	□ 详见医嘱执行单
病情变异记录	□ 无 □ 有，原因： 1. 2.	□ 无 □ 有，原因： 1. 2.	□ 无 □ 有，原因： 1. 2.
护士签名			

时间	住院第6~7天 （术后第3天）	住院第7~8天 （术后第4天）	住院第8~9天 （术后第5天）	住院第9~10天 （术后第6天）
健康宣教	□ 饮食和伤口护理指导 □ 药物反应的宣教 □ 外支具使用相关宣教	□ 饮食和伤口护理指导 □ 药物反应的宣教 □ 外支具使用相关宣教	□ 饮食和伤口护理指导 □ 药物反应的宣教 □ 外支具使用相关宣教	□ 饮食和伤口护理指导 □ 药物反应的宣教 □ 外支具使用相关宣教
护理处置	□ 协助完成相关化验和检查 □ 遵医嘱给药，并观察用药后反应 □ 完成护理记录 □ 指导患者佩戴外支具 □ 夹闭尿管，并观察患者反应	□ 协助完成相关化验和检查 □ 遵医嘱给药，并观察用药后反应 □ 完成护理记录 □ 指导患者佩戴外支具 □ 夹闭尿管，并观察患者反应 □ 指导患者下床活动	□ 协助完成相关化验和检查 □ 遵医嘱给药，并观察用药后反应 □ 完成护理记录 □ 指导患者佩戴外支具 □ 夹闭尿管，并观察患者反应，如反应良好予以拔除尿管	□ 协助完成相关化验和检查 □ 遵医嘱给药，并观察用药后反应 □ 完成护理记录 □ 指导患者佩戴外支具 □ 观察患者大小便排除情况
基础护理	□ 一级护理 □ 患者安全管理	□ 一级护理 □ 患者安全管理	□ 一级护理 □ 患者安全管理	□ 一级护理 □ 患者安全管理
专科护理	□ 观察患者神经系统功能恢复情况 □ 观察记录患者生命体征、手术切口敷料情况 □ 预防并发症护理 □ 术后心理护理及基础护理 □ 完成术后宣教及用药指导 □ 指导术后功能锻炼	□ 观察患者神经系统功能恢复情况 □ 观察手术切口敷料情况 □ 预防并发症护理 □ 术后心理护理及基础护理 □ 指导术后功能锻炼	□ 观察患者神经系统功能恢复情况 □ 观察手术切口敷料情况 □ 预防并发症护理 □ 术后心理护理及基础护理 □ 指导术后功能锻炼	□ 观察患者神经系统功能恢复情况 □ 观察手术切口敷料情况 □ 预防并发症护理 □ 术后心理护理及基础护理 □ 指导术后功能锻炼
重点医嘱	□ 无　□ 有，原因： 1. 2.	□ 无　□ 有，原因： 1. 2.	□ 无　□ 有，原因： 1. 2.	□ 无　□ 有，原因： 1. 2.
病情变异记录				
护士签名				

（三）患者表单

脊髓脊膜膨出临床路径患者表单

适用对象：第一诊断为脊髓脊膜膨出（ICD-10：Q06.803）

行后正中入路脊髓岌膜膨出探查修补术（ICD-9-CM-3：03.6 04+00.9401）

患者姓名：	性别：　　年龄：　　门诊号：	住院号：
住院日期：　　年　月　日	出院日期：　　年　月　日	标准住院日：≤16 天

时间	入院	手术前	手术当天
医患配合	□ 配合询问病史、收集资料，请务必详细告知既往史、用药史、过敏史 □ 如服用抗凝剂，请明确告知 □ 配合进行体格检查 □ 有任何不适请告知医师	□ 配合完善术前相关检查、化验，如采血、留尿、心电图、X 线胸片、MRI、CT 和膀胱残余尿检测等 □ 医师与患者及家属介绍病情及手术谈话、术前签字 □ 麻醉师与患者进行术前访视	□ 配合评估手术效果 □ 有任何不适请告知医师
护患配合	□ 配合测量体温、脉搏、呼吸、血压、体重 1 次 □ 配合完成入院护理评估（简单询问病史、过敏史、用药史） □ 接受入院宣教（环境介绍、病室规定、订餐制度、贵重物品保管等） □ 有任何不适请告知护士	□ 配合测量体温、脉搏、呼吸、询问排便 1 次 □ 接受术前宣教 □ 自行沐浴，加强头部清洁，剪指甲 □ 准备好必要用物，如吸水管 □ 取下义齿、饰品等，贵重物品交家属保管	□ 清晨测量体温、脉搏、呼吸、送手术室前，协助完成核对，带齐影像资料和术中带药 □ 返回病房后，协助完成核对，配合过病床，配合血压测量 □ 配合检查意识 □ 配合术后输液 □ 遵医嘱采取正确体位 □ 配合缓解疼痛 □ 有任何不适请告知护士
饮食	□ 正常普食	□ 全身麻醉者术前 12 小时禁食、禁水	□ 全身麻醉者麻醉清醒前禁食、禁水 □ 全身麻醉者麻醉清醒后，根据医嘱试饮水，无恶心、呕吐可进少量流食
排泄	□ 正常排尿便	□ 正常排尿便	□ 尿管引流、正常排便
活动	□ 正常活动	□ 正常活动	□ 卧床

时间	手术后早期	手术后晚期	出院
医患配合	□ 配合检查伤口愈合情况 □ 配合进行相关化验和检查 □ 有任何不适请告知医师 □ 配合服药和相关治疗	□ 配合检查伤口愈合情况 □ 配合进行相关化验和检查 □ 有任何不适请告知医师 □ 配合医师指导下进行功能康复训练	□ 接受出院前指导 □ 知道复查程序 □ 获取出院小结和疾病诊断书 □ 预约复诊日期
护患配合	□ 配合定时测量体温、脉搏、呼吸，每日询问排便情况 □ 配合进行外支具的佩戴 □ 配合执行探视及陪伴 □ 有任何不适请告知护士 □ 配合膀胱训练和尿管拔除	□ 配合定时测量体温、脉搏、呼吸，每日询问排便情况 □ 配合进行外支具的佩戴 □ 配合执行探视及陪伴 □ 有任何不适请告知护士	□ 接受出院宣教 □ 办理出院手续 □ 获取出院带药 □ 知道药物使用方法和保存注意事项 □ 知道复印病历方法
饮食	□ 正常普食	□ 正常普食	□ 正常普食
排泄	□ 尿管引流、正常排便	□ 正常排尿便	□ 正常排尿便
活动	□ 如伤口愈合良好，早期下床训练 □ 如伤口愈合不佳伴脑脊液漏，继续卧床	□ 正常活动	□ 正常活动

附：原表单（2016 年版）

脊髓脊膜膨出临床路径表单

适用对象：第一诊断为脊髓脊膜膨出（ICD-10：Q06.803）

行后正中入路脊髓脊膜膨出探查修补术（ICD-9-CM-3：03.6 04+00.9401）

患者姓名：	性别：　　年龄：　　门诊号：	住院号：
住院日期：　　年　月　日	出院日期：　　年　月　日	标准住院日：≤16 天

时间	住院第 1 天	住院第 2 天	住院第 3 天
主要诊疗工作	□ 询问病史及体格检查 □ 完成病历书写 □ 上级医师查房与术前评估 □ 依据体检，进行相关的术前检查 □ 初步确定手术方式和日期	□ 完成相关科室会诊 □ 上级医师查房 □ 完成术前准备与术前评估 □ 预约术中电生理监测	□ 术前讨论 □ 完成术前准备与术前评估 □ 完成术前小结，术前讨论记录 □ 向患者和家属交代围术期注意事项，签署手术同意书、自费协议书、输血同意书、委托书 □ 完成术前定位标记
重点医嘱	**长期医嘱** □ 一级护理 □ 饮食 □ 患者既往基础用药 **临时医嘱** □ 血常规、血型、尿常规 □ 肝肾功能、血电解质、血糖、凝血功能、感染性疾病筛查 □ 心电图，胸部 X 线平片 □ MRI 检查 □ 肌电图 □ 体感及运动诱发电位 □ 必要时查肺功能、超声心动图、血气分析等	**长期医嘱** □ 一级护理 □ 饮食 □ 患者既往基础用药 **临时医嘱** □ 激素及脱水药（酌情） □ 其他特殊医嘱	**长期医嘱** □ 一级护理 □ 饮食 □ 患者既往基础用药 **临时医嘱** □ 备皮（颈部病变酌情剃头） □ 抗菌药物皮试 □ 术前禁食、禁水 □ 激素及脱水药（酌情） □ 其他特殊医嘱 □ 定位 X 线平片
主要护理工作	□ 入院评估，完成首次护理文件记录及护理安全告知书签字 □ 遵医嘱给药 □ 观察患者一般状况 □ 观察神经系统状况 □ 协助完成手术前检查 □ 完成入院宣教及特殊检查前宣教工作	□ 观察患者一般状况 □ 观察神经系统状况 □ 遵医嘱给药 □ 遵医嘱完成手术前化验标本留取 □ 协助完成手术前检查 □ 心理护理及基础护理	□ 观察患者一般状况 □ 观察神经系统状况 □ 术前宣教 □ 完成术前准备 □ 遵医嘱给药，并观察用药后反应 □ 协助完成手术前检查 □ 心理护理及基础护理 □ 完成护理记录
病情变异记录	□ 无　□ 有，原因： 1. 2.	□ 无　□ 有，原因： 1. 2.	□ 无　□ 有，原因： 1. 2.
护士签名			
医师签名			

<table>
<tr><th>时间</th><th>住院第4天
（手术日）</th><th>住院第5天
（术后第1天）</th><th>住院第6天
（术后第2天）</th></tr>
<tr><td>主要诊疗工作</td><td>□ 行全身麻醉下病变探查修补术及终丝切断、神经根松解、脂肪瘤切除术等
□ 术中电生理监测
□ 术者完成手术记录
□ 完成术后病程记录
□ 上级医师查房
□ 向患者及家属交代手术情况及注意事项
□ 观察术后病情变化</td><td>□ 上级医师查房，注意病情变化
□ 完成病程记录
□ 根据引流情况决定是否拔除引流
□ 注意体温、血象及生化指标变化（对症处理）
□ 注意有无意识障碍、呼吸、吞咽障碍、偏瘫、腹胀、大小便障碍等</td><td>□ 上级医师查房，注意病情变化
□ 完成病程记录
□ 根据引流情况决定是否拔除引流
□ 注意体温、血象及生化指标变化（对症处理）
□ 注意有无意识障碍、呼吸、吞咽障碍、偏瘫、腹胀、大小便障碍等</td></tr>
<tr><td>重点医嘱</td><td>长期医嘱
□ 一级护理
□ 禁食、禁水
□ 吸氧及生命体征监测
□ 保留导尿管
□ 术中用抗菌药物
□ 补液治疗
□ 激素、脱水、抑酸药（酌情）
临时医嘱
□ 根据病情需要下相应医嘱
□ 镇痛、镇吐等
□ 血常规、肝肾功能及血电解质、凝血功能、血气分析等
□ 接引流（术中置放引流者）</td><td>长期医嘱
□ 一级护理
□ 流食
□ 激素、抗菌药物
临时医嘱
□ 镇痛
□ 补液（酌情）
□ 拔除引流管（如术中置放）</td><td>长期医嘱
□ 一级护理
□ 流食/半流食
□ 激素、抗菌药物
临时医嘱
□ 镇痛
□ 补液（酌情）
□ 拔除引流管（如术中置放）</td></tr>
<tr><td>主要护理工作</td><td>□ 观察患者一般状况
□ 观察患者神经系统功能恢复情况
□ 观察记录患者生命体征、手术切口敷料情况
□ 有引流者观察引流性质、引流量
□ 遵医嘱给药，并观察用药后反应
□ 遵医嘱完成化验检查
□ 预防并发症护理
□ 完成护理记录</td><td>□ 观察患者一般状况
□ 观察患者神经系统功能恢复情况
□ 观察记录患者生命体征、手术切口敷料情况
□ 有引流者观察引流性质、引流量
□ 遵医嘱给药，并观察用药后反应
□ 遵医嘱完成化验检查
□ 预防并发症护理
□ 术后心理护理及基础护理
□ 完成护理记录</td><td>□ 观察患者一般状况
□ 观察患者神经系统功能恢复情况
□ 观察记录患者生命体征、手术切口敷料情况
□ 遵医嘱给药，并观察用药后反应
□ 遵医嘱完成化验检查
□ 预防并发症护理
□ 术后心理护理及基础护理
□ 完成护理记录</td></tr>
<tr><td>病情变异记录</td><td>□ 无 □ 有，原因：
1.
2.</td><td>□ 无 □ 有，原因：
1.
2.</td><td>□ 无 □ 有，原因：
1.
2.</td></tr>
<tr><td>护士签名</td><td></td><td></td><td></td></tr>
<tr><td>医师签名</td><td></td><td></td><td></td></tr>
</table>

时间	住院第 7 天 （术后第 3 天）	住院第 8 天 （术后第 4 天）	住院第 9 天 （术后第 5 天）	住院第 10 天 （术后第 6 天）
主要诊疗工作	□ 上级医师查房，注意病情变化 □ 完成病程记录 □ 切口换药，注意有无皮下积液、切口渗液 □ 调整激素用量，逐渐减量 □ 根据情况停用抗菌药物	□ 注意病情变化 □ 完成病程记录 □ 激素减量或停药	□ 临床观察神经系统功能恢复情况 □ 完成病程记录 □ 停用激素	□ 上级医师查房，注意病情变化 □ 完成病程记录 □ 注意是否有发热
重点医嘱	**长期医嘱** □ 一级护理 □ 半流食/普食 **临时医嘱** □ 换药 □ 根据病情需要下相应医嘱	**长期医嘱** □ 一级护理 □ 普食 **临时医嘱** □ 根据病情需要下相应医嘱	**长期医嘱** □ 一级护理 □ 普食 **临时医嘱** □ 根据病情需要下相应医嘱	**长期医嘱** □ 一级护理 □ 普食 **临时医嘱** □ 酌情行腰椎穿刺采集脑脊液并检查
主要护理工作	□ 观察患者一般状况 □ 观察患者神经系统功能恢复情况 □ 观察记录患者生命体征、手术切口敷料情况 □ 遵医嘱给药，并观察用药后反应 □ 预防并发症护理 □ 术后心理护理及基础护理 □ 完成术后宣教及用药指导 □ 完成护理记录 □ 指导术后功能锻炼	□ 观察患者一般状况 □ 观察患者神经系统功能恢复情况 □ 观察手术切口敷料情况 □ 遵医嘱给药，并观察用药后反应 □ 预防并发症护理 □ 术后心理护理及基础护理 □ 指导术后功能锻炼	□ 观察患者一般状况 □ 观察患者神经系统功能恢复情况 □ 观察手术切口敷料情况 □ 预防并发症护理 □ 术后心理护理及基础护理 □ 指导术后功能锻炼	□ 观察患者一般状况 □ 观察患者神经系统功能恢复情况 □ 观察手术切口敷料情况 □ 预防并发症护理 □ 术后心理护理及基础护理 □ 指导术后功能锻炼
病情变异记录	□ 无　□ 有，原因： 1. 2.	□ 无　□ 有，原因： 1. 2.	□ 无　□ 有，原因： 1. 2.	□ 无　□ 有，原因： 1. 2.
护士签名				
医师签名				

时间	住院第11天 （术后第7天）	住院第12天 （术后第8天）	住院第13天 （术后第9天）	住院第14天 （术后第10天）
主要诊疗工作	□ 注意病情变化 □ 完成病程记录 □ 切口换药，注意有无皮下积液、切口渗液 □ 注意体温、血象及生化指标变化（对症处理）	□ 上级医师查房，注意病情变化 □ 完成病程记录 □ 复查术后 MRI	□ 临床观察神经功能恢复情况 □ 完成病程记录 □ 复查术后体感及运动诱发电位等电生理检查，并评估结果	□ 根据切口情况予以拆线或延期门诊拆线 □ 确定患者能否出院 □ 向患者交代出院注意事项、复查日期 □ 开出院诊断书 □ 完成出院记录
重点医嘱	**长期医嘱** □ 一级护理 □ 普食 **临时医嘱** □ 换药 □ 血常规、肝肾功能、血电解质 □ 酌情行腰椎穿刺采集脑脊液并检查	**长期医嘱** □ 二级护理 □ 普食 **临时医嘱** □ MRI □ 根据病情需要下相应医嘱	**长期医嘱** □ 三级护理 □ 普食 **临时医嘱** □ 可行电生理检查 □ 根据病情需要下相应医嘱	**出院医嘱** □ 出院带药 □ 康复治疗（酌情） □ 残余肿瘤放射治疗（酌情）
主要护理工作	□ 观察患者一般状况 □ 观察患者神经系统功能恢复情况 □ 观察手术切口敷料情况 □ 遵医嘱协助完成化验检查 □ 预防并发症护理 □ 术后心理护理及基础护理 □ 指导术后功能锻炼	□ 观察患者一般状况 □ 观察患者神经系统功能恢复情况 □ 观察手术切口敷料情况 □ 预防并发症护理 □ 术后心理护理及基础护理 □ 指导术后功能锻炼	□ 观察患者一般状况 □ 观察患者神经系统功能恢复情况 □ 观察手术切口敷料情况 □ 预防并发症护理 □ 术后心理护理及基础护理 □ 进行出院指导 □ 指导术后功能锻炼	□ 完成出院指导 □ 指导患者办理出院手续 □ 完成护理记录
病情变异记录	□ 无 □ 有，原因： 1. 2.	□ 无 □ 有，原因： 1. 2.	□ 无 □ 有，原因： 1. 2.	□ 无 □ 有，原因： 1. 2.
护士签名				
医师签名				

第二十一章

三叉神经良性肿瘤临床路径释义

一、三叉神经良性肿瘤编码

1. 卫计委原编码

疾病名称及编码：三叉神经良性肿瘤（ICD-10：D33）

手术操作名称及编码：三叉神经肿瘤切除术（ICD-9-CM-3：04.07）

2. 修改编码

疾病名称及编码：三叉神经良性肿瘤（ICD-10：D33.305）

手术操作名称及编码：三叉神经肿瘤切除术（ICD-9-CM-3：04.07）

二、临床路径检索方法

D33.305 伴 04.07

三、三叉神经良性肿瘤临床路径标准住院流程

（一）适用对象

第一诊断为三叉神经良性肿瘤（ICD-10：D33）。

行开颅三叉神经肿瘤切除术（ICD-9-CM-3：04.07）。

释义

■ 适用对象编码参见第一部分。

■ 本路径适用对象为三叉神经良性肿瘤，主要指三叉神经鞘瘤，包括颅眶型、海绵窦型、颞下窝型、后颅窝型、岩尖骑跨型。

■ 根据三叉神经良性肿瘤解剖部位的不同，三叉神经良性肿瘤的手术入路也各不相同，包括额眶颧入路、额颞入路、额颞断颧弓入路、颞下窝入路、颞下经小脑幕入路、扩大中颅窝底入路、枕下乙状窦后入路以及乙状窦前联合入路。各临床单位可根据本单位所熟悉的手术入路结合肿瘤部位做出不同部位肿瘤行不同手术入路的临床路径。

（二）诊断依据

根据《临床诊疗指南·神经外科学分册》（中华医学会编著，人民卫生出版社，2006），《临床技术操作规范·神经外科分册》（中华医学会编著，人民军医出版社，2007），《王忠诚神经外科学》（王忠诚主编，湖北科学技术出版社，2005），《神经外科学》（人民卫生出版社，2007）。

1. 临床表现

（1）三叉神经症状：最多见，多为首发症状，表现为患侧面部及口腔麻木感、痛觉减退、角膜反射迟钝或消失；其次出现阵发性疼痛（三叉神经痛），疼痛常局限于三叉神经感觉根分布区，多以单侧牙痛或颜面、下颌、鼻旁疼痛起病，以后可逐渐出现咀嚼肌、颞肌无力或

萎缩。

(2) 邻近结构受侵犯表现：包括脑神经、脑干、小脑受压迫产生的症状，如肿瘤位于颅后窝者可逐渐出现复视、周围性面肌麻痹和进行性耳聋，晚期可有小脑症状、颅内压增高和后组颅神经症状；位于颅中窝者可逐渐出现视力障碍、动眼神经麻痹、同侧眼球突出等症状；肿瘤骑跨于颅中、后窝者可引起对侧轻偏瘫及小脑症状。

(3) 颅内压增高症状：头痛、呕吐等，由肿瘤体积增大引起。

2. 辅助检查：头颅 MRI、CT、DSA 提示病变。

3. 术中病理证实。

释义

■ 由于解剖部位、肿瘤大小以及主要生长方向的不同，三叉神经良性肿瘤的临床表现各异。从偶然发现，单纯有头痛、面部及口腔麻木感、痛觉减退、角膜反射迟钝或消失，颅高压；慢性枕大孔疝，到局灶体征，如颅神经症状、小脑症状和脑干功能障碍等。

■ 头颅 MRI 平扫和增强可明确肿瘤的位置、大小以及和周围组织如脑神经、脑干、小脑等重要结构的关系。脑血管造影可帮助诊断，了解肿瘤的血供情况、肿瘤累及的静脉窦的通畅情况；对血供丰富的肿瘤，术前可做选择性肿瘤供血血管的栓塞。

■ 对于 CPA 区的三叉神经良性肿瘤，有时会与听神经瘤相混淆，需要手术的证实。如果术后病理证实为其他肿瘤，可进入相对应的肿瘤的临床路径。

(三) 治疗方案的选择

根据《临床诊疗指南·神经外科学分册》(中华医学会编著，人民卫生出版社，2006)，《临床技术操作规范·神经外科分册》(中华医学会编著，人民军医出版社)，2007，《王忠诚神经外科学》(王忠诚主编，湖北科学技术出版社，2005)，《神经外科学》(人民卫生出版社，2007)。

1. 临床诊断为三叉神经良性肿瘤，有颅内压增高症状或局灶性症状者需手术治疗，手术方法是开颅三叉神经肿瘤切除术。

2. 手术风险较大者（高龄、妊娠期、合并较严重内科疾病），需向患者或家属交代病情；如不同意手术，应当充分告知风险，履行签字手续，并予严密观察。

释义

■ 临床偶然发现的三叉神经良性肿瘤特别是瘤体较小的患者，还没有出现颅内压升高的表现，可以行立体定向放疗或手术治疗，应向患者解释各种治疗方法的利弊以共同制订治疗方案。对于已经出现局灶性神经功能障碍或颅内压升高的患者，应首选手术治疗。三叉神经良性肿瘤解剖部位的不同，其手术入路也各不相同，包括额眶颧入路、额颞入路、额颞断颧弓入路、颞下窝入路、颞下经小脑幕入路、扩大中颅窝底入路、枕下乙状窦后入路以及乙状窦前联合入路。各医疗单位执行三叉神经良性肿瘤临床路径时，可根据肿瘤的具体部位结合不同入路制订更为具体的临床路径。

■ 因病情复杂、患者本身的原因或医疗条件的限制不适合采用高难度的手术入路手术的患者，要向患者提供其他治疗方式的选择，履行医师的告知义务和患者对该病的知情权。

■ 本病是颅脑良性肿瘤，手术为择期手术，对出现急性高颅压症状的患者应行急诊手术，同样在本路径范畴。

■ 由于三叉神经良性肿瘤可能累及静脉窦、颅底硬膜及脑神经传出的骨孔，因此很难做到手术全切除，因此对于增生活跃的肿瘤建议密切观察，残余肿瘤可以行放射治疗。

（四）标准住院日为 14～16 天

释义

■ 三叉神经良性肿瘤患者入院后，常规检查包括强化 MRI 等准备 2～4 天，术后恢复 10～14 天，总住院时间<16 天的均符合本路径要求。

（五）进入路径标准

1. 第一诊断符合 ICD-10：D33 的三叉神经良性肿瘤疾病编码。
2. 当患者同时并发其他疾病诊断时，但在住院期间不需要特殊处理也不影响第一诊断的临床路径流程实施时，可以进入路径。

释义

■ 本路径适用于单纯的三叉神经良性肿瘤，包括颅眶型、海绵窦型、颞下窝型、后颅窝型、岩尖骑跨型。不包括神经纤维瘤病 2 型的三叉神经良性肿瘤，同时累及颅中、后窝的神经鞘瘤、同时累及颅内外的鞘瘤。

■ 患者如果合并高血压、糖尿病、冠心病、慢性阻塞性肺疾病、慢性肾病等其他慢性疾病，需要术前对症治疗时，如果不影响麻醉和手术，不影响术前准备的时间，可进入本路径。上述慢性疾病如果需要经治疗稳定后才能手术或抗凝、抗血小板治疗等，术前需特殊准备的，先进入其他相应内科疾病的诊疗路径。

（六）术前准备 3 天

1. 必需的检查项目

（1）血常规、尿常规，血型。

（2）凝血功能、肝肾功能、血电解质、血糖、感染性疾病筛查（乙型肝炎、丙型肝炎、艾滋病、梅毒等）。

（3）心电图、胸部 X 线平片。

（4）头颅 CT、MRI。

（5）神经电生理检查：视觉诱发电位、听觉诱发电位、体感诱发电位、运动诱发电位、面肌电图。

(6) 其他检查：纯音测听、视力视野、前庭功能检查。

2. 根据患者病情，必要时行心肺功能检查、DTI、DWI 检查和认知功能评定。

释义

■ 必查项目是确保手术治疗安全、有效开展的基础，术前必须完成。颅底薄层CT的检查是为了明确颅骨受累程度、岩骨气化程度以及耳蜗、半规管重要结构的位置，指导术中岩骨磨除的范围。根据病情需要，可选择性完成 MRV、脑血管造影等检查和治疗。

■ 因肿瘤累及脑神经及脑干，因此必要的脑神经及脑干功能的检测是必需的。

■ 为缩短患者住院等待时间，检查项目可以在患者入院前于门诊完成。

■ 高龄患者或有心肺功能异常患者，术前根据病情增加心脏彩超、肺功能、血气分析等检查。

（七）预防性抗菌药物选择与使用时机

1. 按照《抗菌药物临床应用指导原则》（卫医发〔2004〕285 号）选择用药。建议使用第一、第二代头孢菌素，头孢曲松等；明确感染患者，可根据药敏试验结果调整抗菌药物。

2. 预防性用抗菌药物，时间为术前 30 分钟。

释义

■ 三叉神经良性肿瘤手术属于Ⅰ类或Ⅱ类切口，但由于术中可能用到人工止血材料、颅骨固定装置，且开颅手术对手术室层流的无菌环境要求较高，一旦感染可导致严重后果。因此可按规定适当预防性和术后应用抗菌药物，通常选用第三代头孢。

（八）手术日为入院第 4 天

1. 麻醉方式：全身麻醉。

2. 手术方式：开颅三叉神经肿瘤切除术，术中行神经电生理监测，根据患者病情，可选用手术相关设备包括神经导航系统、超声吸引器系统等。

3. 手术置入物：颅骨、硬脑膜修复材料、止血材料、颅骨固定材料。

4. 术中用药：激素、脱水药、抗菌药物。

5. 输血：根据手术失血情况决定。

释义

■ 本路径规定的手术入路均是在全身麻醉下实施。

■ 肿瘤可破坏颅底骨质，术中酌情采取自体脂肪、肌肉或筋膜进行颅底修补与重建。

■ 对于缺损的硬膜，可根据情况用人工硬脑膜或自身骨膜修补。颅骨固定可采用颅骨锁或其他固定材料。术前用抗菌药物参考《抗菌药物临床应用指导原则》执行。对手术时间较长的患者，术中可加用一次抗菌药物。

■ 手术是否输血依照术中出血量而定，可根据医院条件采用自体血回输系统，必要时输异体血。

■ 对于术前不能明确诊断的占位，需要与脑膜瘤、血管外膜细胞瘤、脊索瘤、海绵窦海绵状血管瘤相鉴别，建议采用术中快速冷冻病理来帮助诊断。

■ 神经外科围术期出血的有效防治对于提高手术疗效、减少手术并发症十分重要，为了预防及减少术中、术后出血，必要时可术前应用止血药物，如注射用尖吻蝮蛇血凝酶。

（九）术后住院恢复 10～14 天

1. 必须复查的检查项目：头颅 CT 或 MRI 扫描、血常规、肝肾功能、血电解质等。
2. 根据患者病情，必要时行心肺功能、认知功能评定，DTI、DWI、视力视野、神经电生理、纯音测听、前庭功能等检查。
3. 术后用药：脱水药、激素、抗菌药物，可根据患者病情应用抗癫痫药物。

释义

■ 术后可根据患者恢复情况做必须复查的检查项目，并根据病情变化增加检查的频次。复查项目并不仅局限于路径中的项目，建议术后当日或次日复查颅脑 CT 了解术后有无继发血肿、水肿和肿瘤切除情况，出院前可查头颅 MRI。根据术前患者的神经功能障碍安排复查视力、视野、电测听、脑干诱发电位等。

■ 术后使用激素可以帮助减轻脑水肿，但长期使用激素会增加感染、切口愈合不良的并发症。

（十）出院标准

1. 患者病情稳定，体温正常，手术切口愈合良好，生命体征平稳。
2. 没有需要住院处理的并发症和（或）合并症。

释义

■ 主治医师应在患者出院前，通过复查的各项检查并结合患者恢复情况决定其是否能出院。如果出现术后脑水肿、颅内感染或继发血肿等需要继续留院治疗的情况，超出了路径所规定的时间，应先处理并发症并符合出院条件后再准许患者出院。

（十一）变异及原因分析

1. 术中或术后继发手术部位或其他部位颅内血肿、脑水肿等并发症，严重者需要二次手术，导致住院时间延长、费用增加。
2. 术后继发脑脊液漏、切口感染或延期愈合、颅内感染和神经血管损伤，导致住院时间延长、费用增加。
3. 术后伴发其他内、外科疾病需进一步诊治，导致住院时间延长。

释义

■ 对于不能耐受 DSA 的患者，CTA 可以帮助明确血管和肿瘤的关系，MRV 可以明确肿瘤累及的静脉窦的通畅程度。

■ 由于三叉神经良性肿瘤显露困难，内镜可以帮助减少术野的死角，明确肿瘤深部的血管和神经，减少损伤。

■ CUSA 的使用可以减轻手术对周围正常组织的干扰，同时方便了瘤内的减压。

■ 脑干听觉诱发电位（BAEP），面神经、三叉神经监测，可以降低术中脑神经损伤概率。

■ 但是上述的检查手段和仪器设备的使用，受到各地医疗发展水平的限制，因此只作为推荐的方法。

■ 同时出现变异的原因很多，除了包括路径中所描述的各种术后并发症，还包括医疗、护理、患者、环境等多方面的变异原因，为便于总结和在工作中不断完善和修订路径，应将变异原因归纳、总结，以便重新修订路径时作为参考。

四、三叉神经良性肿瘤给药方案

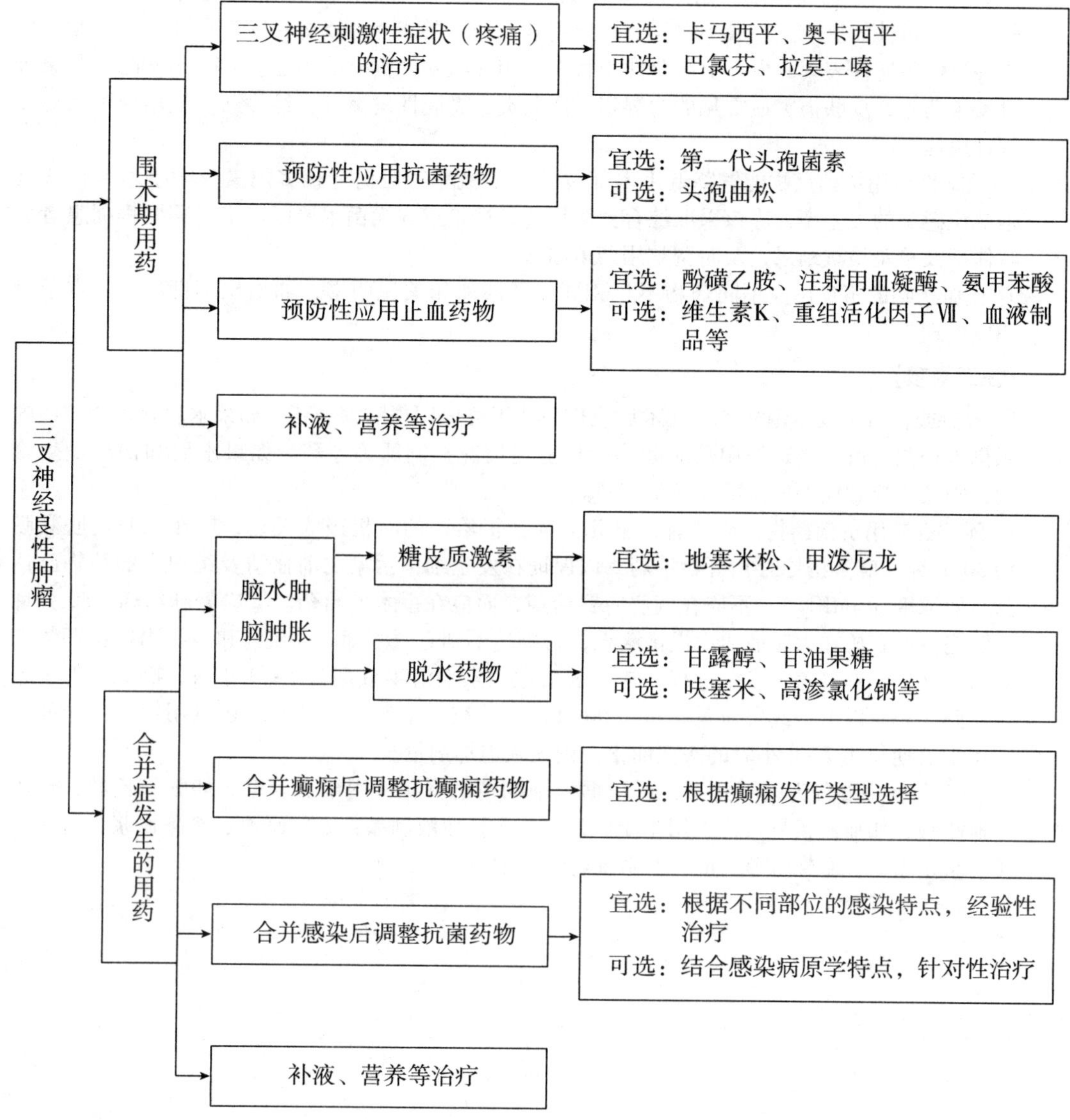

【用药选择】

1. 三叉神经痛的治疗：卡马西平是三叉神经痛的一线用药，奥卡西平作为源自于卡马西平的新型抗癫痫药物也有部分证据表明有效。加巴喷丁和普瑞巴林治疗痛性糖尿病性神经病和疱疹后神经痛有效证据更多。丙戊酸盐、拉莫三嗪和托吡酯等其他抗癫痫药对神经病理性疼痛也有一定疗效。

2. 预防性应用抗菌药物：原则上应选择相对广谱、效果肯定（杀菌剂而非抑菌剂）、安全及价格相对低廉的抗菌药物。头孢菌素是最符合上述条件的，如果患者对青霉素过敏不宜使用头孢菌素时，针对葡萄球菌、链球菌可用克林霉素，针对革兰阴性杆菌可用氨曲南，大多二者联合应用。喹诺酮类一般不宜用作预防。

3. 止血药物的应用：任何止血药不能替代术中良好的止血。术后一般给予止血药物治疗3天。

【药学提示】

1. 应用卡马西平需要注意其副作用：卡马西平引起恶心呕吐、食欲改变、腹胀便秘等，多为轻微及一过性的反应，一般不需停药。服用卡马西平的患者中5%～19%有肝功能异常，多为一过性可逆性表现，少有引起急性胆管炎、胆汁阻塞性黄疸的报道。3%～4%的服药患者可发生药疹，皮肤损害最常见的为湿疹、皮肌炎、剥脱性皮炎等，经停药、使用激素及对症处理后痊愈。
2. 预防性应用抗菌药物能够降低手术部位感染的概率，但仍有较多因素影响手术部位或其他部位感染的发生率，应该采取综合预防措施，严格遵守无菌术原则。术后需要根据患者症状体征及检验检查结果，及时调整用药策略。
3. 止血药物的不良反应不同药物不尽相同，请参阅相关说明书，如出现不良反应，宜予以相应处理。

【注意事项】

1. 术后或伤后未发生癫痫者，在术后或伤后7天可停用预防癫痫药。如果术后脑水肿或颅内感染未控制，可适当延长用药时间，一旦上述情况控制即可停药。如果术后和伤后发生癫痫，则按治疗癫痫处理，不能随意停药。
2. 预防性应用抗菌药物，应注意以下几方面：①给药的时机极为关键，应在切开皮肤黏膜前30分钟（麻醉诱导时）开始给药，以保证在发生细菌污染之前血清及组织中的药物已达到有效浓度（$>MIC_{90}$）。不应在病房应召给药，而应在手术室给药。②应静脉给药，30分钟内滴完，不宜放在大瓶液体内慢慢滴入，否则达不到有效浓度。③血清和组织内抗菌药物有效浓度必须能够覆盖手术全过程。常用的头孢菌素血清半衰期为1～2小时，因此，如手术延长到3小时以上，或失血量超过1500ml，应补充一个剂量，必要时还可用第三次。如果选用半衰期长达7～8小时的头孢曲松，则无须追加剂量。
3. 止血药物主要分为以下几类，可根据病情酌情选择：作用于血管壁，如酚磺乙胺；作用于血小板，如血小板悬液；作用于凝血系统，包括血液制品，如新鲜血、冷冻血浆、凝血因子、维生素K、血凝酶等；抗纤溶系统药物，如氨甲苯酸等。

五、推荐表单

（一）医师表单

三叉神经良性肿瘤临床路径医师表单

适用对象：第一诊断为三叉神经良性肿瘤（ICD-10：D33）
行三叉神经肿瘤切除术（ICD-9-CM-3：04.07）

患者姓名：	性别：　年龄：　门诊号：	住院号：
住院日期：　年　月　日	出院日期：　年　月　日	标准住院日：14～16天

时间	住院第1天	住院第2～3天	住院第4～5天（手术日）
主要诊疗工作	□ 询问病史及体格检查 □ 完成病历书写 □ 开化验单 □ 上级医师查房与术前评估 □ 初步确定手术方式和日期	□ 依据体检，进行相关的术前检查 □ 完成必要的相关科室会诊 □ 上级医师查房，术前讨论 □ 完成术前准备与术前评估 □ 预约术中电生理监测 □ 完成术前小结、术前讨论记录 □ 向患者和家属交代围术期注意事项，签署手术同意书、自费协议书、输血同意书、委托书	□ 安排手术 □ 术中监测：BAEP，面神经、三叉神经监测 □ 术者完成手术记录 □ 完成术后病程 □ 上级医师查房 □ 向患者及家属交代手术情况及注意事项 □ 观察术后病情变化
重点医嘱	**长期医嘱** □ 二级护理 □ 饮食 **临时医嘱** □ 神经系统专科查体（四肢肌力检查、小瞳孔眼底检查、步态检查等） □ 化验检查（血尿常规、血型、肝肾功能及血电解质、感染性疾病筛查、凝血功能），心电图，X线胸片 □ MRI平扫加强化（冠、矢、轴），病变区域颅底骨质薄层CT扫描（冠、轴） □ 脑神经功能临床检查（视力和视野、电测听、脑干诱发电位） □ 心、肺功能（视患者情况而定）	**长期医嘱** □ 二级护理 □ 饮食 □ 患者既往基础用药 **临时医嘱** □ 在局部麻醉/全身麻醉下行全脑DSA造影（必要时栓塞） □ 术前医嘱：明日全身麻醉下行枕下乙状窦后入路/远外侧/其他入路三叉神经良性肿瘤切除术 □ 术前禁食、禁水 □ 抗菌药物 □ 激素（根据术前瘤周水肿情况定） □ 一次性导尿包 □ 其他特殊医嘱	**长期医嘱** □ 生命体征监测（每2小时一次） □ 多功能监护，吸氧 □ 可进流食（无术后功能障碍者），胃管鼻饲（有吞咽功能障碍者） □ 接引流（术中置放引流者） □ 尿管接袋计量 □ 补液 □ 抗菌药物、激素、抑酸等药物 □ 神经营养药（必要时） □ 控制血压和血糖等内科用药 **临时医嘱** □ 止血、镇痛、镇吐 □ 查血常规、肝肾功能及血电解质、凝血功能、血气等，酌情对症处理。 □ 头颅CT
病情变异记录	□ 无　□ 有，原因： 1. 2.	□ 无　□ 有，原因： 1. 2.	□ 无　□ 有，原因： 1. 2.
医师签名			

时间	住院第11天 （术后第7天）	住院第12天 （术后第8天）	住院第13天 （术后第9天）	住院第14~16天 （术后第10~14天）
主要诊疗工作	□ 切口换药、拆线 □ 根据切口愈合情况酌情延长拆线时间 □ 复查血常规、肝肾功能及血电解质	□ 观察神经系统体征变化	□ 神经系统查体，对比手术前后症状、体征变化 □ 汇总术后辅助检查结果 □ 评估手术效果	□ 确定患者可以出院，通知患者及其家属出院 □ 向患者或家属交代出院后注意事项及复查日期 □ 完成出院记录 □ 开具出院诊断书
重点医嘱	**长期医嘱** □ 二级护理 □ 普食 **临时医嘱** □ 拆线 □ 血常规 □ 肝肾功能及血电解质	**长期医嘱** □ 二级护理 □ 普食	**长期医嘱** □ 三级护理 □ 普食	**临时医嘱** □ 通知出院
病情变异记录	□ 无 □ 有，原因： 1. 2.	□ 无 □ 有，原因： 1. 2.	□ 无 □ 有，原因： 1. 2.	□ 无 □ 有，原因： 1. 2.
医师签名				

（二）护士表单

三叉神经良性肿瘤临床路径护士表单

适用对象：第一诊断为三叉神经良性肿瘤（ICD-10：D33）
行三叉神经肿瘤切除术（ICD-9-CM-3：04.07）

患者姓名：	性别： 年龄： 门诊号：	住院号：
住院日期： 年 月 日	出院日期： 年 月 日	标准住院日：14～16 天

时间	住院第1天	住院第2～3天	住院第4～5天（手术日）
健康宣教	□ **入院宣教** 介绍主管医师、护士 介绍环境、设施 介绍住院注意事项	□ **术前宣教** □ 宣教疾病知识、术前准备及手术过程 □ 告知准备物品、沐浴 □ 告知术后饮食、活动及探视注意事项 □ 告知术后可能出现的情况及应对方式 □ 主管护士与患者沟通，了解并指导心理应对 □ 告知家属等候区位置	□ **术后当日宣教** □ 告知监护设备、管路功能及注意事项 □ 告知饮食、体位要求 □ 告知疼痛注意事项 □ 告知术后可能出现情况及应对方式 □ 告知用药情况 □ 给予患者及家属心理支持 □ 再次明确探视陪伴须知
护理处置	□ 核对患者，佩戴腕带 □ 建立入院护理病历 □ 卫生处置：剪指（趾）甲、沐浴，更换病号服	□ 协助医师完成术前检查化验 □ **术前准备** 配血、抗菌药物皮试 备皮剃头、药物灌肠 禁食、禁水	□ **送手术** 摘除患者各种活动物品 核对患者资料及带药 填写手术交接单，签字确认 □ **接手术** 核对患者及资料，签字确认
基础护理	□ **三级护理** 晨晚间护理 患者安全管理	□ **三级护理** 晨晚间护理 患者安全管理	□ **特级护理** 卧位护理：协助翻身、床上移动、预防压疮 排泄护理 患者安全管理
专科护理	□ 护理查体 □ 瞳孔、意识监测 □ 需要时，填写跌倒及压疮防范表 □ 需要时，请家属陪伴	□ 协助医师完成术前检查化验 □ **若行 DSA（必要时栓塞）** 术前禁食、禁水、备皮 术后观察意识、生命体征、患肢皮温、足背动脉搏动，嘱患者多饮水、按医嘱制动患肢6～24 小时	□ **病情观察，写特护记录** q2h 评估生命体征、瞳孔、意识、体征、肢体活动、皮肤情况、伤口敷料，各种引流管情况、出入量，有无脑神经功能障碍 □ 遵医嘱予脱水、抗感染、止血、抑酸、激素、控制血糖等治疗
重点医嘱	□ 详见医嘱执行单	□ 详见医嘱执行单	□ 详见医嘱执行单
病情变异记录	□ 无 □ 有，原因： 1. 2.	□ 无 □ 有，原因： 1. 2.	□ 无 □ 有，原因： 1. 2.
护士签名			

时间	住院第5~10天 (术后第1~6天)	住院第11~16天 (术后第7~12天)
健康宣教	□ **术后宣教** 药物作用及频率 饮食、活动指导 复查患者对术前宣教内容的掌握程度 疾病恢复期注意事项（若有脑神经受损后的宣教） 拔尿管后注意事项 腰椎穿刺后注意事项 下床活动注意事项	□ **出院宣教** 复查时间 服药方法 活动休息 指导饮食 康复训练方法 指导办理出院手续
护理处置	□ 遵医嘱完成相关检查 □ 夹闭尿管，锻炼膀胱功能	□ **办理出院手续** 书写出院小结
基础护理	□ **特级护理/一级护理** 晨晚间护理 协助进食、水（饮水呛咳者鼻饲） 协助翻身、床上移动、预防压疮 排泄护理 床上温水擦浴 协助更衣 患者安全管理	□ **二级护理** 晨晚间护理 协助或指导进食、水 协助或指导床旁活动 康复训练 患者安全管理
专科护理	□ **病情观察，写特护记录** q2h 评估生命体征、瞳孔、意识、体征、肢体活动、皮肤情况、伤口敷料，各种引流管情况、出入量，有无脑神经功能障碍（必要时尽早行康复训练） □ 遵医嘱予脱水、抗感染、止血、抑酸、激素、控制血糖等治疗 □ 腰椎穿刺的护理 腰穿后，嘱患者去枕平卧4~6小时，观察病情和主诉，根据医嘱调整脱水药的用量 □ 需要时，联系主管医师给予相关治疗及用药	□ **病情观察** 评估生命体征、瞳孔、意识、体征、肢体活动、脑神经功能障碍恢复情况
重点医嘱	□ 详见医嘱执行单	□ 详见医嘱执行单
病情变异记录	□ 无 □ 有，原因： 1. 2.	□ 无 □ 有，原因： 1. 2.
护士签名		

（三）患者表单

三叉神经良性肿瘤临床路径患者表单

适用对象：第一诊断为三叉神经良性肿瘤（ICD-10：D33）

行三叉神经肿瘤切除术（ICD-9-CM-3：04.07）

患者姓名：	性别：　年龄：　门诊号：	住院号：
住院日期：　年　月　日	出院日期：　年　月　日	标准住院日：14～16天

时间	住院第1天	住院第2～3天	住院第4～5天（手术日）
监测	□ 测量生命体征、体重	□ 每日测量生命体征、询问排便情况，手术前一天晚测量生命体征	□ 手术清晨测量生命体征、血压1次
医患配合	□ 护士行入院护理评估（简单询问病史） □ 接受入院宣教 □ 医师询问病史、既往病史、用药情况，收集资料 □ 进行体格检查	□ 配合完善术前相关化验、检查 **术前宣教** □ 三叉神经良性肿瘤疾病知识、临床表现、治疗方法 □ 术前用物准备：奶瓶、湿巾等 □ 手术室接患者，配合核对 □ 医师与患者及家属介绍病情及手术谈话 □ 手术时家属在等候区等候 □ 探视及陪伴制度	**术后宣教** □ 术后体位：麻醉未醒时平卧；清醒后，4～6小时无不适反应可垫枕或根据医嘱予监护设备、吸氧 □ 配合护士定时监测生命体征、瞳孔、肢体活动、伤口敷料等 □ 不要随意动引流管 □ 疼痛的注意事项及处理 □ 告知医护不适及异常感受 □ 配合评估手术效果
重点诊疗及检查	**重点诊疗** □ 三级护理 □ 既往基础用药	**重点诊疗** **术前准备** □ 备皮剃头 □ 配血 □ 药物灌肠 □ 术前签字 **重要检查** □ 心电图、X线胸片 □ MRI、CT □ 视力视野检查 □ DSA（必要时）	**重点诊疗** □ 特级护理 □ 予监护设备、吸氧 □ 注意留置管路安全与通畅 □ 用药：抗菌药物、止血药、抑酸、激素、补液药物的应用 □ 护士协助记录出入量
饮食及活动	□ 正常普食 □ 正常活动	□ 术前12小时禁食、禁水 □ 正常活动	□ 根据病情给予半流食或鼻饲 □ 卧床休息，自主体位

时间	住院第5~10天 （术后第1~6天）	住院第11~16天 （术后7~12天）
监测	□ 定时监测生命体征，每日询问排便情况	□ 定时监测生命体征，每日询问排便情况
医患配合	□ 医师巡视，了解病情 □ 配合意识、瞳孔、肢体活动、脑神经功能的观察及必要的检查 □ 护士行晨晚间护理 □ 护士协助进食、进水、排泄等生活护理 □ 配合监测出入量 □ 膀胱功能锻炼，成功后可将尿管拔除 □ 配合功能恢复训练（必要时） □ 注意探视及陪伴时间	□ 护士行晨晚间护理 □ 医师拆线 □ 伤口注意事项 □ 配合功能恢复训练（必要时） **出院宣教** □ 接受出院前康复宣教 □ 学习出院注意事项 □ 了解复查程序 □ 办理出院手续，取出院带药
重点诊疗及检查	**重点诊疗** □ 特级/一级护理 □ 静脉用药逐渐过渡至口服药 □ 医师定时予伤口换药 □ 医师行腰椎穿刺（必要时） **重要检查** □ 定期抽血化验 □ 复查CT及MRI	**重点诊疗** □ 二级/三级护理 □ 普食 □ 医师行腰椎穿刺（必要时） **重要检查** □ 定期抽血化验（必要时）
饮食及活动	□ 根据病情逐渐由半流食过渡至普食，营养均衡，给予高蛋白、低脂肪、易消化饮食，避免产气食物（牛奶、豆浆）及油腻食物。鼓励多食汤类食物，必要时鼻饲饮食 □ 卧床休息时可头高位，渐坐起 □ 术后第3~4天可视体力情况渐下床活动，循序渐进，注意安全 □ 行功能恢复锻炼（必要时）	□ 普食，营养均衡 □ 勿吸烟、饮酒 □ 正常活动 □ 行功能恢复训练（必要时）

附：原表单（2010 年版）

三叉神经良性肿瘤临床路径表单

适用对象：第一诊断为三叉神经良性肿瘤（ICD-10：D33）
行三叉神经肿瘤切除术（ICD-9-CM-3：04.07）

患者姓名：	性别：　年龄：　门诊号：	住院号：
住院日期：　年　月　日	出院日期：　年　月　日	标准住院日：14～16 天

时间	住院第 1 天	住院第 2 天	住院第 3 天
主要诊疗工作	□ 询问病史与体格检查 □ 完成病历书写 □ 开具各项化验检查申请单	□ 汇总辅助检查结果 □ 上级医师查房，对患者病情及术前检查准备情况进行评估 □ 完善术前准备	□ 上级医师查房，术者查房 □ 根据各项检查结果，完成术前准备与术前评估 □ 完成必要的相关科室会诊 □ 向患者及其家属交代围术期注意事项 □ 签署手术知情同意书、家属授权委托书、自费用品协议书、输血同意书、麻醉知情同意书等
重点医嘱	**长期医嘱** □ 二级护理 □ 饮食 **临时医嘱** □ 血常规、尿常规、血型、肝肾功能、电解质、血糖、凝血功能 □ 感染性疾病筛查 □ 心电图、胸部 X 线平片 □ 颅底 CT 薄扫骨窗像 □ 头颅增强 MRI □ 脑神经及脑干诱发电位	**长期医嘱** □ 二级护理 □ 饮食	**长期医嘱** □ 二级护理 □ 饮食 **临时医嘱** □ 拟明日在全身麻醉下行三叉神经肿瘤切除术 □ 术前禁食、禁水 □ 头部备皮 □ 抗菌药物皮试 □ 其他特殊医嘱
主要护理工作	□ 入院宣教 □ 观察患者一般状况 □ 观察血压、体温	□ 观察患者一般状况 □ 观察神经系统状况	□ 术前宣教及心理护理 □ 术前准备
病情变异记录	□ 无　□ 有，原因： 1. 2.	□ 无　□ 有，原因： 1. 2.	□ 无　□ 有，原因： 1. 2.
护士签名			
医师签名			

<table>
<tr><th>时间</th><th>住院第4天
（手术日）</th><th>住院第5天
（术后第1天）</th><th>住院第6天
（术后第2天）</th></tr>
<tr><td>主要诊疗工作</td><td>□ 手术前再次确认患者姓名、性别、年龄和手术部位
□ 手术
□ 完成术后病程记录和手术记录
□ 向患者及其家属交代手术情况及术后注意事项
□ 术者查房</td><td>□ 上级医师查房
□ 观察病情变化
□ 完成病程记录
□ 切口换药，注意观察切口渗出情况
□ 复查头颅 CT 或 MRI</td><td>□ 观察病情变化
□ 完成病程记录
□ 根据病情复查头颅 MRI 或 CT
□ 根据情况拔除引流管（放引流者）</td></tr>
<tr><td>重点医嘱</td><td>长期医嘱
□ 一级护理
□ 吸氧
□ 禁食、禁水
□ 生命体征监测
□ 心电监护
□ 抗菌药物
□ 激素
□ 抗癫痫药
临时医嘱
□ 根据病情需要下相应医嘱</td><td>长期医嘱
□ 一级护理
□ 禁食
□ 激素
临时医嘱
□ 切口换药
□ 根据病情复查血常规或血生化
□ 头颅 CT 或 MRI</td><td>长期医嘱
□ 一级护理
□ 流食/半流食
□ 根据病情及时停用激素等
临时医嘱
□ 根据病情复查头颅 CT 或 MRI</td></tr>
<tr><td>主要护理工作</td><td>□ 密切观察患者生命体征及病情变化
□ 术后心理护理及生活护理</td><td>□ 观察患者生命体征
□ 观察病情变化
□ 观察切口情况
□ 术后心理护理及生活护理</td><td>□ 观察患者一般状况及切口情况
□ 术后心理护理及生活护理
□ 指导患者适当下床活动</td></tr>
<tr><td>病情变异记录</td><td>□ 无 □ 有，原因：
1.
2.</td><td>□ 无 □ 有，原因：
1.
2.</td><td>□ 无 □ 有，原因：
1.
2.</td></tr>
<tr><td>护士签名</td><td></td><td></td><td></td></tr>
<tr><td>医师签名</td><td></td><td></td><td></td></tr>
</table>

时间	住院第 7 天 （术后第 3 天）	住院第 8 天 （术后第 4 天）	住院第 9 天 （术后第 5 天）	住院第 10 天 （术后第 6 天）
主要诊疗工作	□ 上级医师查房 □ 观察病情变化 □ 完成病程记录 □ 复查头颅 MRI 或 CT	□ 观察病情变化 □ 评估复查的影像学结果 □ 完成病程记录 □ 伤口换药	□ 嘱患者在床上坐起锻炼	□ 观察切口情况 □ 神经系统查体 □ 记录术后症状和体征变化 □ 嘱患者离床活动
重点医嘱	**长期医嘱** □ 一级护理 □ 半流食/普食 □ 根据病情及时停用激素等 **临时医嘱** □ 根据病情需要下医嘱 □ 头颅 MRI	**长期医嘱** □ 一级护理 □ 普通饮食 □ 根据病情及时停用激素等 **临时医嘱** □ 根据病情需要下医嘱	**长期医嘱** □ 一级护理 □ 普食	**长期医嘱** □ 一级护理 □ 普食
主要护理工作	□ 观察患者一般状况及切口情况 □ 术后心理护理及生活护理 □ 指导患者适当下床活动	□ 观察患者一般状况及切口情况 □ 术后心理护理及生活护理 □ 指导患者适当下床活动	□ 观察患者一般状况 □ 观察神经系统状况 □ 观察记录患者神志、瞳孔、生命体征	□ 观察患者一般状况 □ 观察神经系统状况 □ 注意患者营养状况
病情变异记录	□ 无　□ 有，原因： 1. 2.	□ 无　□ 有，原因： 1. 2.	□ 无　□ 有，原因： 1. 2.	□ 无　□ 有，原因： 1. 2.
护士签名				
医师签名				

时间	住院第11天 （术后第7天）	住院第12天 （术后第8天）	住院第13天 （术后第9天）	住院第14~16天 （术后第10~12天）
主要诊疗工作	□ 切口换药、拆线 □ 根据切口愈合情况酌情延长拆线时间 □ 复查血常规、肝肾功能及血电解质	□ 观察神经系统体征变化	□ 神经系统查体，对比手术前后症状、体征变化 □ 汇总术后辅助检查结果 □ 评估手术效果	□ 确定患者可以出院，通知患者及其家属出院 □ 向患者或家属交代出院后注意事项及复查日期 □ 完成出院记录 □ 开具出院诊断书
重点医嘱	**长期医嘱** □ 二级护理 □ 普食 **临时医嘱** □ 拆线 □ 血常规 □ 肝肾功能及血电解质	**长期医嘱** □ 二级护理 □ 普食	**长期医嘱** □ 三级护理 □ 普食	**临时医嘱** □ 通知出院
主要护理工作	□ 观察患者一般状况 □ 观察神经系统状况 □ 注意患者营养状况	□ 观察患者一般状况 □ 观察神经系统状况 □ 注意患者营养状况	□ 观察患者一般状况 □ 观察神经系统状况 □ 注意患者营养状况	□ 出院宣教 □ 帮助患者办理出院手续
病情变异记录	□ 无 □ 有，原因： 1. 2.	□ 无 □ 有，原因： 1. 2.	□ 无 □ 有，原因： 1. 2.	□ 无 □ 有，原因： 1. 2.
护士签名				
医师签名				

第二十二章

三叉神经痛临床路径释义

一、三叉神经痛编码

1. 卫计委原编码

三叉神经痛分为原发性与继发性两类，本路径适用于原发性。

疾病名称及编码：原发性三叉神经痛（ICD-10：G50.001）

手术操作名称及编码：颅后窝开颅三叉神经微血管减压术（ICD-9-CM-3：04.41）

2. 修改编码

疾病名称及编码：原发性三叉神经痛（ICD-10：G50.003）

手术操作名称及编码：颅后窝开颅三叉神经微血管减压术（ICD-9-CM-3：04.41）

二、临床路径检索方法

G50.003 伴 04.41

三、三叉神经痛临床路径标准住院流程

（一）适用对象

第一诊断为三叉神经痛（ICD-10：G50.0）。

行微血管减压术（ICD-9-CM-3：04.4102）。

释义

■ 适用对象编码参见第一部分。

■ 本路径适用于原发性三叉神经痛的首次手术治疗患者；如因其他致病因素（比如桥小脑角区肿瘤、颅底畸形等）导致的继发性三叉神经痛患者、颅内三叉神经走行的区域附近接受过手术治疗的患者、有手术禁忌证的患者不进入本临床路径。

■ 本路径采用的手术方式为三叉神经显微血管减压术，其他治疗方式（包括经皮穿刺射频毁损术、经皮穿刺三叉神经球囊压迫治疗、三叉神经感觉根切断术等）参见相应的临床路径。

（二）诊断依据

根据《临床诊疗指南·神经外科学分册》（中华医学会编著，人民卫生出版社，2006），《临床技术操作规范·神经外科分册》（中华医学会编著，人民军医出版社，2007），《神经外科学》（人民卫生出版社，2007）。

1. 临床表现

（1）疼痛局限于三叉神经感觉根分布区，多以单侧牙痛或颜面、下颌、鼻旁疼痛起病。

（2）在三叉神经的一支或多支的分布区出现刀割样、电击样或烧灼样剧烈疼痛，反复发作，突然出现，持续数秒或数分钟后骤停，可伴有同侧流涎、流泪、面肌反射性痉挛等。

（3）疼痛区常有扳击点，可因洗脸、刷牙、进餐、说话等机械性刺激诱发疼痛发作。

释义

■ 三叉神经痛的主要诊断依据是临床症状。因此诊断的要点是根据面痛的特点鉴定是三叉神经痛还是其他颜面部疼痛，如果患者既往有引起颜面部疼痛的其他疾病病史时（特别是牙龈疾病、舌咽神经疼痛），需请相关科室会诊进行鉴别诊断。必要时，进行诊断性治疗，用以鉴别诊断。

■ 如果患者颜面部疼痛并非典型的三叉神经痛，但是基本除外其他常见病因（牙龈疾病、颞下颌关节疾病、舌咽神经痛、偏头痛等）时，应高度怀疑三叉神经痛。

2. 辅助检查

（1）颅脑 3D-TOF-MRA 检查能了解三叉神经根有无血管相邻。

（2）颅脑 MRI 或 CT 检查排除肿瘤。

释义

■ 三叉神经痛的诊断主要依据临床表现，并不依靠影像学检查。但是，头颅 MRI 或 CT 检查是为了除外颅内占位性病变，是进入本临床路径前的必查项目。

■ 颅脑 3D-TOP-MRA 序列，同时可以显示血管和神经结构，对于了解三叉神经与其周围的血管关系比较重要，如果医疗机构有条件建议行该项检查。但是需要强调的是即使检查结果阴性，也不能除外血管压迫因素导致的三叉神经痛。

（三）选择治疗方案的依据

根据《临床诊疗指南·神经外科学分册》（中华医学会编著，人民卫生出版社，2006），《临床技术操作规范·神经外科分册》（中华医学会编著，人民军医出版社，2007），《神经外科学》（人民卫生出版社，2007）。

1. 三叉神经痛诊断明确。
2. 药物或神经阻滞治疗效果不佳。
3. 不能接受其他方法治疗的面部麻木。
4. 患者一般情况好，无严重高血压、糖尿病、冠心病、凝血功能障碍等严重器质性病变，能够耐受全身麻醉手术。
5. 排除脑肿瘤等疾病引起的继发性三叉神经痛。

释义

■ 明确为原发性三叉神经痛后，首先应予以卡马西平或神经生长因子等神经类药物保守治疗，缓解疼痛症状；如果保守治疗无效或不能耐受药物治疗时，或不能接受其他方法治疗后出现的面部麻木的患者，可选择三叉神经显微血管减压术。

■ 因各医疗单位的仪器设备、技术条件的不一致，显微血管减压术的方式可以为传统显微镜下手术，也可以为内镜辅助下手术。

■ 术前评估患者手术风险较大者（高龄、严重的基础疾病），需请相关科室会诊，明确无手术禁忌方可进入本临床路径；术前与患者及家属仔细沟通，告知其风险。

■ 颅内三叉神经走行区域附近曾接受手术的患者，或者因前次三叉神经显微血管减压手术治疗效果不佳再次手术者，不进入本临床路径。

（四）标准住院日为 10～12 天

释义

■ 术前准备 2～4 天，在第 3～4 天时实施手术，术后恢复 7 天出院。但是各时间段均可有所变动，只要总住院时间不超过 15 天均符合路径要求。

（五）进入路径标准

1. 第一诊断必须符合 ICD-10：G50.0 三叉神经痛疾病编码。
2. 有适应证，无禁忌证。
3. 当患者合并其他疾病，如果在住院期间不需特殊处理也不影响第一诊断的临床路径实施时，可以进入路径。

释义

■ 进入路径的标准参见第（一）条适用对象。

■ 合并其他疾病（如心血管疾病、肝肾疾病等）时，经由相关科室会诊，明确无特殊处理时，可进入本临床路径。如果合并的疾病需要特殊处理（如口服抗凝药物的患者，术前、术后需专科会诊，并给予相应处理），不进入本临床路径。

（六）术前准备 2～4 天

1. 必需的检查项目

（1）血常规、血型、尿常规。

（2）肝肾功能、血电解质、血糖。

（3）凝血功能。

（4）感染性疾病筛查（乙型肝炎、丙型肝炎、艾滋病、梅毒）。

（5）心电图、胸部 X 线片。

2. 根据患者病情可选择心、肺功能检查。

释义

■ 必查项目是确保手术治疗安全、有效开展的基础，在术前必须完成。相关人员应认真分析检查结果，及时发现异常情况并给予相应的处理。

■ 老年患者如合并有心脏相关疾病病史，术前检查提示可能存在心脏疾患时，应完成心脏超声检查。

■ 老年患者如既往有呼吸系统疾病病史，术前检查提示可能存在呼吸系统疾患时，应完成肺功能检查。

（七）预防性抗菌药物选择与使用时机

1. 按照《抗菌药物临床应用指导原则》（卫医发〔2004〕285号）选择用药。
2. 预防感染用药时间为术前30分钟。

释义

■ 按规定适当预防性应用抗菌药物。

■ 如术中发现乳突气房开放，为防止术后感染，可使用静脉抗菌药物3～5天。

■ 因术中修补硬膜缺损时应用人工硬脑膜和（或）使用钛片修补颅骨缺损，为预防感染，术后可预防性应用抗菌药物3～5天。

（八）手术日为入院第3～4天

1. 麻醉方式：全身麻醉。
2. 手术方式：微血管减压术。
3. 术中用品：Teflon棉或其他材料、硬脑膜及颅骨修补材料。
4. 输血：一般不需要输血。

释义

■ 根据各医院医疗水平、仪器设备、操作技巧的不同，显微血管减压手术的具体方式可以不同，可以是传统的显微镜下手术，也可以是神经内镜辅助下手术。

■ 术中进行脑神经电生理监测，可以较好地预防邻近神经组织的损伤，建议有条件的医疗机构采用。

■ 血管减压材料可选用Teflon棉或涤纶垫片（聚对苯二甲酸乙二醇酯）。

■ 为预防术后脑脊液渗漏，需尽量对硬脑膜进行水密缝合；如有需要，可选用人工硬脑膜修补硬膜，并应用钛板修补缺损的颅骨。

（九）术后住院恢复7天

1. 术后回病房平卧6小时。
2. 术后1天切口换药，注意观察切口渗出情况。
3. 术后出现发热、头痛、颈项强直的患者，需要尽早行腰椎穿刺进行脑脊液检查。
4. 术后7天切口拆线。

释义

■根据患者病情变化的需要，开展相应的检查（包括血常规、尿常规、肝肾功能、血电解质、血糖、凝血功能等）。

■如出现颅内感染征象，应及时进行腰椎穿刺、脑脊液化验等；必要时需反复进行。

■手术切口愈合满意时，可以于术后7天拆线；如果手术切口有水疱、结痂、愈合不良，应延长拆线时间。

■由于手术中可能开放乳突气房，术后有可能出现脑脊液渗漏，如发现外耳道、鼻腔溢液，口咽腔有咸味液体流下，需警惕脑脊液渗漏的发生；必要时需再次手术修补。

（十）出院标准

1. 患者术后恢复好，无头痛、发热。
2. 切口愈合良好。

释义

■部分患者术后患侧面部可能仍有轻微疼痛，不作为继续住院治疗的原因。

■部分患者诉术区皮肤麻木或有轻微疼痛，考虑为术后反应。

■少数患者术后可能出现患侧口唇部的疱疹，给予对症治疗，不影响出院时间，仍在本路径范畴。

（十一）变异及原因分析

1. 部分患者受血性脑脊液刺激或对 Teflon 棉或其他材料有排异反应，术后会出现发热、头痛、颈项强直等情况，需要行腰椎穿刺，可能会导致住院时间延长与费用增加。
2. 少数患者显微血管减压术后原有疼痛不一定立刻消失，有可能恢复一段时间后逐渐减轻或消失。

释义

■变异是指入选临床路径的患者未能按路径流程完成医疗行为或为达到预期的医疗治疗控制目标。所有情况均须在表单中予以说明。

■如果出现严重手术相关的并发症，如颅内血肿、颅内感染、皮下积液，可能会增加住院时间和费用，应退出该临床路径。

■如果出现非手术直接相关的并发症，如心脑血管急症、深静脉血栓形成、其他脏器功能障碍、衰竭，也会增加住院时间和费用，应退出临床路径。

四、三叉神经痛临床路径给药方案

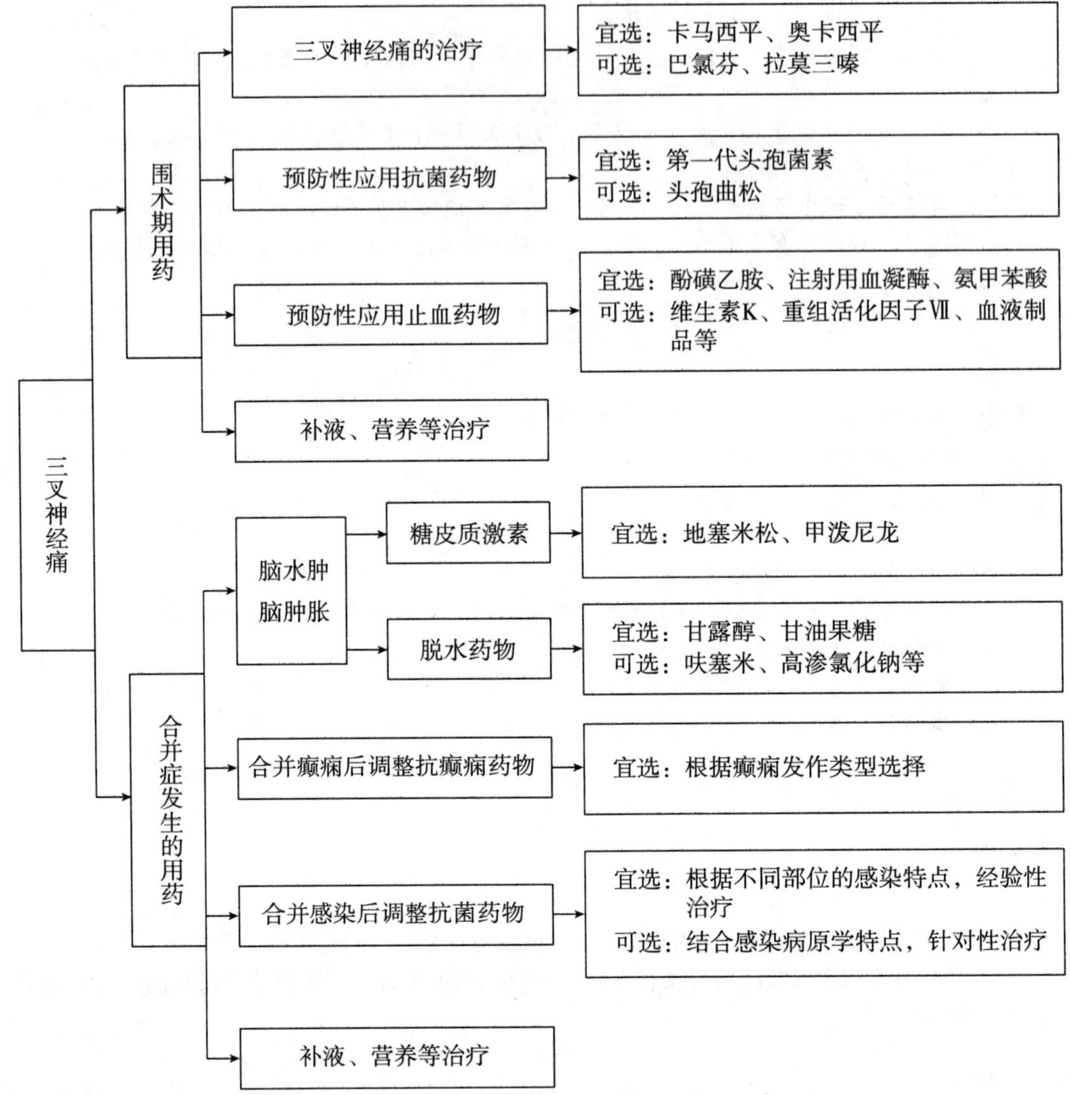

【用药选择】

1. 三叉神经痛的治疗：卡马西平是三叉神经痛的一线用药，奥卡西平作为源自于卡马西平的新型抗癫痫药物也有部分证据表明有效。加巴喷丁和普瑞巴林治疗痛性糖尿病性神经病和疱疹后神经痛有效证据更多。丙戊酸盐、拉莫三嗪和托吡酯等其他抗癫痫药对神经病理性疼痛也有一定疗效。
2. 预防性应用抗菌药物：原则上应选择相对广谱、效果肯定（杀菌剂而非抑菌剂）、安全及价格相对低廉的抗菌药物。头孢菌素是最符合上述条件的，如果患者对青霉素过敏不宜使用头孢菌素时，针对葡萄球菌、链球菌可用克林霉素，针对革兰阴性杆菌可用氨曲南，大多两者联合应用。喹诺酮类一般不宜用作预防。
3. 止血药物的应用：任何止血药不能替代术中良好的止血。术后一般给予止血药物治疗3天。

【药学提示】

1. 应用卡马西平需要注意其副作用：卡马西平引起恶心呕吐、食欲改变、腹胀便秘等，多为轻微及一过性的反应，一般不需停药。服用卡马西平的患者中5%～19%有肝功能异常，多为一过性可逆性表现，少有引起急性胆管炎、胆汁阻塞性黄疸的报告。3%～4%的服药患者可发生药疹，皮肤损害最常见的为湿疹、皮肌炎、剥脱性皮炎等，经停药、使用激素及对症处理后痊愈。

2. 预防性应用抗菌药物能够降低手术部位感染的概率，但仍有较多因素影响手术部位或其他部位感染的发生率，应该采取综合预防措施，严格遵守无菌术原则。术后需要根据患者症状体征及检验检查结果，及时调整用药策略。

3. 止血药物的不良反应不同药物不尽相同，请参阅相关说明书，如出现不良反应，宜予以相应处理。

【注意事项】

1. 术后或伤后未发生癫痫者，在术后或伤后7天可停用预防癫痫药。如果术后脑水肿或颅内感染未控制，可适当延长用药时间，一旦上述情况控制，即可停药。如果术后和伤后发生癫痫，则按治疗癫痫处理，不能随意停药。

2. 预防性应用抗菌药物，应注意以下几方面：①给药的时机极为关键，应在切开皮肤黏膜前30分钟（麻醉诱导时）开始给药，以保证在发生细菌污染之前血清及组织中的药物已达到有效浓度（$>MIC_{90}$）。不应在病房应召给药，而应在手术室给药。②应静脉给药，30分钟内滴完，不宜放在大瓶液体内慢慢滴入，否则达不到有效浓度。③血清和组织内抗菌药物有效浓度必须能够覆盖手术全过程。常用的头孢菌素血清半衰期为1～2小时，因此，如手术延长到3小时以上，或失血量超过1500ml，应补充一个剂量，必要时还可用第三次。如果选用半衰期长达7～8小时的头孢曲松，则无须追加剂量。

3. 止血药物主要分为以下几类，可根据病情酌情选择：作用于血管壁，如酚磺乙胺；作用于血小板，如血小板悬液；作用于凝血系统，包括血液制品，如新鲜血、冷冻血浆、凝血因子、维生素K、血凝酶等；抗纤溶系统药物，如氨甲苯酸等。

五、推荐表单

（一）医师表单

三叉神经痛临床路径医师表单

适用对象：第一诊断为三叉神经痛（ICD-10：G50.0）

行显微血管减压术（ICD-9-CM-3：04.4102）

患者姓名：	性别：　　年龄：　　门诊号：	住院号：
住院日期：　　年　月　日	出院日期：　　年　月　日	标准住院日：10~12 天

时间	住院第 1 天	住院第 2 天	住院第 3~4 天（手术日）
主要诊疗工作	□ 询问病史与体格检查 □ 完成病历书写 □ 开具各项化验检查申请单	□ 上级医师查房，术者查房 □ 根据各项检查结果，完成术前准备与术前评估 □ 完成必要的相关科室会诊 □ 向患者及其家属交代围术期注意事项 □ 签署手术知情同意书、家属授权委托书、自费用品协议书、输血同意书、麻醉知情同意书等	□ 手术前再次确认患者姓名、性别、年龄和手术侧别 □ 手术 □ 完成术后病程记录和手术记录 □ 向患者及其家属交代手术情况及术后注意事项 □ 术者查房
重点医嘱	**长期医嘱** □ 二级护理 □ 饮食 **临时医嘱** □ 血常规、尿常规、血型、肝肾功能、电解质、血糖、凝血功能 □ 感染性疾病筛查 □ 心电图、胸部 X 线平片 □ 颅脑 CT 或 MRI	**长期医嘱** □ 二级护理 □ 饮食 **临时医嘱** □ 拟明日在全身麻醉下行三叉神经根显微血管减压术 □ 术前禁食、禁水 □ 头部备皮 □ 抗菌药物皮试 □ 其他特殊医嘱	**长期医嘱** □ 一级护理 □ 吸氧 □ 禁食、禁水 □ 生命体征监测 □ 心电监护 □ 抗菌药物、激素等 **临时医嘱** □ 根据病情需要下相应医嘱
病情变异记录	□ 无　□ 有，原因： 1. 2.	□ 无　□ 有，原因： 1. 2.	□ 无　□ 有，原因： 1. 2.
医师签名			

时间	住院第4天 （术后第1天）	住院第5~9天 （术后第2~6天）	住院第10~12天 （术后第7天，出院日）
主要诊疗工作	□ 上级医师查房 □ 注意病情变化 □ 完成病程记录 □ 切口换药，注意观察切口渗出情况	□ 上级医师查房 □ 注意病情变化 □ 完成病程记录	□ 检查切口愈合情况，切口拆线与换药 □ 确定患者可以出院，通知患者及其家属出院 □ 向患者或家属交代出院后注意事项及复查日期 □ 完成出院记录 □ 开具出院诊断书
重点医嘱	**长期医嘱** □ 一级护理 □ 半流饮食 □ 激素 **临时医嘱** □ 切口换药 □ 根据病情需要，复查血常规或血生化	**长期医嘱** □ 二级护理 □ 普通饮食 □ 根据病情及时停用激素等 **临时医嘱** □ 根据病情需要下医嘱	**临时医嘱** □ 通知出院
病情变异记录	□ 无　□ 有，原因： 1. 2.	□ 无　□ 有，原因： 1. 2.	□ 无　□ 有，原因： 1. 2.
医师签名			

（二）护士表单

三叉神经痛临床路径护士表单

适用对象：第一诊断为三叉神经痛（ICD-10：G50.0）
行显微血管减压术（ICD-9-CM-3：04.4102）

患者姓名：	性别：　年龄：　门诊号：	住院号：
住院日期：　年　月　日	出院日期：　年　月　日	标准住院日：10～12 天

时间	住院第 1 天	住院第 2～3 天	住院第 4 天 （手术当天）
健康宣教	□ **入院宣教** 介绍主管医师、护士 介绍环境、设施 介绍住院注意事项	□ **术前宣教** 宣教疾病知识、临床表现及手术过程 告知术前饮食、肠道、物品准备，沐浴 告知术后可能出现的情况及应对方式 告知术后饮食、活动及探视注意事项，家属等候区位置 主管护士与患者沟通，了解并指导心理应对	□ **术后当日宣教** 告知监护设备、管路功能及注意事项 告知饮食、体位要求 告知疼痛注意事项 告知术后可能出现情况的应对方式 给予患者及家属心理支持 再次明确探视陪伴须知
护理处置	□ 核对患者，佩戴腕带 □ 建立入院护理病历 □ 卫生处置：剪指（趾）甲、沐浴、更换病号服	□ 协助医师完成术前检查化验 □ **术前准备** 配血 抗菌药物皮试 备皮、剃头 药物灌肠 禁食、禁水	□ **送手术** 摘除患者各种活动物品 核对患者资料及带药 填写手术交接单，签字确认 □ **接手术** 核对患者及资料，签字确认
基础护理	□ 三级护理 晨晚间护理 患者安全管理	□ 三级护理 晨晚间护理 患者安全管理	□ 特级护理 基础生活护理 患者安全管理
专科护理	□ 护理查体 □ 瞳孔、意识监测 □ 需要时，填写跌倒及压疮防范表 □ 需要时，请家属陪伴	□ 疼痛护理 观察疼痛程度，遵医嘱用镇痛药，并观察药物作用 □ 协助医师完成术前检查化验 □ 术前准备 配血、抗菌药物皮试 备皮、剃头、药物灌肠 禁食、禁水	□ **病情观察，写特护记录** q2h 评估生命体征、瞳孔、意识、体征、肢体活动、皮肤情况、伤口敷料、出入量 评估手术效果 及时处理术后出现的不适反应 □ 遵医嘱予抗感染、抑酸、补液治疗
重点医嘱	□ 详见医嘱执行单	□ 详见医嘱执行单	□ 详见医嘱执行单
病情变异记录	□ 无　□ 有，原因： 1. 2.	□ 无　□ 有，原因： 1. 2.	□ 无　□ 有，原因： 1. 2.
护士签名			

时间	住院第 5～10 天 （术后第 1～6 天）	住院第 11～12 天 （术后第 7～8 天）
健康宣教	□ **术后宣教** 药物作用及频率 饮食、活动指导 复查患者对术前宣教内容的掌握程度 疾病恢复期注意事项 下床活动注意事项 术后并发症表现及治疗方法 心理护理	□ **出院宣教** 复查时间 服药方法 活动休息 指导饮食 指导办理出院手续
护理处置	□ 遵医嘱完成相关检查 □ 夹闭尿管，锻炼膀胱功能	□ **办理出院手续** 书写出院小结
基础护理	□ **特级护理/一级护理** 晨晚间护理 协助进食、水 协助翻身、床上移动、预防压疮 排泄护理 床上温水擦浴 协助更衣 患者安全管理	□ **二级护理** 晨晚间护理 协助或指导进食、水 协助或指导床旁活动 患者安全管理
专科护理	□ 病情观察，写特护记录 q2h 评估生命体征、瞳孔、意识、体征、肢体活动、皮肤情况、伤口敷料、出入量 观察手术效果 观察有无术后并发症 □ 遵医嘱予抗感染、抑酸、补液治疗 □ 根据医嘱完成相关检查项目，并及时汇报、处理异常结果	□ 病情观察 评估生命体征 评估手术效果
重点医嘱	□ 详见医嘱执行单	□ 详见医嘱执行单
病情变异记录	□ 无　□ 有，原因： 1. 2.	□ 无　□ 有，原因： 1. 2.
护士签名		

（三）患者表单

三叉神经痛临床路径患者表单

适用对象：第一诊断为三叉神经痛（ICD-10：G50.0）

行显微血管减压术（ICD-9-CM-3：04.4102）

患者姓名：	性别： 年龄： 门诊号：	住院号：
住院日期： 年 月 日	出院日期： 年 月 日	标准住院日：10～12天

时间	住院第1天	住院第2～3天	住院第4天（手术当天）
监测	□ 监测生命体征、体重	□ 每日监测生命体征、询问排便情况	□ 清晨监测体温、脉搏、呼吸、血压一次
医患配合	□ 护士行入院护理评估（简单询问病史） □ 接受入院宣教 □ 医师询问现病史、既往病史、用药情况，收集资料 □ 体格检查	□ 配合完善术前相关化验、检查 **术前宣教** □ 三叉神经痛疾病知识、临床表现、治疗方法 □ 术前用物准备：奶瓶、湿巾等 □ 手术室接患者，配合核对 □ 医师与患者及家属介绍病情和手术谈话 □ 手术时家属在等候区等候 □ 探视及陪伴制度	**术后宣教** □ 术后体位：麻醉未醒时平卧；清醒后，4～6小时无不适反应可垫枕，或根据医嘱 □ 予监护设备、吸氧 □ 配合护士定时监测生命体征、瞳孔、肢体活动、伤口敷料等 □ 疼痛的注意事项及处理 □ 告知医护不适主诉 □ 配合评估手术效果
重点诊疗及检查	**重点诊疗** □ 三级护理 □ 既往基础用药	**重点诊疗** **术前准备** □ 备皮剃头 □ 配血 □ 药物灌肠 □ 术前签字 **重要检查** □ 心电图 □ X线胸片 □ 颅脑3D-TOF-MRA（需要时）	**重点诊疗** □ 特级护理 □ 予监护设备、吸氧 □ 注意留置管路的安全与通畅 □ 用药：抗菌药物、止血药、抑酸、营养神经、补液药物的应用 □ 护士协助记录出入量
饮食及活动	□ 正常普食 □ 正常活动	□ 术前普食 □ 术前12小时禁食、禁水 □ 正常活动	□ 根据病情给予流食或半流食 □ 卧床休息，自主体位

时间	住院第5～10天 （术后第1～6天）	住院第11～12天 （术后7～8天）
监测	□ 定时监测生命体征，每日询问排便情况	□ 定时监测生命体征，每日询问排便情况
医患配合	□ 医师巡视，了解病情 □ 配合意识、瞳孔、肢体活动的观察 □ 护士行晨晚间护理 □ 护士协助进食、进水、排泄等生活护理 □ 配合监测出入量 □ 膀胱功能锻炼，成功后可将尿管拔除 □ 注意探视及陪伴时间	□ 护士行晨晚间护理 □ 医师拆线 □ 伤口注意事项 **出院宣教** □ 接受出院前康复宣教，学习出院注意事项 □ 了解复查程序 □ 办理出院手续，取出院带药
重点诊疗及检查	**重点诊疗** □ 特级或一级护理 □ 静脉用药逐渐过渡至口服药 □ 医师按时予伤口换药 **重要检查** □ 定期抽血化验 □ 必要时行影像学检查	**重点诊疗** □ 二级/三级护理 **重要检查** □ 定期抽血化验 □ 必要时医师行腰穿检查
饮食及活动	□ 根据病情逐渐由半流食过渡至普食，营养均衡，给予高蛋白、低脂肪、易消化饮食，避免产气食物（牛奶、豆浆）及油腻食物。鼓励多食汤类食物 □ 卧床休息时可头高位，渐坐起 □ 术后第3～4天可视体力情况渐下床活动，循序渐进，注意安全	□ 普食，营养均衡 □ 勿吸烟、饮酒 □ 正常活动

附：原表单（2009 年版）

三叉神经痛临床路径表单

适用对象：第一诊断为三叉神经痛（ICD-10：G50.0）

行显微血管减压术（ICD-9-CM-3：04.4102）

患者姓名：	性别：　　年龄：　　门诊号：	住院号：
住院日期：　　年　月　日	出院日期：　　年　月　日	标准住院日：10～12 天

时间	住院第 1 天	住院第 2 天	住院第 3～4 天（手术日）
主要诊疗工作	□ 询问病史与体格检查 □ 完成病历书写 □ 开具各项化验检查申请单	□ 上级医师查房，术者查房 □ 根据各项检查结果，完成术前准备与术前评估 □ 完成必要的相关科室会诊 □ 向患者及其家属交代围术期注意事项 □ 签署手术知情同意书、家属授权委托书、自费用品协议书、输血同意书、麻醉知情同意书等	□ 手术前再次确认患者姓名、性别、年龄和手术侧别 □ 手术 □ 完成术后病程记录和手术记录 □ 向患者及其家属交代手术情况及术后注意事项 □ 术者查房
重点医嘱	**长期医嘱** □ 二级护理 □ 饮食 **临时医嘱** □ 血常规、尿常规、血型、肝肾功能、电解质、血糖、凝血功能 □ 感染性疾病筛查 □ 心电图、胸部 X 线平片 □ 颅脑 3D-TOF-MRA	**长期医嘱** □ 二级护理 □ 饮食 **临时医嘱** □ 拟明日在全身麻醉下行三叉神经根显微血管减压术 □ 术前禁食、禁水 □ 头部备皮 □ 抗菌药物皮试 □ 其他特殊医嘱	**长期医嘱** □ 一级护理 □ 吸氧 □ 禁食、禁水 □ 生命体征监测 □ 心电监护 □ 抗菌药物、激素等 **临时医嘱** □ 根据病情需要下相应医嘱
主要护理工作	□ 入院宣教 □ 观察患者一般状况 □ 观察血压、体温	□ 术前宣教及心理护理 □ 术前准备	□ 密切观察患者颅脑生命体征及病情变化 □ 术后心理护理及生活护理
病情变异记录	□ 无　□ 有，原因： 1. 2.	□ 无　□ 有，原因： 1. 2.	□ 无　□ 有，原因： 1. 2.
护士签名			
医师签名			

时间	住院第4天 （术后第1天）	住院第5～9天 （术后第2～6天）	住院第10～12天 （术后第7天，出院日）
主要诊疗工作	□ 上级医师查房 □ 注意病情变化 □ 完成病程记录 □ 切口换药，注意观察切口渗出情况	□ 上级医师查房 □ 注意病情变化 □ 完成病程记录	□ 检查切口愈合情况，切口拆线与换药 □ 确定患者可以出院，通知患者及其家属出院 □ 向患者或家属交代出院后注意事项及复查日期 □ 完成出院记录 □ 开具出院诊断书
重点医嘱	**长期医嘱** □ 一级护理 □ 半流食 □ 激素 **临时医嘱** □ 切口换药 □ 根据病情需要，复查血常规或血生化	**长期医嘱** □ 二级护理 □ 普食 □ 根据病情及时停用激素等 **临时医嘱** □ 根据病情需要下医嘱	**临时医嘱** □ 通知出院
主要护理工作	□ 观察患者颅脑生命体征 □ 观察病情变化 □ 观察切口情况 □ 术后心理护理及生活护理	□ 观察患者一般状况及切口情况 □ 术后心理护理及生活护理 □ 指导患者适当下床活动	□ 出院宣教 □ 帮助患者办理出院手续
病情变异记录	□ 无　□ 有，原因： 1. 2.	□ 无　□ 有，原因： 1. 2.	□ 无　□ 有，原因： 1. 2.
护士签名			
医师签名			

第二篇

神经外科

临床路径释义药物信息表

Therapeutic Drugs

第一章

脱水药物

■ 药品名称	甘露醇 Mannitol
适应证	用于治疗各种原因引起的脑水肿，降低颅内压，防止脑疝
制剂与规格	甘露醇注射液：①50ml：10g；②100ml：20g；③250ml：50g；④3000ml：150g
用法与用量	静脉滴注：成人，常用量为按体重 1～2g/kg，一般用 20% 溶液 250～500ml（含 50～100g）。滴注时间控制在 30～60 分钟内。小儿常用量：①利尿：按体重 0.25～2g/kg 或按体表面积 60g/m^2，以 15%～20% 溶液 2～6 小时内静脉滴注；②治疗脑水肿、颅内高压和青光眼：按体重 1～2g/kg 或按体表面积 30～60g/m^2，以 15%～20% 浓度溶液于 30～60 分钟内静脉滴注
注意事项	1. 心功能不全、低血容量、高钾血症或低钠血症者慎用 2. 高钾血症或低钠血症、低血容量患者慎用
禁忌	已确诊为急性肾小管坏死的无尿患者、严重失水者、急性肺水肿或严重肺淤血
不良反应	不良反应常见水和电解质紊乱、寒战、发热、排尿困难、渗透性肾病（或称甘露醇肾病）等
特殊人群用药	肝、肾功能不全患者：明显肾功能损害者慎用 儿童：慎用 老年人：老年人使用本品较易出现肾损害，应适当控制用量 妊娠与哺乳期妇女：慎用
药典	USP、Eur. P.、Chin. P.
国家处方集	CNF
医保目录	【保（甲）】
基本药物目录	【基】
其他推荐依据	
■ 药品名称	甘油果糖 Glycerin and Fructose
适应证	用于脑血管病、脑外伤、脑肿瘤、颅内炎症及其他原因引起的颅内压升高、脑水肿等
制剂与规格	甘油果糖注射液：① 250ml；②500ml （每 1ml 含甘油 100mg、果糖 50mg 与氯化钠 2.25mg）
用法与用量	静脉滴注：成人，一般一次 250～500ml，一日 1～2 次，每次 500ml 需滴注 2～3 小时，250ml 需滴注 1～1.5 小时。根据年龄、症状可适当增减。滴注每分钟 80～160 滴
注意事项	严重循环功能障碍、尿崩症、糖尿病、溶血性贫血者慎用；有严重活动性颅内出血无手术条件时慎用

续 表

禁忌	遗传性果糖不耐症的患者禁用，对本品任一成分过敏者禁用，高钠血症、无尿和严重脱水者禁用
不良反应	常见瘙痒、皮疹、头痛、恶心、口干、溶血
特殊人群用药	儿童：慎用 老年人：慎用 妊娠与哺乳期妇女：慎用
药典	Chin. P.
国家处方集	CNF
医保目录	【保（甲）】
基本药物目录	
其他推荐依据	
■ 药品名称	托拉塞米 Torsemide
适应证	适用于需要迅速利尿或不能口服利尿的充血性心力衰竭、肝硬化腹水、肾脏疾病所致的水肿患者
制剂与规格	托拉塞米注射液：①1ml：10mg；②2ml：20mg 注射用托拉塞米：①10mg；②20mg
用法与用量	1. 充血性心力衰竭所致的水肿、肝硬化腹水：一般初始剂量为5mg或10mg，每日1次，缓慢静脉注射，也可以用5%葡萄糖溶液或生理盐水稀释后进行静脉输注；如疗效不满意可增加剂量至20mg，每日1次，每日最大剂量为40mg，疗程不超过1周 2. 肾脏疾病所致的水肿，初始剂量20mg，每日1次，以后根据需要可逐渐增加剂量至最大剂量每日100mg，疗程不超过1周
注意事项	1. 使用本品者应定期检查电解质（特别是血钾）、血糖、尿酸、肌酐、血脂等 2. 本品开始治疗前排尿障碍必须被纠正，特别对老年患者或治疗刚开始时要仔细监察电解质和血容量的不足及血液浓缩的有关症状 3. 本品与醛固酮拮抗剂或与保钾药物一起使用可防止低钾血症和代谢性碱中毒 4. 前列腺肥大的患者排尿困难，使用本品尿量增多可导致尿潴留和膀胱扩张 5. 在刚开始用本品治疗或有其他药物转为使用本品治疗或开始一种新的辅助药物治疗时，个别患者警觉状态受到影响（如在驾驶车辆或操作机器时） 6. 本品必须缓慢静脉注射，本品不应与其他药物混合后静脉注射，但可根据需要用生理盐水或5%葡萄糖溶液稀释 7. 如需长期用药建议尽早从静脉给药转为口服给药，静脉给药疗程限于1周
禁忌	肾衰竭无尿患者、肝性脑病前期或肝性脑病患者、对本品或磺酰脲类药过敏患者、低血压、低血容量、低钾或低钠血症患者、严重排尿困难（如前列腺肥大）者禁用
不良反应	常见头痛、头晕、乏力、失眠、鼻炎、咳嗽、腹泻、胸痛、心电图异常、便秘、恶心、消化不良、食欲缺乏、关节痛、咽喉痛、肌肉疼痛、水肿、神经质、排尿过度；高血糖症、低钾血症；偶见瘙痒、皮疹、光敏反应；罕见口干、肢体感觉异常、视觉障碍
特殊人群用药	肝、肾功能不全患者：肝硬化腹水患者应用本品进行利尿时，应住院进行治疗，这些患者如利尿过快，可造成严重的电解质紊乱和肝昏迷

续　表

	儿童：对儿童患者是否安全有效尚不明确 老年人：老年人使用本品的疗效和安全性与年轻人无区别，但老年患者使用本品初期尤其需注意监测血压、电解质和有无血容量不足、有无排尿困难 妊娠与哺乳期妇女：未在妊娠期妇女中进行过充分的对照试验，妊娠期妇女服用本品时需权衡利弊；目前尚不知本品是否能在人乳汁分泌，哺乳期妇女应慎用本品
药典	USP、Eur. P. 、BP
国家处方集	CNF
医保目录	【保（乙）】
基本药物目录	
其他推荐依据	

第二章

肾上腺皮质激素

■ 药品名称	泼尼松 Prednisone
适应证	用于过敏性与自身免疫性炎症性疾病，如风湿病、类风湿性关节炎、红斑狼疮、严重支气管哮喘、肾病综合征、血小板减少性紫癜、粒细胞减少症、急性淋巴性白血病、各种肾上腺皮质功能不足症、剥脱性皮炎、无疱疮神经性皮炎、类湿疹等。也用于某些严重感染及中毒、恶性淋巴瘤的综合治疗
制剂与规格	醋酸泼尼松片：5mg
用法与用量	常用剂量：一日 0.5～1mg/kg，重者可给予一日 1.5～2mg/kg，血小板≥100×10^9/L 并稳定后，逐步减量至维持剂量，维持量一般不超过一日 15mg 为宜。足量用药 4 周（最长不超过 6 周）仍无效者应快速减量至停药
注意事项	1. 注意皮质激素的不良反应并对症处理；防治脏器功能损伤，包括抑酸、补钙等 2. 高血压、糖尿病、消化性溃疡、精神病、青光眼患者慎用
禁忌	糖皮质激素过敏者、活动性肺结核、严重精神疾病病者、活动性消化性溃疡、糖尿病、创伤修复期、未能控制的感染等
不良反应	由本品所致的水、钠潴留作用较可的松弱，长期超生理剂量的应用，可出现并发感染、向心性肥胖、满月脸、紫纹、皮肤变薄、肌无力、肌萎缩、低血钾、水肿、恶心、呕吐、高血压、糖尿病、痤疮、多毛、感染、胰腺炎、伤口愈合不良、骨质疏松、诱发或加重消化道溃疡、儿童生长抑制、诱发精神症状等
特殊人群用药	妊娠与哺乳期妇女：慎用
药典	USP、Eur. P. 、Chin. P.
国家处方集	CNF
医保目录	【保（甲）】
基本药物目录	【基】
其他推荐依据	
■ 药品名称	泼尼松龙 Prednisolone
适应证	用于过敏性与自身免疫性炎症性疾病，如风湿病、类风湿性关节炎、红斑狼疮、严重支气管哮喘、肾病综合征、血小板减少性紫癜、粒细胞减少症、急性淋巴性白血病、各种肾上腺皮质功能不足症、剥脱性皮炎、无疱疮神经性皮炎、类湿疹等。也用于某些严重感染及中毒、恶性淋巴瘤的综合治疗
制剂与规格	1. 醋酸泼尼松龙片：①1mg；②5mg 2. 醋酸泼尼松龙注射液：①1ml：25mg；②5ml：125mg 3. 泼尼松龙磷酸钠注射液：1ml：20mg

续　表

用法与用量	1. 口服：用于治疗过敏性、自身免疫性炎症性疾病，成人开始一日 15～40mg，需要时可用到 60mg 或一日 0.5～1mg/kg，发热患者分 3 次服用，体温正常者每日晨起一次顿服。病情稳定后逐渐减量，维持量 5～10mg，视病情而定。小儿开始用量一日 1mg/kg 2. 肌内注射：一日 10～40mg，必要时可加量 3. 静脉滴注：一次 10～20mg，加入 5% 葡萄糖注射液 500ml 中滴注 4. 静脉注射：用于危重患者，一次 10～20mg，必要时可重复
注意事项	以下疾病一般不宜使用：严重精神病（过去或现在）和癫痫，活动性消化性溃疡病，新近胃肠吻合手术，骨折，创伤修复期，角膜溃疡，肾上腺皮质功能亢进症，高血压，糖尿病，抗菌药物不能控制的感染如水痘、麻疹、真菌感染、较重的骨质疏松症等
禁忌	1. 对糖皮质激素过敏者 2. 活动性肺结核者 3. 未进行抗感染治疗的急性化脓性眼部感染者 4. 妊娠妇女 5. 严重精神疾病者、癫痫、活动性消化性溃疡、糖尿病、新近胃肠吻合手术、骨折、创伤修复期、角膜溃疡、未能控制的感染者、较重的骨质疏松者
不良反应	由本品所致的水、钠潴留作用较氢化可的松弱，一般不易引起水钠潴留和电解质紊乱。长期超生理剂量的应用，可出现向心性肥胖、满月脸、紫纹、皮肤变薄、肌无力、肌萎缩、低血钾、水肿、恶心、呕吐、高血压、糖尿病、痤疮、多毛、感染、胰腺炎、伤口愈合不良、骨质疏松、诱发或加重消化道溃疡、儿童生长抑制、诱发精神症状等。眼部长期大量应用，可引起眼压升高，导致视神经损害、视野缺损、后囊膜下白内障、继发性真菌或病毒感染等
特殊人群用药	妊娠与哺乳期妇女：孕妇及哺乳期妇女在权衡利弊情况下，尽可能避免使用
药典	USP、Eur. P. 、Chin. P.
国家处方集	CNF
医保目录	【保（乙）】
基本药物目录	
其他推荐依据	
■ 药品名称	甲泼尼龙　Methylprednisolone
适应证	1. 抗炎治疗：风湿性疾病，结缔组织病，过敏状态，季节性或全年性过敏性鼻炎，眼部带状疱疹，虹膜炎，虹膜睫状体炎 2. 免疫抑制治疗：器官移植 3. 治疗血液疾病及肿瘤
制剂与规格	1. 甲泼尼龙片：①2mg；②4mg 2. 甲泼尼龙醋酸酯注射液：①1ml：20mg；②1ml：40mg 3. 注射用甲泼尼龙琥珀酸钠：①40mg；②125mg；③500mg
用法与用量	口服：开始时一般为一日 16～40mg，分次服用。维持剂量一日 4～8mg 静脉注射：推荐剂量：30mg/kg，以最少 30 分钟时间。此剂量可于 48 小时内，每 4～6 小时重复 1 次 静脉输注须最少 30 分钟，如治疗后 1 周内尚无改善迹象，可根据病情重复上述疗程

续 表

注意事项	1. 治疗期间不应接种天花疫苗，以免引起神经系统并发症 2. 注意用药时可能掩蔽感染症状或并发新感染
禁忌	全身性真菌感染；已知对本药成分有过敏者
不良反应	1. 偶见局部组织刺激、过敏反应、皮肤瘙痒、烧灼感或干燥感；长期大量应用可致皮肤萎缩、色素脱失、毛细血管扩张、酒渣样皮炎、口周皮炎等 2. 大剂量可致心律失常
特殊人群用药	妊娠与哺乳期妇女：妊娠期服用大剂量可能引起胎儿畸形；只有当确实需要时才用于孕妇。哺乳期妇女慎用
药典	USP
国家处方集	CNF
医保目录	【保（乙）】
基本药物目录	
其他推荐依据	
■ 药品名称	氢化可的松 Hydrocortisone
适应证	主要用于肾上腺皮质功能减退症的替代治疗及先天性肾上腺皮质功能增生症的治疗，也可用于类风湿性关节炎、风湿性发热、痛风、支气管哮喘、过敏性疾病，并可用于严重感染和抗休克治疗等
制剂与规格	1. 氢化可的松片：①4mg；②10mg；③20mg 2. 5%氢化可的松注射液：①2ml：10mg；②5ml：25mg；③20ml：100mg 3. 醋酸氢化可的松注射液（混悬剂）：5ml：25mg 4. 注射用氢化可的松琥珀酸钠：①50mg；②100mg
用法与用量	1. 口服：成人肾上腺皮质功能减退症，每日剂量20～30mg，清晨服2/3，午餐后服1/3。有应激情况时应适当加量，可增至每日80mg（8片），分3次服用。小儿的治疗剂量为按体表面积每日20～25mg/m^2，分3次，每8小时服1次 2. 静脉滴注：一次100mg，必要时可用至300mg，用0.9%氯化钠注射液或5%葡萄糖注射液稀释至0.2mg/ml后滴注。疗程不超过3～5日
注意事项	1. 未能控制的结核性、化脓性、细菌性和病毒性感染者忌用 2. 心脏病和急性心力衰竭、高脂蛋白血症、高血压、甲状腺功能减退、重症肌无力、肾功能损伤、肾结石者慎用
禁忌	肾上腺皮质激素过敏者、有严重精神病史、癫痫、活动性消化性溃疡、新近性胃肠吻合术者、肾上腺皮质功能亢进、严重的骨质疏松、青光眼、严重糖尿病者禁用
不良反应	1. 偶见有局部刺激、过敏反应、瘙痒、烧灼感或干燥感；长期大量应用可致皮肤萎缩、色素脱失、毛细血管扩张、酒渣样皮炎、口周皮炎、医源性库欣综合征表现 2. 动脉粥样硬化，下肢水肿，创面愈合不良，月经紊乱，股骨头坏死，儿童生长发育受抑制，有欣快感、激动、烦躁不安、定向力障碍等精神症状；其他不良反应尚可见肌无力、肌萎缩、胃肠道反应等
特殊人群用药	儿童：儿童宜尽量应用小剂量 妊娠与哺乳期妇女：慎用

续　表

药典	USP、Eur. P. 、Chin. P.
国家处方集	CNF
医保目录	【保（甲）】
基本药物目录	【基】
其他推荐依据	
■ 药品名称	地塞米松　Dexamethasone
适应证	主要用于过敏性与自身免疫性炎症性疾病。多用于结缔组织病、活动性风湿病、类风湿性关节炎、红斑狼疮、严重支气管哮喘、严重皮炎、溃疡性结肠炎、急性白血病等，也用于某些严重感染及中毒、恶性淋巴瘤的综合治疗
制剂与规格	1. 醋酸地塞米松片：0.75mg 2. 地塞米松磷酸钠注射液：①1ml∶1mg；②1ml∶2mg；③1ml∶5mg
用法与用量	1. 口服：成人开始剂量为一次0.75～3.00mg，一日2～4次。维持量约一日0.75mg 2. 静脉注射：每次2～20mg；静脉滴注时，应以5%葡萄糖注射液稀释，可2～6小时重复给药至病情稳定，但大剂量连续给药一般不超过72小时
注意事项	1. 结核病、急性细菌性或病毒性感染患者应用时，必须给予适当的抗感染治疗 2. 长期服药停药前应逐渐减量
禁忌	见氢化可的松
不良反应	少见有水钠潴留、血糖升高；静注可引起肛门生殖区的感觉异常或激惹；长期应用可致医源性库欣综合征，表现有满月脸、向心性肥胖、紫纹、出血倾向、痤疮、糖尿病倾向、高血压、骨质疏松或骨折。其他可参见氢化可的松
特殊人群用药	儿童：小儿应使用短效或中效制剂，避免使用长效地塞米松制剂 妊娠与哺乳期妇女：妊娠期应权衡利弊使用；哺乳期用药应停止哺乳
药典	USP、Eur. P. 、Chin. P.
国家处方集	CNF
医保目录	【保（甲）】
基本药物目录	【基】
其他推荐依据	

第三章

抗癫痫药物

■ 药品名称	卡马西平 Carbamazepine
适应证	用于治疗癫痫（复杂部分性发作、全身强直-阵挛性发作、上述两种混合性发作或其他部分性或全身性发作）；三叉神经痛和舌咽神经痛发作，亦用作三叉神经痛缓解后的长期预防性用药；预防或治疗躁狂-抑郁症
制剂与规格	1. 卡马西平片：①0.1g；②0.2g 2. 卡马西平胶囊：0.2g
用法与用量	1. 成人：口服，开始一次0.1g，一日2次；第二日后每隔一日增加0.1～0.2g，直到疼痛缓解，通常为一次0.2g，一日3～4次；最高量每日不超过1.2g 2. 儿童：10～20mg/kg。维持量调整到血药浓度在4～12μg/ml
注意事项	饭后服用可减少胃肠道反应，漏服时应尽快补服，不可一次服双倍量，可一日内分次补足
禁忌	已知对卡马西平相关结构药物（如三环类抗抑郁药）过敏者。有房室传导阻滞、血清铁严重异常、骨髓抑制、严重肝功能不全等病史者
不良反应	常见中枢神经系统反应，表现为头晕、共济失调、嗜睡、视物模糊、复视、眼球震颤。少见变态反应、史-约综合征、儿童行为障碍、严重腹泻、稀释性低钠血症或水中毒、中毒性表皮坏死溶解症、红斑狼疮样综合征。罕见腺体瘤或淋巴瘤、粒细胞减少、骨髓抑制、心律失常、房室传导阻滞、中枢神经毒性反应、过敏性肝炎、低血钙症等
特殊人群用药	老年人：老年人对本品较为敏感，可引起认知功能障碍、精神错乱、激动、不安、焦虑、房室传导阻滞或心动过缓，也可引起再生障碍性贫血 妊娠与哺乳期妇女：妊娠早期需慎用；哺乳期妇女不宜应用
药典	USP、Eur. P.、Chin. P.
国家处方集	CNF
医保目录	【保（甲/乙）】
基本药物目录	【基】
其他推荐依据	
■ 药品名称	奥卡西平 Oxcarbazepine
适应证	用于治疗成人和5岁以及5岁以上儿童的原发性全面性强直-阵挛性发作和部分性发作，伴有或不伴有继发性全面性发作
制剂与规格	1. 奥卡西平片：①150mg；②300mg；③600mg 2. 奥卡西平口服溶液：250ml（60mg/ml）
用法与用量	1. 单独治疗：起始治疗剂量可以为一天600mg（8～10mg/kg），分两次给药。每日维持剂量范围在600～2400mg

续　表

	2. 联合治疗：起始治疗剂量可以为一天600mg（8～10mg/kg），分两次给药。每日维持剂量范围在600～2400mg 3. 5岁和5岁以上的儿童：在单药和联合用药过程中，起始的治疗剂量为每天8～10mg/kg，分为两次给药 4. 肝功能损害患者：中度以下患者不需要调整剂量 5. 肾功能损害患者：肾功能损害患者（肌酐清除率<30ml/min）应从初始剂量的一半（300mg/d）开始，并逐渐缓慢加量，达到所需临床疗效
注意事项	1. 应逐渐减量至停药，以最大可能地避免癫痫发作频率增加 2. 本品可引起头晕和嗜睡，服用本品后不要驾驶汽车或操作机器 3. 对卡马西平过敏的患者只有在可能的益处大于潜在的危险时才可服用本品；如出现过敏反应迹象或临床症状，应立即停药 4. 本品可以空腹或与食物一起服用 5. 本品可引起低钠血症，服药期间应定时检查血钠。若血钠<125mmol/L，通过减量、停药或保守处理（如限制饮水）后血钠水平可恢复正常 6. 本品可能降低激素避孕药效果，建议服用本品期间改用其他不含激素的避孕方法
禁忌	对本品或其任一成分过敏的患者禁用；房室传导阻滞者禁用
不良反应	常见恶心、呕吐、便秘、腹泻、腹痛、头痛、头晕、嗜睡、意识模糊、抑郁、感情淡漠、激动、情感不稳定、健忘、共济失调、注意力不集中、眼球震颤、复视和疲劳。少见白细胞减少、AST及ALT升高、碱性磷酸酶升高。罕见过敏反应、关节肿胀、肌痛、关节痛、呼吸困难、哮喘、肺水肿、支气管痉挛
特殊人群用药	肝、肾功能不全患者：肾损害患者应从常规起始剂量的一半开始服用，并逐渐缓慢加量；肾功能损害的患者在增加剂量时，必须进行仔细的监测。肝功能损害者慎用 老年人：老年人用药易发生低钠血症 妊娠与哺乳期妇女：孕妇应权衡利弊后使用，哺乳妇女使用本品时应暂停哺乳
药典	
国家处方集	CNF
医保目录	【保（乙）】
基本药物目录	
其他推荐依据	
■ 药品名称	**加巴喷丁　Gabapentin**
适应证	用于癫痫：单一用药：适用于患单纯或复杂型部分性发作的成人及12岁以上的儿童（包括新诊断患者）的治疗，可伴有或不伴有继发性全身性发作。联合用药：患有部分性发作伴有或不伴有继发性全身性发作的3岁及3岁以上的儿童及成人
制剂与规格	加巴喷丁片、胶囊：①0.1g；②0.3g
用法与用量	口服：给药从初始低剂量逐渐递增至有效剂量 1. 12岁以上患者：在给药第1天可采用每日1次，每次300mg；第2天为每日2次，每次300mg；第3天为每日3次，每次300mg，之后维持此剂量服用 2. 3～12岁的儿科患者：开始剂量应该为每日10～15mg/kg，每日3次，在大约3天达到有效剂量。在5岁以上的患者加巴喷丁的有效剂量为每日25～35mg/kg，每日3次。3～4岁的儿科患者的有效剂量是每日40mg/kg，每日3次。如有必要，剂量可增为每日50mg/kg

续 表

	3. 两次服药之间的间隔时间最长不能超过 12 小时。为减少头晕、嗜睡等不良反应的发生，第 1 天用药可在睡前服用。在加巴喷丁用药过程中无需监测加巴喷丁的血药浓度
注意事项	1. 加巴喷丁胶囊对于原发性全身发作，如失神发作的患者无效 2. 癫痫药物不应该突然停止服用，因为可能增加癫痫发作的频率 3. 糖尿病患者需经常监测血糖，必要时调整降糖药的剂量 4. 本品作用于中枢神经系统，可引起镇静、眩晕或类似症状。因此，即便按照规定剂量服用本品，也可降低反应速度，使驾驶能力、操纵复杂机器的能力和在暴露环境中工作的能力受到损害，特别在治疗初期、药物加量、更换药物时或者同时饮酒时
禁忌	已知药中任一成分过敏、急性胰腺炎的患者禁用
不良反应	常见嗜睡、疲劳、眩晕、头痛、恶心、呕吐、体重增加、紧张、失眠、共济失调、眼球震颤、感觉异常及畏食。偶见出现衰弱、视觉障碍（弱视、复视）震颤、关节脱臼、异常思维、健忘、口干、抑郁及情绪化倾向
特殊人群用药	肝、肾功能不全患者：肾功能不全的患者，服用本品必须减量 妊娠与哺乳期妇女：妊娠期妇女只有在充分评估利益/风险后，才可使用。哺乳期妇女必须使用本品时，应停止哺乳
药典	USP
国家处方集	CNF
医保目录	【保（乙）】
基本药物目录	
其他推荐依据	
■ 药品名称	**丙戊酸钠　Sodium Valproate**
适应证	用于各种类型癫痫，包括单纯或复杂失神发作、肌阵挛发作，大发作的单药或合并用药治疗，有时对复杂部分性发作也有一定疗效
制剂与规格	1. 丙戊酸钠片：①100mg；②200mg 2. 丙戊酸钠肠溶片：①200mg；②250mg 3. 丙戊酸钠胶囊：①200mg；②250mg 4. 丙戊酸钠糖浆剂：300ml（40mg/ml） 5. 丙戊酸钠注射液：4ml：400mg 6. 注射用丙戊酸钠：400mg
用法与用量	1. 口服：成人，每日按体重 15mg/kg 或每日 600～1200mg 分次 2～3 次服。开始时按 5～10mg/kg，1 周后递增，至能控制发作为止。当每日用量超过 250mg 时应分次服用，以减少胃肠刺激。每日最大量为按体重不超过 30mg/kg 或每日 1.8～2.4g 2. 儿童：按体重计与成人相同，也可每日 20～30mg/kg，分 2～3 次服用或每日 15mg/kg，按需每隔 1 周增加 5～10mg/kg，至有效或不能耐受为止 3. 静脉滴注：成人，癫痫持续状态时静注 400mg，每日 2 次
注意事项	1. 停药应逐渐减量，用药期间避免饮酒 2. 外科系手术或其他急症治疗时应考虑可能遇到的时间延长，或中枢神经抑制药作用的增强

续　表

禁忌	有药源性黄疸个人史或家族史者、有肝病或明显肝功能损害者禁用
不良反应	常见恶心、呕吐、腹痛、腹泻、消化不良、胃肠痉挛、月经周期改变；少见脱发、眩晕、疲乏、头痛、共济失调、异常兴奋、不安和烦躁；偶见过敏、听力下降、可逆性听力损坏，长期服用偶见胰腺炎及急性重型肝炎
特殊人群用药	儿童：可蓄积在发育的骨骼内，儿童应注意 妊娠与哺乳期妇女：本药能通过胎盘，动物实验有致畸的报道，孕妇应权衡利弊，慎用。本品亦可分泌入乳汁，哺乳期妇女应慎用
药典	USP、Eur. P. 、Chin. P.
国家处方集	CNF
医保目录	【保（甲/乙）】
基本药物目录	【基】
其他推荐依据	
■ 药品名称	丙戊酸镁　Magnesium Valproate
适应证	用于治疗各型癫痫，也可用于治疗双相情感障碍的躁狂发作
制剂与规格	丙戊酸镁片：250mg
用法与用量	1. 口服：抗癫痫，小剂量开始，一次 200mg，一日 2～3 次，逐渐增加至一次 300～400mg，一日 2～3 次 抗躁狂，小剂量开始，一次 200mg，一日 2～3 次，逐渐增加至一次 300～400mg，一日 2～3次。最高剂量不超过一日 1.6g 2. 6 岁以上儿童按体重一日 20～30mg/kg，分 3～4 次服用
注意事项	1. 本品发生不良反应往往与血药浓度过高（>120μg/ml）有关，建议进行血药浓度监测 2. 出现意识障碍、肝功能异常、胰腺炎等严重不良反应，应停药 3. 用药期间应定期检查肝功能与白细胞、血小板计数 4. 本品能抑制苯妥英钠、苯巴比妥、扑米酮、乙琥胺的代谢，使血药浓度升高 5. 本品与氯硝西泮合用可引起失神性癫痫状态，不宜合用 6. 制酸药可降低本品的血药浓度 7. 阿司匹林能增加本品的药效和毒性作用 8. 与抗凝药如华法林或肝素等以及溶血栓药合用，出血的危险性增加 9. 血小板减少症患者慎用
禁忌	白细胞减少、严重肝脏疾病者、6 岁以下儿童及孕妇禁用
不良反应	常见有恶心、呕吐、畏食、腹泻等。少数可出现嗜睡、震颤、共济失调、脱发、异常兴奋与烦躁不安等。偶见过敏性皮疹、血小板减少或血小板聚集抑制引起异常出血、白细胞减少或中毒性肝损害
特殊人群用药	肝、肾功能不全患者：肝、肾功能不全者应减量或慎用 儿童：6 岁以下儿童禁用 老年人：老年患者用药视病情酌情减量 妊娠与哺乳期妇女：孕妇禁用；哺乳期妇女用药期间应停止哺乳
药典	

续　表

国家处方集	CNF
医保目录	【保（乙）】
基本药物目录	
其他推荐依据	
■ 药品名称	苯妥英钠　Phenytoin Sodium
适应证	用于：①抗癫痫：主要用于防治癫痫大发作和精神运动性发作；②治疗三叉神经痛和坐骨神经痛：有一定疗效，可减少发作次数或减轻疼痛，或使疼痛消失
制剂与规格	苯妥英钠片：①50mg；②100mg 注射用苯妥英钠：①100mg；②250mg
用法与用量	1. 抗癫痫：成人，每次服用50～100mg，每日2～3次，饭后服。极量为每次300mg，每日600mg。宜从小剂量开始，酌情增量，但需注意避免过量 儿童，体重在30kg以下的小儿每日按体重5～10mg/kg给药，分2～3次服用。用于癫痫持续状态时，每次肌注100～250mg 2. 治疗三叉神经痛：口服，每次100～200mg，每日2～3次
注意事项	1. 久服不可骤停，否则可使癫痫发作加剧或引起癫痫持续状态 2. 嗜酒者、贫血、心血管病、糖尿病、肝肾功能损害、甲状腺功能异常者慎用
禁忌	对本品过敏者阿-斯综合征、一至二度房室传导阻滞、窦房结阻滞、窦性心动过缓等心功能损害、妊娠及哺乳期妇女
不良反应	常见行为改变、笨拙、步态不稳、思维混乱、持续性眼球震颤、小脑前庭症状、发作次数增多、精神改变、肌力减弱、发音不清、手抖；长期应用可引起的中枢神经系统或小脑中毒所致的非正常兴奋、神经质、烦躁、易激惹、牙龈增生、出血、多毛；少见颈部或腋部淋巴结肿大、发热
特殊人群用药	肝、肾功能不全患者：肝肾功能损害者慎用 儿童：儿童应经常检测血药浓度，以决定用药次数和用量 老年人：老年人用药需慎重，用量宜小，并监测血浆浓度 妊娠与哺乳期妇女：本品可通过胎盘屏障而致畸，妊娠期禁用；可由乳汁分泌，哺乳期妇女应停止哺乳
药典	USP、Eur. P.、Chin. P.
国家处方集	CNF
医保目录	【保（甲）】
基本药物目录	【基】
其他推荐依据	
■ 药品名称	氯硝西泮　Nitrazepam
适应证	广谱抗癫痫药，可治疗各型癫痫，但也有人不主张用于癫痫发作或精神运动性发作。主要用于儿童小发作，婴儿痉挛性、肌阵挛性及运动不能性发作

续　表

制剂与规格	1. 氯硝西泮片：①0.5mg；②2mg 2. 氯硝西泮注射液：1ml：1mg
用法与用量	1. 口服：应从小剂量开始，根据病情逐渐增加剂量，直至有效剂量为止。每日常用剂量分3～4次服用。儿童：开始每日每千克体重0.01～0.05mg，以后每3日增加0.25～0.5mg，维持剂量为每日每千克体重0.1～0.2mg。成人：开始每日1mg，每2～3日增加0.5～1.0mg，一般剂量为每日4～8mg，最大剂量为每日20mg 2. 静注：用以控制癫痫持续状态，成人剂量为1～4mg，于30秒钟内缓慢注射完。1次给药可控制在数小时到1天不等，需要时可继续静滴，将4mg溶于500ml 0.9%氯化钠注射液中，以能控制发作的最小速度滴注
注意事项	1. 使用本品剂量必须逐渐增加，以达最大耐受量 2. 应逐渐停药，突然停药可引起癫痫持续状态 3. 长期（1～6个月）服用可产生耐受性 4. 静注时对心脏、呼吸抑制作用较地西泮强，需注意
禁忌	急性闭角型青光眼、过敏严重、肝脏疾病者禁用
不良反应	常见嗜睡、乏力等；大剂量可有共济失调、震颤。罕见皮疹、白细胞减少；个别患者发生兴奋、多语、睡眠障碍甚至幻觉；本品有依赖性；长期应用后停药，可能发生撤药症状，表现为激动或抑郁，精神症状恶化，甚至惊厥；本品静脉注射速度宜慢，否则可引起心脏停博和呼吸抑制；本品静脉注射用于口腔内镜检查时，若有咳嗽、呼吸抑制、喉头痉挛等反射活动，应同时应用局部麻醉药
特殊人群用药	儿童：慎用 老年人：慎用 妊娠与哺乳期妇女：慎用
药典	USP、Eur. P.、Chin. P.
国家处方集	CNF
医保目录	【保（甲/乙）】
基本药物目录	【基】
其他推荐依据	
■ 药品名称	托吡酯　Topiramate
适应证	初诊为癫痫患者的单药治疗或曾经合并用药转为单药治疗的癫痫患者，用于成人及2～16岁儿童部分性癫痫的加用治疗
制剂与规格	1. 托吡酯片：①25mg；②50mg；③100mg 2. 托吡酯胶囊：①100mg；②300mg；③400mg
用法与用量	1. 推荐从低剂量开始治疗，逐渐加至有效剂量。剂量调整应从每晚口服25mg开始，服用1周，随后每周增加剂量25～50mg，分2次服用。剂量应根据临床疗效进行调整。有些患者可能每日服用1次即可达到疗效 2. 加用治疗中，通常日剂量为200～400mg/d，分2次服用，个别患者口服剂量高达1600mg/d

续 表

注意事项	1. 行为障碍及认知缺陷者、泌尿道结石、感觉异常者、易发生酸中毒者 2. 停药时应逐渐减量
禁忌	对本品过敏者禁用
不良反应	可有恶心、食欲减退、味觉异常、头晕、头痛、疲乏、嗜睡
特殊人群用药	肝、肾功能不全患者：慎用 妊娠与哺乳期妇女：托吡酯在小鼠、大鼠和家兔中具有致畸性，可通过胎盘屏障。未在妊娠妇女中进行托吡酯的研究。妊娠期只有在潜在利益超过对胎儿的可能危险性时才可应用；尚不明确托吡酯是否可经人体乳汁排出。由于许多药物可经人体乳汁排泄，应在充分考虑药物对哺乳期患者的重要性后决定是停止哺乳还是停止用药
药典	
国家处方集	CNF
医保目录	【保（乙）】
基本药物目录	
其他推荐依据	

■ 药品名称	拉莫三嗪 Lamotrigine
适应证	用于癫痫：对12岁以上儿童及成人的单药治疗，简单部分性发作、复杂部分性发作、继发性全身强直-阵挛性发作、原发性全身强直-阵挛性发作
制剂与规格	拉莫三嗪片：①25mg；②100mg；③150mg；④200mg
用法与用量	单药治疗的初始剂量是25mg，每日1次，连服2周；随后用50mg，每日1次，连服2周。此后，每隔1～2周增加剂量，最大增加量为50～100mg，直至达到最佳疗效
注意事项	1. 不宜突然停药，以免引起癫痫反弹发作 2. 丙戊酸钠抑制本药代谢，合用时应减少剂量 3. 服药期间应避免驾车或操纵机器 4. 心功能不全者慎用
禁忌	对本品过敏者或过敏体质者
不良反应	1. 早期可有皮疹、发热、淋巴结病变、颜面水肿、血液系统及肝功能的异常等过敏反应的表现，还可有头痛、眩晕、疲乏、嗜睡、失眠、抽搐、不安、共济失调、易激惹、攻击行为、自杀倾向、焦虑、精神错乱、幻觉、体重减轻等 2. 罕见肝衰竭、再生障碍性贫血、粒细胞缺乏、史-约综合征、中毒性表皮坏死溶解（Lyell综合征）、弥散性血管内凝血、多器官衰竭
特殊人群用药	肝、肾功能不全患者：严重肝功能不全及肾衰竭者慎用 老年人：老年人、体弱者剂量应减半 妊娠与哺乳期妇女：慎用
药典	
国家处方集	CNF
医保目录	【保（乙）】

续　表

基本药物目录	
其他推荐依据	
■ 药品名称	左乙拉西坦　Levetiracetam
适应证	可单用或联合用于成人及4岁以上儿童部分性癫痫发作，也可用于全身性发作。也可用于其他原因（如脑炎、脑缺氧等）引起的肌阵挛
制剂与规格	左乙拉西坦片：①250mg；②500mg；③750mg
用法与用量	口服：成人（>18岁）和青少年（12～17岁）体重≥50kg起始剂量为每次500mg，每日2次。根据临床效果及耐受性，每日剂量可增加至每次1500mg，每日2次。剂量的变化应每2～4周增加或减少500mg/次，每日2次 儿童剂量变化应以每2周增加或减少10mg/kg，每日2次。应尽量使用最低有效剂量 1. 体重15kg：起始剂量每次150mg，每日2次；最大剂量每次450mg，每日2次 2. 体重20kg：起始剂量每次200mg，每日2次；最大剂量每次600mg，每日2次 3. 体重25kg：起始剂量每次250mg，每日2次；最大剂量每次750mg，每日2次 4. 体重50kg或以上：起始剂量每次500mg，每日2次；最大剂量每次1500mg，每日2次 5. 20kg以下的儿童，为精确调整剂量，起始治疗应使用口服溶液
注意事项	1. 停止使用时应逐渐停药 2. 服药期间应避免驾车或操纵机械
禁忌	对左乙拉西坦或吡咯烷酮衍生物过敏者
不良反应	1. 最常见的不良反应有嗜睡、乏力和头晕，常发生在治疗的开始阶段 2. 儿童最常见的不良反应有嗜睡、敌意、神经质、情绪不稳、易激动、食欲减退、乏力和头痛。除行为和精神方面不良反应发生率较成人高外，总的安全性和成人相仿
特殊人群用药	肝、肾功能不全患者：肾功能不全者慎用 儿童：婴儿和小于4岁的儿童患者：目前尚无相关的充足的资料；4～11岁儿童和青少年（12～17岁）体重≤50kg起始治疗剂量是10mg/kg，每日2次。根据临床效果及耐受性，剂量可以增加至30mg/kg，每日2次 老年人：老年人（≥65岁）根据肾功能状况调整剂量 妊娠与哺乳期妇女：哺乳期妇女应暂停哺乳
药典	
国家处方集	CNF
医保目录	【保（乙）】
基本药物目录	
其他推荐依据	

第四章

神经营养药

■ 药品名称	胞磷胆碱 Citicoline
适应证	用于急性颅脑外伤和脑手术后意识障碍。也用于各种原因造成的昏迷和意识障碍，如脑外伤及脑手术后的意识不清、脑血栓、多发性脑栓塞、震颤麻痹、中风后遗症、脑动脉硬化所致的脑供血不足、催眠药和一氧化碳中毒及各种器质性脑病，有促使意识清楚、改善偏瘫、肌强直、智力障碍及情绪不稳等症状的作用
制剂与规格	1. 胞磷胆碱注射液：①2ml：0.1g；②2ml：0.2g；③2ml：0.25g 2. 注射用胞磷胆碱钠：0.25g
用法与用量	1. 静脉滴注：一日0.25～0.5g，用5%或10%葡萄糖注射液稀释后缓缓滴注，每5～10日为一疗程 2. 静脉注射：每次100～200mg 3. 肌内注射：一日0.1～0.3g，分1～2次注射
注意事项	1. 在脑内出血急性期和严重脑干损伤及脑手术时不宜使用大剂量，并应与止血药及降颅压药（如20%甘露醇注射液）合用 2. 颅内活动性出血者慎用
禁忌	对过敏者禁用；偶可诱发癫痫大发作，对有癫痫史者禁用或慎用
不良反应	1. 中枢神经系统：偶见有失眠、发热、头痛、眩晕、兴奋、痉挛等 2. 消化系统：偶见有恶心；罕见食欲减退等 3. 循环系统：罕见休克症状，若出现血压下降、胸闷、呼吸困难等应立即停药 4. 偶见肝功能监测值异常
特殊人群用药	儿童：小儿慎用 妊娠与哺乳期妇女：孕妇慎用
药典	Chin. P.
国家处方集	CNF
医保目录	【保（甲）】
基本药物目录	
其他推荐依据	
■ 药品名称	吡硫醇 Pyritinol
适应证	用于脑震荡综合征、脑外伤后遗症、脑炎及脑膜炎后遗症等的头胀痛、头晕、失眠、记忆力减退、注意力不集中、情绪变化等症状的改善。亦用于脑动脉硬化症、老年痴呆、精神病等

续 表

制剂与规格	1. 盐酸吡硫醇片：①100mg；②200mg 2. 盐酸吡硫醇糖浆：1ml：10mg 3. 盐酸吡硫醇注射液：2ml：0.2g 4. 注射用盐酸吡硫醇：①100mg；②200mg
用法与用量	口服：成人每次100~200mg；糖浆剂10~20ml，一日3次。小儿每次50~100mg，一日3次 静脉滴注：200~400mg，每日1次
注意事项	滴注速度不宜过快。不能静脉快速注射
禁忌	对本品过敏者禁用；因动物实验有引起第二代动物唇裂的倾向，哺乳期妇女禁用
不良反应	偶见皮疹、恶心等，停药后即可恢复
特殊人群用药	肝、肾功能不全患者：肝功能不全患者慎用 妊娠与哺乳期妇女：禁用
药典	Pol. P.、Chin. P.
国家处方集	CNF
医保目录	【保（乙）】
基本药物目录	
其他推荐依据	
■ 药品名称	甲氯芬酯 Meclofenoxate
适应证	用于外伤性昏迷、新生儿缺氧症、儿童遗尿症、意识障碍、老年性精神病、酒精中毒及某些中枢和周围神经症状
制剂与规格	1. 盐酸甲氯芬酯胶囊：①0.1g；②0.2g 2. 注射用盐酸甲氯芬酯：①0.1g；②0.25g
用法与用量	1. 口服：成人一次0.1~0.2g，一日3次，至少服用1周。儿童一次0.1g，一日3次，至少服用1周 2. 静脉注射或静脉滴注：成人一次0.1~0.25g，一日3次，临用前用注射用水或5%葡萄糖注射液稀释成5%~10%溶液使用。儿童一次60~100mg，一日2次，可注入脐静脉 3. 肌内注射：成人昏迷状态一次0.25g，每2小时1次。新生儿缺氧症一次60mg，每2小时1次
注意事项	1. 高血压患者慎用 2. 药物过量及处理：中毒症状：焦虑不安、活动增多、共济失调、惊厥，可引起心悸、心率加快、血压升高。处理：5%葡萄糖氯化钠注射液静脉滴注及给予相应的对症治疗及支持疗法
禁忌	精神过度兴奋、锥体外系症状患者及对本品过敏者
不良反应	不良反应见兴奋、失眠、倦怠、头痛等
特殊人群用药	尚不明确
药典	Jpn. P.、Chin. P.
国家处方集	CNF

续 表

医保目录	【保（乙）】
基本药物目录	
其他推荐依据	
■ 药品名称	吡拉西坦 Piracetam
适应证	用于急、慢性脑血管病，脑外伤，各种中毒性脑病等多种原因所致的记忆减退及轻、中度脑功能障碍。也可用于儿童智能发育迟缓
制剂与规格	1. 吡拉西坦片：0.4g 2. 吡拉西坦分散片：0.8g 3. 吡拉西坦注射液：①5ml：1g；②10ml：2g；③20ml：4g 4. 吡拉西坦氯化钠注射液：250ml：8g
用法与用量	口服：一次0.8～1.6g，一日3次，4～8周为一疗程 静脉滴注：成人每日8g，加于葡萄糖液中滴注。儿童剂量酌减
注意事项	锥体外系疾病、Huntington舞蹈症者禁用本品，以免加重症状
禁忌	对本品过敏者、妊娠期妇女、新生儿禁用
不良反应	1. 常见恶心、腹部不适、食欲减退、腹胀、兴奋、易激动、头晕和失眠等 2. 偶见轻度肝功能损害，表现为轻度ALT及AST升高。还有体重增加、幻觉、共济失调、皮疹
特殊人群用药	肝、肾功能不全患者：重度肝、肾功能障碍的患者禁用，肝肾功能障碍者慎用并应适当减少剂量 儿童：新生儿禁用 老年人：慎用 妊娠与哺乳期妇女：孕妇禁用；哺乳期妇女用药指征尚不明确
药典	Eur. P.、Chin. P.
国家处方集	CNF
医保目录	【保（乙）】
基本药物目录	
其他推荐依据	
■ 药品名称	茴拉西坦 Aniracetan
适应证	用于：①轻中度学习、记忆和认知功能障碍的血管性痴呆及阿尔茨海默病；②卒中后不同程度的轻中度认知和行为障碍；③中老年良性记忆障碍
制剂与规格	1. 茴拉西坦片：0.05g 2. 茴拉西坦胶囊：0.1g 3. 茴拉西坦口服液：①10ml：100mg；②10ml：200mg
用法与用量	口服：一次0.2g，一日3次
注意事项	1. 肝功能异常者应适当调整剂量 2. 儿童、孕妇及哺乳期妇女慎用

续　表

禁忌	对本品过敏或对其他吡咯烷酮类药物不能耐受者应当避免使用
不良反应	常见口干、食欲减退、便秘、头晕、嗜睡、全身皮疹
特殊人群用药	肝、肾功能不全患者：肝功能异常者应适当调整剂量 儿童：慎用 妊娠与哺乳期妇女：慎用
药典	
国家处方集	CNF
医保目录	
基本药物目录	
其他推荐依据	
■ 药品名称	奥拉西坦　Oxiracetam
适应证	适用于轻中度血管性痴呆、阿尔茨海默病以及脑外伤等症引起的记忆与智能障碍（口服） 用于脑损伤及其引起的神经功能缺失、记忆与智能障碍等症的治疗（静脉滴注）
制剂与规格	1. 奥拉西坦片：①0.2g；②0.4g；③0.8g 2. 奥拉西坦胶囊：①0.4g；②0.8g 3. 奥拉西坦注射液：5ml：1.0g 4. 注射用奥拉西坦：1.0g
用法与用量	口服：每次800mg，每日2～3次，或遵医嘱 静脉滴注：每次4.0g，每日1次，可酌情增减用量，用前加入到100～250ml 5%葡萄糖注射液或0.9%氯化钠注射液中，摇匀。对神经功能缺失的治疗通常疗程为2周，对记忆与智能障碍的治疗通常疗程为3周
注意事项	如患者出现精神兴奋和睡眠紊乱时应酌减剂量
禁忌	对本品过敏者及严重肾功能不全者
不良反应	偶见恶心、前胸和腹部有发热感、肝肾功能异常等不良反应
特殊人群用药	肝、肾功能不全患者：肾功能不全者应降低剂量，慎用 儿童：慎用 老年人：老年人用药期间如出现不良反应须减量 妊娠与哺乳期妇女：慎用
药典	
国家处方集	CNF
医保目录	
基本药物目录	
其他推荐依据	

续 表

■ 药品名称	维生素 B_1 Vitamin B_1
适应证	用于维生素 B_1 缺乏的预防和治疗，如维生素 B_1 缺乏所致的脚气病或 Wernicke 脑病。亦用于周围神经炎、消化不良等的辅助治疗
制剂与规格	维生素 B_1 片：①5mg；②10mg 维生素 B_1 注射液：①1ml：50mg；②2ml：100mg
用法与用量	口服： 1. 成人：①预防用量：推荐膳食中每日摄入维生素 B_1 量，男性青年及成人 1.2～1.5mg，女性青年及成人 1～1.1mg，孕妇 1.5mg，乳母 1.6mg。正常膳食均可达上述需要量；②治疗用量：一次 5～10mg，一日 3 次。妊娠期由于维生素 B_1 缺乏而致神经炎：一日 5～10mg。嗜酒而致维生素 B_1 缺乏：一日 40mg 2. 儿童 （1）预防用量：推荐膳食中每日摄入维生素 B_1 量，出生至 3 岁婴儿 0.3～0.7mg，4～6 岁小儿 0.9mg，7～10 岁小儿 1mg。正常膳食均可达上述需要量 （2）治疗用量：①小儿脚气病（轻型）：一日 10mg；②维生素 B_1 缺乏症：一日 10～50mg，分次服 肌内或皮下注射：每次 50～100mg，每日 1 次
注意事项	注射时偶有过敏反应，甚至可发生过敏性休克，故除急需补充的情况外很少采用注射。本品不宜静注
禁忌	对本品过敏者忌用
不良反应	过量可出现头痛、疲倦、烦躁、食欲减退、腹泻、水肿，偶见过敏反应
特殊人群用药	尚不明确
药典	USP、Eur. P.、Chin. P.
国家处方集	CNF
医保目录	【保（甲/乙）】
基本药物目录	【基】
其他推荐依据	
■ 药品名称	维生素 B_{12} Vitamin B_{12}
适应证	主要用于巨幼细胞性贫血，也可用于神经炎的辅助治疗
制剂与规格	1. 维生素 B_{12} 片：0.025mg 2. 维生素 B_{12} 注射液：①1ml：0.05mg；②1ml：0.1mg；③1ml：0.25mg；④1ml：0.5mg；⑤1ml：1mg
用法与用量	1. 口服：一日 1～50μg 2. 肌注：成人，每日 0.025～0.1mg，或隔日 0.05～0.2mg。用于神经炎时，用量可酌增
注意事项	1. 可致过敏反应，甚至过敏性休克 2. 有条件时，用药过程中应监测血中维生素 B_{12} 浓度 3. 痛风患者使用本品可能发生高尿酸血症

续　表

禁忌	对维生素 B_{12} 有过敏史者禁用。有家族遗传性球后视神经炎及弱视症者禁用
不良反应	可见低血压、高尿酸血症。少见暂时轻度腹泻，罕见过敏性休克
特殊人群用药	儿童：对新生儿、早产儿、婴儿、幼儿要特别小心。肌注每次 25 ~ 100μg，每日或隔日 1 次。避免同一部位反复给药
药典	USP、Eur. P. 、Chin. P.
国家处方集	CNF
医保目录	【保（甲）】
基本药物目录	【基】
其他推荐依据	

第五章

抑酸药

■ 药品名称	雷尼替丁 Ranitidine
适应证	用于良性胃溃疡、十二指肠溃疡、手术后之溃疡、反流性食管炎、消化道出血、胰源性溃疡综合征（佐林格-埃利森综合征）及预防非甾体抗炎药引起的溃疡，亦能提高轻、中型血友病者的凝血因子Ⅷ水平
制剂与规格	1. 雷尼替丁片：①0.15g；②0.3g 2. 雷尼替丁胶囊：0.15g 3. 雷尼替丁注射液：①2ml∶50mg；②5ml∶50mg 4. 注射用雷尼替丁：100mg
用法与用量	口服，每次150mg，每日2次，早晚饭时服。维持剂量为每日150mg，于早晚餐时服。用于反流性食管炎的治疗，每次150mg，每日2次，共用8周。对佐林格-埃利森综合征，开始每次150mg，每日3次。必要时，剂量可加至每日900mg 治疗上消化道出血，可用本品50mg肌注或缓慢静注（1分钟以上），或以每小时25mg的速率间歇静脉滴注2小时。以上方法一般一日2次或每6~8小时1次
注意事项	1. 本品可影响某些检验值，如肝功能 2. 长期使用本品须定期检查肝肾功能及血象
禁忌	1. 对本品过敏者 2. 严重肾功能不全者 3. 妊娠及哺乳期妇女 4. 8岁以下儿童 5. 苯丙酮尿症者 6. 急性间歇性血卟啉病
不良反应	皮疹、荨麻疹；头痛、头晕、乏力、幻觉；口干、恶心、呕吐、便秘、腹泻、轻度AST及ALT增高；罕见腹部胀满感及食欲缺乏；偶见白细胞减少；罕见心率增加，血压上升；罕见耳鸣、面部潮红、月经不调；胃内细菌繁殖、感染；突发性心律失常、心动过缓、心源性休克及轻度的房室传导阻滞、心搏骤停；维生素 B_{12} 缺乏、男性乳房女性化、女性溢乳、性欲减退、阳痿、急性血卟啉病；视物模糊；关节痛、肌痛；肾功能损伤
特殊人群用药	肝、肾功能不全患者：慎用
药典	USP、Eur. P.、Chin. P.
国家处方集	CNF
医保目录	【保（甲）】
基本药物目录	【基】
其他推荐依据	

续　表

■ 药品名称	法莫替丁　Famotidine
适应证	用于消化性溃疡（胃、十二指肠溃疡），急性胃黏膜病变，反流性食管炎以及胃泌素瘤
制剂与规格	1. 法莫替丁片：①10mg；②20mg；③40mg 2. 法莫替丁胶囊：20mg 3. 法莫替丁注射液：2ml：20mg
用法与用量	1. 口服：一次 20mg（一次 1 片），一日 2 次，早、晚餐后或睡前服。4～6 周为一疗程。溃疡愈合后的维持量减半 2. 静脉给药：加入到 0.9% 氯化钠注射液中缓慢静滴 20mg，每日 2 次（间隔 12 小时）。一旦病情许可，应迅速将静脉给药改为口服给药
注意事项	1. 心脏病患者慎用 2. 用药期间可能出现中性粒细胞和血小板计数减少
禁忌	对本品过敏者、严重肾功能不全者禁用；孕妇、哺乳期妇女禁用
不良反应	皮疹、荨麻疹；头痛、头晕、乏力、幻觉；口干、恶心、呕吐、便秘、腹泻、轻度 ALT 及 AST 增高、罕见腹部胀满感及食欲缺乏；偶见白细胞减少；罕见心率增加，血压上升；罕见耳鸣、面部潮红、月经不调
特殊人群用药	肝、肾功能不全患者：慎用 儿童：婴幼儿慎用
药典	USP、Eur. P.、Chin. P.
国家处方集	CNF
医保目录	【保（甲）】
基本药物目录	【基】
其他推荐依据	
■ 药品名称	尼扎替丁　Nizatidine
适应证	用于治疗活动性十二指肠溃疡；十二指肠溃疡愈合后的维持治疗；适用于治疗内镜诊断的食管炎（包括糜烂和溃疡性食管炎）和胃食管反流性疾病（GERD）以及因 GERD 出现胃灼热症状；治疗良性胃溃疡
制剂与规格	1. 尼扎替丁片：0.15g 2. 尼扎替丁胶囊：①0.15g；②0.3g
用法与用量	口服：活动性十二指肠溃疡：成人，每日 1 次，300mg 睡前服用；或每日 2 次，每次 150mg；良性胃溃疡：每日 1 次，300mg 睡前服用；预防十二指肠溃疡：每日 1 次，150mg 睡前服用
注意事项	1. 对其他 H_2 受体拮抗剂过敏者慎用 2. 服用本品后尿胆素原测定可呈假阳性 3. 治疗之前先排除胃恶性肿瘤后方可使用
禁忌	对本品过敏者、严重肾功能不全者、妊娠及哺乳期妇女禁用

续 表

不良反应	不良反应发生率约2%。主要有皮疹、瘙痒、便秘、腹泻、口渴、恶心、呕吐等；也有神经系统症状，如头晕、失眠、多梦、头痛；偶见鼻炎、咽炎、鼻窦炎、虚弱、胸背痛及多汗等，罕见腹胀和食欲缺乏
特殊人群用药	肝、肾功能不全患者：肾功能不全患者使用本品应减量 儿童：不建议儿童使用 妊娠与哺乳期妇女：妊娠期妇女慎用；哺乳期妇女用药期间须停止授乳
药典	USP、Eur. P.
国家处方集	CNF
医保目录	
基本药物目录	
其他推荐依据	
■ 药品名称	奥美拉唑　Omeprazole
□ 其他名称	奥西康
适应证	主要用于： 1. 消化道溃疡出血、吻合口溃疡出血 2. 应激状态时并发的急性胃黏膜损害、非甾体抗炎药引起的急性胃黏膜损伤 3. 预防重症疾病（如脑出血、严重创伤等）应激状态及胃手术后引起的上消化道出血等 4. 作为口服疗法不适用时下列病症的替代疗法：十二指肠溃疡、胃溃疡、反流性食管炎及佐林格-埃利森综合征
制剂与规格	1. 奥美拉唑片：①10mg；②20mg 2. 奥美拉唑肠溶片：①10mg；②20mg 3. 奥美拉唑缓释胶囊：①10mg；②20mg 4. 奥美拉唑肠溶胶囊：20mg 5. 注射用奥美拉唑钠：①20mg；②40mg
用法与用量	1. 成人常规剂量剂型：口服。本品不能咀嚼或压碎服用，应整片吞服。①活动性十二指肠溃疡，一次10～20mg，一日1次，早晨服用，疗程4～8周；②活动性胃溃疡，一次20mg，一日1次，早晨服用，疗程6～12周；③胃食管反流症，一次20mg，一日1次，早晨服用，疗程4～8周；④重症肝炎患者应慎用本品，必须使用时应从小剂量开始并监测肝功能。肝功能正常的老年人无需调整剂量 2. 静脉滴注：一次40mg，每日1～2次，稀释后进行静脉滴注，滴注时间不得少于20分钟 3. 依据急性非静脉曲张性上消化道出血诊治指南：出血量大时可首剂80mg静脉滴注，之后改为每小时8mg静脉输注72小时，并可适当延长大剂量疗程，然后改为标准剂量静脉滴注，2次/日，3～5天，此后口服标准剂量至溃疡愈合
注意事项	1. 口服：①药物可对诊断产生影响，使血中促胃液素水平升高，UBT假阴性；②用药前后及用药时应当检查或检测的项目：内镜检查了解溃疡是否愈合，UBT试验了解Hp是否已被根除，基础胃酸分泌检查了解治疗佐林格-埃利森综合征的效果，肝功能检查。长期服用者定期检查胃黏膜有无肿瘤增生；③首先排除癌症的可能后才能使用本品；④不宜再服用其他抗酸药或抑酸药

续 表

	2. 注射：①本品仅供静脉滴注用，不能用于静脉注射；②本品抑制胃酸分泌的作用强，时间长，故应用本品时不宜同时再服用其他抗酸剂或抑酸剂。为防止抑酸过度，一般消化性溃疡等疾病，不建议大剂量应用（佐林格-埃利森综合征患者除外）；③因本品能显著升高胃内 pH 值，可能影响许多药物的吸收。替代疗法：十二指肠溃疡、胃溃疡、反流性食管炎及佐林格-埃利森综合征；④肾功能受损者不须调整剂量；肝功能受损者慎用，根据需要酌情减量；⑤治疗胃溃疡时应排除胃癌后才能使用本品，以免延误诊断和治疗；⑥动物实验中，长期大量使用本品后，观察到高胃泌素血症及继发胃嗜铬样细胞肥大和良性肿瘤的发生，这种变化在应用其他抑酸剂及施行胃大部切除术后亦可出现；⑦本品不影响驾驶和操作机器
禁忌	对本品过敏者禁用；与其他质子泵抑制剂一样，本品不应与阿扎那韦合用
不良反应	口干、轻度恶心、呕吐、腹胀、便秘、腹泻、腹痛、ALT 及 AST 升高、胆红素升高、萎缩性胃炎；感觉异常、头晕、头痛、嗜睡、失眠、外周神经炎；维生素 B_{12} 缺乏；致癌性，如肠嗜铬细胞增生、胃部类癌；皮疹、男性乳房发育、溶血性贫血
特殊人群用药	肝、肾功能不全患者：慎用 儿童：目前尚无儿童使用本品的经验 老年人：老年患者无需调整剂量 妊娠与哺乳期妇女：尽管国外流行病学研究结果表明，奥美拉唑对孕妇或胎儿/新生儿的健康无不良影响，奥美拉唑可被分泌入乳汁，也尚不知对婴儿的影响，建议妊娠期和哺乳期妇女尽可能不用本品
药典	Eur. P. 、Chin. P.
国家处方集	CNF
医保目录	【保（甲/乙）】
基本药物目录	【基】
其他推荐依据	《中华内科杂志》，《中华消化杂志》，中华医学会消化内镜学分会，等．急性非静脉曲张上消化道出血诊治指南（2015 年，南昌）［J］．中华消化杂志，2015，35（12）：793-798.
■ 药品名称	**埃索美拉唑 Esomeprazole**
适应证	用于胃及十二指肠溃疡、胃食管反流性疾病（GERD）、与适当的抗菌疗法联合用药根除幽门螺杆菌、急性胃黏膜病变出血、消化性溃疡急性出血
制剂与规格	1. 埃索美拉唑镁肠溶片：①20mg；②40mg 2. 注射用埃索美拉唑钠：40mg
用法与用量	口服：糜烂性反流性食管炎：一次 40mg，每日 1 次，连服 4 周 对于食管炎未治愈或持续有症状的患者建议再服药治疗 4 周。食管炎维持治疗，一次 20mg，每日 1 次 静脉给药：对于不能口服用药的胃食管反流病患者，推荐每日 1 次静脉注射或静脉滴注 20～40mg。通常应短期用药（不超过 7 天），一旦可能，就应转为口服治疗 对于不能口服用药的 Forrest 分级Ⅱc～Ⅲ的急性胃或十二指肠溃疡出血患者，推荐静脉滴注 40mg，每 12 小时 1 次，用药 5 天
注意事项	1. 当出现任何报警症状（如显著的非有意的体重下降、反复的呕吐、吞咽困难、吐血或黑便），怀疑有胃溃疡或已患有胃溃疡时，应排除恶性肿瘤

续 表

	2. 长期使用该药治疗的患者（特别是使用1年以上者）应定期进行监测 3. 药片应整片吞服，不应咀嚼或压碎 4. 本品只能溶于0.9%氯化钠注射液中供静脉使用。配制的溶液不应与其他药物混合或在同一输液装置中合用
禁忌	对本品、奥美拉唑或其他苯并咪唑类化合物过敏者，哺乳期妇女、儿童禁用
不良反应	口干、轻度恶心、呕吐、腹胀、便秘、腹泻、腹痛、ALT及AST升高、胆红素升高、萎缩性胃炎；感觉异常、头晕、头痛、嗜睡、失眠、外周神经炎；维生素 B_{12} 缺乏；致癌性，如肠嗜铬细胞增生、胃部类癌；皮疹、男性乳房发育、溶血性贫血
特殊人群用药	肝、肾功能不全患者：严重肝功能损害的患者，剂量为20mg 妊娠与哺乳期妇女：妊娠期妇女应慎用；哺乳期不应使用
药典	
国家处方集	CNF
医保目录	【保（乙）】
基本药物目录	
其他推荐依据	
■ 药品名称	**兰索拉唑　Lansoprazole**
□ 其他名称	**奥维加**
适应证	胃及十二指肠溃疡、反流性食管炎、佐林格-埃利森综合征、消化性溃疡急性出血、急性胃黏膜病变出血；全身麻醉或大手术后以及衰弱昏迷患者防止胃酸反流合并吸入性肺炎；与抗生素联合用于Hp根除治疗
制剂与规格	兰索拉唑钠肠溶片：①15mg；②30mg 兰索拉唑钠肠溶胶囊：①15mg；②30mg 注射用兰索拉唑：30mg
用法与用量	1. 成人常规剂型剂量：口服。本品不能咀嚼或压碎服用，应整片吞服：①用于胃及十二指肠溃疡，一次15～30mg，1次/日，早晨服用，十二指肠溃疡疗程4周，胃溃疡为4～6周；反流性食管炎为8～10周；②用于佐林格-埃利森综合征，因人而异，可加大至120mg/d 2. 肝肾功能不全者：口服，一次15mg，1次/日 3. 静脉滴注：通常成人一次30mg，用0.9%氯化钠注射液100ml溶解后，2次/日，推荐静滴时间30分钟，疗程不超过7天 4. 依据急性非静脉曲张性上消化道出血诊治指南：首次大剂量静脉给药60mg后，以6mg/h持续输注72小时，用于消化性溃疡出血高危患者内镜止血后预防再出血的发生，并可适当延长大剂量疗程，然后改为标准剂量静脉滴注，2次/日，3～5天，此后口服标准剂量至溃疡愈合
注意事项	1. 口服：①首先排除癌症的可能后才能使用本品。不宜再服用其他抗酸药或抑酸药 2. 注射剂：①以下患者慎重用药：有药物过敏症既往史的患者；肝损伤的患者（因本药的代谢、排泄延迟）。②本品治疗会掩盖消化道肿瘤的症状，应排除恶性肿瘤后方可用药。③本品治疗时密切观察病情，治疗无效时应改用其他疗法。④本品目前尚无超过7日的用药经验。⑤同类质子泵抑制药物奥美拉唑（Omeprazole）在国外有导致视力损害的报道，本品尚

续　表

	不清楚。⑥动物实验中，大鼠长期大量使用本品后，出现良性睾丸间质细胞肿瘤、类癌瘤与视网膜萎缩。但类似现象在小鼠的致癌性试验及犬、猴的毒性试验中未出现
禁忌	1. 对兰索拉唑及处方中任一成分过敏的患者禁止使用本品 2. 正在使用硫酸阿扎那韦的患者禁止使用本品
不良反应	口干、轻度恶心、呕吐、腹胀、便秘、腹泻、腹痛、ALT 及 AST 升高、胆红素升高、萎缩性胃炎；感觉异常、头晕、头痛、嗜睡、失眠、外周神经炎；维生素 B_{12} 缺乏；致癌性，如肠嗜铬细胞增生、胃部类癌；皮疹、男性乳房发育、溶血性贫血
特殊人群用药	儿童：儿童使用本品的安全性尚未确定，尚无使用经验，不宜使用 老年人：一般老年人生理功能下降，故应慎重用药 妊娠与哺乳期妇女：对孕妇和可能妊娠的妇女慎用，建议只有在判断治疗的益处大于风险时方可使用本品。建议哺乳期妇女尽量避免使用本品，必须用药时应停止哺乳
药典	Chin. P. 、USP
国家处方集	CNF
医保目录	【保（乙）】
基本药物目录	
其他推荐依据	《中华内科杂志》，《中华消化杂志》，中华医学会消化内镜学分会，等．急性非静脉曲张上消化道出血诊治指南（2015 年，南昌）［J］．中华消化杂志，2015，35（12）：793-798.
■ 药品名称	**泮托拉唑　Pantcprazole**
适应证	用于活动性消化性溃疡（胃、十二指肠溃疡），反流性食管炎和佐林格-埃利森综合征，急性胃黏膜病变，复合性胃溃疡等急性上消化道出血
制剂与规格	1. 托拉唑钠肠溶片：40mg 2. 泮托拉唑钠肠溶胶囊：40mg 3. 注射用泮托拉唑钠：40mg
用法与用量	1. 口服，每日早晨餐前 1 粒（40mg）。十二指肠溃疡疗程通常为 2～4 周，胃溃疡和反流性食管炎疗程通常为 4～8 周 2. 静脉滴注，一次 40～80mg，每日 1～2 次，临用前将 10ml 0.9% 氯化钠注射液注入冻干粉小瓶内，将溶解后的药液加入 0.9% 氯化钠注射液 100～250ml 中稀释后供静脉滴注。静脉滴注，要求 15～60 分钟滴完 3. 本品溶解和稀释后必须在 4 小时内用完，禁止用其他溶剂或其他药物溶解和稀释
注意事项	1. 本品抑制胃酸分泌的作用强，时间长，故应用本品时不宜同时再服用其他抗酸剂或抑酸剂。为防止抑酸过度，在一般消化性溃疡等病时不建议大剂量长期应用（佐林格-埃利森综合征例外） 2. 治疗溃疡时应排除胃癌后才能使用本品，以免延误诊断和治疗
禁忌	对本品过敏者、哺乳期、妊娠期妇女禁用
不良反应	见奥美拉唑
特殊人群用药	肝、肾功能不全患者：慎用，严重肝功能损害的应减少剂量并定期测定肝脏酶谱的变化 儿童：不宜应用

续 表

药典	Chin. P.
国家处方集	CNF
医保目录	【保（乙）】
基本药物目录	
其他推荐依据	
■ 药品名称	雷贝拉唑 Rabeprazole
□ 其他名称	奥加明
适应证	胃及十二指肠溃疡、反流性食管炎、佐林格-埃利森综合征、消化性溃疡急性出血、急性胃黏膜病变出血；全身麻醉或大手术后以及衰弱昏迷患者防止胃酸反流合并吸入性肺炎；与抗生素联合用于Hp根除治疗
制剂与规格	雷贝拉唑钠胶囊：20mg 雷贝拉唑肠溶片：①10mg；②20mg 注射用雷贝拉唑钠：20mg
用法与用量	1. 成人常规剂型剂量：口服。本品不能咀嚼或压碎服用，应整片吞服：①用于活动性十二指肠溃疡，一次10～20mg，1次/日，早晨服用，疗程4～8周；活动性胃溃疡，一次20mg，1次/日，早晨服用，疗程6～12周；②胃食管反流病，一次20mg，1次/日，早晨服用，疗效4～8周；③重症肝炎患者应慎用本品，必须使用时应从小剂量开始并监测肝功能。肝功能正常的老年人无需调整剂量 2. 口服疗法不适用时推荐静脉滴注。一旦可以重新口服，立即停止滴注。推荐剂量1支（20mg）/次，2次/日静脉滴注：溶解稀释后供静脉滴注，静滴时间要求15～30分钟完成 3. 依据急性非静脉曲张性上消化道出血诊治指南：首次大剂量静脉给药40mg后，以4mg/h持续输注72小时，用于消化性溃疡出血高危患者内镜止血后预防再出血的发生，并可适当延长大剂量疗程，然后改为标准剂量静脉滴注，2次/日，3～5天，此后口服标准剂量至溃疡愈合
注意事项	1. 定期进行血液生化、甲状腺功能检查 2. 应在排除恶性肿瘤的前提下再行给药 3. 长期治疗患者应定期进行检测
禁忌	已知对雷贝拉唑钠、苯并咪唑类或处方中任何一种成分过敏者禁用
不良反应	口干、轻度恶心、呕吐、腹胀、便秘、腹泻、腹痛、ALT及AST升高、胆红素升高、萎缩性胃炎；感觉异常、头晕、头痛、嗜睡、失眠、外周神经炎；维生素B_{12}缺乏；致癌性，如肠嗜铬细胞增生、胃部类癌；皮疹、男性乳房发育、溶血性贫血
特殊人群用药	肝肾功能不全患者：肝脏疾病患者慎用 儿童：儿童用药的安全、有效性尚未建立 老年人：老年人应慎重使用本品。本品主要在肝脏代谢，而一般情况下老年人的肝功能有所降低，更可能引起不良反应。因此，一旦出现不良反应，应采取暂时停药并进行监测等措施 妊娠与哺乳期妇女：孕妇或可能怀孕的妇女使用本品时，应在判断其治疗的益处明显大于风险的前提下方可用药。尚不能证实人乳内分泌雷贝拉唑，但大鼠乳汁中存在雷贝拉唑，由于很多药物在人乳汁中均有分泌，故哺乳期妇女应避免使用本品。必须用药时应停止哺乳

续　表

药典	USP
国家处方集	CNF
医保目录	口服常释剂型：【保（乙）】；注射剂：部分省份【保（乙）】
基本药物目录	
其他推荐依据	《中华内科杂志》编委会，《中华消化杂志》编委会，《中华消化内镜杂志》编委会. 急性非静脉曲张性上消化道出血诊治指南［J］. 中国实用乡村医生杂志，2012，19（24）：6-9.
■ 药品名称	艾司奥美拉唑　Esomeprazole
□ 其他名称	奥一明
适应证	胃及十二指肠溃疡、反流性食管炎、佐林格-埃利森综合征、消化性溃疡急性出血、急性胃黏膜病变出血；与抗生素联合用于 Hp 根除治疗
制剂与规格	艾司奥美拉唑镁肠溶片：①20mg；②40mg 注射用艾司奥美拉唑钠：①20mg；②40mg
用法与用量	口服：①糜烂性食管炎一次 40mg，一日 1 次，疗程 4 周，如食管炎未治愈或症状持续的患者建议再治疗 4 周；②食管炎维持治疗一次 20mg，一日 1 次；胃-食管反流症，一次 20mg，一日 1 次，如果用药 4 周后症状未得到控制，应对患者进一步检查，一旦症状消除，即按需治疗 注射：①对于不能口服用药的胃食管反流病患者，推荐每日 1 次静脉注射或静脉滴注本品 20～40mg。反流性食管炎患者应使用 40mg，每日 1 次；本品通常应短期用药（不超过 7 天），一旦可能，转为口服治疗；②静脉注射：一次 40mg，缓慢静脉注射（长于 3 分钟）；③静脉滴注：通常成人一次 40mg，每日 2 次，静脉滴注时间应在 30 分钟内，疗程 5 天。④依据急性非静脉曲张性上消化道出血诊治指南：出血量大时可首剂 80mg 静脉滴注，之后改为每小时 8mg 静脉输注 72 小时，并可适当延长大剂量疗程，然后改为标准剂量静脉滴注，2 次/日，3～5 天，此后口服标准剂量至溃疡愈合
注意事项	1. 当患者被怀疑患有胃溃疡或已患有胃溃疡时，如果出现异常症状（如明显的非有意识的体重减轻、反复呕吐、吞咽困难、呕血或黑便），应先排除恶性肿瘤的可能性。因为使用本品治疗可减轻症状，延误诊断 2. 使用质子泵抑制剂可能会使胃肠道感染（如沙门菌和弯曲菌）的危险略有增加 3. 不推荐本品与阿扎那韦联合使用。如果阿扎那韦与质子泵抑制剂必须联合使用，阿扎那韦剂量需增至 400mg（同时辅以利托那韦 100mg）；建议配合密切的临床监测，且本品剂量不应超过 20mg 4. 对驾驶和使用机器能力的影响：尚未观察到这方面的影响
禁忌	1. 已知对艾司奥美拉唑、其他苯并咪唑类化合物或本品的任何其他成分过敏者禁用 2. 本品禁止与奈非那韦（Nelfinavir）联合使用；不推荐与阿扎那韦（Atazanavir）、沙奎那韦联合使用
不良反应	口干、轻度恶心、呕吐、腹胀、便秘、腹泻、腹痛、ALT 及 AST 升高、胆红素升高、萎缩性胃炎；感觉异常、头晕、头痛、嗜睡、失眠、外周神经炎；维生素 B_{12} 缺乏；致癌性，如肠嗜铬细胞增生、胃部类癌；皮疹、男性乳房发育、溶血性贫血
特殊人群用药	肝、肾功能不全患者：轻到中度肾功能损害的患者无需调整剂量，由于严重肾功能不全的患者使用本品的经验有限，治疗时应慎重。轻到中度肝功能损害的患者无需调整剂量，严重肝功能损害的患者每日剂量不应超过 20mg

续　表

	儿童：儿童不应使用艾司奥美拉唑，因没有相关的数据 老年：老年患者无需调整剂量 妊娠及哺乳期妇女：妊娠期妇女使用艾司奥美拉唑应慎重。尚不清楚艾司奥美拉唑是否会经人乳排泄，因此在哺乳期间不应使用本品
药典	USP、BP、Chin. P.
国家处方集	CNF
医保目录	【保（乙）】
基本药物目录	
推荐依据	《中华消化杂志》，中华医学会消化内镜学分会．急性非静脉曲张性上消化道出血诊治指南（2015 年，南昌）［J］．中华消化杂志，2015，35（12）：793-798.
■ 药品名称	注射用盐酸罗沙替丁醋酸酯　Roxatidine acetate hydrochloride for Injection
□ 其他名称	杰澳
适应证	上消化道出血（有消化道溃疡、急性应激性溃疡、出血性胃炎等引起）的低危患者
制剂与规格	注射剂：75mg
用法与用量	成人一日 2 次（间隔 12 小时），每次 75mg，用 20ml 的生理盐水和葡萄糖注射液溶解，缓慢静脉推注或用输液混合后的静脉滴注，一般可在 1 周内显示疗效，能够口服后改用口服药物治疗 由于肾功能障碍患者的药物血药浓度可能持续，因此减少计量或者延长给药间隔
注意事项	1. 有药物过敏史的患者慎用 2. 重要的基本注意事项：在治疗期间应密切观察，使用的剂量应为治疗所需的最低剂量，并在本品治疗无效时改用其他药物。另外还应注意患者的肝功能、肾功能及血象的变化 3. 静脉给药会导致注射部位一过性疼痛，因此应十分注意注射部位、注射方法等。另外应注意注射时不要漏到血管外 4. 给予本品时，每支药物用 20ml 稀释液稀释后应缓慢给予患者，注入时间应在 2 分钟以上 5. 应用本品可能掩盖胃癌的症状，因此给药前应首先排除恶性肿瘤的可能性
禁忌	本品对药物过敏者禁用
不良反应	皮疹、荨麻疹；头痛、头晕、乏力、幻觉；口干、恶心、呕吐、便秘、腹泻、轻度 ALT 及 AST 增高；罕见腹部胀满感及食欲缺乏；偶见白细胞减少；罕见心率加快，血压上升；罕见耳鸣、面部潮红、月经不调
特殊人群用药	肝、肾功能不全患者：肝、肾功能异常者慎用，如需用药应减少给药剂量或延长给药间隔 老年人：慎用，用药应减少给药剂量或延长给药间隔
药典	
国家处方集	CNF
医保目录	部分省份【保（乙）】
其他推荐依据	文爱东，毕琳琳，罗晓星，等．注射用盐酸罗沙替丁醋酸酯在健康人体内的药动学研究［J］．中国新药杂志，2006，15（18）：1589-1592.

第六章

止血药

■ 药品名称	酚磺乙胺　Etamsylate
适应证	用于防治各种手术前后的出血，也可用于血小板功能不良、血管脆性增加而引起的出血
制剂与规格	注射用酚磺乙胺：①0.5g；②1.0g
用法与用量	静脉注射：一次 0.25～0.5g，一日 0.5～1.5g。静脉滴注：一次 0.25～0.75g，一日 2～3 次，稀释后滴注。本品溶解于5%葡萄糖或0.9%氯化钠中，4 小时内稳定，8 小时内基本稳定 预防手术后出血：术前 15～30 分钟静滴 0.25～0.5g，必要时 2 小时后再注射 0.25g，或遵医嘱
注意事项	1. 血栓阻塞性疾病（缺血性卒中、肺栓塞、深静脉血栓形成）患者或有此病史者慎用 2. 本品不能用于肌内注射 3. 本品可与维生素 K 注射液混合使用，但不可与氨基己酸注射液混合使用
禁忌	1. 对本品及其中任何成分过敏者禁用 2. 急性卟啉症患者禁用
不良反应	本品毒性低，可有恶心、头痛、皮疹、暂时性低血压等，偶有静脉注射后发生过敏性休克的报道
特殊人群用药	肝、肾功能不全患者：肾功能不全者慎用 儿童：慎用 老年人：慎用 妊娠与哺乳期妇女：慎用
药典	Eur. P.
国家处方集	CNF
医保目录	【保（乙）】
基本药物目录	
其他推荐依据	
■ 药品名称	氨基己酸　Aminocaproic Acid
适应证	用于预防及治疗血纤维蛋白溶解亢进引起的各种出血。①前列腺、尿道、肺、肝、胰、脑、子宫、肾上腺、甲状腺等富有纤溶酶原激活物脏器的外伤或手术出血，组织纤溶酶原激活物（t-PA）、链激酶或尿激酶过量引起的出血；②弥散性血管内凝血（DIC）晚期，以防继发性纤溶亢进症；③可作为血友病患者拔牙或口腔手术后出血或月经过多的辅助治疗；④可用于上消化道出血、咯血、原发性血小板减少性紫癜和白血病等各种出血的对症治疗

续 表

制剂与规格	1. 氨基己酸片：0.5g 2. 氨基己酸注射液：①10ml∶2g；②20ml∶4g
用法与用量	口服，每次2g，每日3～4次，依病情用7～10日或更久。小儿口服剂量为0.1g/kg，每日3～4次 静脉滴注：本品在体内的有效抑制纤维蛋白溶解的浓度至少为130μg/ml。对外科手术出血或内科大量出血者，迅速止血，要求迅速达到上述血液浓度。初量可取4～6g（20%溶液）溶于100ml生理盐水或5%～10%葡萄糖溶液中，于15～30分钟滴完。持续剂量为每小时1g，可口服也可注射。维持12～24小时或更久，依病情而定
注意事项	1. 因本品易形成血栓和心功能损害慎用 2. 尿道手术后出血的患者慎用 3. 本品排泄快，需持续给药，否则难以维持稳定的有效血浓度 4. 使用避孕药或雌激素的妇女，服用氨基己酸时可增加血栓形成倾向
禁忌	有血栓形成倾向或过去有血管栓塞者，弥散性血管内凝血高凝期患者
不良反应	常见恶心、呕吐和腹泻；其次为眩晕、瘙痒、头晕、耳鸣、全身不适、鼻塞、皮疹等。当一日剂量超过16g时，尤易发生。快速静脉滴注可出现低血压、心律失常，少数人可发生惊厥及心脏或肝脏损害。大剂量或疗程超过4周可产生肌痛、软弱、疲劳、肌红蛋白尿，甚至肾衰竭等，停药后可缓解恢复
特殊人群用药	肝、肾功能不全患者：肝、肾功能损害者慎用，肾功能不全者慎用 妊娠与哺乳期妇女：妊娠期妇女慎用
药典	USP、Eur. P.
国家处方集	CNF
医保目录	【保（乙）】
基本药物目录	
其他推荐依据	
■ 药品名称	注射用氨甲环酸 Tranexamic Acid for Injection
适应证	本品主要用于急性或慢性、局限性或全身性原发性纤维蛋白溶解亢进所致的各种出血。弥散性血管内凝血所致的继发性高纤溶状态，在未肝素化前一般不用本品。本品尚适用于：①前列腺、尿道、肺、脑、子宫、肾上腺、甲状腺等富有纤溶酶原激活物脏器的外伤或手术出血；②用作组织型纤溶酶原激活物（t-PA）、链激酶及尿激酶的拮抗物；③人工终止妊娠、胎盘早期剥落、死胎和羊水栓塞引起的纤溶性出血；④病理性宫腔内局部纤溶性增高的月经过多，眼前房出血及严重鼻出血；⑤中枢动脉瘤破裂所致的轻度出血，如蛛网膜下腔出血和颅内动脉瘤出血，应用本品止血优于其他抗纤溶药，但必须注意并发脑水肿或脑梗死的危险性，至于重症有手术指征患者本品仅可作辅助用药；⑥治疗遗传性血管神经水肿，可减少其发作次数和严重程度；⑦血友病患者发生活动性出血，可联合应用本药；⑧防止或减轻凝血因子Ⅷ或凝血因子Ⅸ缺乏的血友病患者拔牙或口腔手术后的出血；⑨溶栓过量所致的严重出血
制剂与规格	注射用氨甲环酸：①0.25g；②0.5g
用法与用量	静脉滴注：一般成人一次0.25～0.5g，必要时可每日1～2g，分1～2次给药。根据年龄和症状可适当增减剂量，或遵医嘱。为防止手术前后出血，可参考上述剂量，为治疗原发性纤维蛋白溶解所致出血，剂量可酌情加大

续　表

注意事项	1. 应用本品患者要监护血栓形成并发症的可能性，对于有血栓形成倾向者（如急性心肌梗死）宜慎用 2. 本品可致继发性肾盂肾炎和输尿管凝血块阻塞，故血友病或肾盂实质病变发生大量血尿时要慎用 3. 与其他凝血因子（如凝血因子Ⅸ）等合用应警惕血栓形成，一般认为在凝血因子使用后8小时再用本品较为妥当 4. 本品一般不单独用于弥散性血管内凝血所致的继发性纤溶性出血，以防进一步血栓形成，影响脏器功能，特别是急性肾功能衰竭时。如有必要，应在肝素化的基础上才应用本品 5. 宫内死胎所致的低纤维蛋白原血症出血，肝素治疗较本品安全 6. 治疗前列腺手术出血时，本品用量也应减少
禁忌	1. 对本品过敏者 2. 有血栓形成倾向或有纤维蛋白沉积时
不良反应	偶有药物过量所致颅内血栓形成和出血；尚有腹泻、恶心及呕吐，较少见经期不适；注射后少见视物模糊、头痛、头晕、疲乏等
特殊人群用药	肝、肾功能不全患者：慢性肾功能不全时，用量应酌减，因给药后尿液中药物浓度常较高 妊娠与哺乳期妇女：慎用
药典	Eur. P. 、Chin. P.
国家处方集	CNF
医保目录	【保（甲）】
基本药物目录	【基】
其他推荐依据	
■ 药品名称	氨甲苯酸　Aminomethylbenzoic Acid
适应证	用于纤维蛋白溶解过程亢进所致出血，如肺、肝、胰、列腺、甲状腺、肾上腺等手术时的异常出血，妇产科和产后出血以及肺结核咯血或痰中带血、血尿、前列腺肥出血、上消化道出血等尚可用于链激酶或尿激酶过量引起的出血
制剂与规格	1. 氨甲苯酸片：0. 25g 2. 氨甲苯酸注射液：①5ml：0. 05g；②10ml：0. 1g
用法与用量	口服：每次0. 25～0. 5g，一日3次，每日最大剂量2g。小儿>5岁：每次0. 1～0. 125g，每日2～3次 静脉注射：每次0. 1～0. 3g，用5%葡萄糖注射液或0. 9%氯化钠注射液10～20ml稀释后缓慢注射，一日最大用量0. 6g。新生儿每次0. 02～0. 03g；小儿>5岁：每次0. 05～0. 1g
注意事项	1. 用量过大可促进血栓形成。对有血栓形成倾向或有血栓栓塞病史者禁用或慎用 2. 本品对一般慢性渗血效果较显著，但对癌症出血以及创伤出血无止血作用 3. 肾盂实质性病变发生大量血尿者、血友病者慎用
禁忌	对有血栓栓塞病史者禁用
不良反应	常见腹泻、恶心、呕吐；偶见用药过量导致血栓形成倾向
特殊人群用药	肝、肾功能不全患者：肾功能不全者慎用

续 表

药典	
国家处方集	CNF
医保目录	【保（甲/乙）】
基本药物目录	【基】
其他推荐依据	
■ 药品名称	维生素 K_1 Vitamin K_1
适应证	用于维生素 K 缺乏引起的出血，如梗阻性黄疸、胆瘘、慢性腹泻等所致出血，香豆素类、水杨酸钠等所致的低凝血酶原血症，新生儿出血以及长期应用广谱抗生素所致的体内维生素 K 缺乏
制剂与规格	1. 维生素 K_1 片：10mg 2. 维生素 K_1 注射液：1ml：10mg
用法与用量	1. 低凝血酶原血症：肌内或深部皮下注射，每次 10mg，每日 1～2 次，24 小时内总量不超过 40mg 2. 预防新生儿出血：可于分娩前 12～24 小时给母亲肌注或缓慢静注 2～5mg。也可在新生儿出生后肌内或皮下注射 0.5～1mg，8 小时后可重复
注意事项	1. 严重梗阻性黄疸、小肠吸收不良所致腹泻等病例不宜使用 2. 本品对肝素引起的出血倾向无效。外伤出血无必要使用本品 3. 本品用于静脉注射宜缓慢，给药速度不应超过 1mg/min 4. 本品应避免冻结，如有油滴析出或分层则不宜使用，但可在避光条件下加热至 70～80℃，振摇使其自然冷却，如澄明度正常则仍可继续使用
禁忌	肝脏疾患或肝功能不良者
不良反应	静脉注射偶可发生过敏样反应，速度过快可出现面部潮红、出汗、支气管痉挛、心动过速、低血压等，曾有因快速静脉注射致死的报道；肌内注射可引起局部红肿和疼痛；新生儿可能出现高胆红素血症、黄疸和溶血性贫血
特殊人群用药	肝、肾功能不全患者：有肝功能损伤的患者，本品的疗效不明显，盲目加量可加重肝损伤
药典	Int. P. 、Eur. P. 、USP、Jpn. P. 、Viet. P. 、Chin. P.
国家处方集	CNF
医保目录	【保（甲/乙）】
基本药物目录	【基】
其他推荐依据	
■ 药品名称	甲萘氢醌 Menadiol
适应证	维生素类药。主要适用于维生素 K 缺乏所致的凝血障碍性疾病
制剂与规格	1. 醋酸甲萘氢醌片：①2mg；②4mg；③5mg 2. 醋酸甲萘氢醌注射液：①1ml：5mg；② 1ml：10mg

续　表

用法与用量	口服：一次2~4mg，一日3次。阻塞性黄疸术前治疗，每日10~20mg，连用1周
注意事项	1. 下列情况应用时应注意：①葡萄糖-6-磷酸脱氢酶缺陷者，补给维生素K时应特别谨慎；②肝功能损害时，维生素K的疗效不明显，凝血酶原时间极少恢复正常，如盲目使用大量维生素K治疗，反而加重肝脏损害；③肝素引起的出血倾向及凝血酶原时间延长，用维生素K治疗无效 2. 肠道吸收不良患者，以采用注射途径给药为宜 3. 口服抗凝剂如双香豆素类可干扰维生素K的代谢。两药同用，作用相互抵消。水杨酸类、磺胺类、奎尼丁等也均可影响维生素K的效应 4. 用药期间应定期测定凝血酶原时间，以调整维生素K的用量及给药次数 5. 当患者因维生素K依赖因子缺乏而发生严重出血时，维生素K往往来不及在短时间即生效，可先静脉输注凝血酶原复合物、血浆或新鲜血
禁忌	1. 对本品过敏者 2. 严重肝脏疾患或肝功能不全者 3. 妊娠晚期
不良反应	口服后可引起恶心、呕吐等胃肠道反应
特殊人群用药	肝、肾功能不全患者：严重肝脏疾患或肝功不全者禁用 妊娠与哺乳期妇女：妊娠晚期禁用
药典	
国家处方集	CNF
医保目录	【保（甲）】
基本药物目录	【基】
其他推荐依据	
■ 药品名称	卡巴克络　Carbazochrome
适应证	用于因毛细血管损伤及通透性增加所致的出血，如鼻出血、视网膜出血、咯血、胃肠出血、血尿、痔疮及子宫出血等。也用于血小板减少性紫癜，但止血效果不十分理想
制剂与规格	1. 卡巴克络片：①2.5mg；②5mg 2. 卡巴克络水杨酸钠注射液：①1ml：5mg（含卡巴克络5mg、水杨酸钠0.125g）；②2ml：10mg（含卡巴克络10mg、水杨酸钠0.25g） 3. 卡巴克络磺酸钠注射液（卡络磺钠）：①1ml：5mg；②2ml：10mg
用法与用量	1. 口服：每次2.5~5.0mg，3次/日，儿童小于5岁剂量减半，大于5岁同成人 2. 肌内注射：一次5~10mg，一日2~3次。严重出血一次用10~20mg，每2~4小时1次
注意事项	1. 本品毒性低，但不宜大量应用，可诱发癫痫及精神紊乱。有癫痫史及精神病史者慎用 2. 注射剂含有水杨酸，反复使用时可能产生水杨酸过敏 3. 本品水杨酸钠盐不能用于静脉注射
禁忌	1. 对本品过敏者 2. 对水杨酸过敏者禁用本品水杨酸钠盐
不良反应	本品毒性低，可产生水杨酸样反应，如恶心、呕吐、头晕、耳鸣、视力减退等。对癫痫患者可引起异常脑电活动。注射部位有痛感

续 表

特殊人群用药	妊娠与哺乳期妇女：慎用
药典	Jpn. P.
国家处方集	CNF
医保目录	
基本药物目录	
其他推荐依据	
■ 药品名称	注射用血凝酶 Hemocoagnlase Atrox for Injection
适应证	本品可用于需减少流血或止血的各种医疗情况，如外科、内科、妇产科、眼科、耳鼻喉科、口腔科等临床科室的出血及出血性疾病；也可用来预防出血，如手术前用药，可避免或减少手术部位及手术后出血
制剂与规格	注射用血凝酶：①0.5U；②1U；③2U
用法与用量	临用前用灭菌注射用水使溶解后，静注、肌注或皮下注射，也可局部用药。①一般出血：成人1~2kU；儿童0.3~0.5kU；②紧急出血：立即静注0.25~0.5kU，同时肌注1kU；③各类外科手术：术前1天晚肌注1kU，术前1小时肌注1kU，术前15分钟静注1kU，术后3天。每天肌注1kU；④咯血：每12小时皮下注射1kU，必要时，开始时再加静注1kU，最好是加入10ml的0.9%氯化钠注射液中，混合注射；⑤异常出血：剂量加倍，间隔6小时肌注1kU，至出血完全停止 肌内注射参见静脉注射项 皮下注射参见静脉注射项 局部外用本药溶液可直接以注射器喷射于血块清除后的创面局部，并酌情以敷料压迫（如拔牙、鼻出血等） 儿童：常规剂量，口服给药0.3~1kU 静脉注射一般出血：0.3~0.5kU 肌内注射同静脉注射项 皮下注射同静脉注射项 局部外用同成人
注意事项	1. 慎用：①血液病所致的出血不宜使用；②血管病介入治疗、心脏病手术者；③术后需较长期制动的手术（如下肢骨、关节手术），易诱发深静脉血栓；④血栓高危人群（高龄、肥胖、高血脂、心脏病、糖尿病、肿瘤患者） 2. 使用注意：①用药前后及用药时应当检查或监测用药期间应注意监测患者的出、凝血时间；②血中缺乏血小板或某些凝血因子（如凝血酶原）时本品没有代偿作用，宜在补充血小板、缺乏的凝血因子或输注新鲜血液的基础上应用本品；③在原发性纤溶系统亢进（如内分泌腺、癌症手术等）的情况下，宜与血抗纤溶酶的药物联合应用；④应注意防止用药过量，否则其止血作用会降低
禁忌	1. 本药或同类药物过敏者禁用 2. 弥散性血管内凝血导致的出血时禁用 3. 本药虽无促进血栓的报道，为安全起见，有血栓或栓塞史者禁用
不良反应	偶见过敏样反应
特殊人群用药	妊娠与哺乳期妇女：除非紧急情况，妊娠初期3个月慎用；药物对哺乳的影响尚不明确

续　表

药典	
国家处方集	CNF
医保目录	
基本药物目录	
其他推荐依据	
■ 药品名称	**注射用尖吻蝮蛇血凝酶　Haemocoagulase Agkistrodom for Injection**
适应证	用于需减少流血或止血的各种医疗情况，如外科、内科、妇产科、眼科、耳鼻喉科、口腔科等临床科室的出血及出血性疾病；也可用来预防出血，如手术前用药，可避免或减少手术部位及手术后出血
制剂与规格	注射用尖吻蝮蛇血凝酶：1U
用法与用量	临用前用灭菌注射用水使溶解后，静注、肌注或皮下注射，也可局部用药。①一般出血：成人 1～2kU；儿童 0.3～0.5kU；②紧急出血：立即静注 0.25～0.5kU，同时肌注 1kU；③各类外科手术：术前 1 天晚肌注 1kU，术前 1 小时肌注 1kU，术前 15 分钟静注 1kU，术后 3 天。每天肌注 1kU；④咯血：每 12 小时皮下注射 1kU，必要时，开始时再加静注 1kU，最好是加入 10ml 的 0.9% 氯化钠注射液中，混合注射；⑤异常出血：剂量加倍，间隔 6 小时肌注 1kU，至出血完全停止 肌内注射参见静脉注射项 皮下注射参见静脉注射项 局部外用本药溶液可直接以注射器喷射于血块清除后的创面局部，并酌情以敷料压迫（如拔牙、鼻出血等） 儿童：常规剂量，口服给药 0.3～1kU 静脉注射一般出血：0.3～0.5kU 肌内注射同静脉注射项 皮下注射同静脉注射项 局部外用同成人
注意事项	1. 慎用：①血液病所致的出血不宜使用；②血管病介入治疗、心脏病手术者；③术后需较长期制动的手术（如下肢骨、关节手术），易诱发深静脉血栓；④血栓高危人群（高龄、肥胖、高血脂、心脏病、糖尿病、肿瘤患者） 2. 使用注意：①用药前后及用药时应当检查或监测用药期间应注意监测患者的出、凝血时间；②血中缺乏血小板或某些凝血因子（如凝血酶原）时本品没有代偿作用，宜在补充血小板、缺乏的凝血因子或输注新鲜血液的基础上应用本品；③在原发性纤溶系统亢进（如内分泌腺、癌症手术等）的情况下，宜与血抗纤溶酶的药物联合应用；④应注意防止用药过量，否则其止血作用会降低
禁忌	1. 本药或同类药物过敏者禁用 2. 弥散性血管内凝血导致的出血时禁用 3. 本药虽无促进血栓的报道，为安全起见，有血栓或栓塞史者禁用
不良反应	偶见过敏样反应
特殊人群用药	妊娠与哺乳期妇女：除非紧急情况，妊娠初期 3 个月慎用；药物对哺乳的影响尚不明确
药典	

续 表

国家处方集	CNF
医保目录	【保（乙）】
基本药物目录	
其他推荐依据	
■ 药品名称	注射用白眉蛇毒血凝酶　Hemocoagulase For Injection
□ 其他名称	邦亭
适应证	本品可用于需减少流血或止血的各种医疗情况，如外科、内科、妇产科、眼科、耳鼻喉科、口腔科等临床科室的出血及出血性疾病；也可用来预防出血，如手术前用药，可避免或减少手术部位及手术后出血
制剂与规格	①0.5 单位（kU）；②1 单位（kU）；③2 单位（kU）
用法与用量	静注、肌注或皮下注射，也可局部用药 一般出血：成人 1～2 单位；儿童 0.3～0.5 单位 紧急出血：立即静注 0.25～0.5 单位，同时肌内注射 1 单位 各类外科手术：术前 1 天晚肌注 1 单位，术前 1 小时肌注 1 单位，术前 15 分钟静注 1 单位，术后 3 天，每天肌注 1 单位 异常出血：剂量加倍，间隔 6 小时肌注 1 单位，至出血完全停止
注意事项	1. 动脉、大静脉受损的出血，必须及时外科手术处理 2. 弥散性血管内凝血（DIC）及血液病所致的出血不是白眉蛇毒血凝酶的适应证 3. 血中缺乏血小板或某些凝血因子（如凝血酶原）时，白眉蛇毒血凝酶没有代偿作用，宜在补充血小板、缺乏的凝血因子或输注新鲜血液的基础上应用白眉蛇毒血凝酶 4. 在原发性纤溶系统亢进（如内分泌腺、癌症手术等）的情况下，白眉蛇毒血凝酶宜与抗血纤溶酶的药物联合应用 5. 使用期间还应注意观察患者的出、凝血时间 6. 本品溶解后，如发生浑浊或者沉淀，禁止使用
禁忌	1. 虽无关于血栓的报道，为安全计，有血栓病史者禁用 2. 对本品或同类药品过敏者禁用
不良反应	不良反应发生率较低，偶见过敏样反应。如出现此类情况，可按一般抗过敏处理方法，给予抗组胺药和（或）糖皮质激素及对症治疗
特殊人群用药	儿童：用量酌减 老年人：无禁忌 妊娠与哺乳期妇女：除非紧急情况，孕期妇女不宜使用
药典	
国家处方集	CNF
医保目录	【保（乙）】
基本药物目录	

续　表

其他推荐依据	《中国国家处方集》编委会．中国国家处方集：化学药品与生物制品卷［M］．北京：人民军医出版社，2010：321-322.
■ 药品名称	**蛇毒血凝酶注射液　Hemocoagulase Injection**
适应证	可用于各种出血疾病，缩短患者出血时间，减少出血量。如外科、内科、妇产科、眼科、耳鼻喉科、口腔科等临床科室的出血及出血性疾病；也可用来预防出血，如手术前用药，可避免或减少手术部位及手术后出血
制剂与规格	蛇毒血凝酶注射液：1ml：1U
用法与用量	临用前用灭菌注射用水使溶解后，静注、肌注或皮下注射，也可局部用药。①一般出血：成人 1～2kU；儿童 0.3～0.5kU；②紧急出血：立即静注 0.25～0.5kU，同时肌注 1kU；③各类外科手术：术前 1 天晚肌注 1kU，术前 1 小时肌注 1kU，术前 15 分钟静注 1kU，术后 3 天。每天肌注 1kU；④咯血：每 12 小时皮下注射 1kU，必要时，开始时再加静注 1kU，最好是加入 10ml 的 0.9% 氯化钠注射液中，混合注射；⑤异常出血：剂量加倍，间隔 6 小时肌注 1kU，至出血完全停止 肌内注射参见静脉注射项 皮下注射参见静脉注射项 局部外用本药溶液可直接以注射器喷射于血块清除后的创面局部，并酌情以敷料压迫（如拔牙、鼻出血等） 儿童：常规剂量，口服给药 0.3～1kU 静脉注射一般出血：0.3～0.5kU 肌内注射同静脉注射项 皮下注射同静脉注射项 局部外用同成人
注意事项	1. 慎用：①血液病所致的出血不宜使用；②血管病介入治疗、心脏病手术者；③术后需较长期制动的手术（如下肢骨、关节手术），易诱发深静脉血栓；④血栓高危人群（高龄、肥胖、高血脂、心脏病、糖尿病、肿瘤患者） 2. 使用注意：①用药前后及用药时应当检查或监测用药期间应注意监测患者的出、凝血时间；②血中缺乏血小板或某些凝血因子（如凝血酶原）时本品没有代偿作用，宜在补充血小板、缺乏的凝血因子或输注新鲜血液的基础上应用本品；③在原发性纤溶系统亢进（如内分泌腺、癌症手术等）的情况下，宜与血抗纤溶酶的药物联合应用；④应注意防止用药过量，否则其止血作用会降低 3. 在 2～10℃保存
禁忌	1. 本药或同类药物过敏者禁用 2. 弥散性血管内凝血导致的出血时禁用 3. 本药虽无促进血栓的报道，为安全起见，有血栓或栓塞史者禁用
不良反应	偶见过敏样反应
特殊人群用药	妊娠与哺乳期妇女：除非紧急情况，妊娠初期 3 个月慎用；药物对哺乳的影响尚不明确
药典	
国家处方集	CNF
医保目录	【保（乙）】
基本药物目录	
其他推荐依据	

第七章

治疗尿崩症药物

■ 药品名称	加压素 Vasopressin
适应证	用于治疗尿崩症
制剂与规格	加压素注射液：①1ml：6mg；②1ml：12mg 鞣酸加压素注射液：5ml：0.1g
用法与用量	皮下或肌内注射：一次3mg，一日2~3次。儿童一次1~1.5mg，一日2~3次
注意事项	1. 注射前需将本品摇匀后肌内注射 2. 癫痫、偏头痛、哮喘患者慎用
禁忌	禁用于对本品过敏者、妊娠和哺乳妇女，动脉硬化、心力衰竭、冠心病、高血压患者、肾功能不全氮质血症期
不良反应	大剂量可出现恶心、皮疹、腹泻、盗汗、女性子宫收缩；重者可有支气管痉挛、休克、心肌缺血、室性心律失常、心肌梗死；注射局部皮肤坏疽、血栓及局部刺激等
特殊人群用药	妊娠与哺乳期妇女：禁用
药典	USP
国家处方集	CNF
医保目录	【保（乙）】
基本药物目录	
其他推荐依据	
■ 药品名称	去氨加压素 Desmopressin
适应证	用于中枢性尿崩症及颅外伤或手术所致的暂时性尿崩症。治疗5岁以上患有夜间遗尿症的患者
制剂与规格	1. 醋酸去氨加压素片：①0.1mg；②0.2mg 2. 醋酸去氨加压素鼻喷剂：1ml：100μg 3. 醋酸去氨加压素滴鼻剂：1ml：100μg 4. 醋酸去氨加压素注射液：1ml：4μg
用法与用量	口服： 1. 治疗中枢性尿崩症：一般成人和儿童的初始适宜剂量为每次0.1mg，每日3次。再根据患者的疗效调整剂量。根据临床经验，每天的总量在0.2~1.2mg。对多数患者的适宜剂量为每次0.1~0.2mg，每日3次 2. 治疗夜间遗尿症：初始适宜剂量为睡前服用0.2mg，如疗效不显著可增至0.4mg，连续使用3个月后停用此药至少1周，以便评估是否需要继续治疗。治疗期间需限制饮水

续　表

	鼻腔给药：有效剂量在 10～40μg，从 20μg 开始，睡前给药，治疗期间限制饮水并注意观察 静脉注射：中枢性尿崩症，成人一次 1～4g，1 岁以上儿童一次 0.4～1g，1 岁以下儿童一次 0.2～0.4g，1～2 次/日 肌内注射或皮下注射：肾尿液浓缩功能试验，成人 4g，1 岁以上儿童 1～2g，1 岁以下儿童 0.4g
注意事项	1. 一些可释放抗利尿激素的药物，如三环类抗抑郁药、氯丙嗪、卡马西平等，可增加抗利尿作用并有引起体液潴留的危险 2. 有水电解质平衡紊乱及颅内压增高者慎用 3. 本品一般对肾原性尿崩症无效 4. 醋酸去氨加压素用于治疗夜间遗尿时，应服药前 1 小时至服药后 8 小时限制饮水 5. 应监测患者的尿量和尿渗透压，部分患者需监测血浆渗透压
禁忌	习惯性或精神性烦渴症、不稳定型心绞痛、心功能不全、ⅡB 型血管性血友病、对防腐剂过敏患者等禁用
不良反应	常见头痛、腹痛、恶心、低钠血症；罕见皮肤过敏、情绪障碍；个别有全身过敏。用药后若不限制饮水可能会引起水潴留、低钠血症，头痛、呕吐、体重增加，严重者可引起抽搐
特殊人群用药	儿童：婴儿慎用 老年人：老年患者慎用 妊娠与哺乳期妇女：妊娠 B 类药，慎用
药典	Eur. P.
国家处方集	CNF
医保目录	【保（甲/乙）】
基本药物目录	【基】
其他推荐依据	

第八章

补液药物

■ 药品名称	葡萄糖 Glucose
适应证	1. 补充能量和体液：用于各种原因引起的进食不足或大量体液丢失（如呕吐、腹泻等），全静脉内营养，饥饿性酮症 2. 低糖血症 3. 高钾血症 4. 高渗溶液用作组织脱水剂 5. 配制腹膜透析液 6. 药物稀释剂
制剂与规格	葡萄糖注射液：①5%；②10%；③25%；④50%
用法与用量	静脉注射： 1. 补充热能：一般可予25%葡萄糖注射液，并同时补充体液。葡萄糖用量根据所需热能计算 2. 全静脉营养疗法：根据补液量的需要，葡萄糖可配制为25%～50%的不同浓度，必要时加入胰岛素，每5～10g葡萄糖加入正规胰岛素1单位。由于正常应用高渗葡萄糖溶液，对静脉刺激性较大，并需输注脂肪乳剂，故一般选用大静脉滴注 3. 低糖血症：重者可先予用50%葡萄糖注射液20～40ml静脉推注 4. 脱水：等渗性脱水给予5%葡萄糖注射液静脉滴注
注意事项	水肿及严重心肾功能不全、肝硬化腹水者易致水潴留，应控制输注量，心功能不全者尤其应该控制滴速
禁忌	糖尿病酮症酸中毒未控制者；高血糖非酮症性高渗状态
不良反应	静脉炎；高浓度葡萄糖注射液外渗可致局部肿痛；反应性低血糖；高血糖非酮症昏迷；长期单纯补给葡萄糖时易出现低钾、低钠及低磷血症；原有心功能不全者补液过快可致心悸、心律失常，甚至急性左心衰竭；1型糖尿病患者应用高浓度葡萄糖时偶有发生高钾血症
特殊人群用药	儿童：补液过快、过多，可致心悸、心律失常，甚至急性左心衰竭 老年人：补液过快、过多，可致心悸、心律失常，甚至急性左心衰竭 妊娠与哺乳期妇女：分娩时注射过多葡萄糖，可刺激胎儿胰岛素分泌，发生产后婴儿低血糖
药典	USP、Eur. P. 、Int. P. 、Jpn. P. 、Pol. P. 、Viet. P. 、Chin. P.
国家处方集	CNF
医保目录	【保（甲）】
基本药物目录	【基】
其他推荐依据	

续　表

■ 药品名称	转化糖　Invert Sugar
适应证	适用于需要非口服途径补充能量的患者，尤其是下列情况：①糖尿病患者的能量补充；②烧创伤、术后及感染等胰岛素抵抗（糖尿病状态）患者的能量补充；③药物中毒；④酒精中毒
制剂与规格	本品为复方制剂，其组分为每瓶含果糖 6.25g 与葡萄糖 6.25g；或每瓶含果糖 12.5g 与葡萄糖 12.5g
用法与用量	静脉滴注：用前每支用注射用水 250ml 溶解稀释，成人常用量为每次 250～1000ml，滴注速度应低于 0.5g/（kg·h）（以果糖计）。用量视病情需要而定
注意事项	1. 有酸中毒倾向以及高尿酸血症患者慎用；糖尿病患者不宜过多输注 2. 本品过量使用或不正确使用有可能引起严重的酸中毒，故不推荐肠外营养中完全替代葡萄糖 3. 水肿及严重心功能不全者应严格控制输液量 4. 本品不得用于甲醇中毒的治疗，因其能加剧甲醇的氧化成甲醛 5. 大剂量、快速输注可能会导致乳酸中毒和高尿酸血症。长期单纯使用可引起电解质紊乱 6. 不与已知与果糖和（或）葡萄糖有配伍禁忌的药品同用 7. 输注本品每天最多不应超过 300g 果糖，过量输注以原形从尿中排出。因大量输注有可能引起乳酸性酸中毒和高尿酸血症，因此也有部分国家将每天果糖用量限定在 25g 以内 8. 警告：应警惕本品过量使用或不正确使用有可能引起危及生命的乳酸性酸中毒，未诊断的遗传性果糖不耐受症患者使用本品时可能有致命的危险 9. 本品启封后立即使用，输液后的剩余药液切勿贮藏再用
禁忌	遗传性果糖不耐受患者禁用，痛风和高尿酸血症患者禁用
不良反应	可能会引起面部潮红、风疹、发热等反应。大剂量、快速输注可能导致乳酸中毒和高尿酸血症。长期单纯使用可引起电解质紊乱
特殊人群用药	肝、肾功能不全患者：严重肝病患者、肾功能不全患者慎用 妊娠与哺乳期妇女：仅在明确需要使用时，才可将本品用于孕妇；哺乳期妇女慎用
药典	USP、BP
国家处方集	CNF
医保目录	
基本药物目录	
其他推荐依据	
■ 药品名称	氯化钠　Sodium Chloride
适应证	用于各种原因所致的脱水，包括低渗性、等渗性和高渗性脱水；高渗性非酮症糖尿病昏迷，低氯性代谢性碱中毒
制剂与规格	氯化钠注射液：①0.9%；②10%
用法与用量	1. 高渗性脱水：高渗性脱水时患者脑细胞和脑脊液渗透浓度升高，若治疗使血浆和细胞外液钠浓度与渗透浓度过快下降，可致脑水肿。故一般认为，在治疗开始的 48 小时内，血浆钠浓度每小时下降不超过 0.5mmol/L。一般第 1 日补给半量，余量在以后 2～3 日内补给，并根据心肺肾功能酌情调节

续 表

	2. 等渗性脱水：原则给予等渗溶液，如0.9%氯化钠注射液或复方氯化钠注射液，但上述溶液氯浓度明显高于血浆，单独大量使用可致高氯血症，故可将0.9%氯化钠注射液和1.25%碳酸氢钠或1.86%（1/6M）乳酸钠以7∶3的比例配制后补给。后者氯浓度为107mmol/L，并可纠正代谢性酸中毒 3. 低渗性脱水：一般认为，当血钠低于120mmol/L时，治疗使血钠上升速度在每小时0.5mmol/L，不超过每小时1.5mmol/L
注意事项	1. 下列情况应慎用：高血压；脑水肿、水肿或有水肿倾向者，有高度水肿伴有低钠血症者尤宜注意；轻度心功能不全；低钾血症 2. 用药时要依据脱水的性质属高渗、等渗或低渗的性质给药，同时要考虑配合其他溶液以保持体内各种电解质之间的平衡关系。随访检查血清钾、钠、氯的浓度、酸碱平衡、心肺肾功能、血压等指标
禁忌	下列患者禁用：心力衰竭；肺水肿；脑水肿、颅内压增高；肝硬化腹水；急性肾衰竭少尿期；慢性肾衰竭对利尿剂反应不佳者；高钠血症。妊娠高血压综合征禁用
不良反应	输液容量过多和滴速过快可致水钠潴留，引起水肿、血压升高、心率加快、胸闷、呼吸困难、急性左心衰竭。不适当给予高渗氯化钠可致高钠血症。过多、过快输注低渗氯化钠，可致溶血及脑水肿
特殊人群用药	肝、肾功能不全患者：轻度肾功能不全者慎用 儿童：小儿补液量和速度应严格控制 老年人：老人补液量和速度应严格控制 妊娠与哺乳期妇女：妊娠而有水肿者慎用
药典	USP、Eur. P.、Int. P.、Jpn. P.、Pol. P.、Viet. P.、Chin. P.
国家处方集	CNF
医保目录	【保（甲）】
基本药物目录	【基】
其他推荐依据	

第九章

调节水电解质紊乱和酸碱平衡药

■ 药品名称	葡萄糖　Glucose
适应证	用于补充能量和体液；低血糖症；高钾血症；高渗溶液用作组织脱水剂；配制腹膜透析液
制剂与规格	注射液：①10ml：0.5g；②20ml：1g；③500ml：25g；④500ml：50g；⑤500ml：125g；⑥20ml：10g；⑦100ml：50g；⑧250ml：125g
用法与用量	静滴：①补充热能，应根据所需热能计算葡萄糖用量，一般可给予10%～25%葡萄糖注射液静滴，并同时补充体液；②静脉营养治疗时，在非蛋白质热能中葡萄糖供能>脂肪供能，必要时每5～10g葡萄糖加入胰岛素1单位。低血糖症重者可予以50%葡萄糖静脉注射
注意事项	1. 应用高渗葡萄糖溶液时选用大静脉滴注 2. 水肿及严重心肾功能不全、肝硬化腹水者易致水潴留，应控制输注量，心功能不全者尤其应该控制滴速
禁忌	糖尿病酮症酸中毒未控制者；高血糖非酮症性高渗状态
不良反应	静脉炎；高浓度葡萄糖注射液外渗可致局部肿痛；反应性低血糖，高血糖非酮症昏迷，长期单纯补给葡萄糖时易出现低钾、低钠及低磷血症，原有心功能不全者补液过快可致心悸、心律失常，甚至急性左心衰竭，1型糖尿病患者应用高浓度葡萄糖时偶有发生高钾血症
特殊人群用药	儿童：补液过快、过多，可致心悸、心律失常，甚至急性左心衰竭 老年人：补液过快、过多，可致心悸、心律失常，甚至急性左心衰竭 妊娠及哺乳期妇女：分娩时注射过多葡萄糖，可刺激胎儿胰岛素分泌，发生产后婴儿低血糖
药典	USP、Eur. P.、Chin. P.
国家处方集	CNF
医保目录	【保（甲）】
基本药物目录	【基】
其他推荐依据	
■ 药品名称	葡萄糖氯化钠　Glucose and Sodium Chloride
适应证	补充热能和体液。用于各种原因引起的进食不足或大量体液丢失
制剂与规格	注射液（葡萄糖/氯化钠）：①100ml：5g/0.9g；②100ml：10g/0.9g；③250ml：12.5g/2.25g；④250ml：25g/2.25g；⑤500ml：25g/4.5g；⑥500ml：50g/4.5g；⑦1000ml：50g/9g
用法与用量	同时考虑葡萄糖和氯化钠的用法与用量
注意事项	同葡萄糖和氯化钠。5%葡萄糖与0.9%氯化钠混合液或10%葡萄糖与0.9%氯化钠混合液

续 表

禁忌	脑、肾、心脏功能不全者；血浆蛋白过低者；糖尿病及酮症酸中毒未控制患者；高渗性脱水患者；高血糖非酮症性高渗状态
不良反应	见葡萄糖
特殊人群用药	儿童：补液量和速度应严格控制 老年人：补液量和速度应严格控制 妊娠及哺乳期妇女：分娩时注射过多葡萄糖，可刺激胎儿胰岛素分泌，发生产后婴儿低血糖
药典	USP、Eur. P. 、Chin. P.
国家处方集	CNF
医保目录	【保（甲）】
基本药物目录	【基】
其他推荐依据	
■ 药品名称	氯化钠　Sodium Chloride
适应证	用于各种原因所致的低渗性、等渗性和高渗性脱水，高渗性非酮症糖尿病昏迷，低氯性代谢性碱中毒。外用可冲洗眼部、伤口等。浓氯化钠主要用于各种原因所致的水中毒及严重的低钠血症
制剂与规格	注射液：①50ml：0.45g；②100ml：0.9g；③250ml：2.25g；④500ml：4.5g；⑤1000ml：9g 浓氯化钠注射液：10ml：1g
用法与用量	静滴：①高渗性脱水：所需补液总量（L）=［血钠浓度（mmol/L）－142］/血钠浓度（mmol/L）×0.6×体重（kg），第1日补给半量，余量在以后2～3日内补给，并根据心肺肾功能酌情调节。在治疗开始的48小时内，血 Na^+ 浓度每小时下降不超过0.5mmol/L。若患者存在休克，应先予氯化钠注射液，并酌情补充胶体，待休克纠正，血钠>155mmol/L，血浆渗透浓度>350mOsm/L，可予低渗氯化钠注射液。待血浆渗透浓度<330mOsm/L，改用0.9%氯化钠注射液；②等渗性脱水：原则上给予等渗溶液，但应注意防止高氯血症出现；③低渗性脱水：血钠低于120mmol/L或出现中枢神经系统症状时，给予3%～5%氯化钠注射液缓慢滴注，在6小时内将血钠浓度提高至120mmol/L以上。待血钠回升至120～125mmol/L以上，可改用等渗溶液或等渗溶液中酌情加入高渗葡萄糖注射液或10%氯化钠注射液；④低氯性碱中毒：给予0.9%氯化钠注射液或复方氯化钠注射液（林格液）500～1000ml，以后根据碱中毒情况决定用量
注意事项	1. 根据临床需要，检查血清中的钠、钾、氯离子浓度；血液中酸碱浓度平衡指标，肾功能及血压和心肺功能 2. 浓氯化钠不可直接静脉注射或滴注，应加入液体稀释后应用 3. 下列情况慎用，如水肿性疾病、肾病综合征、肝硬化、腹水、充血性心力衰竭、急性左心衰竭、脑水肿及特发性水肿等，急性肾衰竭少尿期，慢性肾衰竭尿量减少而对利尿药反应不佳者；高血压；低钾血症
禁忌	妊娠高血压者
不良反应	输液容量过多和滴速过快可致水钠潴留，引起水肿、血压升高、心率加快、胸闷、呼吸困难、急性左心衰竭。不适当给予高渗氯化钠可致高钠血症。过多、过快输注低渗氯化钠，可致溶血及脑水肿

续　表

特殊人群用药	儿童：补液量和速度应严格控制 老年人：补液量和速度应严格控制
药典	USP、Eur. P. 、Chin. P.
国家处方集	CNF
医保目录	【保（甲）】
基本药物目录	【基】
其他推荐依据	
■ 药品名称	复方氯化钠溶液（林格液）　Ringer's Solution
适应证	各种原因所致的脱水，包括低渗性、等渗性和高渗性脱水；高渗性非酮症糖尿病昏迷；低氯性代谢性碱中毒
制剂与规格	注射液（100ml 含氯化钠 0.85g、氯化钾 0.03g、氯化钙 0.003g）：①250ml；②500ml；③1000ml
用法与用量	静滴，剂量视病情需要及体重而定。常用剂量，一次 500 ~ 1000ml。低氯性碱中毒，根据碱中毒量情况决定用量
注意事项	同氯化钠
禁忌	同氯化钠
不良反应	同氯化钠
特殊人群用药	同氯化钠
药典	USP、Eur. P. 、Chin. P.
国家处方集	CNF
医保目录	【保（甲）】
基本药物目录	【基】
其他推荐依据	
■ 药品名称	乳酸钠林格液　Solution Ringer's Lactated
适应证	调节体液、电解质及酸碱平衡药。用于代谢性酸中毒或有代谢性酸中毒的脱水病例
制剂与规格	注射液：500ml（含氯化钠 1.5g、氯化钾 0.75g、氯化钙 0.05g、乳酸钠 1.55g）
用法与用量	静滴，成人一次 500 ~ 1000ml，按年龄体重及症状不同可适当增减。给药速度：成人 300 ~ 500ml/h
注意事项	1. 酗酒、水杨酸中毒、1 型糖原贮积病时有发生乳酸性酸中毒倾向，不宜再用乳酸钠纠正酸碱平衡 2. 糖尿病患者服用双胍类药物（尤其是苯乙双胍），阻碍肝脏对乳酸的利用，易引起乳酸中毒
禁忌	同氯化钠

续 表

不良反应	同氯化钠
特殊人群用药	同氯化钠
药典	USP、Eur. P. 、Chin. P.
国家处方集	CNF
医保目录	【保（甲）】
基本药物目录	【基】
其他推荐依据	
■ 药品名称	氯化钾　Potassium Chloride
适应证	用于防治低钾血症，治疗洋地黄中毒引起的频发性、多源性早搏或快速心律失常
制剂与规格	注射液：①10ml：1g；②10ml：1.5g
用法与用量	静滴： 1. 成人，将10%氯化钾注射液10～15ml加入5%葡萄糖注射液500ml中滴注。一般补钾浓度不超过3.4g/L（45mmol/L），速度不超过0.75g/h（10mmol/h），一日补钾量为3～4.5g（40～60mmol）；在体内缺钾引起严重快速室性异位心律失常时，钾盐浓度可升高至0.5%～1%，滴速可达1.5g/h（20mmol/h），补钾总量可达一日10g或以上；如病情危急，补钾浓度和速度可超过上述规定。但需严密动态观察血钾及心电图等，防止高钾血症发生 2. 儿童，一日剂量按体重0.22g/kg（3.0mmol/kg）或按体表面积3.0g/m^2计算
注意事项	1. 本品严禁直接静脉注射 2. 用药期间需做以下随访检查：血钾、血镁、血钠、血钙、酸碱平衡指标、心电图、肾功能和尿量
禁忌	高钾血症者，急、慢性肾功能不全者忌用
不良反应	1. 本品可刺激静脉内膜引起疼痛 2. 滴注速度较快、应用过量或原有肾功能损害时，应注意发生高钾血症 3. 口服偶见胃肠道刺激症状，如恶心、呕吐、咽部不适、胸痛（食管刺激）、腹痛、腹泻，甚至消化性溃疡及出血。在空腹、剂量较大及原有胃肠道疾病者更易发生
特殊人群用药	肝、肾功能不全者：慢性肾功能不全者慎用 老年人：老年人肾脏清除K^+功能下降，应用钾盐时较易发生高钾血症 妊娠及哺乳期妇女：妊娠期妇女用药资料尚不明确
药典	USP、Eur. P. 、Chin. P.
国家处方集	CNF
医保目录	【保（甲）】
基本药物目录	【基】
其他推荐依据	
■ 药品名称	门冬氨酸钾镁　Potassium Aspartate and Magnesium Aspartate
适应证	用于低钾血症，低钾及洋地黄中毒引起的心律失常，心肌炎后遗症，慢性心功能不全，急、慢性肝炎的辅助治疗

续　表

制剂与规格	片剂（钾/镁）：36mg/11.8mg 口服液（钾/镁）：①10ml：103mg/34mg；②5ml：103mg/34mg 注射液（钾/镁）：①10ml：114mg/42mg；②20m：228mg/82mg
用法与用量	口服，一次1～2片或一次1支口服液，一日3次。静滴，一次10～20ml，一日1次加入5%葡萄糖注射液250ml或500ml中缓慢滴注，或遵医嘱
注意事项	不宜与保钾利尿药合用
禁忌	高血钾、高血镁、严重肾功能损害及三度房室传导阻滞患者禁用，心源性休克（血压低于90mmHg）禁用
不良反应	滴注速度太快可引起高钾血症和高镁血症，还可出现恶心、呕吐、面部潮红、胸闷、血压下降，偶见血管刺激性疼痛，极少数可出现心率减慢，减慢滴速或停药后即可恢复。大剂量应用可能引起腹泻
特殊人群用药	儿童：无可靠数据表明本品对儿童有任何毒害作用 老年人：老年人肾脏清除能力下降，应慎用 妊娠与哺乳期妇女：慎用
药典	
国家处方集	CNF
医保目录	【保（乙）】
基本药物目录	
其他推荐依据	
■ 药品名称	碳酸氢钠　Sodium Bicarbonate
适应证	用于代谢性酸中毒，碱化尿液以预防尿酸性肾结石，减少磺胺药的肾毒性，急性溶血时防止血红蛋白沉积在肾小管，治疗胃酸过多引起的症状；静脉滴注对巴比妥类、水杨酸类药物及甲醇等药物中毒有非特异性的治疗作用
制剂与规格	注射液：①10ml：0.5g；②100ml：5g；③250ml：12.5g
用法与用量	口服：代谢性酸中毒：成人一次0.5～2g，一日3次 静滴：代谢性酸中毒：①成人所需剂量按下式计算，补碱量（mmol）=（-2.3-实际测得的BE值）×0.25×体重（kg），或补碱量（mmol）=正常的CO_2 CP-实际测得的CO_2 CP（mmol）×0.25×体重（kg）。一般先给计算剂量的1/3～1/2，4～8小时滴注完毕。心肺复苏抢救时，因存在致命的酸中毒，应快速静脉输注，首次1mmol/kg，以后根据血气分析结果调整用量（每1g碳酸氢钠相当于12mmol碳酸氢根）。②儿童：心肺复苏抢救时，首次静脉输注按体重1mmol/kg，以后根据血气分析结果调整剂量
注意事项	1. 下列情况慎用：少尿或无尿；钠潴留并有水肿时；原发性高血压 2. 下列情况不做静脉内用药：碱中毒；各种原因导致的大量胃液 3. 长期或大量应用可致代谢性碱中毒，并且钠负荷过高引起水肿等
禁忌	禁用于吞食强酸中毒时的洗胃
不良反应	大量注射、存在肾功能不全或长期应用时可出现心律失常、肌肉痉挛、疼痛、异常疲倦虚弱、呼吸减慢、口内异味、尿频、尿急、持续性头痛、食欲减退、恶心呕吐等

续 表

特殊人群用药	妊娠及哺乳期妇女：妊娠期妇女应慎用；本品可经乳汁分泌，但对婴儿的影响尚无有关资料
药典	Eur. P. 、USP
国家处方集	CNF
医保目录	【保（甲）】
基本药物目录	【基】
其他推荐依据	
■ 药品名称	果糖注射液 Fructose Injection
适应证	1. 注射剂的稀释剂 2. 用于烧创伤、术后及感染等胰岛素抵抗状态下或不适宜使用葡萄糖时需补充水分或能源的患者补液治疗
制剂与规格	果糖注射液：①250ml：12.5g；②250ml：25g；③500ml：25g；④500ml：50g
用法与用量	缓慢静脉滴注：一般一日5%～10%果糖注射液500～1000ml。剂量根据患者的年龄、体重和临床症状调整
注意事项	1. 警告：使用时应警惕本品过量使用有可能引起危及生命的乳酸性酸中毒，未诊断的遗传性果糖不耐受症患者使用本品时可能有致命危险 2. 有酸中毒倾向患者慎用 3. 本品过量使用可引起严重的酸中毒，故不推荐肠外营养中替代葡萄糖 4. 使用过程中应监测临床和实验室指标以评价体液平衡、电解质浓度和酸碱平衡 5. 慎用于预防水过多和电解质紊乱 6. 过量输注无钾果糖可引起低钾血症，本品不用于纠正高钾血症 7. 本品能加剧甲醇氧化成甲醛，故本品不得用于甲醇中毒治疗 8. 本品注射速度宜缓慢，以下不超过每小时0.5g/kg为宜
禁忌	遗传性果糖不耐受症、痛风和高尿酸血症患者禁用
不良反应	1. 循环和呼吸系统：过量输入可引起水肿，包括周围水肿和肺水肿 2. 内分泌和代谢：滴速过快（每小时注1g/kg）可引起乳酸性酸中毒、高尿酸血症以及脂代谢异常 3. 电解质紊乱：稀释性低钾血症 4. 胃肠道反应：偶有上腹部不适、疼痛或痉挛性疼痛 5. 偶有发热、荨麻疹 6. 局部不良反应包括注射部位感染、血栓性静脉炎等
特殊人群用药	肝、肾功能不全患者：肾功能不全者慎用
药典	USP、BP、Eur. P. 、Jpn. P.
国家处方集	CNF
医保目录	【保（乙）】
基本药物目录	
其他推荐依据	

续　表

■ 药品名称	混合糖电解质注射液　Carbohydrate and Electrolyte Injection
适应证	不能口服给药或口服给药不能充分摄取时，补充和维持水分和电解质，并补给能量
制剂与规格	混合糖电解质注射液：500ml
用法与用量	缓慢静脉滴注：通常，成人每次 500～1000ml。给药速度（按葡萄糖计），通常成人每小时不得超过 0.5g/kg。根据年龄、症状及体重等不同情况可酌量增减
注意事项	1. 以下患者必须谨慎给药：心功能不全的患者、因闭塞性尿路疾病引起的尿量减少患者、糖尿病患者 2. 对于只能通过使用胰岛素控制血糖的患者（胰岛素依赖性糖尿病），建议使用葡萄糖制剂；配置时，磷酸根离子和碳酸根离子会产生沉淀，所以不能混入含有磷酸盐及碳酸盐的制剂；给药前：尿液量最好在每天 500ml 或每小时 20ml 以上，寒冷季节应注意保持一定体温后再用药，包装启封后立刻使用，残液绝不能使用
禁忌	有严重肝功能障碍和肾功能障碍的患者；电解质代谢异常的患者；高钾血症（尿液过少、肾上腺皮质功能减退、严重灼伤及氮质血症等）；高钙血症患者；高磷血症患者；高镁血症患者；遗传性果糖不耐受者
不良反应	快速大量给药时，可能出现水肿、血压升高、心率加快、胸闷、呼吸困难、甚至急性左心衰竭。静脉滴注浓度较高，速度较快或静脉较细时，易刺激静脉内膜引起疼痛。滴注速度较快或原有肾功能损害时，应注意发生高钾血症
特殊人群用药	肝、肾功能不全患者：肾功能不全的患者慎用 儿童：尚不明确 老年人：通常高龄患者的生理功能降低，易引起水分、电解质异常及高血糖，所以应减慢给药速度，并密切观察 妊娠与哺乳期妇女：尚不明确
药典	Jpn. P.
国家处方集	CNF
医保目录	
基本药物目录	
其他推荐依据	

第十章

周围神经病及其用药

■ 药品名称	腺苷钴胺 Cobamamide
适应证	主要用于巨幼红细胞性贫血、营养不良性贫血、妊娠期贫血、多发性神经炎、神经根炎、三叉神经痛、坐骨神经痛、神经麻痹，也可用于营养性神经疾患以及放射线和药物引起的白细胞减少症的辅助治疗
制剂与规格	1. 腺苷钴胺片：250μg 2. 注射用腺苷钴胺：0.5mg 3. 腺苷钴胺注射液：1ml：0.5mg
用法与用量	口服：成人一次 0.5～1.5 mg（2～6 片），一日 3 次 肌内注射：每次 0.5～1.5mg，每日 1 次
注意事项	1. 肌注偶可引起皮疹、瘙痒、腹泻及过敏性哮喘。极个别有过敏性休克，长期应用可出现缺铁性贫血。治疗后期可能出现缺铁性贫血，应补充铁剂 2. 本品遇光易分解，溶解后要尽快使用
禁忌	对本品及成分之一过敏者禁用。家族遗传性球后视神经炎（利伯病）及抽烟性弱视症者禁用
不良反应	口服偶可引起过敏反应；肌内注射偶可引起皮疹、瘙痒、腹泻、过敏性哮喘，长期应用可出现缺铁性贫血
特殊人群用药	尚不明确
药典	Chin. P.
国家处方集	CNF
医保目录	【保（乙）】
基本药物目录	【基】
其他推荐依据	
■ 药品名称	甲钴胺 Mecobalamin
适应证	周围神经病。因缺乏维生素 B_{12} 引起的巨幼红细胞贫血的治疗
制剂与规格	甲钴胺片：500μg 甲钴胺胶囊：500μg 甲钴胺注射液：1ml：500μg
用法与用量	口服：周围神经病，成人通常一次 500μg，一日 3 次，可按年龄、症状酌情增减 肌内注射或静脉注射：成人：①周围神经病，通常一次 500μg，一日 1 次，一周 3 次，可按年龄、症状酌情增减；②巨幼红细胞贫血，通常一次 500μg，一周 3 次，给药约 2 个月后，作为维护治疗，每隔 1～3 个月给药一次 500μg

续　表

注意事项	1. 用 1 个月以上仍无效，应停用 2. 避开神经分布密集的部位 3. 注射针扎入时，如有剧痛、血液逆流的情况应立即拔出针头，换部位注射 4. 从事汞及其化合物工作者，不宜长期大量服用本药 5. 见光易分解。开封后立即使用的同时，应注意避光。为确保储存质量稳定，采用遮光材料包装，从遮光材料中取出后应立即使用
禁忌	对本品成分过敏者
不良反应	可见血压下降、呼吸困难等严重过敏反应；其他反应，如皮疹、头痛、发热感、出汗、肌内注射部位疼痛或有硬结
特殊人群用药	儿童：避免同一部位反复注射，且对新生儿、早产儿、婴儿、幼儿要特别小心 老年人：老年患者因身体功能减退，应酌情减少剂量 妊娠与哺乳期妇女：妊娠及哺乳期妇女用药的安全性尚不明确
药典	
国家处方集	CNF
医保目录	【保（乙）】
基本药物目录	
其他推荐依据	

第十一章

其他治疗药物

■ 药品名称	依达拉奉注射液 Edaravone Injection
适应证	用于改善急性脑梗死所致的神经症状，日常生活活动能力和功能障碍
制剂与规格	注射液：①5ml：5mg；②20ml：30mg
用法与用量	一次30mg，2次/日，加入适量生理盐水中稀释后静脉滴注，30分钟内滴完，一个疗程为14天以内。尽可能在发病后24小时内开始给药
注意事项	1. 心脏疾病患者慎用（有致心脏病加重的可能，或可能伴见肾功能不全） 2. 给药过程中应进行多次肾功能检测，同时在给药结束后继续密切观察，出现肾功能下降的表现或少尿等症状的情况下，立即停止给药，进行适当处理
禁忌	常见肝功能异常、皮疹、AST及ALT升高
不良反应	重度肾衰竭者（有致肾衰竭加重的可能）禁用；有过敏史的患者禁用。与头孢唑啉、哌拉西林、头孢替安等抗生素合用时，有加重肾衰竭的可能，因此合并用药时需多次进行肾功能监测
特殊人群用药	肝、肾功能不全患者：轻、中度肾功能损害的患者慎用（有致肾功能衰竭加重的可能）；肝功能损害患者慎用（有致肝功能损害加重的可能） 老年人：高龄患者慎用（已有多例死亡病例的报道）
药典	
国家处方集	CNF
医保目录	【保（乙）】
基本药物目录	
其他推荐依据	
■ 药品名称	盐酸乌拉地尔注射液 Urapidil Hydrochloride Injection
适应证	1. 用于治疗高血压危象（如血压急剧升高）、重度和极重度高血压以及难治性高血压 2. 用于控制围术期高血压
制剂与规格	注射液：5ml：25mg
用法与用量	本品单次、重复静脉注射及长时间静脉输入均可，亦可在静脉注射后持续静脉输入以维持血压的稳定 1. 治疗高血压危象、重度和极重度高血压以及难治性高血压的给药方法： （1）静脉注射：缓慢静注10～50mg，监测血压变化，降压效果通常在5分钟内显示。若效果不够满意，可重复用药

续　表

	（2）持续静脉点滴或使用输液泵：最大药物浓度为 4mg/ml，初始输入速度可达 2mg/min，维持给药的速度为 9mg/h 2. 围术期高血压的给药方法 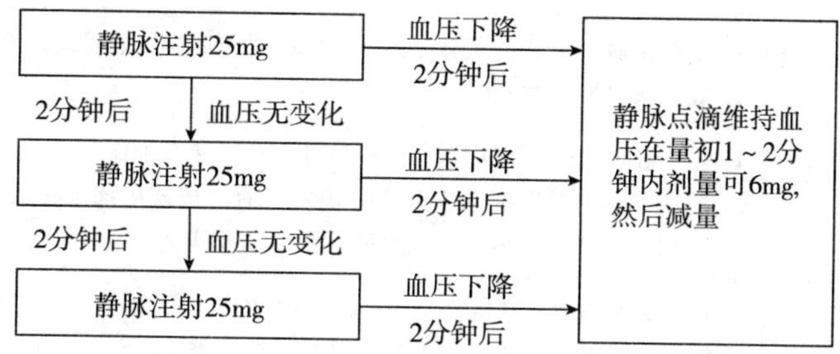
注意事项	1. 机械功能障碍引起的心力衰竭患者慎用，例如大动脉或者二尖瓣狭窄、肺栓塞或者由于心包疾病引起的心功能损害 2. 合用西咪替丁的患者慎用 3. 如果本品不是最先使用的降压药，那么在使用本品之前应间隔充分的时间，使先服用的其他降压药显示效应，必要时应适当减少本品的剂量。使用本品疗程一般不超过 7 天
禁忌	对本品成分过敏，主动脉峡部狭窄或动静脉分流（肾透析时的分流除外），哺乳期妇女
不良反应	可见头痛、头晕、恶心、呕吐、出汗、烦躁、乏力、心悸、心律失常、呼吸困难；少见过敏反应（瘙痒、皮肤发红、皮疹等）；罕见血小板计数减少；超量用药可见头晕、直立性低血压、虚脱、疲劳等
特殊人群用药	肝、肾功能不全患者：肝功能障碍及中度到重度肾功能不全患者慎用 儿童：慎用 老年人：慎用 妊娠与哺乳期妇女：孕妇仅在绝对必要的情况下方可使用本品
药典	Chin. P.
国家处方集	CNF
医保目录	【保（乙）】
基本药物目录	
其他推荐依据	
■ 药品名称	**盐酸法舒地尔注射液　Fasudil Hydrochloride Injection**
适应证	1. 改善和预防蛛网膜下腔出血术后的脑血管痉挛及引起的脑缺血症状 2. 缺血性脑血管病 3. 肺动脉高压 4. 改善和预防心脏介入术引起的冠状动脉痉挛及缺血症状
制剂与规格	盐酸法舒地尔注射液：2ml∶30mg
用法与用量	1. 静脉给药：成人一日 3 次，每次 30mg，以 100ml 的生理盐水或葡萄糖注射液稀释后静脉点滴，每次静滴时间为 30 分钟 2. 动脉给药：术中血管造影显示血管痉挛，盐酸法舒地尔稀释成 1mg/ml，以 1ml/min 速度，导引导管或微导管内注射

续 表

注意事项	1. 本品只可静脉滴注使用，不可脊髓腔内注入本品 2. 本品使用时应密切注意临床症状及 CT 改变，若发现颅内出血，应立即停药并进行适当处理 3. 本品可引起低血压，应注意血压变化及给药剂量和速度。
禁忌	1. 正在出血的患者，尤其颅内出血的患者和低血压患者禁用本品 2. 妊娠或可能妊娠及哺乳期妇女禁用
不良反应	1. 可引起低血压、面部潮红、反射性心动过速及出血 2. 应用本品有时发生 AST 及 ALT 升高，有时出现皮疹、排尿困难或多尿、嗳气、呕吐，并可出现头痛、发热、意识水平下降和呼吸抑制等
特殊人群用药	儿童：尚未确立儿童用药的安全性，12 岁以上儿童可考虑减量使用 老年人：70 岁以上老年人用药可酌情调整剂量 妊娠与哺乳期妇女：妊娠或可能妊娠妇女及哺乳期妇女应避免使用
药典	Chin. P.
国家处方集	
医保目录	【保（乙）】
基本药物目录	
其他推荐依据	
■ 药品名称	小牛血清去蛋白注射液 Deproteinised Calf Blood Serum Injection
□ 其他名称	奥德金
适应证	1. 改善脑部血液循环和营养障碍性疾病（缺血性损害、颅脑外伤）所引起的神经功能缺损 2. 末梢动脉、静脉循环障碍及其引起的动脉血管病、腿部溃疡 3. 皮肤移植术；皮肤烧伤、烫伤、糜烂；愈合伤口（创伤、压疮）；放射所致的皮肤、黏膜损伤
制剂与规格	注射剂：①5ml：0.2g；②10ml：0.4g；③20ml：0.8g
用法与用量	本品可以用于静脉注射、动脉注射、肌内注射，也可加入输液中滴注或加入 200～300ml 5% 葡萄糖注射液或 0.9% 氯化钠注射液中静脉滴注，滴注速度约 2ml/min 1. 静脉给药 （1）脑部缺血性损害：一次 20～30ml 静脉滴注，一日 1 次，连续 2～3 周 （2）动脉血管病：一次 20～50ml 静脉滴注，一日 1 次，或一次 20～50ml 动脉或静脉注射，每周数次，4 周为一个疗程 （3）腿部或其他慢性溃疡、烧伤：每次 10ml 静注（或 5ml 肌注），一日 1 次或每周数次，按愈合情况可加用本品局部治疗 （4）放射引起的皮肤、黏膜损伤的预防和治疗：在放疗期间，平均一日 5ml 静注 2. 尿道给药 放射性膀胱炎：一日 10ml 联合抗菌药物治疗经尿道给药
注意事项	1. 本品不宜与其他药物混合输注 2. 本品为高渗溶液，肌内注射时要缓慢，注射量不超过 5ml 3. 本品如果发生沉淀或混浊，禁止使用
禁忌	对本品或同类药品过敏者禁用

续　表

不良反应	过敏反应极为罕见（如荨麻疹、皮肤潮红、药物热、休克等）。如发生过敏反应应立即停药，并给予抗过敏处理
特殊用药人群	肝、肾功能不全患者：尚不明确 儿童：缺乏在药理、毒理或药代动力学方面与成人差异对比的研究 老年人：缺乏本品在老年人由于机体各种功能衰退的关系而对于该药品在药理、毒理或药代动力学方面与成人差异的临床研究资料 妊娠与哺乳期妇女：本品对母婴无不良影响，但使用时注意对婴儿可能产生的潜在危险
药典	
国家处方集	
医保目录	部分省份【保（乙）】
基本药物目录	
其他推荐依据	梁静涛，郭强，杨东东，等．小牛血清去蛋白注射液治疗脑梗死疗效与安全性的 Meta 分析［J］．中国药房，2016，(6)：785-788.
■ 药品名称	**复方脑肽节苷脂注射液　Compound Procine Cerebroside and Ganglioside Injection**
□ 其他名称	**乐利聪**
适应证	用于治疗脑卒中、阿尔茨海默病、颅脑损伤、脊髓损伤及创伤性周围神经损伤，用于治疗脑部疾病引起的功能障碍
制剂与规格	注射液：2ml： 6.4mg 多肽，0.48mg 单唾液酸四己糖神经节苷脂（GM1），0.25mg 次黄嘌呤
用法与用量	肌内注射：一次 2～4ml，一日 2 次，或遵医嘱 静脉滴注：一次 10～20ml，加入 0.9% 氯化钠注射液或 5% 葡萄糖注射液 250ml 中，缓慢滴注（每分钟 2ml），一日 1 次，2 周为一疗程，或遵医嘱。儿童酌减或遵医嘱
注意事项	1. 国内外药品上市后监测中发现可能与使用神经节苷脂产品相关的吉兰-巴雷综合征病例。若患者在用药期间（一般在用药后 5～10 天内）出现持物不能、四肢无力、弛缓性瘫痪等症状，应立即就诊。吉兰-巴雷综合征患者禁用本品，自身免疫性疾病患者慎用本品 2. 使用本品可能出现寒战、发热症状，并可能伴有皮疹、呼吸困难、心悸、呕吐等。输液过程中应尽量减慢滴速，注意对患者进行监护，出现上述症状应立即停药救治 3. 本品安瓿如有裂缝或颜色明显变浊变黄勿用 4. 当药品性状发生改变时禁止使用
禁忌	1. 对本品过敏者禁用 2. 遗传性糖脂代谢异常（神经节苷脂贮积病，如家庭性黑矇性痴呆、视网膜变性病）患者禁用 3. 急性炎症性脱髓鞘性多发性神经病（又称吉兰-巴雷综合征）患者禁用
不良反应	有个别患者静点 3～4 小时出现发冷、体温略有升高、头晕、烦躁，个别病例可引起过敏性皮疹，调慢滴速或停药后症状可自行消失
特殊人群用药	肝、肾功能不全患者：慎用 儿童：临床应用中，儿童患者使用本品，其疗效及安全性与普通人群比较未发现显著差异

续 表

	老年人：临床应用中，老年患者使用推荐剂量的本品，其疗效及安全性与普通人群比较未发现显著差异 妊娠与哺乳期妇女：未进行该项实验且无参考文献
药典	
国家处方集	
医保目录	部分省份【保（乙）】
基本药物目录	
其他推荐依据	熊小明，侯伟，孙良玉，等．高压氧联合复方脑肽节苷脂治疗脊髓损伤的疗效观察［J］．临床合理用药杂志，2017，05（10）：155-156.
■ 药品名称	**注射用脑蛋白水解物（Ⅱ）　Cerebroprotein Hydrolysate for Injection（Ⅱ）**
适应证	用于颅脑外伤、脑血管疾病后遗症伴有记忆减退及注意力集中障碍的症状改善
制剂与规格	注射剂：30.50mg（以总氮计）
用法与用量	每一疗程最好连续给药，参考患者年龄、病情以决定疗程长短及剂量 静脉滴注：一般使用2～6支稀释于250ml生理盐水中缓慢滴注，每日1次，60～120分钟滴完，可连续使用10～14天为一疗程。或遵医嘱
注意事项	1. 严格按照说明书规定的适应证及用法用量使用 2. 用药前应仔细询问患者用药史和过敏史，过敏体质患者慎用 3. 药品稀释应严格按照说明书的要求配制，不得随意改变稀释液的种类、稀释浓度和稀释溶液用量。配药后应即配即用，不宜长时间放置 4. 严禁混合配伍，谨慎联合用药 5. 本品不良反应包括过敏性休克，应在有抢救条件的医疗机构使用，用药后出现过敏反应或其他严重不良反应应立即停药并及时救治 6. 使用本品期间，如出现任何不良事件和（或）不良反应，请咨询医师。如同时使用其他药品，请告知医师
禁忌	1. 对本药任一成分过敏者 2. 癫痫持续状态 3. 癫痫大发作，此时用药可能增加发作频率 4. 严重肾功能不全者
不良反应	本品一般耐受性良好。体内及体外实验、毒理实验均显示无任何潜在的致畸、致敏或致癌作用。注射过快会有轻度热感，极少数病例会出现寒战、轻度发热，且多与患者体质有关。迄今尚未发现用药后持久的不良反应或危及生命的病例。大剂量使用时，注射过快少数病例会引起发热 上市后监测和文献资料可观察到以下不良反应： 过敏反应：包括皮疹、荨麻疹、红斑疹、斑丘疹、皮肤瘙痒、皮肤潮红、喉水肿、头面部水肿等；可见过敏样反应和过敏性休克，症状包括多汗、面色苍白、呼吸困难、发绀、血压下降等 全身性损害：寒战、发热、畏寒、乏力、腰痛、背痛、水肿（详见说明书）
特殊人群用药	肾功能不全患者：严重肾功能不全者禁用 儿童：针对儿童用药尚未进行该项实验且无可靠参考文献

续　表

	老年人：老年患者在使用本品期间如出现尿量过多，且 2~3 天内不能自行缓解者应停药 妊娠与哺乳期妇女：孕妇禁用，哺乳期妇女慎用
药典	
国家处方集	
医保目录	部分省份【保（乙）】
基本药物目录	部分省份【基（增补）】
推荐依据	郭大志，胡慧军，吕艳，等．血肿清除术后高压氧联合施普善治疗高血压脑出血的临床疗效及血清 S100β 的变化［J］．中西医结合心脑血管病杂志，2014，12（9）：1098-1100.
■ 药品名称	**小牛血清去蛋白肠溶胶囊　Deproteinised Calf Serum Enteric Capsules**
□ 其他名称	**奥德金**
适应证	用于改善脑供血不足、颅脑外伤引起的神经功能缺损
制剂与规格	胶囊剂：5.0mg（以多肽计）
用法与用量	口服：一日 3 次，一次 20mg（4 粒），持续 2 周。此后为维持剂量，一日 3 次，一次 10mg（2 粒），疗程视病情持续 2~4 周
注意事项	1. 如果存在禁忌或出现不良反应，请通知医师 2. 如果在使用本品期间妊娠也请通知医师 3. 注意防止儿童误服
禁忌	1. 严重肾功能障碍者禁用 2. 对同类药物有过敏反应者禁用
不良反应	1. 有过敏体质的患者，在罕见情况下可能出现过敏反应（例如荨麻疹、皮肤潮红、药物热、休克等） 2. 如服用本品期间，发生任何不良事件和（或）不良反应，请与医师联络
特殊人群用药	肝、肾功能不全患者：严重肾功能障碍者禁用 儿童：儿童患者用药的安全有效性尚未确定 老年人：请遵医嘱 妊娠与哺乳期妇女：慎用
药典	
国家处方集	
医保目录	部分省份【保（乙）】
基本药物目录	
其他推荐依据	梁静涛，郭强，杨东东，等．小牛血清去蛋白注射液治疗脑梗死疗效与安全性的 Meta 分析［J］．中国药房，2016（6）：785-788.

续 表

■ 药品名称	脑苷肌肽注射液 Cattle Encephalon Glycoside and Ignotin Injection
□ 其他名称	欧迪美 位通
适应证	用于治疗脑卒中、阿尔茨海默病、新生儿缺氧缺血性脑病、颅脑损伤、脊髓损伤及其他原因引起的中枢神经损伤。用于治疗创伤性周围神经损伤、糖尿病周围神经病变、压迫性神经病变等周围神经损伤。在治疗中枢神经系统方面，欧迪美对于急性缺血性脑卒中、出血性脑卒中、颅脑损伤、阿尔茨海默病、新生儿缺血缺氧性脑病、脊髓损伤、小儿脑性瘫痪等具有良好的治疗效果；在治疗外周神经系统损伤疾病方面，欧迪美对于糖尿病周围神经病变、视神经炎、周围性面神经炎、儿童手足口病等疾病同样效果显著
制剂与规格	注射剂：①2ml；②5ml；③10ml
用法与用量	成人患者： 肌内注射，一次 2～4ml，一日 2 次，或遵医嘱 静脉滴注，一次 5～20ml，加入 0.9% 氯化钠注射液或 5% 葡萄糖注射液 250ml 中缓慢滴注，一日 1 次，2 周为一疗程。或遵医嘱 儿童患者： 肌内注射，儿童按体重一次 0.04～0.08mg/kg，一日 2 次，或遵医嘱 静脉滴注，儿童按体重一次 0.1～0.4mg/kg，加入 0.9% 氯化钠注射液或 5% 葡萄糖注射液 250ml 中缓慢滴注，一日 1 次，2 周为一疗程。或遵医嘱
注意事项	当药品性状发生改变时禁止使用
禁忌	对本品过敏者、神经节苷脂贮积病（如家族性黑矇性痴呆）患者禁用
不良反应	有个别患者静点 3～4 小时出现发冷，体温略有升高，头晕，烦躁，个别病例可引起过敏性皮疹，调慢滴速或停药后症状消失
特殊人群用药	肝、肾功能不全患者：肾功能不全者慎用 儿童：临床应用中，儿童患者使用推荐剂量的本品，其疗效及安全性与普通人群比较未发现显著差异 老年人：临床应用中，老年患者使用推荐剂量的本品，其疗效及安全性与普通人群比较未发现显著差异。 妊娠与哺乳期妇女：目前尚无有关妊娠妇女使用本品的临床资料，尚不足以对妇女妊娠期间应用的安全性进行评价。该药及其代谢产物是否在人乳中分泌尚无研究资料，因此，接受本品治疗的妇女不应哺乳
药典	
国家处方集	CNF
医保目录	部分省份【保（乙）】
基本药物目录	
其他推荐依据	唐榕，胡文利，陈路佳，等. 脑苷肌肽注射液联合常规方案治疗急性脑梗死的疗效和安全性的系统评价［J］. 中国药房，2014，25（28）：2655-2658.

续　表

■ 药品名称	曲克芦丁脑蛋白水解物注射液　Troxerutin and Cerebroprotein Hydrolysate Injection
□ 其他名称	源之久　杏唯
适应证	用于治疗脑血栓、脑出血、脑痉挛等急慢性脑血管疾病，以及颅脑外伤及脑血管疾病（脑供血不全、脑梗死、脑出血）所引起的脑功能障碍等后遗症；闭塞性周围血管疾病、血栓性静脉炎、毛细血管出血以及血管通透性升高引起的水肿
制剂与规格	注射剂：①2ml；②5ml
用法与用量	成人患者： 肌内注射，一次 2～4ml，一日 2 次，或遵医嘱 静脉滴注，一次 5～20ml，加入 0.9% 氯化钠注射液或 5% 葡萄糖注射液 250ml 中缓慢滴注，一日 1 次，2 周为一疗程，或遵医嘱 儿童患者： 肌内注射，儿童按体重，一次 0.04～0.08mg/kg，一日 2 次，或遵医嘱 静脉滴注，儿童按体重，一次 0.1～0.4mg/kg，加入 0.9% 氯化钠注射液或 5% 葡萄糖注射液 250ml 中缓慢滴注，一日 1 次，2 周为一疗程，或遵医嘱
注意事项	1. 过敏体质者慎用 2. 本品不能与平衡氨基酸注射液在同一瓶中输注，当同时应用氨基酸输液时，应注意可能出现氨基酸不平衡
禁忌	1. 对本品过敏者禁用 2. 严重肾功能不全者禁用 3. 癫痫持续状态或癫痫大发作患者禁用
不良反应	1. 偶可发生寒战、轻度发热等反应 2. 个别病例可引起过敏性皮疹。调慢滴速或停药后症状可自行消失
特殊人群用药	肝、肾功能不全患者：严重肾功能不全者禁用 儿童：尚不明确 老年人：尚不明确 妊娠与哺乳期妇女：尚不明确
药典	
国家处方集	
医保目录	部分省份【保（乙）】
基本药物目录	
其他推荐依据	唐榕，桑纳，向帆，等. 曲克芦丁脑蛋白水解物治疗急性脑梗死的系统评价［J］. 世界临床药物，2017，38（1）：28-35.
■ 药品名称	注射用胰蛋白酶　Trypsin for Injection
适应证	用于清除血凝块、脓液、坏死组织及炎性渗出物，用于坏死性创伤、溃疡、血肿、脓肿及炎症等的辅助治疗。眼科用本品治疗各种眼部炎症、出血性眼病以及眼外伤、视网膜震荡等。本品还可应用于毒蛇咬伤，使毒素分解破坏
制剂与规格	注射剂：①1.25 万 U；②2.5 万 U；③5 万 U；④10 万 U

续 表

用法与用量	1. 肌内注射，一次1.25万~5万单位，一日1次 2. 结膜下注射，一次1250~5000单位，每日或隔日1次 3. 滴眼，浓度250单位/毫升，每日4~6次 4. 泪道冲洗，浓度250单位/毫升 5. 毒蛇咬伤，以0.25%~0.5%盐酸普鲁卡因注射液溶解成5000单位/毫升的溶液，以压痕为中心，在伤口周围做浸润注射或在肿胀部位上方做环状封闭，每次用量5万~10万单位
注意事项	1. 用药前先用针头蘸本品溶液做皮肤划痕试验，显示阴性反应，方可注射 2. 本品在水溶液中不稳定，溶解后效价下降较快，故应在临用前配置溶液
禁忌	不可用于急性炎症部位、出血空腔、肺出血1周以内；肝、肾功能不全，血凝机制异常和有出血情况的患者禁用
不良反应	1. 注射局部疼痛、硬结 2. 本品可引起组胺释放，产生全身反应，有寒战、发热、头痛、头晕、胸痛、腹痛、皮疹、血管神经性水肿、呼吸困难、眼压升高、白细胞减少等。症状轻时不影响继续治疗，给予抗组胺药和对症药物即可控制，严重时应及停药
特殊人群用药	肝、肾功能不全患者：详见【禁忌】 儿童：尚不明确 老年人：尚不明确 妊娠与哺乳期妇女：尚不明确
药典	Chin. P.
国家处方集	
医保目录	【保（乙）】
基本药物目录	
其他推荐依据	
■ 药品名称	醋酸钠林格注射液 Sodium Acetate Ringer’s Injection
□ 其他名称	维力能
适应证	用于补充体液，调节电解质平衡、纠正酸中毒
制剂与规格	注射剂：500ml：氯化钠3.0g，醋酸钠1.90g，氯化钾0.15g，氯化钙0.1g
用法用量	静脉滴注：常用量一次500~1000ml
注意事项	1. 下列情况慎用：①水肿性疾病患者，如肾病综合征、肝硬化腹水、充血性心力衰竭、急性左心衰竭、脑水肿及特发性水肿等；②急性肾功能衰竭少尿期，慢性肾功能衰竭尿量减少而对利尿药反应不佳者；③高渗性脱水患者；④患有闭塞性泌尿系统疾病尿量减少的患者；⑤高血压患者；⑥低钾血症患者 2. 输注过程中应注意监测：①血清钠、钾、氯浓度；②血液酸碱平衡指标；③肾功能；④血压和心肺功能 3. 治疗脱水时，应根据其脱水程度、类型等决定补液量、种类、途径和速度 4. 使用前请仔细检查，若药液浑浊或有异物、包装破损或有渗漏切勿使用
禁忌	对本品中任何成分过敏者禁用

续　表

不良反应	输注或口服过多、过快，可致水钠潴留，引起水肿、血压升高、心率加快、胸闷、呼吸困难，甚至急性左心衰竭
特殊人群用药	儿童：小儿补液量和速度应严格控制 老年人：老年人补液量和速度应严格控制 妊娠与哺乳期妇女：孕妇及哺乳期妇女用药的安全有效性尚未确立
药典	
国家处方集	CNF
医保目录	部分省份【保（乙）】
基本药物目录	
其他推荐依据	王俊华．醋酸钠林格注射液用于108例手术患者的液体治疗有效性评价［J］．中国药业，2015，24（6）：31-33.

第十二章

手术预防用抗菌药物

第一节　抗菌药物预防性应用的基本原则

根据《抗菌药物临床应用指导原则》（卫医发〔2004〕285 号）、《卫生部办公厅关于抗菌药物临床应用管理有关问题的通知》（卫办医政发〔2009〕38 号）和《2012 年全国抗菌药物临床应用专项整治活动方案》（卫办医政发〔2012〕32 号），对临床使用抗菌药物进行如下简介，供手术预防用抗菌药物使用参考。

（一）内科及儿科预防用药

1. 用于预防一种或两种特定病原菌入侵体内引起的感染，可能有效；如目的在于防止任何细菌入侵，则往往无效。

2. 预防在一段时间内发生的感染可能有效；长期预防用药，常不能达到目的。

3. 患者原发疾病可以治愈或缓解者，预防用药可能有效。原发疾病不能治愈或缓解者（如免疫缺陷者），预防用药应尽量不用或少用。对免疫缺陷患者，宜严密观察其病情，一旦出现感染征兆时，在送检有关标本作培养同时，首先给予经验治疗。

4. 通常不宜常规预防性应用抗菌药物的情况：普通感冒、麻疹、水痘等病毒性疾病，昏迷、休克、中毒、心力衰竭、肿瘤、应用肾上腺皮质激素等患者。

（二）外科手术预防用药

1. 外科手术预防用药目的　预防手术后切口感染，以及清洁-污染或污染手术后手术部位感染及术后可能发生的全身性感染。

2. 外科手术预防用药基本原则　根据手术野有否污染或污染可能，决定是否预防用抗菌药物。

（1）清洁手术：手术野为人体无菌部位，局部无炎症、无损伤，也不涉及呼吸道、消化道、泌尿生殖道等人体与外界相通的器官。手术野无污染，通常不需预防用抗菌药物，仅在下列情况时可考虑预防用药：

1）手术范围大、时间长、污染机会增加。

2）手术涉及重要脏器，一旦发生感染将造成严重后果者，如头颅手术、心脏手术、眼内手术等。

3）异物植入手术，如人工心瓣膜植入、永久性心脏起搏器放置、人工关节置换等。

4）高龄或免疫缺陷者等高危人群。

（2）清洁-污染手术：上下呼吸道、上下消化道、泌尿生殖道手术，或经以上器官的手术，如经口咽部大手术、经阴道子宫切除术、经直肠前列腺手术，以及开放性骨折或创伤手术。由于手术部位存在大量人体寄殖菌群，手术时可能污染手术野致感染，故此类手术需预防用抗菌药物。

（3）污染手术：由于胃肠道、尿路、胆道体液大量溢出或开放性创伤未经扩创等已造成手术野严重污染的手术。此类手术需预防用抗菌药物。

术前已存在细菌性感染的手术，如腹腔脏器穿孔腹膜炎、脓肿切除术、气性坏疽截肢术等，属抗菌药物治疗性应用，不属预防应用范畴。

（4）外科预防用抗菌药物的选择及给药方法：抗菌药物的选择视预防目的而定。为预防术后切口感染，应针对金黄色葡萄球菌（以下简称金葡菌）选用药物。预防手术部位感染或全身性感染，则需依据手术野污染或可能的污染菌种类选用，如结肠或直肠手术前应选用对大肠埃希菌和脆弱拟杆菌有效的抗菌药物。选用的抗菌药物必须是疗效肯定、安全、使用方便及价格相对较低的品种。

给药方法：接受清洁手术者，在术前0.5~2小时内给药（万古霉素、克林霉素、喹诺酮类滴注时间另有规定），或麻醉开始时给药，使手术切口暴露时局部组织中已达到足以杀灭手术过程中入侵切口细菌的药物浓度。如果手术时间超过3小时，或失血量大（>1500ml），可手术中给予第2剂。抗菌药物的有效覆盖时间应包括整个手术过程和手术结束后4小时，总的预防用药时间不超过24小时，个别情况可延长至48小时。手术时间较短（<2小时）的清洁手术，术前用药1次即可。接受清洁-污染手术者的手术时预防用药时间亦为24小时，必要时延长至48小时。污染手术可依据患者情况酌量延长。对手术前已形成感染者，抗菌药物使用时间应按治疗性应用而定。

常见手术预防用抗菌药物表

手术名称	抗菌药物选择
颅脑手术	第一、二代头孢菌素，头孢曲松
颈部外科（含甲状腺）手术	第一代头孢菌素
经口咽部黏膜切口的大手术	第一代头孢菌素，可加用甲硝唑
乳腺手术	第一代头孢菌素
周围血管外科手术	第一、二代头孢菌素
腹外疝手术	第一代头孢菌素
胃十二指肠手术	第一、二代头孢菌素
阑尾手术	第二代头孢菌素或头孢噻肟，可加用甲硝唑
结、直肠手术	第二代头孢菌素或头孢曲松或头孢噻肟，可加用甲硝唑
肝胆系统手术	第二代头孢菌素，有反复感染史者可选头孢曲松或头孢哌酮或头孢哌酮/舒巴坦
胸外科手术（食管、肺）	第一、二代头孢菌素，头孢曲松
心脏大血管手术	第一、二代头孢菌素
泌尿外科手术	第一、二代头孢菌素，环丙沙星
一般骨科手术	第一代头孢菌素
应用人工植入物的骨科手术（骨折内固定术、脊柱融合术、关节置换术）	第一、二代头孢菌素，头孢曲松

续 表

手术名称	抗菌药物选择
妇科手术	第一、二代头孢菌素或头孢曲松或头孢噻肟，涉及阴道时可加用甲硝唑
剖宫产	第一代头孢菌素（结扎脐带后给药）

注：1. Ⅰ类切口手术常用预防抗菌药物为第一代头孢菌素：头孢唑林、五水头孢唑林钠、头孢拉定和头孢替唑等

2. Ⅰ类切口手术常用预防抗菌药物单次使用剂量：头孢唑林 1~2g；五水头孢唑林钠 1~2g；头孢拉定 1~2g；头孢呋辛 1.5g；头孢曲松 1~2g；甲硝唑 0.5g。头孢菌素应在 30 分钟内滴完

3. 对β-内酰胺类抗菌药物过敏者，可选用克林霉素预防葡萄球菌、链接菌感染，可选用氨曲南预防革兰阴性杆菌感染。必要时可联合使用

4. 耐甲氧西林葡萄球菌检出率高的医疗机构，如进行人工材料植入手术（如人工心脏瓣膜置换、永久性心脏起搏器置入、人工关节置换等），也可选用万古霉素或去甲万古霉素预防感染

5. 下消化道手术也可以使用第一代头孢菌素，对预防切口感染有利，但预防危害程度更大的深部器官-腔隙感染力度不够。基本用药应是第二代头孢菌素，复杂大手术可用第三代头孢菌素

第二节　第一代头孢菌素类

■ 药品名称	头孢唑林　Cefazolin
□ 其他名称	新泰林
抗菌谱与适应证	第一代头孢菌素。除肠球菌属、耐甲氧西林葡萄球菌属外，对其他革兰阳性球菌均有良好抗菌活性，肺炎链球菌和溶血性链球菌对其高度敏感，对部分大肠埃希菌、奇异变形杆菌和肺炎克雷伯菌有良好抗菌活性。临床用于敏感菌所致的呼吸道感染、尿路感染，皮肤软组织感染、骨和关节感染、肝胆系统感染、感染性心内膜炎、败血症及眼、耳、鼻、咽喉部感染；外科手术预防用药
制剂与规格	1. 注射用头孢唑林钠：①0.5g；②1g；③1.5g；④2g 2. 注射用五水头孢唑林钠：①0.5g；②1g；③1.5g；④2g
用法与用量	成人常用剂量：一次 0.5~1g，一日 2~4 次，严重感染可增至一日 6g，分 2~4 次静脉给予，或遵医嘱 用于预防外科手术后感染时，一般为术前 0.5~1 小时肌注或静脉给药 1g，手术时间超过 6 小时者术中加用 0.5~1g，术后每 6~8 小时给药 0.5~1g，至手术后 24 小时止 儿童：一日 50~100mg/kg，分 2~3 次静脉缓慢推注，静脉滴注或肌内注射
注意事项	1. 交叉过敏反应：对青霉素过敏患者应用本品时应根据患者情况充分权衡利弊后决定。有青霉素过敏性休克或即刻反应者，不宜再选用头孢菌素类 2. 对诊断的干扰：应用本品和其他头孢菌素的患者抗球蛋白（Coombs）试验可出现阳性；孕妇产前应用这类药物，此阳性反应也可出现于新生儿。当应用本品的患者尿中头孢类含量超过 10mg/ml 时，以磺基水杨酸进行尿蛋白测定可出现假阳性反应。以硫酸铜法测定尿糖可呈假阳性反应。血清丙氨酸氨基转移酶、门冬氨酸氨基转移酶、碱性磷酸酶和血尿素氮在应用本品过程中皆可升高。如采用 Jaffe 反应进行血清和尿肌酐值测定时可有假性增高

续　表

	3. 患者有胃肠道疾病史者，特别是溃疡性结肠炎、局限性肠炎或抗生素相关性结肠炎（头孢菌素类很少产生假膜性结肠炎）者和患者有肾功能减退者应慎用头孢菌素类
禁忌	对头孢菌素过敏者及有青霉素过敏性休克或即刻反应史者禁用本品
不良反应	应用头孢唑林的不良反应发生率低，静脉注射发生的血栓性静脉炎和肌肉内注射区域疼痛均较头孢噻吩少而轻。药疹发生率为 1.1%，嗜酸性粒细胞增多的发生率为 1.7%，单独以药物热为表现的过敏反应仅偶有报道。本品与氨基糖苷类抗生素合用是否增加后者的肾毒性尚不能肯定。临床上本品无肝损害现象，但个别患者可出现暂时性血清氨基转移酶、碱性磷酸酶升高。肾功能减退患者应用高剂量（每日 12g）的头孢唑林时可出现脑反应。白色念珠菌二重感染偶见
特殊人群用药	肝、肾功能不全患者：肝功能损害患者应慎用；本品与庆大霉素或其他肾毒性抗生素合用有增加肾损害的危险性；对肾功能减退患者应在减少剂量情况下谨慎使用，肾功能减退者的肌酐清除率>50ml/min 时，仍可按正常剂量给药 儿童：早产儿及 1 个月以下的新生儿不推荐应用本品 老年人：本品在老年人中 $t_{1/2}$ 较年轻人明显延长，应按肾功能适当减量或延长给药间期 妊娠与哺乳期妇女：头孢菌素类可经乳汁排出，哺乳期妇女应用头孢菌素类虽尚无发生问题报告，但其应用仍须权衡利弊后决定
药典	Chin. P.
国家处方集	CNF
医保目录	部分省份【保（乙）】;【保（甲）】
基本药物目录	【基】
其他推荐依据	单爱莲，马序竹，童荣生，等.《抗菌药物超说明书专家共识》解读［J］. 中国临床药理学杂志，2015，24（31）：2489-2491.
■ 药品名称	头孢拉定　Cefradine
抗菌谱与适应证	第一代头孢菌素，适用于外科手术预防用药
制剂与规格	注射用头孢拉定：①0.5g；②1.0g
用法与用量	静脉给药，常规单次剂量：1～2g
注意事项	应用头孢拉定的患者以硫酸铜法测定尿糖时可出现假阳性反应
禁忌	对头孢菌素过敏者及有青霉素过敏性休克或即刻反应史者禁用
不良反应	恶心、呕吐、腹泻、上腹部不适等胃肠道反应较为常见
特殊人群用药	肝、肾功能不全患者：头孢拉定主要经肾排出，肾功能减退者需减少剂量或延长给药间期 儿童：儿童慎用 老年人：肾功能减退的老年患者应适当减少剂量或延长给药时间 妊娠与哺乳期妇女：孕妇及哺乳期妇女慎用，妊娠安全性分级为 B 级，哺乳期妇女应用时需权衡利弊
药典	USP、Eur. P.、Chin. P.
国家处方集	CNF

续 表

医保目录	【保（乙）】
基本药物目录	【基】
其他推荐依据	
■ 药品名称	头孢硫脒 Cefathiamidine
抗菌谱与适应证	第一代头孢菌素，适用于外科手术预防用药
制剂与规格	注射用头孢硫脒：①0.5g；②1.0g；③2.0g
用法与用量	静脉滴注：一次2g，一日2～4次
注意事项	1. 有胃肠道疾病史者，特别是溃疡性结肠炎、局限性肠炎或抗生素相关性结肠炎者应慎用 2. 应用本品的患者抗球蛋白试验可出现阳性
禁忌	对头孢菌素类抗生素过敏者或对青霉素过敏性休克者禁用
不良反应	偶见荨麻疹、哮喘、瘙痒、寒战、高热、血管神经性水肿、非蛋白氮、ALT及AST升高
特殊人群用药	肝、肾功能不全患者：肾功能减退者须适当减量 老年人：老年患者肾功能减退，应用时须适当减量 妊娠与哺乳期妇女：妊娠早期妇女慎用；哺乳妇女使用需权衡利弊
药典	Chin. P.
国家处方集	CNF
医保目录	【保（乙）】
基本药物目录	
其他推荐依据	
■ 药品名称	头孢西酮钠 Cefazedone Sodium
抗菌谱与适应证	第一代头孢菌素，适用于外科手术预防用药。本品对金黄色葡萄球菌、凝固酶阴性葡萄球菌、肺炎链球菌、β-溶血链球菌等革兰阳性菌具有良好的抗菌活性
制剂与规格	注射用头孢西酮钠：①0.5g；②1.0g
用法与用量	静脉给药，成人一日1～4g，分2～3次用药。4周以上儿童一日50mg/kg，分2～3次，静脉注射或静脉滴注
注意事项	青霉素过敏者慎用
禁忌	对本品或其他头孢菌素类抗生素过敏者禁用；早产儿及新生儿禁用
不良反应	发热、皮疹、红斑等过敏反应
特殊人群用药	肝、肾功能不全患者：肾功能不全者慎用 儿童：早产儿及新生儿禁用 妊娠与哺乳期妇女：孕妇、哺乳期妇女用药要权衡利弊
药典	
国家处方集	韩国抗生物质医药品基准（韩抗基）

续　表

医保目录	
基本药物目录	
其他推荐依据	
■ 药品名称	头孢替唑钠　Ceftezole Sodium
抗菌谱与适应证	第一代头孢菌素，适用于外科手术预防用药。本品对革兰阳性菌，尤其是球菌，包括产青霉素酶和不产生青霉素酶的金黄色葡萄球菌、化脓性链球菌、肺炎球菌、B 组溶血性链球菌、草绿色链球菌、表皮葡萄球菌，以及白喉杆菌、炭疽杆菌皆比较敏感
制剂与规格	注射用头孢替唑钠：①0.5g；②0.75g；③1.0g；④1.5g；⑤2.0g
用法与用量	静脉给药，成人一次 0.5～4g，一日 2 次。儿童日用量为 20～80mg/kg 体重，分 1～2 次静脉给药
注意事项	青霉素过敏者慎用
禁忌	对本品或其他头孢菌素类抗生素过敏者禁用；对利多卡因或酰基苯胺类局部麻醉剂有过敏史者禁用本品肌注
不良反应	少见过敏反应，如皮疹、荨麻疹、皮肤发红、瘙痒、发热等；偶见血肌酐升高；罕见严重肾功能异常、粒细胞减少、白细胞减少等
特殊人群用药	肝、肾功能不全患者：肾功能不全者慎用 妊娠与哺乳期妇女：孕妇、哺乳期妇女用药要权衡利弊
药典	Chin. P.
国家处方集	日本抗生物质医药品基准（日抗基）
医保目录	
基本药物目录	
其他推荐依据	

第三节　第二代头孢菌素类

■ 药品名称	头孢呋辛钠　Cefuroxime Sodium
抗菌谱与适应证	第二代头孢菌素，适用于颅脑手术，周围血管外科手术，胃十二指肠手术，阑尾手术，结、直肠手术，肝胆系统手术，胸外科手术、心脏大血管手术，泌尿外科手术，应用人工植入物的骨科手术，妇科手术的预防用药
制剂与规格	注射用头孢呋辛钠：①0.25g；②0.5g；③0.75g；④1.0g；⑤1.5g；⑥2.0g；⑦2.25g；⑧2.5g；⑨3.0g
用法与用量	静脉给药，常规单次剂量：1.5g

续 表

注意事项	1. 对青霉素类药物过敏者，慎用 2. 使用时应注意监测肾功能，特别是对接受高剂量的重症患者 3. 肾功能不全者应减少一日剂量 4. 头孢呋辛能引起抗生素相关性肠炎，应警惕。抗生素相关性肠炎诊断确立后，应给予适宜的治疗。轻度者停药即可，中、重度者应给予液体、电解质、蛋白质补充，并需选用对梭状芽胞杆菌有效的抗生素类药物治疗 5. 有报道少数患儿使用本品时出现轻、中度听力受损
禁忌	对头孢菌素过敏者及有青霉素过敏性休克史者禁用
不良反应	过敏反应（皮疹、瘙痒、荨麻疹等），局部反应（血栓性静脉炎），胃肠道反应（腹泻，恶心、抗生素相关性肠炎等）等
特殊人群用药	肝、肾功能不全患者：严重肝、肾功能不全者慎用 儿童：5 岁以下小儿禁用 老年人：老年患者口服本药，不必根据年龄调整剂量 妊娠与哺乳期妇女：妊娠安全性分级为 B 级；哺乳妇女用药应权衡利弊，如需使用，应暂停哺乳
药典	USP、Eur. P. 、Chin. P.
国家处方集	CNF
医保目录	【保（甲）】
基本药物目录	【基】
其他推荐依据	
■ 药品名称	**头孢替安　Cefotiam**
抗菌谱与适应证	第二代头孢菌素，适用于颅脑手术，周围血管外科手术，胃十二指肠手术，阑尾手术，结、直肠手术，肝胆系统手术，胸外科手术、心脏大血管手术，泌尿外科手术，应用人工植入物的骨科手术，妇科手术的预防用药
制剂与规格	注射用盐酸头孢替安：①0. 5g；②1g
用法与用量	静脉给药，常规单次剂量：1 ~ 2g
注意事项	1. 有胃肠道疾病史者，特别是溃疡性结肠炎、局限性肠炎或抗生素相关性结肠炎者慎用 2. 本品可引起血象改变，严重时应立即停药
禁忌	对头孢菌素过敏者及有青霉素过敏性休克史者禁用
不良反应	偶见过敏、胃肠道反应、血象改变及一过性 AST 及 ALT 升高；可致肠道菌群改变，造成维生素 B 和 K 缺乏；偶可致继发感染；大量静脉注射可致血管和血栓性静脉炎
特殊人群用药	肝、肾功能不全患者：肾功能不全者应减量并慎用 儿童：早产儿和新生儿使用本药的安全性尚未确定 老年人：老年患者用药剂量应按其肾功能减退情况酌情减量 妊娠与哺乳期妇女：孕妇或可能已妊娠的妇女、哺乳妇女应权衡利弊后用药
药典	USP、Eur. P. 、Chin. P.
国家处方集	CNF

续　表

医保目录	【保（乙）】
基本药物目录	
其他推荐依据	
■ 药品名称	头孢西丁　Cefoxitin
抗菌谱与适应证	第二代头孢菌素，适用于颅脑手术，周围血管外科手术，胃十二指肠手术，阑尾手术，结、直肠手术，肝胆系统手术，胸外科手术、心脏大血管手术，泌尿外科手术，应用人工植入物的骨科手术，妇科手术的预防用药
制剂与规格	注射用头孢西丁钠：①1g；②2g
用法与用量	静脉给药，常规单次剂量：1～2g
注意事项	1. 青霉素过敏者慎用 2. 肾功能损害者及有胃肠疾病史（特别是结肠炎）者慎用 3. 本品与氨基糖苷类抗生素配伍时，会增加肾毒性
禁忌	对头孢菌素过敏者及有青霉素过敏性休克史者禁用
不良反应	最常见的为局部反应，静脉注射后可出现血栓性静脉炎，肌内注射后可有局部硬结压痛；偶见变态反应、低血压、腹泻等
特殊人群用药	儿童：3 个月以内婴儿不宜使用本药 妊娠与哺乳期妇女：妊娠安全性分级为 B 级；哺乳妇女应权衡利弊后用药
药典	USP、Eur. P. 、Chin. P.
国家处方集	CNF
医保目录	【保（乙）】
基本药物目录	
其他推荐依据	
■ 药品名称	头孢美唑　Cefmetazole
抗菌谱与适应证	第二代头孢菌素，适用于颅脑手术，周围血管外科手术，胃十二指肠手术，阑尾手术，结、直肠手术，肝胆系统手术，胸外科手术、心脏大血管手术，泌尿外科手术，应用人工植入物的骨科手术，妇科手术的预防用药
制剂与规格	注射用头孢美唑钠：①1g；②2g
用法与用量	静脉给药，常规单次剂量：1～2g
注意事项	1. 下述患者慎用：对青霉素类抗生素有过敏史者，或双亲、兄弟姐妹等亲属属于过敏体质者，严重肾损害者（有可能出现血药浓度升高、半衰期延长），经口摄食不足患者或非经口维持营养者、全身状态不良者（通过摄食，可能出现维生素 K 缺乏）等 2. 给药期间及给药后至少 1 周内避免饮酒
禁忌	对本品有过敏性休克史者禁用
不良反应	过敏反应（如皮疹、瘙痒、荨麻疹、红斑、发热），罕见休克、肝功能异常等

续 表

特殊人群用药	肝、肾功能不全患者：严重肝、肾功能障碍者慎用 儿童：早产儿、新生儿慎用 老年人：慎用 妊娠与哺乳期妇女：慎用
药典	USP、Eur. P. 、Chin. P.
国家处方集	CNF
医保目录	【保（乙）】
基本药物目录	
其他推荐依据	

第四节 第三代头孢菌素类

■ 药品名称	头孢曲松 Ceftriaxone
抗菌谱与适应证	第三代头孢菌素，适用于颅脑手术，结、直肠手术，有反复感染史患者的肝胆系统手术，胸外科手术，应用人工植入物的骨科手术，妇科手术的预防用药
制剂与规格	注射用头孢曲松钠：①0.25g；②0.5g；③0.75g；④1.0g；⑤1.5g；⑥2.0g；⑦3.0g；⑧4.0g
用法与用量	静脉给药，成人：每24小时1～2g或每12小时0.5～1g，最高剂量一日4g。小儿常用量，按体重一日20～80mg/kg
注意事项	1. 对青霉素过敏患者应用本品时应根据患者情况充分权衡利弊后决定。有青霉素过敏性休克或即刻反应者，不宜再选用头孢菌素类 2. 有胃肠道疾病史者，特别是溃疡性结肠炎、局限性肠炎或抗生素相关性结肠炎（头孢菌素类很少产生抗生素相关性肠炎）者应慎用
禁忌	1. 禁用于对本品及其他头孢菌素抗生素过敏的患者。有青霉素过敏性休克史的患者避免应用本品 2. 头孢曲松不得用于高胆红素血症的新生儿和早产儿的治疗。体外研究显示头孢曲松可从血清蛋白结合部位取代胆红素，从而引起这些患者的胆红素脑病 3. 在新生儿中，不得与补钙治疗同时进行，否则可能导致头孢曲松的钙盐沉降的危险
不良反应	胃肠道反应、过敏反应等
特殊人群用药	儿童：出生体重<2kg的新生儿使用本药的安全性尚未确定。本药可将胆红素从血清白蛋白上置换下来，患有高胆红素血症的新生儿（尤其是早产儿），应避免使用本药 老年人：除非患者虚弱、营养不良或有重度肾功能损害时，老年人应用头孢曲松一般不需调整剂量 妊娠与哺乳期妇女：妊娠安全性分级为B级；哺乳期妇女权衡利弊后应用
药典	USP、Eur. P. 、Chin. P.
国家处方集	CNF

续 表

医保目录	【保（甲）】
基本药物目录	【基】
其他推荐依据	
■ 药品名称	头孢噻肟 Cefotaxime
抗菌谱与适应证	第三代头孢菌素，适用于颅脑手术，结、直肠手术，有反复感染史患者的肝胆系统手术，胸外科手术，应用人工植入物的骨科手术，妇科手术的预防用药
制剂与规格	注射用头孢噻肟钠：①0.5g；②1g；③2g
用法与用量	1. 成人静脉给药一日 2～6g，分 2～3 次给药 2. 儿童：静脉给药：新生儿一次 50mg/kg；7 日内新生儿每 12 小时 1 次；7～28 日新生儿每 8 小时 1 次
注意事项	1. 有胃肠道疾病者慎用 2. 用药前须确定是否需进行过敏试验 3. 本品与氨基糖苷类抗生素不可同瓶滴注
禁忌	对头孢菌素过敏者及有青霉素过敏性休克史者禁用
不良反应	不良反应发生率低（3%～5%），包括皮疹和药物热、静脉炎、腹泻、恶心、呕吐、食欲缺乏等
特殊人群用药	肝、肾功能不全患者：严重肾功能减退患者应用本药时须根据肌酐清除率调整剂量 儿童：婴幼儿不宜做肌内注射 老年人：老年患者应根据肾功能适当减量 妊娠与哺乳期妇女：妊娠安全性分级为 B 级；哺乳期妇女用药时宜暂停哺乳
药典	USP、Eur. P.、Chin. P.
国家处方集	CNF
医保目录	【保（甲）】
基本药物目录	
其他推荐依据	
■ 药品名称	头孢哌酮 Cefoperazone
抗菌谱与适应证	第三代头孢菌素，适用于有反复感染史患者的肝胆系统手术的预防用药
制剂与规格	注射用头孢哌酮钠：①0.5g；②1.0g；③1.5g；④2.0g
用法与用量	1. 成人：一次 1～2g，每 12 小时 1 次 2. 儿童：一日 50～200mg/kg，分 2～3 次给药
注意事项	1. 肝病、胆道梗阻严重或同时有肾功能减退者，用药剂量应予以适当调整 2. 部分患者可引起维生素 K 缺乏和低凝血酶原血症，用药期间应进行出血时间、凝血酶原时间监测
禁忌	对头孢菌素过敏者及有青霉素过敏性休克史者禁用
不良反应	皮疹较为多见；少数患者尚可发生腹泻、腹痛；嗜酸性粒细胞增多，轻度中性粒细胞减少；暂时导性 AST 及 ALT、碱性磷酸酶、尿素氮或血肌酐升高等

续 表

特殊人群用药	儿童：新生儿和早产儿用药须权衡利弊 妊娠与哺乳期妇女：妊娠安全性分级为 B 级；哺乳期妇女用药时宜暂停哺乳
药典	USP、Eur. P. 、Chin. P.
国家处方集	CNF
医保目录	
基本药物目录	
其他推荐依据	
■ 药品名称	头孢哌酮舒巴坦　Ceforerazone and Sulbactam
抗菌谱与适应证	第三代头孢菌与含 β-内酰胺酶抑制剂适用于有反复感染史患者的肝胆系统手术的预防用药
制剂与规格	注射用头孢哌酮钠舒巴坦钠（1∶1）：①1.0g；②2.0g
用法与用量	成人：一次 2～4g，每 12 小时 1 次
注意事项	接受 β-内酰胺类或头孢菌素类抗生素治疗的患者可发生严重的及偶可发生的致死性过敏反应。一旦发生过敏反应，应立即停药并给予适当的治疗
禁忌	对头孢菌素过敏者及有青霉素过敏性休克史者禁用
不良反应	皮疹较为多见；少数患者尚可发生腹泻、腹痛；嗜酸性粒细胞增多，轻度中性粒细胞减少；暂时性 AST 及 ALT、碱性磷酸酶、尿素氮或血肌酐升高等
特殊人群用药	肝、肾功能不全患者：根据患者情况调整用药剂量 儿童：新生儿和早产儿用药须权衡利弊 老年人：老年人呈生理性的肝、肾功能减退，因此应慎用本药并需调整剂量 妊娠与哺乳期妇女：妊娠安全性分级为 B 级；哺乳期妇女用药时宜暂停哺乳
药典	USP、Eur. P. 、Chin. P.
国家处方集	CNF
医保目录	【保（乙）】
基本药物目录	
其他推荐依据	

第五节　其他类别抗菌药

■ 药品名称	环丙沙星　Ciprofloxacin
抗菌谱与适应证	适用于泌尿外科手术预防用药

续　表

制剂与规格	环丙沙星注射液：100ml：0.2g 环丙沙星葡萄糖注射液：100ml：0.2g 乳酸环丙沙星注射液：①100ml：0.1g；②100ml：0.2g；③250ml：0.25g 乳酸环丙沙星0.9%氯化钠注射液：①100ml：0.2g；②200ml：0.4g 注射用乳酸环丙沙星：①0.2g；②0.4g
用法与用量	一次0.1~0.2g，每12小时1次
注意事项	1. 宜空腹服用 2. 患中枢神经系统疾病者（如癫痫、脑动脉硬化患者）慎用
禁忌	对环丙沙星及任何一种氟喹诺酮类药过敏的患者禁用；孕妇、哺乳期妇女及18岁以下者禁用
不良反应	胃肠道反应较为常见，可表现为腹部不适或疼痛、腹泻、恶心或呕吐；中枢神经系统反应可有头晕、头痛、嗜睡或失眠；过敏反应有皮疹、皮肤瘙痒、面部潮红、胸闷等
特殊人群用药	肝、肾功能不全患者：慎用 儿童：18岁以下患者禁用 老年人：应减量给药 妊娠与哺乳期妇女：禁用
药典	USP、Eur. P.、Chin. P.
国家处方集	CNF
医保目录	【保（甲/乙）】
基本药物目录	【基】
其他推荐依据	
■ 药品名称	甲硝唑　Metronidazole
抗菌谱与适应证	适用于经口咽部黏膜切口的大手术，阑尾手术，结、直肠手术，涉及阴道的妇科手术
制剂与规格	甲硝唑注射液：①20ml：100mg；②100ml：0.2g；③100ml：0.5g；④250ml：0.5g；⑤250ml：1.25g 甲硝唑葡萄糖注射液：250ml，内含甲硝唑0.5g、葡萄糖12.5g 注射用甲硝唑磷酸二钠：0.915g
用法与用量	静脉给药，常规单次剂量：0.5g
注意事项	1. 出现运动失调或其他中枢神经系统症状时应停药 2. 用药期间应戒酒，饮酒后出现腹痛、呕吐、头痛等症状
禁忌	对本药或其他硝基咪唑类药物过敏或有过敏史者、活动性中枢神经系统疾病者、血液病者、孕妇及哺乳期妇女禁用
不良反应	1. 消化系统：恶心、呕吐、食欲缺乏、腹部绞痛，一般不影响治疗 2. 神经系统：头痛、眩晕，偶有感觉异常、肢体麻木、共济失调、多发性神经炎等，大剂量可致抽搐 3. 少数病例发生荨麻疹、面部潮红、瘙痒、膀胱炎、排尿困难、口中金属味及白细胞减少等，均属可逆性，停药后自行恢复

续　表

特殊人群用药	肝、肾功能不全患者：肝功能不全患者慎用 老年人：老年患者应注意监测血药浓度并调整剂量 妊娠与哺乳期妇女：孕妇及哺乳期妇女禁用，妊娠安全性分级为 B 级
药典	USP、Eur. P. 、Chin. P.
国家处方集	CNF
医保目录	【保（甲/乙）】
基本药物目录	【基】
其他推荐依据	
■ 药品名称	克林霉素　Clindamycin
抗菌谱与适应证	适用于对 β-内酰胺类抗菌药物过敏者，预防葡萄球菌、链球菌感染的外科手术
制剂与规格	盐酸克林霉素注射液：①4ml：0.3g；②8ml：0.6g；③2ml：0.3g 注射用盐酸克林霉素：0.5g 克林霉素磷酸酯注射液：①2ml：0.3g；②4ml：0.6g 注射用克林霉素磷酸酯：①0.3g；②0.6g；③1.2g
用法与用量	静脉给药，常规单次剂量：0.6～0.9g
注意事项	1. 有胃肠疾病或病史者，特别是溃疡性结肠炎、克罗恩病或假膜性肠炎患者、有哮喘或其他过敏史者慎用 2. 本品不能透过血-脑脊液屏障，故不能用于脑膜炎 3. 不同细菌对本品的敏感性可有相当大的差异，故药敏试验有重要意义
禁忌	本品与林可霉素有交叉耐药性，对克林霉素或林可霉素有过敏史者禁用
不良反应	1. 消化系统：恶心、呕吐、食欲缺乏、腹部绞痛，一般不影响治疗 2. 血液系统：偶可发生白细胞减少、中性粒细胞减少、嗜酸性粒细胞增多和血小板减少等 3. 少数病例发生荨麻疹、潮红、瘙痒、膀胱炎、排尿困难、口中金属味及白细胞减少等，均属可逆性，停药后自行恢复
特殊人群用药	肝、肾功能不全患者：肝功能不全者、严重肾功能障碍者慎用 儿童：新生儿禁用，4 岁以内儿童慎用，16 岁以内儿童应用应注意重要器官功能监测 老年人：老年患者用药时需密切观察 妊娠与哺乳期妇女：孕妇应用需充分权衡利弊，FDA 妊娠安全性分级为 B 级；哺乳期妇女慎用，用药时宜暂停哺乳
药典	USP、Eur. P. 、Chin. P.
国家处方集	CNF
医保目录	【保（甲）】
基本药物目录	【基】
其他推荐依据	

续　表

■ 药品名称	氨曲南　Aztreonam
抗菌谱与适应证	适用于对β-内酰胺类抗菌药物过敏者，预防革兰阴性杆菌感染的外科手术
制剂与规格	注射用氨曲南：①0.5g；②1.0g；③2.0g
用法与用量	静脉给药，常规单次剂量：1～2g
注意事项	1. 氨曲南与青霉素之间无交叉过敏反应，但对青霉素、头孢菌素过敏及过敏体质者仍需慎用 2. 有不同程度的抗生素相关性肠炎
禁忌	对氨曲南有过敏史者禁用
不良反应	常见为恶心、呕吐、腹泻及皮肤过敏反应等
特殊人群用药	老年人：老年人用药剂量应按其肾功能减退情况酌情减量 妊娠与哺乳期妇女：妊娠安全性分级为B级，哺乳期妇女使用时应暂停哺乳
药典	USP、Eur. P.、Chin. P.
国家处方集	CNF
医保目录	【保（乙）】
基本药物目录	
其他推荐依据	
■ 药品名称	万古霉素　Vancomycin
抗菌谱与适应证	适用于耐甲氧西林葡萄球菌检出率高的医疗机构进行工人材料植入手术（如人工心脏瓣膜置换、永久性心脏起搏器置入、人工关节置换等）预防感染
制剂与规格	注射用盐酸万古霉素：①0.5g（50万U）；②1.0g（100万U）
用法与用量	静脉给药，一次1g，每12小时给药1次
注意事项	1. 听力减退或有耳聋病史者慎用 2. 不宜肌内注射，静脉滴注时尽量避免药液外漏，且应经常更换注射部位，滴速不宜过快 3. 在治疗过程中应监测血药浓度
禁忌	对万古霉素过敏者，严重肝、肾功能不全者，孕妇及哺乳期妇女禁用
不良反应	休克、过敏样症状、急性肾功能不全等
特殊人群用药	肝、肾功能不全患者：严重肝、肾功能不全者禁用 儿童：儿童（尤其是低体重出生儿、新生儿）应监测血药浓度，慎重给药 老年人：老年患者确有指征使用时必须调整剂量或调整用药间隔 妊娠与哺乳期妇女：禁用
药典	USP、Eur. P.、Chin. P.
国家处方集	CNF
医保目录	【保（乙）】
基本药物目录	

续 表

其他推荐依据	
■ 药品名称	去甲万古霉素 Norvancomycin
抗菌谱与适应证	适用于耐甲氧西林葡萄球菌检出率高的医疗机构进行工人材料植入手术（如人工心脏瓣膜置换、永久性心脏起搏器置入、人工关节置换等）预防感染
制剂与规格	注射用盐酸去甲万古霉素：①0.4g（40 万 U）；②0.8g（80 万 U）
用法与用量	静脉给药，一次 400～800mg，每 12 小时给药 1 次
注意事项	1. 听力减退或有耳聋病史者慎用 2. 不可肌内注射或静脉注射 3. 治疗期间应定期检查听力，检查尿液中蛋白、管型、细胞数及测定尿相对密度等
禁忌	对本药或万古霉素类抗生素过敏者禁用
不良反应	可出现皮疹、恶心、静脉炎等；可引致耳鸣、听力减退、肾功能损害等
特殊人群用药	肝、肾功能不全患者：肾功能不全患者慎用，如有应用指征时需在治疗药物浓度监测下，根据肾功能减退程度减量应用 儿童：新生儿、婴幼儿用药必须充分权衡利弊 老年人：用于老年患者有引起耳毒性与肾毒性的危险（听力减退或丧失）。老年患者即使肾功能测定在正常范围内，使用时应采用较小治疗剂量 妊娠与哺乳期妇女：妊娠期患者避免应用；哺乳期妇女慎用
药典	Chin. P.
国家处方集	CNF
医保目录	【保（乙）】
基本药物目录	
其他推荐依据	

注：1. Ⅰ类切口手术常用预防抗菌药物为第一代头孢菌素：头孢唑林或头孢拉定等

2. Ⅰ类切口手术常用预防抗菌药物单次使用剂量：头孢唑林 1～2g；头孢拉定 1～2g；头孢呋辛 1.5g；头孢曲松 1～2g；甲硝唑 0.5g；其他详见具体药品表单。头孢菌素应在 30 分钟内滴完

3. 对 β-内酰胺类抗菌药物过敏者，可选用克林霉素预防葡萄球菌、链球菌感染，可选用氨曲南预防革兰阴性杆菌感染。必要时可联合使用

4. 耐甲氧西林葡萄球菌检出率高的医疗机构，如进行人工材料植入手术（如人工心脏瓣膜置换、永久性心脏起搏器置入、人工关节置换等），也可选用万古霉素或去甲万古霉素预防感染

第十三章

治疗用抗菌药物

第一节 青霉素类

■ 药品名称	青霉素 Benzylpenicillin
抗菌谱与适应证	适用于溶血性链球菌、肺炎链球菌、不产青霉素酶葡萄球菌的感染；炭疽、破伤风、气性坏疽等梭状芽胞杆菌感染及梅毒、钩端螺旋体病、回归热、白喉。与氨基糖苷类药物联合用于治疗草绿色链球菌心内膜炎。亦可用于流行性脑脊髓膜炎、放线菌病、淋病、樊尚咽峡炎、莱姆病、鼠咬热、李斯特菌病、除脆弱拟杆菌以外的厌氧菌感染。风湿性心脏病或先天性心脏病患者手术前预防用药
制剂与规格	注射用青霉素钠：①0.12g（2 万 U）；②0.24g（40 万 U）；③0.48g（80 万 U）；④0.6g（100 万 U）；⑤0.96g（160 万 U）；⑥2.4g（400 万 U） 注射用青霉素钾：①0.125g（20 万 U）；②0.25g（40 万 U）；③0.5g（80 万 U）；④0.625g（100 万 U）
用法与用量	1. 肌内注射：成人：一日（80～200）万 U，分 3～4 次给药；小儿：按体重 2.5 万 U/kg，每 12 小时给药 1 次 2. 静脉滴注：成人一日（200～2000）万 U，分 2～4 次给药；小儿每日按体重（5～20）万 U/kg，分 2～4 次给药
注意事项	1. 应用前询问药物过敏史并进行青霉素皮肤试验 2. 对一种青霉素过敏者可能对其他青霉素类药物、青霉胺过敏，有哮喘、湿疹、花粉症、荨麻疹等过敏性疾病患者应慎用 3. 大剂量使用时应定期检测电解质
禁忌	有青霉素类药物过敏史或青霉素皮肤试验阳性患者禁用
不良反应	青霉素过敏反应较常见，包括荨麻疹等各类皮疹、白细胞减少、间质性肾炎、哮喘发作等和血清病样反应
特殊人群用药	肝、肾功能不全患者：轻、中度肾功能损害者使用常规剂量不需减量，严重肾功能损害者应延长给药间隔或调整剂量 妊娠与哺乳期妇女：妊娠期妇女给药属 FDA 妊娠风险 B 级；哺乳期妇女用药时宜暂停哺乳
药典	USP、Eur. P. 、Chin. P.
国家处方集	CNF
医保目录	【保（甲）】
基本药物目录	【基】

续 表

其他推荐依据	
■ 药品名称	**青霉素 V　Phenoxymethylpenicillin**
抗菌谱与适应证	1. 青霉素敏感菌株所致的轻、中度感染，包括链球菌所致的扁桃体炎、咽喉炎、猩红热、丹毒等 2. 肺炎球菌所致的支气管炎、肺炎、中耳炎、鼻窦炎及敏感葡萄球菌所致的皮肤软组织感染等 3. 螺旋体感染和作为风湿热复发和感染性心内膜炎的预防用药
制剂与规格	青霉素 V 钾片：①100 万 U；②60 万 U；③0.25g（40 万 U）；④0.5g（80 万 U）
用法与用量	口服：①成人：链球菌感染：一次 125～250mg，每 6～8 小时 1 次，疗程 10 日。肺炎球菌感染：一次 250～500mg，每 6 小时 1 次，疗程至退热后至少 2 日。葡萄球菌感染、螺旋体感染：一次250～500mg，每6～8 小时1 次。预防风湿热复发：一次 250mg，一日 2 次。预防心内膜炎：在拔牙或上呼吸道手术前 1 小时口服 2g，6 小时后再加服 1g（27kg 以下小儿剂量减半）。②小儿：按体重，一次 2.5～9.3mg/kg，每 4 小时 1 次；或一次 3.75～14mg/kg，每 6 小时 1 次；或一次 5～18.7mg/kg，每 8 小时 1 次
注意事项	1. 对头孢菌素类药物过敏者及有哮喘、湿疹、花粉症、荨麻疹等过敏性疾病患者应慎用 2. 患者一次开始服用前，必须先进行青霉素皮试 3. 长期或大剂量服用者，应定期检查肝、肾、造血系统功能和检测血清钾或钠
禁忌	青霉素皮试阳性反应者、对青霉素类药物过敏者及传染性单核细胞增多症患者禁用
不良反应	常见恶心、呕吐、上腹部不适、腹泻等胃肠道反应及黑毛舌；皮疹、荨麻疹等过敏反应
特殊人群用药	肝、肾功能不全患者：肾功能减退者应根据血浆肌酐清除率调整剂量或给药间期 老年人：老年患者应根据肾功能情况调整用药剂量或用药间期 妊娠与哺乳期妇女：妊娠期妇女给药属 FDA 妊娠风险 B 级；哺乳期妇女慎用或用药时暂停哺乳
药典	USP、Eur. P.
国家处方集	CNF
医保目录	【保（甲）】
基本药物目录	
其他推荐依据	
■ 药品名称	**普鲁卡因青霉素　Procaine Benzylpenicillin**
抗菌谱与适应证	1. 与青霉素相仿，但由于血药浓度较低，故仅限于青霉素高度敏感病原体所致的轻、中度感染，如 A 组链球菌所致的扁桃体炎、猩红热、肺炎链球菌肺炎、青霉素敏感金黄色葡萄球菌所致皮肤软组织感染、樊尚咽峡炎等 2. 可用于治疗钩端螺旋体病、回归热和早期梅毒等
制剂与规格	注射用普鲁卡因青霉素：①40 万 U［普鲁卡因青霉素 30 万 U，青霉素钠（钾）10 万 U］；②80 万 U［普鲁卡因青霉素 60 万 U，青霉素钠（钾）20 万 U］
用法与用量	肌内注射，每次（40～80）万 U，每日 1～2 次

续　表

注意事项	1. 哮喘、湿疹、花粉症、荨麻疹等过敏性疾病患者应慎用本品 2. 应用前需详细询问药物过敏史并进行青霉素、普鲁卡因皮肤试验
禁忌	有青霉素类药物或普鲁卡因过敏史者禁用；青霉素或普鲁卡因皮肤试验阳性患者禁用
不良反应	过敏反应（如荨麻疹、间质性肾炎、白细胞减少等）；赫氏反应和治疗矛盾；二重感染等
特殊人群用药	妊娠与哺乳期妇女：妊娠期妇女给药属 FDA 妊娠风险 B 级；哺乳期妇女用药时宜暂停哺乳
药典	USP、Eur. P. 、Chin. P.
国家处方集	CNF
医保目录	【保（乙）】
基本药物目录	
其他推荐依据	
■ 药品名称	苄星青霉素　Benzathine Benzylpenicillin
抗菌谱与适应证	用于预防风湿热、治疗各期梅毒也可用于控制链球菌感染的流行
制剂与规格	注射用苄星青霉素：①30 万 U；②60 万 U；③120 万 U
用法与用量	肌内注射：成人，一次（60～120）万 U，2～4 周 1 次；小儿一次（30～60）万 U，2～4 周 1 次
注意事项	同青霉素
禁忌	有青霉素类药物过敏史者或青霉素皮肤试验阳性患者禁用
不良反应	过敏反应（同青霉素）；二重感染等
特殊人群用药	妊娠与哺乳期妇女：妊娠期妇女给药属 FDA 妊娠风险 B 级；哺乳期妇女用药时宜暂停哺乳
药典	USP、Eur. P. 、Chin. P.
国家处方集	CNF
医保目录	【保（甲）】
基本药物目录	【基】
其他推荐依据	
■ 药品名称	阿莫西林　Amoxicillin
抗菌谱与适应证	适用于治疗敏感菌所致的下列感染：①中耳炎、鼻窦炎、咽炎、扁桃体炎等上呼吸道感染；②急性支气管炎、肺炎等下呼吸道感染；③泌尿、生殖道感染；④皮肤、软组织感染；⑤适用于治疗急性单纯性淋病；⑥尚可用于治疗伤寒、伤寒带菌者及钩端螺旋体病；⑦亦可与克拉霉素、兰索拉唑联合治疗幽门螺杆菌感染
制剂与规格	片剂：①0. 125g；②0. 25g 胶囊：①0. 125g；②0. 25g 干混悬剂：袋装，①0. 125g；②0. 25g。瓶装，①1. 25g；②2. 5g 颗粒剂：125mg 注射用阿莫西林钠：①0. 5g；②2g

续 表

用法与用量	口服：成人一次0.5g，每6~8小时1次，日剂量不超过4g；小儿每日按体重20~40mg/kg，每8小时1次；3个月以下婴儿：一日30mg/kg，每12小时1次 肌内注射或稀释后静脉滴注：成人一次0.5~1g，每6~8小时1次；小儿一日50~100mg/kg，分3~4次给药 肾功能不全时剂量：肌酐清除率为10~30ml/min者，一次0.25~0.5g，每12小时1次；肌酐清除率<10ml/min者，一次0.25~0.5g，每24小时1次 透析时剂量：每次血液透析后应补充给予1g剂量
注意事项	1. 巨细胞病毒感染、淋巴细胞白血病、淋巴瘤等患者不宜使用 2. 传染性单核细胞增多症患者应避免使用 3. 哮喘、湿疹、花粉症、荨麻疹等过敏性疾病史者慎用
禁忌	有青霉素类药物过敏史者或青霉素皮肤试验阳性患者禁用
不良反应	恶心、呕吐、腹泻及抗生素相关性肠炎等胃肠道反应；皮疹、药物热和哮喘等过敏反应；贫血、血小板减少、嗜酸性粒细胞增多等
特殊人群用药	肝、肾功能不全患者：肾功能严重损害者慎用 老年人：老年人用药时可能需要调整剂量 妊娠与哺乳期妇女：妊娠期妇女应仅在确有必要时应用本品；由于乳汁中可分泌少量阿莫西林，哺乳期妇女服用后可能导致婴儿过敏
药典	Eur. P、Chin. P.
国家处方集	CNF
医保目录	【保（甲）】
基本药物目录	【基】
其他推荐依据	
■ 药品名称	磺苄西林　Sulbenicillin
抗菌谱与适应证	适用于敏感的铜绿假单胞菌、某些变形杆菌属以及其他敏感革兰阴性菌所致肺炎、尿路感染、复杂性皮肤软组织感染和败血症等。对本品敏感菌所致腹腔感染、盆腔感染宜与抗厌氧菌药物联合应用
制剂与规格	注射用磺苄西林钠：1.0g：100万U
用法与用量	静脉滴注或静脉注射；中度感染成人一日剂量8g，重症感染或铜绿假单胞菌感染时剂量需增至一日20g，分4次静脉给药；儿童根据病情每日剂量按体重80~300mg/kg，分4次给药
注意事项	1. 使用本品前需详细询问药物过敏史并进行青霉素皮肤试验，呈阳性反应者禁用 2. 对一种青霉素过敏者可能对其他青霉素类药物、青霉胺过敏
禁忌	有青霉素类药物过敏史者或青霉素皮肤试验阳性患者禁用
不良反应	过敏反应较常见，包括皮疹、发热等，偶见过敏性休克，一旦发生须就地抢救，保持气道畅通、吸氧并给予肾上腺素、糖皮质激素等治疗措施；恶心、呕吐等胃肠道反应；实验室检查异常包括白细胞或中性粒细胞减少，ALT及AST一过性增高等
特殊人群用药	肝、肾功能不全患者：严重肝、肾功能不全者慎用 妊娠与哺乳期妇女：妊娠期妇女应仅在确有必要时应用本品

续　表

药典	Chin. P.
国家处方集	CNF
医保目录	【保（乙）】
基本药物目录	
其他推荐依据	
■ 药品名称	替卡西林　Ticarcillin
抗菌谱与适应证	对大肠埃希菌、奇异变形杆菌、普通变形杆菌等肠杆菌属、流感嗜血杆菌、沙门菌属、铜绿假单胞菌等具有良好的抗菌活性。①适用于治疗敏感菌所致的下呼吸道感染、骨和骨关节感染、皮肤及软组织感染、尿路感染及败血症等；②与氨基糖苷类、喹诺酮类等抗菌药联用，可用于治疗铜绿假单胞菌所致感染
制剂与规格	注射用替卡西林钠：①0. 5g；②1g；③3g；④6g
用法与用量	成人：肌内注射：泌尿系统感染，一次 1g，一日 4 次；静脉给药：一日 200～300mg/kg，分次给药。儿童：①静脉给药：一日 200～300mg/kg，分次给药；②婴儿：一日 225mg/kg，分次给药；③对7 日龄以下新生儿：一日 150mg/kg，分次给药
注意事项	对头孢菌素过敏者、凝血功能异常者慎用
禁忌	对本品或其他青霉素类过敏者禁用
不良反应	低钾血症及出血时间延长；皮疹、瘙痒、药物热等过敏反应较多见
特殊人群用药	肝、肾功能不全患者：严重肝、肾功能不全者慎用 妊娠与哺乳期妇女：妊娠期妇女慎用，妊娠安全性分级为 B 级；哺乳期妇女慎用
药典	USP、Eur. P.
国家处方集	CNF
医保目录	
基本药物目录	
其他推荐依据	
■ 药品名称	注射用哌拉西林　Piperacillin for Injection
抗菌谱与适应证	1. 治疗铜绿假单胞菌和敏感革兰阴性杆菌所致的各种感染，如败血症、尿路感染、呼吸道感染、胆道感染、腹腔感染、盆腔感染以及皮肤、软组织感染等 2. 与氨基糖苷类药联用治疗粒细胞减少症免疫缺陷患者的感染
制剂与规格	注射用哌拉西林钠（按哌拉西林计）：①0. 5g；②1g；③2g
用法与用量	成人：中度感染一日 8g，分 2 次给药；严重感染一次 3～4g，每 6 小时 1 次。一日最大剂量不可超过 24g 儿童：①婴幼儿和 12 岁以下儿童：一日 100～200mg/kg；②新生儿：体重<2kg 者：出生后第 1 周内，一次 50mg/kg，每 12 小时 1 次；1 周以上，一次 50mg/kg，每 8 小时 1 次；体重 2kg 以上者：出生后第 1 周内，一次 50mg/kg，每 8 小时 1 次；1 周以上，一次 50mg/kg，每 6 小时 1 次

续 表

注意事项	1. 有出血史者，溃疡性结肠炎、克罗恩病或假膜性肠炎者，体弱者慎用 2. 哌拉西林不可加入碳酸氢钠溶液中静脉滴注
禁忌	对青霉素、头孢菌素或其他 β-内酰胺类抗生素过敏或有过敏史者禁用
不良反应	青霉素类药物过敏反应较常见；局部注射部位疼痛、血栓性静脉炎等；腹泻、稀便、恶心、呕吐等
特殊人群用药	肝、肾功能不全患者：慎用 儿童：12 岁以下儿童的用药安全性剂量尚未正式确定，应慎用 老年人：慎用 妊娠与哺乳期妇女：妊娠期妇女应仅在确有必要时才能使用本药，妊娠安全性分级为 B 级；哺乳期妇女用药应权衡利弊或暂停哺乳
药典	USP、Eur. P. 、Chin. P.
国家处方集	CNF
医保目录	【保（甲）】
基本药物目录	【基】
其他推荐依据	
■ 药品名称	注射用美洛西林钠　Mezlocillin Sodium for Injection
抗菌谱与适应证	用于大肠埃希菌、肠杆菌属、变形杆菌等革兰阴性杆菌中敏感菌株所致的呼吸系统、泌尿系统、消化系统、妇科和生殖器官等感染，如败血症、化脓性脑膜炎、腹膜炎、骨髓炎、皮肤和软组织感染以及眼、耳、鼻、喉科感染
制剂与规格	注射用美洛西林钠：①0.5g；②1.0g；③1.5g；④2.0g；⑤2.5g；⑥3.0g；⑦4.0g
用法与用量	肌内注射、静脉注射或静脉滴注。肌内注射临用前加灭菌注射用水溶解，静脉注射通常加入5%葡萄糖氯化钠注射液或5%～10%葡萄糖注射液溶解后使用。成人一日2～6g，严重感染者可增至8～12g，最大可增至15g。儿童，按体重一日 0.1～0.2g/kg，严重感染者可增至0.3g/kg；肌内注射一日 2～4 次，静脉滴注按需要每 6～8 小时 1 次，其剂量根据病情而定，严重者可每 4～6 小时静脉注射 1 次
注意事项	1. 用药前须做青霉素皮肤试验，阳性者禁用 2. 下列情况应慎用：有哮喘、湿疹、花粉症、荨麻疹等过敏性疾病史者 3. 应用大剂量时应定期检测血清钠
禁忌	对青霉素类抗生素过敏或有过敏史者禁用
不良反应	食欲缺乏、恶心、呕吐、腹泻、肌内注射局部疼痛和皮疹，且多在给药过程中发生，大多程度较轻，不影响继续用药，重者停药后上述症状迅速减轻或消失
特殊人群用药	肝、肾功能不全患者：肾功能减退患者应适当降低用量 老年人：老年患者肾功能减退，须调整剂量 妊娠与哺乳期妇女：妊娠安全性分级为 B 级；哺乳期妇女应权衡利弊用药
药典	Chin. P.
国家处方集	CNF

续 表

医保目录	【保（乙）】
基本药物目录	
其他推荐依据	
■ 药品名称	注射用美洛西林钠舒巴坦钠 Mezlocillin Sodium and Sulbactam Sodium for Injection
抗菌谱与适应证	本品含β-内酰胺酶抑制剂舒巴坦钠，适用于产酶耐药菌引起的中重度下列感染性疾病，包括： 1. 呼吸系统感染：如中耳炎、鼻窦炎、扁桃体炎、咽炎、肺炎、急性支气管炎和慢性支气管炎急性发作、支气管扩张、脓胸、肺脓肿等 2. 泌尿生殖系统感染：如肾盂肾炎、膀胱炎和尿道炎等 3. 腹腔感染：如胆道感染等 4. 皮肤及软组织感染：如蜂窝织炎、伤口感染、疖病、脓性皮炎和脓疱病；性病：淋病等 5. 盆腔感染：妇科感染、产后感染等 6. 严重系统感染：如脑膜炎、细菌性心内膜炎、腹膜炎、败血症、脓毒症等。对于致命的全身性细菌感染、未知微生物或不敏感微生物所致感染、重度感染及混合感染等，如使用本品，建议与其他抗菌药联合用药治疗
制剂与规格	注射用美洛西林钠舒巴坦钠：①0.625g（美洛西林0.5g与舒巴坦0.125g）；②1.25g（美洛西林1.0g与舒巴坦0.25g）；③2.5g（美洛西林2.0g与舒巴坦0.50g）；④3.75g（美洛西林3.0g与舒巴坦0.75g）
用法与用量	静脉滴注，用前用适量注射用水或氯化钠注射液溶解后，再加入0.9%氯化钠注射液或5%葡萄糖氯化钠注射液或5%～10%葡萄糖注射液100ml中静脉滴注，每次滴注时间为30～50分钟。成人剂量：每次2.5～3.75g（美洛西林2.0～3.0g，舒巴坦0.5～0.75g），每8小时或12小时1次，疗程7～14天
注意事项	过敏性体质患者使用时必须谨慎
禁忌	对青霉素类药物或舒巴坦过敏者禁用
不良反应	青霉素类药物过敏反应较常见；局部注射部位疼痛、血栓性静脉炎等；腹泻、稀便、恶心、呕吐等
特殊人群用药	肝、肾功能不全患者：肝功能不全患者用药应谨慎 儿童：1～14岁儿童及体重超过3kg的婴儿，每次给药75mg/kg，每日2～3次。体重不足3kg者，每次给药75mg/kg体重，每日2次 老年人：老年用药可参照成人用剂量，但伴有肝、肾功能不良的患者，剂量应调整 妊娠与哺乳期妇女：本品可透过胎盘和进入乳汁，妊娠和哺乳期妇女慎用
药典	
国家处方集	
医保目录	【保（乙）】
基本药物目录	
其他推荐依据	

续 表

■ 药品名称	注射用阿洛西林 Azlocillin for Injection
抗菌谱与适应证	敏感的革兰阳性及革兰阴性菌（包括铜绿假单胞菌）所致的呼吸道、泌尿道、生殖器官、胆道、胃肠道、败血症、脑膜炎、心内膜炎等严重感染，手术、烧伤后感染，骨、皮肤及软组织感染
制剂与规格	注射用阿洛西林钠：①0.5g；②1g；③2g；④3g
用法与用量	成人：一日6～10g，严重病例可增至10～16g，分2～4次滴注。儿童：一次75mg/kg，一日2～4次。婴儿及新生儿：一次100mg/kg，一日2～4次
注意事项	同美洛西林
禁忌	对青霉素类抗生素过敏者禁用
不良反应	恶心、呕吐、腹泻及抗生素相关性肠炎等胃肠道反应；皮疹，药物热和哮喘等过敏反应
特殊人群用药	肝、肾功能不全患者：肾功能减退患者应适当降低用量 老年人：老年患者肾功能减退，须调整剂量 妊娠与哺乳期妇女：妊娠安全性分级为B级；哺乳期妇女应权衡利弊用药
药典	Pol. P.
国家处方集	CNF
医保目录	【保（乙）】
基本药物目录	
其他推荐依据	

第二节 头孢菌素类

一、第一代头孢菌素类

■ 药品名称	注射用头孢唑林钠 Cefazolin Sodium for Injection
抗菌谱与适应证	第一代头孢菌素。除肠球菌、MRSA外，对其他革兰阳性球菌均有良好抗菌活性；对部分大肠埃希菌、奇异变形杆菌、肺炎克雷伯菌有抗菌活性。临床用于敏感菌所致的呼吸道、尿路感染，皮肤软组织、骨和关节、肝胆系统感染，心内膜炎、败血症，眼、耳、鼻、咽喉部感染；也用于外科手术预防用药
制剂与规格	注射用头孢唑林钠：①0.5g；②1g；③1.5g；④2g
用法与用量	1. 肌内、静注、静滴：一次0.5～1g，一日2～4次。严重感染可增至一日6g，分2～4次静脉给予。儿童一日量为50～100mg/kg，分2～3次给予 2. 外科手术预防用药：术前0.5～1小时给药1g，手术超过6小时者术中加用0.5～1g，术后每6～8小时给药0.5～1g致术后24小时

续　表

注意事项	1. 对青霉素过敏或过敏体质者慎用 2. 交叉过敏反应：患者对一种头孢菌素或头霉素过敏者对其他头孢菌素或头霉素也可能过敏。患者对青霉素、青霉素衍生物或青霉胺过敏者也可能对头孢菌素或头霉素过敏 3. 头孢唑林与庆大霉素或其他肾毒性抗生素合用有增加肾损害的危险性 4. 静脉滴注：将本品用灭菌注射用水、氯化钠注射用水或葡萄糖注射液溶解后使用，当静脉滴注体积超过 100ml 时不用注射用水 5. 配置后的溶液应避光保存。室温保存不得超过 48 小时
禁忌	对头孢菌素过敏者及有青霉素过敏性休克或即刻反应者禁用
不良反应	1. 静脉注射发生的血栓性静脉炎和肌内注射区疼痛均较头孢噻吩少而轻 2. 药疹发生率为 1.1%，嗜酸性粒细胞增多的发生率为 1.7%，偶有药物热
特殊人群用药	肝、肾功能不全患者：肝、肾功能不全者慎用。肾功能减退者首剂量 0.5g，并应按肌酐清除率调节用量和给药间隔 儿童：不推荐用于新生儿 老年人：老年患者宜适当减量或延长给药间隔 妊娠与哺乳期妇女：用药需权衡利弊
药典	USP、Eur. P.、Chin. P.
国家处方集	CNF
医保目录	【保（甲）】
基本药物目录	【基】
其他推荐依据	
■ 药品名称	头孢拉定　Cefradine
抗菌谱与适应证	第一代头孢菌素。适用于治疗敏感菌所致的轻、中度感染，如：急性咽炎、扁桃体炎、中耳炎、支气管炎急性发作、肺炎等呼吸道感染、泌尿生殖道感染及皮肤软组织感染等
制剂与规格	头孢拉定胶囊：①0.25g；②0.5g 头孢拉定片：①0.25g；②0.5g 头孢拉定颗粒：①0.125g；②0.25g 头孢拉定干混悬剂：①0.125g；②0.25g；③1.5g；④3g 注射用头孢拉定：①0.5g；②1g
用法与用量	1. 成人：口服给药，一次 0.25～0.5g，每 6 小时 1 次；严重感染时可增至一次 1g，一日最高剂量为 4g。肌内注射及静脉给药，一次0.5～1g，每 6 小时 1 次。一日最高剂量为 8g 2. 儿童：口服给药，一次 6.25～12.5mg/kg，每 6 小时 1 次。肌内注射及静脉给药，1 周岁以上小儿，一次 12.5～25mg/kg，每 6 小时 1 次 3. 肌酐清除率>20ml/min 时，其推荐剂量为每 6 小时 0.5g；肌酐清除率为 5～20ml/min 时，其剂量为每 6 小时 0.25g；肌酐清除率<5ml/min 时，其剂量为每 12 小时 0.25g
注意事项	应用头孢拉定的患者以硫酸铜法测定尿糖时可出现假阳性反应
禁忌	对头孢菌素过敏者及有青霉素过敏性休克或即刻反应史者禁用
不良反应	恶心、呕吐、腹泻、上腹部不适等胃肠道反应较为常见

续 表

特殊人群用药	肝、肾功能不全患者：头孢拉定主要经肾排出，肾功能减退者需减少剂量或延长给药间期 儿童：慎用 老年人：肾功能减退的老年患者应适当减少剂量或延长给药时间 妊娠与哺乳期妇女：慎用。妊娠安全性分级为B级，哺乳期妇女应用时需权衡利弊
药典	USP、Eur. P.、Chin. P.
国家处方集	CNF
医保目录	【保（甲/乙）】
基本药物目录	【基】
其他推荐依据	
■ 药品名称	注射用头孢硫脒 Cefathiamidine for Injection
抗菌谱与适应证	第一代头孢菌素。用于敏感菌所引起呼吸系统、肝胆系统、五官、尿路感染及心内膜炎、败血症
制剂与规格	注射用头孢硫脒：①0.5g；②1g；③2g
用法与用量	1. 成人：肌内注射，一次1.5～1g，一日4次；静脉滴注，一次2g，一日2～4次 2. 儿童：肌内注射，一日50～150mg/kg，分3～4次给药；静脉滴注，一日50～100mg/kg，分2～4次给药
注意事项	1. 有胃肠道疾病史者，特别是溃疡性结肠炎、局限性肠炎或抗生素相关性结肠炎者应慎用 2. 应用本品的患者抗球蛋白试验可出现阳性
禁忌	对头孢菌素类抗生素过敏者或对青霉素过敏性休克者禁用
不良反应	偶见荨麻疹、哮喘、瘙痒、寒战、高热、血管神经性水肿、非蛋白氮、ALT及AST升高
特殊人群用药	肝、肾功能不全患者：肾功能减退者须适当减量 老年人：老年患者肾功能减退，应用时须适当减量 妊娠与哺乳期妇女：妊娠早期妇女慎用；哺乳期妇女慎用，用药需权衡利弊
药典	
国家处方集	CNF
医保目录	【保（乙）】
基本药物目录	
其他推荐依据	
■ 药品名称	头孢氨苄 Cefalexin
抗菌谱与适应证	第一代口服头孢菌素。用于金黄色葡萄球菌、大肠埃希菌、肺炎杆菌、流感杆菌等敏感菌所致的下列感染： 1. 扁桃体炎、扁桃体周炎、咽喉炎、支气管炎、肺炎、支气管扩张感染以及手术后胸腔感染 2. 急性及慢性肾盂肾炎、膀胱炎、前列腺炎及泌尿生殖系感染 3. 中耳炎、外耳炎、鼻窦炎

续　表

	4. 上颌骨周炎、上颌骨骨膜炎、上颌骨骨髓炎、急性腭炎、牙槽脓肿、根尖性牙周炎、智齿周围炎、拔牙后感染 5. 睑腺炎、睑炎、急性泪囊炎 6. 毛囊炎、疖、丹毒、蜂窝织炎、脓疱、痈、痤疮感染、皮下脓肿、创伤感染、乳腺炎、淋巴管炎等
制剂与规格	头孢氨苄胶囊：①125mg；②250mg 头孢氨苄片：①125mg；②250mg 头孢氨苄颗粒：①50mg；②125mg 头孢氨苄干混悬剂：1.5g 头孢氨苄泡腾片：125mg
用法与用量	1. 成人：口服，一般剂量一次250～500mg，每6小时1次。一日最高剂量为4g。单纯性膀胱炎、单纯皮肤软组织感染以及链球菌咽峡炎一次500mg，每12小时1次 2. 儿童：口服，一日25～50mg/kg，一日4次。皮肤软组织感染及链球菌咽峡炎一次12.5～50mg/kg，每12小时1次
注意事项	有胃肠道疾病史者，特别是溃疡性结肠炎、局限性肠炎或抗生素相关性结肠炎者应慎用
禁忌	对头孢菌素过敏者及有青霉素过敏性休克或即刻反应史者禁用
不良反应	恶心、呕吐、腹泻和腹部不适较为多见；皮疹、药物热等过敏反应
特殊人群用药	肝、肾功能不全患者：慎用 儿童：6岁以下小儿慎用 老年人：老年患者应根据肾功能情况调整用药剂量或用药间期 妊娠与哺乳期妇女：妊娠早期妇女慎用；哺乳妇女慎用，用药需权衡利弊
药典	USP、Eur. P.、Chin. P.
国家处方集	CNF
医保目录	【保（甲）】
基本药物目录	【基】
其他推荐依据	
■ 药品名称	**头孢羟氨苄　Cefadroxil**
抗菌谱与适应证	第一代口服头孢菌素。主要用于敏感菌所致的尿路感染，呼吸道感染，皮肤软组织感染，骨关节感染
制剂与规格	头孢羟氨苄胶囊：①0.125g；②0.25g；③0.5g 头孢羟氨苄片：①0.125g；②0.25g 头孢羟氨苄颗粒：①0.125g；②0.25g
用法与用量	1. 成人：口服，一次0.5～1g，一日2次。肾功能不全者首次给予1g负荷剂量，然后根据肌酐清除率（Ccr）调整剂量。Ccr为25～50ml/min者，一次0.5g，每12小时1次；Ccr为10～25ml/min者，一次0.5g，每24小时1次；Ccr为0～10ml/min者，一次0.5g，每36小时1次 2. 儿童：口服，一次15～20mg/kg，一日2次。A组溶血性链球菌咽炎或扁桃体炎：一次15mg/kg，每12小时1次，共10日

续 表

注意事项	有胃肠道疾病史者，特别是溃疡性结肠炎、局限性肠炎或抗生素相关性结肠炎者应慎用
禁忌	对头孢菌素过敏者及有青霉素过敏性休克或即刻反应史者禁用
不良反应	以恶心、上腹部不适等胃肠道反应为主；少数患者尚可发生皮疹等过敏反应
特殊人群用药	肝、肾功能不全患者：慎用 老年人：老年患者肾功能减退，用药时需调整剂量 妊娠与哺乳期妇女：妊娠安全性分级为 B 级；哺乳期妇女须权衡利弊后应用
药典	USP
国家处方集	CNF
医保目录	【保（乙）】
基本药物目录	
其他推荐依据	

二、第二代头孢菌素类

■ 药品名称	头孢呋辛　Cefuroxim
抗菌谱与适应证	第二代注射用头孢菌素。对革兰阳性球菌的活性与第一代头孢菌素相似或略差，但对葡萄球菌和革兰阴性杆菌产生的β-内酰胺酶显得相当稳定。适用于治疗敏感菌或敏感病原体所致的下列感染：①呼吸系统感染；②泌尿生殖系统感染；③骨和关节感染；④皮肤软组织感染；⑤预防手术感染；⑥其他，如败血症、脑膜炎等严重感染
制剂与规格	注射用头孢呋辛钠：①0.25g；②0.5g；③0.75g；④1.0g；⑤1.5g；⑥2.0g；⑦2.25g；⑧2.5g；⑨3.0g
用法与用量	深部肌内注射，静脉注射或滴注 1. 成人为每 8 小时 0.75～1.5g，疗程 5～10 日。对于生命受到威胁的感染或罕见敏感菌所引起的感染，每 6 小时 1.5g 2. 预防手术感染：术前 0.5～1 小时静脉注射 1.5g，若手术时间过长，则每隔 8 小时静脉或肌内注射 0.75g 3. 儿童：3 个月以上患儿，按体重一日 50～100mg/kg，分 3～4 次给药。重症感染，按体重一日用量不低于 0.1g/kg，但不能超过成人使用的最高剂量 4. 肾功能不全患者应根据肌酐清除率调整
注意事项	1. 对青霉素药物过敏者慎用 2. 使用时应注意监测肾功能，特别是对接受高剂量的重症患者
禁忌	对头孢菌素过敏者及有青霉素过敏性休克史者禁用
不良反应	过敏反应（皮疹、瘙痒、荨麻疹等），局部反应（血栓性静脉炎），胃肠道反应（腹泻、恶心、抗生素相关性肠炎等）等
特殊人群用药	肝、肾功能不全患者：严重肝、肾功能不全者慎用 儿童：5 岁以下小儿禁用 老年人：老年患者口服本药，不必根据年龄调整剂量 妊娠与哺乳期妇女：妊娠安全性分级为 B 级；哺乳妇女用药应权衡利弊，如需使用，应暂停哺乳

续 表

药典	USP、Eur. P. 、Chin. P.
国家处方集	CNF
医保目录	【保（甲/乙）】
基本药物目录	【基】
其他推荐依据	
■ 药品名称	注射用头孢替安　Cefotiam for Injection
抗菌谱与适应证	第二代注射用头孢菌素。用于敏感菌所致的肺炎、支气管炎、胆道感染、腹膜炎、尿路感染以及手术和外伤所致的感染和败血症
制剂与规格	注射用盐酸头孢替安：①0. 5g；②1g
用法与用量	肌内注射或静脉给药。成人：一日 1～2g，分 2～4 次给予；败血症时可增至一日 4g。儿童：一日 40～80mg/kg，分 3～4 次给予，重症感染时可增至一日 160mg/kg。肌酐清除率≥16. 6ml/min 者，不需调整剂量；肌酐清除率<16. 6ml/min 者，每 6～8 小时用量应减为常用剂量的 75%
注意事项	1. 有胃肠道疾病史者，特别是溃疡性结肠炎、局限性肠炎或抗生素相关性结肠炎者慎用 2. 本品可引起血象改变，严重时应立即停药
禁忌	对头孢菌素过敏者及有青霉素过敏性休克史者禁用
不良反应	偶见过敏、胃肠道反应、血象改变及一过性 AST 及 ALT 升高；可致肠道菌群改变，造成维生素 B 和 K 缺乏；偶可致继发感染；大量静脉注射可致血管和血栓性静脉炎
特殊人群用药	肝、肾功能不全患者：肾功能不全者应减量并慎用 儿童：早产儿和新生儿使用本药的安全性尚未确定 老年人：老年患者用药剂量应按其肾功能减退情况酌情减量 妊娠与哺乳期妇女：孕妇或可能妊娠的妇女、哺乳妇女应权衡利弊后用药
药典	USP、Jpn. P.
国家处方集	CNF
医保目录	【保（乙）】
基本药物目录	
其他推荐依据	
■ 药品名称	头孢丙烯　Cefprozil
抗菌谱与适应证	第二代口服头孢菌素。用于敏感菌所致的下列轻、中度感染： 1. 呼吸道感染，如化脓性链球菌性咽炎或扁桃体炎；肺炎链球菌、流感嗜血杆菌和卡他莫拉菌引起的中耳炎或急性鼻窦炎、急性支气管炎继发细菌感染和慢性支气管炎急性发作 2. 金黄色葡萄球菌（包括产青霉素酶菌株）和化脓性链球菌等引起的非复杂性皮肤和皮肤软组织感染
制剂与规格	头孢丙烯片：①0. 25；②0. 5g 头孢丙烯分散片：0. 25g

续 表

	头孢丙烯咀嚼片：0.25g 头孢丙烯胶囊：①0.125g；②0.25g 头孢丙烯颗粒：0.125g 头孢丙烯干混悬剂：①0.125g；②0.75g；③1.5g；④3.0g
用法与用量	口服。成人：呼吸道感染，一次0.5g，一日1～2次；皮肤或皮肤软组织感染，一日0.5g，分1～2次给药；严重病例，一次0.5g，一日2次。儿童：①对0.5～12岁患儿：中耳炎，一次15mg/kg，一日2次；急性鼻窦炎，一次7.5mg/kg，一日2次；严重感染，一次15mg/kg，一日2次。②对2～12岁患儿：急性扁桃体炎、咽炎，一次7.5mg/kg，一日2次；皮肤或皮肤软组织感染，一次20mg/kg，一日1次。肾功能不全时，根据肌酐清除率进行剂量调整。肝功能不全患者无需调整剂量
注意事项	1. 有青霉素过敏史者慎用。对青霉素类药物所致过敏性休克或其他严重过敏反应者不宜使用 2. 如发生过敏反应，应停止用药 3. 长期使用可诱发二重感染，尤其是抗生素相关性肠炎 4. 同时服用强利尿药治疗的患者使用头孢菌素应谨慎，因这些药物可能会对肾功能产生有害影响 5. 患有胃肠道疾病，尤其是肠炎患者慎用
禁忌	对头孢丙烯及其头孢菌素类过敏患者禁用
不良反应	1. 胃肠道反应：软便、腹泻、胃部不适、食欲减退、恶心、呕吐、嗳气等 2. 过敏反应，常见为皮疹、荨麻疹、嗜酸性粒细胞增多、药物热等。儿童发生过敏反应较成人多见，多在开始治疗后几天内出现，停药后几天内消失
特殊人群用药	儿童：慎用 老年人：65岁以上老人使用本药，与健康成人志愿者对比，药物浓度-时间曲线下面积增高35%～60%，肌酐清除率下降40% 妊娠与哺乳期妇女：妊娠安全性分级为B级。哺乳妇女应慎用或暂停哺乳
药典	USP
国家处方集	CNF
医保目录	【保（乙）】
基本药物目录	
其他推荐依据	
■ 药品名称	注射用头孢尼西　Cefonicid for Injection
抗菌谱与适应证	适用于敏感菌引起的下列感染：下呼吸道感染、尿路感染、败血症、皮肤软组织感染、骨和关节感染，也可用于手术预防感染。在外科手术前单剂量注射1g头孢尼西可以减少由于手术过程中污染或潜在污染而导致的术后感染发生率。在剖宫产手术中使用头孢尼西（剪断脐带后）可以减少某些术后感染发生率
制剂与规格	注射用头孢尼西钠：①0.5g；②1.0g
用法与用量	肾功能正常患者： 1. 一般轻度至中度感染：成人每日剂量为1g，每24小时1次；在严重感染或危及生命的感染中，可每日2g，每24小时给药1次

续　表

	2. 无并发症的尿路感染：每日 0.5g，每 24 小时 1 次 3. 手术预防感染：手术前 1 小时单剂量给药 1g，术中和术后没有必要再用。必要时如关节成形手术或开胸手术可重复给药 2 天；剖宫产手术中，应脐带结扎后才给予本品。疗程依病情而定 肾功能不全患者：对于肾功能损害患者使用本品必须严格依据患者的肾功能损害程度调整剂量。初始剂量为 7.5mg/kg，维持剂量应根据肌酐清除率进行调整，患者在进行透析之后，无需再追加剂量
注意事项	1. 有青霉素过敏史或其他药物过敏病史者应慎用。对麻醉药过敏患者禁止使用利多卡因作为溶剂 2. 本品治疗开始和治疗中可引起肠道紊乱，严重的导致假膜性肠炎，出现腹泻时应引起警惕。一旦出现，轻度停药即可，中、重度患者应给予补充电解质、蛋白质以及适当的抗生素（如万古霉素）治疗 3. 重症患者在大剂量给药或合用氨基糖苷类抗生素治疗时，必须经常注意肾功能情况
禁忌	对头孢菌素类抗生素过敏者禁用
不良反应	1. 对青霉素过敏患者也可能对本品过敏 2. 长期使用任何广谱抗生素都可能导致其他非敏感菌过度生长，可诱发二重感染
特殊人群用药	肝、肾功能不全患者：肾脏或肝脏损害患者在使用该药物时，应加倍小心
药典	USP、Eur. P. 、Chin. P.
国家处方集	
医保目录	
基本药物目录	
其他推荐依据	
■ 药品名称	**头孢克洛　Cefaclor**
抗菌谱与适应证	第二代口服头孢菌素。适用于敏感菌所致下列部位的轻、中度感染： 1. 呼吸系统感染 2. 泌尿生殖系统感染 3. 皮肤软组织感染 4. 口腔科感染 5. 眼科感染
制剂与规格	胶囊：125mg；250mg 缓释胶囊：187.5mg 片剂：250mg 缓释片：375mg 分散片：①125mg；②375mg 颗粒：①100mg；②125mg；③250mg 混悬液：①30ml：0.75g；②60ml：1.5g
用法与用量	1. 成人：口服，一次 250mg，每 8 小时 1 次；较重的感染或敏感性较差的细菌引起的感染，剂量可加倍，但一日总量不超过 4g

续 表

	2. 儿童：口服，一日20mg/kg，分3次（每8小时1次）给药，宜空腹服用；重症感染可增至一日40mg/kg，但一日总量不超过1g
注意事项	1. 对于有胃肠道病史（特别是结肠炎）的患者、使用抗生素（包括头孢菌素）要慎重 2. 长期使用的患者应细心观察，如发生二重感染，必须采取适当措施
禁忌	禁用于已知对头孢菌素类过敏者
不良反应	过敏反应（皮疹、瘙痒、荨麻疹等）；腹泻等胃肠道反应
特殊人群用药	肝、肾功能不全患者：肾功能轻度不全者可不减量；肾功能中度和重度减退者的剂量应分别减为正常剂量的1/2和1/4 儿童：新生儿用药的安全性尚未确定 老年人：老年患者除虚弱、营养不良或严重肾功能损害外，一般不需要调整剂量 妊娠与哺乳期妇女：妊娠安全性分级为B级；哺乳期妇女应慎用或用药时暂停哺乳
药典	USP、Eur. P.、Chin. P.
国家处方集	CNF
医保目录	【保（乙）】
基本药物目录	
其他推荐依据	
■ 药品名称	**头孢呋辛酯　Cefuroxime Axetil**
抗菌谱与适应证	第二代口服头孢菌素。适用于溶血性链球菌、金黄色葡萄球菌（耐甲氧西林株除外）及流感嗜血杆菌、大肠埃希菌、肺炎克雷伯菌、奇异变形杆菌等肠杆菌科细菌敏感菌株所致成人急性咽炎或扁桃体炎、急性中耳炎、上颌窦炎、慢性支气管炎急性发作、急性支气管炎、单纯性尿路感染、皮肤软组织感染及无并发症淋病奈瑟菌性尿道炎和宫颈炎。儿童咽炎或扁桃体炎、急性中耳炎及脓疱病等
制剂与规格	头孢呋辛酯片：①0.125g；②0.25g 头孢呋辛酯干混悬剂：0.125g 头孢呋辛酯胶囊：0.125g
用法与用量	口服。①成人：一般一日0.5g；下呼吸道感染患者一日1g；单纯性下尿路感染患者一日0.25g。均分2次服用。单纯性淋球菌尿道炎单剂疗法剂量为1g；②5~12岁小儿：急性咽炎或急性扁桃体炎，按体重一日20mg/kg，分2次服用，一日不超过0.5g；急性中耳炎、脓疱病，按体重一日30mg/kg，分2次服用，一日不超过1g
注意事项	1. 有胃肠道疾病史者，特别是溃疡性结肠炎、局限性肠炎或抗生素相关性结肠炎者慎用 2. 应于餐后服用，以增加吸收，提高血药浓度，并减少胃肠道反应
禁忌	对本品及其他头孢菌素类过敏者、有青霉素过敏性休克或即刻反应史者及胃肠道吸收障碍者禁用
不良反应	常见腹泻、恶心和呕吐等胃肠反应；少见皮疹、药物热等过敏反应
特殊人群用药	肝、肾功能不全患者：肾功能减退及肝功能损害者慎用 儿童：5岁以下小儿禁用胶囊剂、片剂，宜服用头孢呋辛酯干混悬液 老年人：85岁以上的老年患者的血浆消除半衰期可延至约3.5小时，因此应在医师指导下

续　表

	根据肾功能情况调整用药剂量或用药间期 妊娠与哺乳期妇女：仅在有明确指征时，孕妇方可慎用；哺乳期妇女应慎用或暂停哺乳
药典	USP、Eur. P.、Chin. P.、Jpn. P.
国家处方集	CNF
医保目录	【保（甲）】
基本药物目录	
其他推荐依据	

三、第三代头孢菌素类

■ 药品名称	**注射用头孢唑肟　Ceftizoxime for Injection**
抗菌谱与适应证	第三代注射用头孢菌素。用于治疗由敏感菌引起的下呼吸道感染、胆道感染、腹腔感染、盆腔感染。尿路感染、脑膜炎、皮肤软组织感染、骨和关节感染、败血症、感染性心内膜炎及创伤、烧伤、烫伤后的严重感染
制剂与规格	注射用头孢唑肟钠：①0.5g；②1g；③2g
用法与用量	静脉滴注。成人：一次1～2g，每8～12小时1次；严重感染，剂量可增至一次3～4g，每8小时1次。治疗非复杂性尿路感染，一次0.5g，每12小时1次。儿童：6个月及6个月以上的婴儿和儿童常用量，按体重一次50mg/kg，每6～8小时1次。肾功能损害的患者在给予0.5～1g的首次负荷剂量后，需根据其损害程度调整剂量
注意事项	1. 青霉素类过敏史患者，有指征应用本品时，必须充分权衡利弊后在严密观察下慎用 2. 有胃肠道疾病病史者，特别是结肠炎患者慎用
禁忌	对本品及其他头孢菌素过敏者禁用
不良反应	皮疹、瘙痒和药物热等变态反应、腹泻、恶心、呕吐、食欲缺乏等
特殊人群用药	儿童：6个月以下小儿使用本药的安全性和有效性尚未确定 老年人：老年患者常伴有肾功能减退，应适当减少剂量或延长给药时间 妊娠与哺乳期妇女：妊娠期妇女仅在有明确指征时应用，妊娠安全性分级为B级；哺乳期妇女应用本药时应暂停哺乳
药典	USP
国家处方集	CNF
医保目录	【保（乙）】
基本药物目录	
其他推荐依据	
■ 药品名称	**注射用头孢噻肟　Cefotaxime for Injection**
抗菌谱与适应证	第三代注射用头孢菌素。用于敏感细菌所致的肺炎及其他下呼吸道感染、尿路感染、脑膜炎、败血症、腹腔感染、盆腔感染、皮肤软组织感染、生殖道感染、骨和关节感染等。头

续 表

	孢噻肟可以作为小儿脑膜炎的选用药物
制剂与规格	注射用头孢噻肟钠：①0.5g；②1g；③2g
用法与用量	肌内注射或静脉给药。成人：肌内注射0.5~2g，每8~12小时1次。静脉给药一日2~6g，分2~3次给药；严重感染者，每6~8小时2~3g，一日最高剂量为12g。无并发症的肺炎链球菌肺炎或急性尿路感染：每12小时1g。儿童：静脉给药，新生儿一次50mg/kg，7日内新生儿每12小时1次，7~28日新生儿每8小时1次
注意事项	1. 有胃肠道疾病者慎用 2. 用药前须确定是否需进行过敏试验 3. 本品与氨基糖苷类抗生素不可同瓶滴注
禁忌	对头孢菌素过敏者及有青霉素过敏性休克或即刻反应史者禁用
不良反应	不良反应发生率低，3%~5%。有皮疹和药物热、静脉炎、腹泻、恶心、呕吐、食欲缺乏等
特殊人群用药	肝、肾功能不全患者：严重肾功能减退患者应用本药时须根据肌酐清除率调整减量 儿童：婴幼儿不宜做肌内注射 老年人：老年患者应根据肾功能适当减量 妊娠与哺乳期妇女：妊娠安全性分级为B级；哺乳期妇女用药时宜暂停哺乳
药典	USP、Eur. P.、Chin. P.
国家处方集	CNF
医保目录	【保（甲）】
基本药物目录	
其他推荐依据	
■ 药品名称	注射用头孢曲松 Ceftriaxone for Injection
抗菌谱与适应证	第三代注射用头孢菌素。用于敏感致病菌所致的下呼吸道感染、尿路、胆道感染，以及腹腔感染、盆腔感染、皮肤软组织感染、骨和关节感染、败血症、脑膜炎等及手术期感染预防。本品单剂可治疗单纯性淋病
制剂与规格	注射用头孢曲松钠：①0.25g；②0.5g；③0.75g；④1g；⑤1.5g；⑥2g；⑦3g；⑧4g
用法与用量	肌内注射或静脉给药。成人：每24小时1~2g或每12小时0.5~1g。最高剂量一日4g。小儿常用量静脉给药，按体重一日20~80mg/kg
注意事项	1. 对青霉素过敏患者应用本品时应根据患者情况充分权衡利弊后决定。有青霉素过敏性休克或即刻反应者，不宜再选用头孢菌素类 2. 有胃肠道疾病史者，特别是溃疡性结肠炎、局限性肠炎或抗生素相关性结肠炎（头孢菌素类很少产生抗生素相关性肠炎）者应慎用
禁忌	1. 禁用于对本品及其他头孢菌素抗生素过敏的患者。有青霉素过敏性休克史的患者避免应用本品 2. 头孢曲松不得用于高胆红素血症的新生儿和早产儿的治疗。体外研究显示头孢曲松可从血清蛋白结合部位取代胆红素，从而引起这些患者的胆红素脑病 3. 在新生儿中，不得与补钙治疗同时进行，否则可能导致头孢曲松的钙盐沉降的危险
不良反应	胃肠道反应、过敏反应等

续　表

特殊人群用药	儿童：出生体重<2kg 的新生儿使用本药的安全性尚未确定。本药可将胆红素从血清白蛋白上置换下来，患有高胆红素血症的新生儿（尤其是早产儿），应避免使用本药 老年人：除非患者虚弱、营养不良或有重度肾功能损害时，老年人应用头孢曲松一般不需调整剂量 妊娠与哺乳期妇女：妊娠安全性分级为 B 级；哺乳期妇女应权衡利弊后应用
药典	USP、Eur. P. 、Chin. P.
国家处方集	CNF
医保目录	【保（甲）】
基本药物目录	【基】
其他推荐依据	
■ 药品名称	注射用头孢哌酮　Cefoperazone for Injection
抗菌谱与适应证	第三代注射用头孢菌素。用于治疗敏感菌所致的呼吸道感染、泌尿道感染、胆道感染、皮肤软组织感染、败血症、脑膜炎、创伤及手术后感染。与抗厌氧菌药联用，用于治疗敏感菌所致的腹膜炎、盆腔感染
制剂与规格	注射用头孢哌酮钠：①0. 5g；②1g；③1. 5g；④2g
用法与用量	肌内注射或静脉给药。成人：一般感染：一次 1 ~ 2g，每 12 小时 1 次；严重感染：一次 2 ~ 3g，每 8 小时 1 次。一日剂量不宜超过 9g，但免疫缺陷患者伴严重感染时剂量可增至一日 12g。儿童：一日 50 ~ 200mg/kg，分 2 ~ 3 次给药
注意事项	1. 肝病、胆道梗阻严重或同时有肾功能减退者，用药剂量应予以适当调整 2. 部分患者可引起维生素 K 缺乏和低凝血酶原血症，用药期间应进行出血时间、凝血酶原时间监测
禁忌	对头孢菌素过敏者及有青霉素过敏性休克史者禁用
不良反应	皮疹较为多见；少数患者尚可发生腹泻、腹痛；嗜酸性粒细胞增多，轻度中性粒细胞减少；暂时性 AST 及 ALT、碱性磷酸酶、尿素氮或血肌酐升高等
特殊人群用药	儿童：新生儿和早产儿用药须权衡利弊 妊娠与哺乳期妇女：妊娠安全性分级为 B 级；哺乳期妇女用药时宜暂停哺乳
药典	USP、Eur. P. 、Chin. P.
国家处方集	CNF
医保目录	
基本药物目录	
其他推荐依据	
■ 药品名称	注射用头孢他啶　Ceftazidime for Injection
抗菌谱与适应证	第三代注射用头孢菌素。用于敏感革兰阴性杆菌所致的败血症、下呼吸道感染、腹腔和胆道感染、复杂性尿路感染和严重皮肤软组织感染等。对于由多种耐药革兰阴性杆菌引起的免疫缺陷者感染、医院内感染以及革兰阴性杆菌或铜绿假单胞菌所致中枢神经系统感染尤为适用

续 表

制剂与规格	注射用头孢他啶：①0.25g；②0.5g；③1g；④2g
用法与用量	静脉注射或静脉滴注。①败血症、下呼吸道感染、胆道感染等，一日4～6g，分2～3次静脉滴注或静脉注射；②泌尿系统感染和重度皮肤软组织感染等，一日2～4g，分2次静脉滴注或静脉注射；③对于某些危及生命的感染、严重铜绿假单胞菌感染和中枢神经系统感染，可酌情增量至一日0.15～0.2g/kg，分3次静脉滴注或静脉注射；④婴幼儿常用剂量为一日30～100mg/kg，分2～3次静脉滴注
注意事项	在应用头孢他啶治疗前应仔细询问对头孢菌素类、青霉素类或其他药物的过敏反应史
禁忌	禁用于对本品及其他头孢菌素过敏的患者
不良反应	感染和侵袭性疾病，血液和淋巴系统紊乱，免疫系统紊乱等
特殊人群用药	肝、肾功能不全患者：肾功能不全患者用药时，剂量需根据肾功能的降低程度而相应减少 儿童：早产儿及2个月以内新生儿慎用 妊娠与哺乳期妇女：妊娠初期和妊娠早期3个月妇女应慎用，妊娠安全性分级为B级；哺乳期妇女须权衡利弊后用药
药典	USP、Eur. P.、Chin. P.
国家处方集	CNF
医保目录	【保（乙）】
基本药物目录	【基】
其他推荐依据	
■ 药品名称	头孢地尼 Cefdinir
抗菌谱与适应证	第三代口服头孢菌素。用于对本品敏感的葡萄球菌、大肠埃希菌、克雷伯杆菌、奇异变形杆菌等引起的下列感染： 1. 咽喉炎、扁桃体炎、支气管炎急性发作、肺炎 2. 中耳炎、鼻窦炎 3. 肾盂肾炎、膀胱炎、淋菌性尿道炎 4. 附件炎、宫内感染、前庭大腺炎 5. 乳腺炎、肛门周围脓肿、外伤或手术伤口的继发感染 6. 皮肤软组织感染 7. 眼睑炎、睑板腺炎、猩红热
制剂与规格	头孢地尼胶囊：①50mg；②100mg 头孢地尼分散片：①50mg；②100mg
用法与用量	口服：成人一次100mg，一日3次。儿童9～18mg/kg，分3次服用。严重肾功能障碍者应酌减剂量及延长给药间隔时间。血液透析患者，建议剂量为一次100mg，一日1次
注意事项	1. 因有出现休克等过敏反应的可能，应详细询问过敏史 2. 下列患者应慎重使用：对青霉素类抗生素有过敏史者；本人或亲属中有易发生支气管哮喘、皮疹、荨麻疹等过敏症状体质者；患有严重基础疾病、不能很好进食或非经口摄取营养者、恶病质等患者
禁忌	对本品有休克史者禁用；对青霉素或头孢菌素有过敏史者慎用

续　表

不良反应	常见腹泻、腹痛、皮疹、瘙痒、AST 及 ALT 升高等
特殊人群用药	肝、肾功能不全患者：严重的肾功能障碍者慎用 儿童：新生儿和小于 6 个月婴儿的安全性和疗效尚未确定；可用于儿童急性上颌鼻窦炎 老年人：高龄者慎用；老年患者可能会有出血倾向，应根据对患者的临床观察调整剂量和给药间隔 妊娠与哺乳期妇女：妊娠安全性分级为 B 级；哺乳期妇女仅在利大于弊时，才能使用
药典	Chin. P.
国家处方集	CNF
医保目录	【保（乙）】
基本药物目录	
其他推荐依据	
■ 药品名称	头孢克肟　Cefixime
抗菌谱与适应证	第三代口服头孢菌素。用于敏感菌所致的咽炎、扁桃体炎、急性支气管炎和慢性支气管炎急性发作、中耳炎、尿路感染、单纯性淋病等
制剂与规格	片剂：①0. 05g；②0. 1g 分散片：0. 1g 咀嚼片：①0. 05g；②0. 1g 胶囊：①0. 05g；②0. 1g 颗粒：0. 05g
用法与用量	口服。成人：一次 50～100mg，一日 2 次；严重感染时，可增加至一次 200mg，一日 2 次。儿童：体重 30kg 以下一次 1. 5～3mg/kg，一日 2 次；严重感染时，一次 6mg/kg，一日 2 次
注意事项	1. 因有出现休克等过敏反应的可能，应详细询问过敏史 2. 下列患者应慎重使用：对青霉素类抗生素有过敏史者；本人或亲属中有易发生支气管哮喘、皮疹、荨麻疹等过敏症状体质者；经口给药困难或非经口摄取营养者、恶病质等患者
禁忌	对头孢克肟及其成分或其他头孢菌素类药物过敏者禁用
不良反应	主要不良反应有腹泻等消化道反应、皮疹等皮肤症状、临床检查值异常，包括肝功能指标升高、嗜酸性粒细胞增多等
特殊人群用药	肝、肾功能不全患者：严重的肾功能障碍者应根据肾功能状况适当减量，给药间隔应适当增大 儿童：6 个月以下儿童使用本药的安全性和有效性尚未确定 老年人：老年人使用本药的血药浓度峰值和 AUC 可较年轻人分别高 26% 和 20%，老年患者可以使用本品 妊娠与哺乳期妇女：妊娠安全性分级为 B 级；哺乳期妇女使用时应暂停哺乳
药典	USP、Eur. P.
国家处方集	CNF
医保目录	【保（乙）】

续 表

基本药物目录	
其他推荐依据	
■ 药品名称	头孢泊肟酯 Cefpodoxime Proxetil
抗菌谱与适应证	第三代口服头孢菌素。适用于敏感菌引起的下列轻至中度感染：①呼吸系统感染；②泌尿、生殖系统感染；③皮肤及皮肤附件感染：如毛囊炎、疖、痈、丹毒、蜂窝织炎、淋巴管（结）炎、化脓性甲沟（周）炎、皮下脓肿、汗腺炎、感染性粉瘤、肛周脓肿等；④耳鼻喉感染：中耳炎、鼻窦炎等；⑤其他：乳腺炎等
制剂与规格	头孢泊肟酯片：①100mg；②200mg 头孢泊肟酯分散片：100mg 头孢泊肟酯胶囊：100mg 头孢泊肟酯颗粒：40mg 头孢泊肟酯干混悬剂：①50mg；②100mg
用法与用量	餐后口服。成人：上呼吸道感染；一次0.1g，一日2次，疗程5～10天；下呼吸道感染：慢性支气管炎急性发作：一次0.2g，一日2次，疗程10天；急性社区获得性肺炎：一次0.2g，一日2次，疗程14天；单纯性泌尿道感染：一次0.1g，一日2次，疗程7天；急性单纯性淋病：单剂0.2g；皮肤和皮肤软组织感染：一次0.4g，一日2次，疗程7～14天。儿童：急性中耳炎：每日剂量10mg/kg，一次5mg/kg，每12小时1次，疗程10天。每日最大剂量不超过0.4g。扁桃体炎、鼻窦炎：每日剂量10mg/kg，一次5mg/kg，每12小时1次，疗程5～10天。每日最大剂量不超过0.2g
注意事项	1. 避免与抗酸药、H_2受体拮抗药、质子泵抑制药同时服用 2. 下列患者应慎重使用：易引起支气管哮喘、荨麻疹、湿疹等过敏症状体质的患者，全身营养状态不佳者
禁忌	对头孢菌素过敏者及有青霉素过敏性休克或即刻反应史者禁用
不良反应	严重不良反应包括休克、严重肠炎等，其他不良反应包括腹泻等消化道反应、皮疹等过敏反应等
特殊人群用药	肝、肾功能不全患者：严重的肾功能损害者应慎用，如必须使用时，应调节给药剂量和给药间隔 老年人：老年患者多见生理功能降低，易出现不良反应及维生素K缺乏引起的出血倾向，应慎用 妊娠与哺乳期妇女：妊娠安全性分级为B级；哺乳期妇女使用时应停止哺乳或换用其他药物
药典	USP、Jpn. P.
国家处方集	CNF
医保目录	
基本药物目录	
其他推荐依据	

四、第四代头孢菌素类

■ 药品名称	注射用头孢吡肟　Cefepime for Injection
抗菌谱与适应证	第四代头孢菌素。用于治疗敏感菌所致的下列中、重度感染： 1. 下呼吸道感染，如肺炎、支气管炎等 2. 泌尿系统感染 3. 非复杂性皮肤或皮肤软组织感染 4. 复杂性腹腔内感染 5. 妇产科感染 6. 其他，如败血症、儿童脑脊髓膜炎及中性粒细胞减少性发热患者的经验治疗
制剂与规格	注射用盐酸头孢吡肟：①0.5g；②1g
用法与用量	肌内注射或静脉滴注。成人：一次1~2g，每12小时1次；轻、中度感染：一次0.5~1g，每12小时1次；重度泌尿道感染：一次2g，每12小时1次；严重感染、中性粒细胞减少性发热的经验治疗：一次2g，每8小时1次。儿童：对2月龄至12岁儿童或体重<40kg的患儿：最大剂量不可超过成人剂量，按体重一次40mg/kg，每12小时1次，疗程7~14日
注意事项	1. 可诱发抗生素相关性肠炎 2. 有胃肠道疾患，尤其是肠炎患者慎用
禁忌	禁用于对头孢吡肟或*L*-精氨酸，头孢菌素类药物，青霉素或其他β-内酰胺类抗生素有过敏反应的患者
不良反应	常见腹泻，皮疹和注射局部反应，如静脉炎，注射部位疼痛和炎症；其他可见呕吐、恶心、过敏、瘙痒等
特殊人群用药	肝、肾功能不全患者：肝、肾功能不全患者应监测凝血酶原时间；对肾功能不全的患者，用量应根据肾功能调整 儿童：对13岁以下儿童的疗效尚不明确，须慎用 老年人：老年患者使用本药的半衰期延长，且65岁及以上老年患者的药物总清除率下降 妊娠与哺乳期妇女：妊娠安全性分级为B级；哺乳期妇女应慎用或用药时暂停哺乳
药典	USP、Jpn. P.
国家处方集	CNF
医保目录	【保（乙）】
基本药物目录	
其他推荐依据	
■ 药品名称	注射用头孢匹罗　Cefpirome for Injection
抗菌谱与适应证	第四代头孢菌素。适用于治疗敏感菌引起的下列严重感染： 1. 严重的下呼吸道感染（如大叶性肺炎、肺脓肿、支气管扩张合并感染等） 2. 严重的泌尿道感染（如复杂性尿路感染） 3. 严重的皮肤及软组织感染 4. 中性粒细胞减少患者所患严重感染 5. 败血症、化脓性脑膜炎、腹腔内感染、肝胆系统感染、盆腔内感染

续 表

制剂与规格	注射用头孢匹罗：①0.25g；②0.5g；③1g；④2.0g
用法与用量	静脉给药。成人：上、下泌尿道合并感染，严重皮肤及软组织感染：一次1g，每12小时1次；严重下呼吸道感染：一次1~2g，每12小时1次；败血症：一次2g，每12小时1次；中性粒细胞减少患者所患严重感染：一次2g，每12小时1次。肾功能不全时剂量：先给予1~2g负荷剂量，再根据肌酐清除率进行剂量调整。血液透析患者（肌酐清除率<5ml/min），一次0.5~1g，一日1次，透析后再给予0.25~0.5g的补充剂量
注意事项	1. 本品与氨基糖苷类或袢利尿药合用时应监测肾功能 2. 一旦发生假膜性结肠炎，应立即停止用药并开始特异性的抗生素治疗 3. 应事先询问患者是否有β-内酰胺抗生素过敏史 4. 疗程超过10日，应监测血象
禁忌	对头孢菌素过敏者、儿童、妊娠及哺乳期妇女禁用
不良反应	1. 超敏反应：过敏性皮肤反应如皮疹、荨麻疹、瘙痒、药物热；有可能发生严重的急性过敏反应；血管性水肿、支气管痉挛 2. 胃肠道反应：恶心、呕吐、腹泻 3. 局部反应：静脉壁炎性刺激及注射部位疼痛
特殊人群用药	儿童：小于12岁儿童用药的有效性及安全性尚未确定。不推荐在该年龄组使用本药 妊娠与哺乳期妇女：妊娠期间用药应权衡利弊。哺乳妇女用药应权衡利弊
药典	Jpn. P.
国家处方集	CNF
医保目录	【保（乙）】
基本药物目录	
其他推荐依据	

第三节　其他β-内酰胺类

■ 药品名称	注射用头孢美唑　Cefmetazole for Injection
抗菌谱与适应证	第二代注射用头霉素类，抗菌活性与第二代头孢菌素相近。适用于葡萄球菌、大肠埃希菌、克雷伯杆菌、变形杆菌、脆弱拟杆菌、消化球菌等所致的下列感染：①呼吸道感染；②尿路感染；③胆管炎、胆囊炎；④腹膜炎；⑤女性生殖系统感染；⑥败血症；⑦颌骨周围蜂窝织炎、颌炎
制剂与规格	注射用头孢美唑钠：①1g；②2g
用法与用量	静脉给药。成人：一日1~2g，分2次给药；重度感染剂量可至一日4g，分2~4次静脉滴注。儿童：一日25~100mg/kg，分2~4次给药；重度感染一日150mg/kg，分2~4次静脉滴注。肾功能不全者本药血药浓度升高，半衰期延长，应调整用量

续　表

注意事项	1. 下述患者慎用：对青霉素类抗生素有过敏史者，或双亲、兄弟姐妹等亲属属于过敏体质者，严重肾损害者（有可能出现血药浓度升高、半衰期延长），经口摄食不足患者或非经口维持营养者、全身状态不良者（通过摄食，可能出现维生素 K 缺乏）等 2. 给药期间及给药后至少 1 周内避免饮酒
禁忌	对本品有过敏性休克史者禁用
不良反应	过敏反应（如皮疹、瘙痒、荨麻疹、红斑、发热），罕见休克，肝功能异常等
特殊人群用药	儿童：早产儿、新生儿慎用 老年人：慎用 妊娠与哺乳期妇女：妊娠安全性分级为 B 级。哺乳期妇女慎用
药典	USP
国家处方集	CNF
医保目录	【保（乙）】
基本药物目录	
其他推荐依据	
■ 药品名称	注射用头孢西丁　Cefoxitin for Injection
抗菌谱与适应证	第二代注射用头霉素类。适用于治疗敏感菌所致的下呼吸道、泌尿生殖系统、骨、关节、皮肤软组织、心内膜感染以及败血症。尤适用于需氧菌和厌氧菌混合感染导致的吸入性肺炎、糖尿病患者下肢感染及腹腔或盆腔感染
制剂与规格	注射用头孢西丁钠：①1g；②2g
用法与用量	肌内注射或静脉给药。成人，一次 1～2g，每 6～8 小时 1 次。①单纯感染：每 6～8 小时 1g，一日总量 3～4g；②中、重度感染：每 4 小时 1g 或每 6～8 小时 2g，一日总量 6～8g；③严重感染：每 4 小时 2g 或每 6 小时 3g，一日总量 12g；④肾功能不全者首次剂量为 1～2g，此后按其肌酐清除率制订给药方案
注意事项	1. 青霉素过敏者慎用 2. 有胃肠疾病史（特别是结肠炎）者慎用 3. 本品与氨基糖苷类抗生素配伍时，会增加肾毒性
禁忌	对本品及头孢菌素类抗生素过敏者禁用
不良反应	最常见的为局部反应，静脉注射后可出现血栓性静脉炎，肌内注射后可有局部硬结压痛；偶见变态反应、低血压、腹泻等
特殊人群用药	肝、肾功能不全患者：肾功能损害者慎用 儿童：3 个月以内婴儿不宜使用本药 妊娠与哺乳期妇女：妊娠安全性分级为 B 级；哺乳妇女应权衡利弊后用药
药典	USP、Eur. P.
国家处方集	CNF
医保目录	【保（乙）】
基本药物目录	

续 表

其他推荐依据	
■ 药品名称	注射用头孢米诺 Cefminox for Injection
抗菌谱与适应证	第三代头霉素类，抗菌活性与第三代头孢菌素相近。用于治疗敏感菌所致的下列感染：①呼吸系统感染；②腹腔感染；③泌尿生殖系统感染：肾盂肾炎、膀胱炎、盆腔腹膜炎、子宫附件炎、子宫内感染、子宫旁组织炎；④其他：败血症等
制剂与规格	注射用头孢米诺钠：①0.5g；②1g；③1.5g；④2g
用法与用量	静脉给药。成人：一次1g，一日2次。败血症和重症感染，一日6g，分3~4次给药。儿童：一次20mg/kg，一日3~4次
注意事项	1. 对β-内酰胺类抗生素有过敏史的患者慎用 2. 本人或双亲、兄弟为支气管哮喘、皮疹、荨麻疹等过敏体质者慎用 3. 用药期间及用药后至少1周避免饮酒
禁忌	对头孢米诺或头孢烯类抗生素过敏的患者禁用
不良反应	严重不良反应包括休克、全血细胞减少症、假膜性肠炎、史-约综合征、中毒性表皮坏死症、急性肾衰竭、溶血性贫血、间质性肺炎、肺嗜酸性粒细胞浸润症、变态反应（如皮疹、发红、瘙痒、发热等）等
特殊人群用药	肝、肾功能不全患者：肾功能不全者可调整剂量使用，严重肾功能损害患者慎用 儿童：新生儿、早产儿的用药安全尚未确定，满月后的小儿可参照体重用药 老年人：老年患者有可能出现维生素K缺乏引起的出血倾向 妊娠与哺乳期妇女：孕妇、哺乳期妇女用药应权衡利弊
药典	Jpn. P.
国家处方集	CNF
医保目录	【保（乙）】
基本药物目录	
其他推荐依据	
■ 药品名称	注射用拉氧头孢 Latamoxef for Injection
抗菌谱与适应证	第三代注射用头霉素类，抗菌性能与第三代头孢菌素相近。适用于治疗敏感菌所致的下列感染： 1. 呼吸系统感染，如肺炎、支气管炎、支气管扩张症继发感染、肺脓肿、脓胸等 2. 消化系统感染，如胆囊炎、胆管炎等 3. 腹腔内感染，如肝脓肿、腹膜炎等 4. 泌尿生殖系统感染 5. 骨、关节、皮肤和软组织感染等 6. 其他严重感染，如败血症、脑膜炎等
制剂与规格	注射用拉氧头孢钠：①1g；②2g
用法与用量	静脉给药。成人：一次0.5~1g，一日2次。重度感染，一日剂量可增加至4g。儿童：一日60~80mg/kg，分3~4次给药。危重病例剂量可递增至一日150mg/kg

续　表

注意事项	1. 对青霉素有过敏史者、胆道阻塞患者慎用 2. 大量静脉注射应选择合适部位，缓慢注射，以减轻对管壁的刺激及减少静脉炎的发生
禁忌	对本品过敏者禁用
不良反应	常见皮疹、荨麻疹、瘙痒、恶心、呕吐、腹泻、腹痛等；少见过敏性休克，偶见 AST 及 ALT 升高，停药后均可自行消失
特殊人群用药	肝、肾功能不全患者：严重肾功能不全者慎用 儿童：新生儿、早产儿慎用 妊娠与哺乳期妇女：妊娠安全性分级为 C 级；哺乳期妇女慎用
药典	Jpn. P.
国家处方集	CNF
医保目录	【保（乙）】
基本药物目录	
其他推荐依据	
■ 药品名称	注射用舒巴坦　Sulbactam for Injection
抗菌谱与适应证	β-内酰胺酶抑制剂，与青霉素类或头孢菌素类药合用，治疗敏感菌所致的尿路感染、肺部感染、支气管感染、胆道感染、腹腔和盆腔感染、耳鼻喉科感染、皮肤软组织感染、骨和关节感染、周围感染、败血症等
制剂与规格	注射用舒巴坦：①0.25g；②0.5g；③1.0g
用法与用量	舒巴坦与氨苄青霉素以 1∶2 剂量比应用。一般感染，成人剂量为舒巴坦每日 1～2g，氨苄西林每日 2～4g，一日量分 2～3 次，静脉滴注或肌注；轻度感染可舒巴坦每日 0.5g，氨苄青霉素 1g，分 2 次，静脉滴注或肌注；重度感染可增大剂量至每日舒巴坦 3～4g，氨苄青霉素 6～8g，一日量分 3～4 次，静脉滴注
注意事项	1. 本品必须和 β-内酰胺类抗生素联合使用，单独使用无效 2. 本品配成溶液后必须及时使用，不宜久置 3. 当与青霉素类药物合用时，用药前须做青霉素皮肤试验，阳性者禁用
禁忌	对青霉素类药物过敏者禁用
不良反应	注射部位疼痛、皮疹，静脉炎、腹泻、恶心等反应偶有发生。偶见一过性嗜酸性粒细胞增多，血清 ALT、AST 升高等。极个别患者发生剥脱性皮炎、过敏性休克
特殊人群用药	肝、肾功能不全患者：肾功能减退者，根据血浆肌酐清除率调整用药 老年人：老年患者肾功能减退，须调整剂量 妊娠与哺乳期妇女：妊娠及哺乳期妇女应用仍须权衡利弊
药典	USP、Eur. P.、Chin. P.、Jpn. P.
国家处方集	CNF
医保目录	【保（乙）】
基本药物目录	

续 表

其他推荐依据	
■ 药品名称	注射用氨曲南 Aztreonam for Injection
抗菌谱与适应证	单环β-内酰胺类，适用于治疗敏感需氧革兰阴性菌所致的多种感染，如败血症、下呼吸道感染、尿路感染、腹腔内感染、子宫内膜炎、盆腔炎、术后伤口及烧伤、溃疡等皮肤软组织感染等
制剂与规格	注射用氨曲南：①0.5g；②1.0g；③2.0g
用法与用量	肌内注射或静脉给药。成人：泌尿道感染，一次0.5～1g，每8～12小时1次；中度感染，一次1～2g，每8～12小时1次；危重患者或由铜绿假单胞菌所致的严重感染，一次2g，每6～8小时1次，一日最大剂量不宜超过8g。肾功能不全时剂量：应根据肌酐清除率调整剂量；每次血液透析后，除维持量外，应另给予起始量的1/8
注意事项	1. 氨曲南与青霉素之间无交叉过敏反应，但对青霉素、头孢菌素过敏及过敏体质者仍需慎用 2. 有不同程度的抗生素相关性肠炎
禁忌	对氨曲南有过敏史者禁用
不良反应	常见为恶心、呕吐、腹泻及皮肤过敏反应等
特殊人群用药	儿童：婴幼儿的安全性尚未确立应慎用 老年人：老年人用药剂量应按其肾功能减退情况酌情减量 妊娠与哺乳期妇女：妊娠安全性分级为B级，哺乳期妇女使用时应暂停哺乳
药典	USP、Jpn. P.
国家处方集	CNF
医保目录	【保（乙）】
基本药物目录	
其他推荐依据	

第四节 碳青霉烯类

■ 药品名称	注射用亚胺培南西司他丁 Imipenem and Cilastatin for Injection
抗菌谱与适应证	对大多数革兰阳性、革兰阴性的需氧菌和厌氧菌有抗菌作用。适用于治疗敏感革兰阳性菌及革兰阴性杆菌所致的严重感染（如败血症、感染性心内膜炎、下呼吸道感染、腹腔感染、盆腔感染、皮肤软组织感染、骨和关节感染、尿路感染）以及多种细菌引起的混合感染
制剂与规格	注射用亚胺培南西司他丁钠（1∶1）：①0.5g；②1g；③2g
用法与用量	静脉滴注。成人：轻度感染，每6小时0.25g；中度感染，一次1g，一日2次；严重感染，每8小时1g。日最高剂量不超过4g。儿童：体重<40kg，一次15mg/kg，每6小时1次。一日总剂量不超过2g。肾功能不全时剂量：肌酐清除率为30～70ml/min者，每6～8小时用

续　表

	0.5g；肌酐清除率为 20～30ml/min 者，每 8～12 小时用 0.25～0.5g；肌酐清除率<20ml/min 者，每 12 小时用 0.25g。透析时建议血液透析后补充 1 次用量
注意事项	1. 患过胃肠道疾病尤其是结肠炎的患者，需慎用 2. 有癫痫史或中枢神经系统功能障碍者发生痉挛、意识障碍等不良反应增加
禁忌	本品禁用于对本品任何成分过敏的患者
不良反应	局部反应（红斑、局部疼痛和硬结、血栓性静脉炎）；过敏反应/皮肤（皮疹、瘙痒、荨麻疹、多形性红斑、史-约综合征等）；胃肠道反应（恶心、呕吐、腹泻等）等
特殊人群用药	肝、肾功能不全患者：严重肾功能不全患者应根据肌酐清除率调节用量 儿童：婴儿及肾功能不全的儿童使用本药须权衡利弊 妊娠与哺乳期妇女：妊娠安全性分级为 C 级，哺乳期妇女使用时应暂停哺乳
药典	USP、Eur. P.、Jpn. P.
国家处方集	CNF
医保目录	【保（乙）】
基本药物目录	
其他推荐依据	
■ 药品名称	**注射用美罗培南　Meropenem for Injection**
抗菌谱与适应证	1. 对大多数革兰阳性、革兰阴性需氧菌和厌氧菌有抗菌活性。比同类产品增加了脑膜炎的适应证。适用于由单一或多种敏感细菌引起的成人及儿童的严重感染、混合感染和耐药菌感染，包括：肺炎及院内获得性肺炎，败血症，腹腔内感染，尿路感染，妇科感染，皮肤及软组织感染和脑膜炎 2. 对于被推断患有感染的中性粒细胞减低的发热患者，可用本药作为单方经验治疗
制剂与规格	注射用美罗培南：①0.25g；②0.5g
用法与用量	静脉给药：成人：每 8 小时 1 次，一次 0.5～1g；脑膜炎，每 8 小时 1 次，一次 2g；中性粒细胞减少伴发热的癌症患者、腹膜炎，每 8 小时 1 次，一次 1g；皮肤和软组织感染、尿路感染，每 8 小时 1 次，一次 0.5g。儿童：3 个月～12 岁的患儿，一次 10～20mg/kg，每 8 小时 1 次；体重超过 50kg 的患儿，按成人剂量给药；脑膜炎，一次 40mg/kg，每 8 小时 1 次 治疗的剂量和疗程需根据感染的类型和严重程度及患者的情况决定，最大可用到每日 6g
注意事项	1. 美罗培南与其他碳青霉烯类和 β-内酰胺类抗生素、青霉素和头孢菌素局部交叉过敏反应 2. 严重肾功能障碍的患者，需根据其肌酐清除率调节用量；严重肝功能障碍的患者，有可能加重肝功能障碍 3. 进食不良或全身状况不良的患者，有可能引起维生素 K 缺乏症状 4. 有癫痫史或中枢神经系统功能障碍的患者，发生痉挛、意识障碍等中枢神经系统症状的可能性增加
禁忌	1. 对本品及其他碳青霉烯类抗生素有过敏史的患者 2. 使用丙戊酸钠的患者
不良反应	1. 严重不良反应（发生率<0.1%）：可能有过敏性休克，急性肾衰竭等严重肾功能障碍，抗生素相关性肠炎，间质性肺炎、肺嗜酸性粒细胞浸润症，痉挛、意识障碍等中枢神经系统症状

续 表

	2. 其他不良反应：过敏反应，如皮疹、荨麻疹、红斑、瘙痒等；血液系统，如粒细胞减少、嗜酸性粒细胞增多、血小板增多或减少等；消化系统，如腹泻、恶心、呕吐、腹痛、食欲减退；二重感染，如口腔黏膜炎、念珠菌感染
特殊人群用药	肝、肾功能不全患者：严重肾功能不全的患者应根据肌酐清除率调节用量 儿童：3 个月以下婴幼儿使用本药的有效性和安全性尚未确定 妊娠与哺乳期妇女：妊娠安全性分级为 B 级。哺乳期妇女用药应权衡利弊
药典	USP、Eur. P.、Chin. P.
国家处方集	CNF
医保目录	【保（乙）】
基本药物目录	
其他推荐依据	
■ 药品名称	注射用比阿培南　Biapenem for Injection
抗菌谱与适应证	用于治疗由敏感细菌所引起的败血症、肺炎、肺部脓肿、慢性呼吸道疾病引起的二次感染、难治性膀胱炎、肾盂肾炎、腹膜炎、妇科附件炎等
制剂与规格	注射用比阿培南：0.3g
用法与用量	静脉滴注。成人：一次 0.3g，滴注 30～60 分钟，一日 2 次。一日的最大给药量不得超过 1.2g。缩短给药间隔时间至每 8 小时一次或延长静脉滴注时间至 1～3 小时可以增加疗效。由于老年患者生理功能下降，需注意调整用药剂量及用药间隔时间
注意事项	1. 对青霉素、碳青霉烯类及头孢类抗菌药物过敏者慎用 2. 本人或直系亲属有易诱发支气管哮喘、皮疹、荨麻疹等症状的过敏性体质者慎用 3. 有癫痫史者及中枢神经系统疾病患者慎用
禁忌	对本品过敏者禁用
不良反应	常见皮疹、瘙痒、恶心、呕吐及腹泻等
特殊人群用药	肝、肾功能不全患者：严重肾功能不全的患者应根据肌酐清除率调节用量 儿童：用药的安全性尚不明确 老年人：慎用 妊娠与哺乳期妇女：用药安全性尚不明确
药典	USP、Eur. P.、Jpn. P.
国家处方集	CNF
医保目录	【保（乙）】
基本药物目录	
其他推荐依据	
■ 药品名称	注射用帕尼培南倍他米隆　Panipenem Betamipron for Injection
抗菌谱与适应证	用于敏感的金黄色葡萄球菌、表皮葡萄球菌、大肠埃希菌、肺炎杆菌、流感杆菌、阴沟杆菌、变形杆菌、枸橼酸杆菌、类杆菌属、铜绿假单胞菌等所致的下列感染：①呼吸系统感染；

续　表

	②腹腔感染；③泌尿、生殖系统感染；④眼科感染、皮肤、软组织感染；⑤耳、鼻、喉感染；⑥骨、关节感染；⑦其他严重感染，如败血症、感染性心内膜炎等
制剂与规格	注射用帕尼培南倍他米隆（1∶1）：①250mg（以帕尼培南计）；②500mg（以帕尼培南计）
用法与用量	静脉滴注：成人，一日1g，分2次给药；重症或顽固性感染疾病，剂量可增至一日2g，分2次静滴。儿童，一日30～60mg/kg，分3次静滴；重症或顽固性感染疾病，剂量可增至一日100mg/kg，分3～4次静滴。一日总量不超过2g
注意事项	1. 既往对碳青霉烯类、青霉素类及头孢菌素类等抗生素有过敏体质者，经口摄食品不足患者或非经口维持营养患者，全身状态不良者需慎用 2. 推荐使用前需进行皮试 3. 本品禁止与丙戊酸钠合并使用
禁忌	既往对本品的成分发生过休克反应或正在使用丙戊酸钠的患者
不良反应	腹泻、恶心、呕吐，肝功能损害，皮疹，抽搐等；临床检验值异常，如ALT及AST上升，嗜酸性粒细胞增多等
特殊人群用药	肝、肾功能不全患者：严重肾功能损害患者慎用 儿童：用药的安全性尚未确定，早产儿、新生儿不宜使用 老年人：慎用 妊娠与哺乳期妇女：孕妇用药的安全性尚未确定，用药应权衡利弊；对哺乳的影响尚不明确
药典	Jpn. P.
国家处方集	CNF
医保目录	【保（乙）】
基本药物目录	
其他推荐依据	
■ 药品名称	注射用厄他培南　Ertapenem for Injection
抗菌谱与适应证	用于敏感菌引起的下列感染： 1. 社区获得性肺炎 2. 复杂性皮肤和（或）皮下组织感染 3. 复杂性腹部感染 4. 复杂性泌尿道感染 5. 急性盆腔感染
制剂与规格	注射用厄他培南：1g
用法与用量	13岁及以上患者中的常用剂量为1g，每日1次。3个月至12岁患者中的剂量是15mg/kg，每日2次（每天不超过1g）。静脉输注给药，最长可使用14天；肌内注射给药，最长可使用7天
注意事项	1. 治疗以前必须向患者仔细询问有关对青霉素、头孢菌素、其他β-内酰胺类抗生素及其他过敏原的过敏情况 2. 肌内注射本品时应避免误将药物注入血管 3. 已知或怀疑中枢神经系统障碍（包括）癫痫病史者慎用

续 表

禁忌	1. 对本品中任何成分或对同类的其他药物过敏者 2. 由于使用盐酸利多卡因作为稀释剂，所以对酰胺类局麻药过敏的患者、伴有严重休克或心脏传导阻滞的患者禁止肌内注射本品
不良反应	最常见的有腹泻、输药静脉的并发症、恶心和头痛；常见的有头痛、静脉炎、血栓性静脉炎、腹泻、恶心、呕吐、皮疹、阴道炎；偶见的有头晕、嗜睡、失眠、癫痫发作等
特殊人群用药	儿童：不推荐用于儿童脑膜炎患者 妊娠与哺乳期妇女：妊娠安全性分级为 B 级；哺乳期妇女使用时应权衡利弊
药典	USP、Eur. P.、Jpn. P.
国家处方集	CNF
医保目录	
基本药物目录	
其他推荐依据	
■ 药品名称	法罗培南 Faropenem
抗菌谱与适应证	用于由葡萄球菌、链球菌、肺炎球菌、肠球菌、柠檬酸杆菌、肠杆菌、消化链球菌、拟杆菌等所致的下列感染：①泌尿系统感染；②呼吸系统感染；③子宫附件炎、子宫内感染、前庭大腺炎；④浅表性皮肤感染症、深层皮肤感染症、痤疮；⑤淋巴管炎、淋巴结炎、乳腺炎、肛周脓肿、外伤、烫伤和手术创伤等继发性感染
制剂与规格	法罗培南钠片：①0.15g；②0.2g 法罗培南钠胶囊：0.1g
用法与用量	口服。成人：①浅表性皮肤感染症、深层皮肤感染症等轻度感染：一次 150～200mg，一日 3 次。②肺炎、肺脓肿、肾盂肾炎、膀胱炎、前列腺炎、睾丸炎、中耳炎、鼻窦炎：一次 200～300mg，一日 3 次。老年人剂量：老年患者应从一次 150mg 开始用药
注意事项	1. 对青霉素类、头孢菌素类或碳青霉烯类药有过敏史者慎用 2. 本人或亲属为易于发生支气管哮喘、皮疹、荨麻疹等过敏反应体质者慎用 3. 经口摄取不良的患者或正接受非口服营养疗法患者、全身状态不良患者（有时会出现维生素 K 缺乏症）慎用
禁忌	对本品过敏者禁用
不良反应	常见腹泻、腹痛、稀便、皮疹、恶心、ALT 及 AST 升高、嗜酸性粒细胞增多；偶见休克、过敏样症状、急性肾功能不全、假膜性肠炎、史-约综合征、中毒性表皮坏死症、间质性肺炎、肝功能不全、黄疸、粒细胞缺乏症、横纹肌溶解症
特殊人群用药	儿童：儿童的安全性尚未确立 老年人：老年患者用药可能因维生素 K 缺乏而发生出血倾向，应慎用 妊娠与哺乳期妇女：孕妇用药应权衡利弊；哺乳期用药应避免哺乳
药典	Jpn. P.
国家处方集	CNF
医保目录	【保（乙）】

续 表

基本药物目录	
其他推荐依据	

第五节　β-内酰胺类复方制剂

■ 药品名称	阿莫西林克拉维酸钾　Amoxicillin and Clavulanate Potassium
抗菌谱与适应证	1. 上呼吸道感染：鼻窦炎、扁桃体炎、咽炎等 2. 下呼吸道感染：急性支气管炎、慢性支气管炎急性发作、肺炎、肺脓肿和支气管合并感染等 3. 泌尿系统感染：膀胱炎、尿道炎、肾盂肾炎、前列腺炎、盆腔炎、淋病奈瑟菌尿路感染 4. 皮肤和软组织感染：疖、脓肿、蜂窝织炎、伤口感染、腹内脓毒症等 5. 其他感染：中耳炎、骨髓炎、败血症、腹膜炎和手术后感染等
制剂与规格	普通片：①375mg；②1g 分散片：①156. 25 mg；②228. 5mg 咀嚼片：228. 5mg 颗粒：①156. 25 mg；②187. 5mg；③228. 5 mg 干混悬剂：①1g : 156. 25mg；②1. 5g : 228. 5mg；③2g : 156. 25mg 混悬液：①5ml : 228mg；②5ml : 312. 5mg 注射用阿莫西林钠克拉维酸钾：①0. 6g；②1. 2g
用法与用量	1. 口服。成人：轻至中度感染，一次 375mg，每 8 小时 1 次，疗程 7 ~ 10 日；肺炎及其他中度严重感染，一次 625mg，每 8 小时 1 次，疗程 7 ~ 10 日。3 个月以下婴儿：每 12 小时 15mg/kg。儿童（40kg 以下）：一般感染，每 12 小时 25mg/kg，或每 8 小时 20mg/kg；严重感染，每 12 小时 45mg/kg，或每 8 小时 40mg/kg，疗程 7 ~ 10 日。儿童（40kg 以上）：可按成人剂量给药 2. 静脉滴注。成人及 12 岁以上儿童：一次 1. 2g，一日2 ~ 3 次，疗程 7 ~ 14 日；严重感染者可增加至一日 4 次。3 个月以下婴儿：一次 30mg/kg，每 12 小时 1 次，随后加至每 8 小时 1 次。3 个月至 12 岁儿童：一次 30mg/kg，一日 2 ~ 3 次，疗程 7 ~ 14 日
注意事项	1. 对头孢菌素类药物过敏者及有哮喘、湿疹、花粉症、荨麻疹等过敏性疾病史者慎用 2. 长期使用本品，应定期检查肝、肾、造血系统功能和检测血清钾或钠
禁忌	青霉素皮试阳性反应者、对本品及其他青霉素类药物过敏者及传染性单核细胞增多症患者禁用；孕妇禁用
不良反应	少数患者可见恶心、呕吐、腹泻等胃肠道反应；偶见荨麻疹、皮疹；可见过敏性休克、药物热和哮喘等
特殊人群用药	肝、肾功能不全患者：严重肝功能障碍者、中度或中度肾功能障碍者慎用，肾功能减退者应根据肌酐清除率调整剂量 老年人：老年患者应根据肾功能情况调整剂量 妊娠与哺乳期妇女：孕妇禁用；哺乳期妇女慎用或用药期间暂停哺乳
药典	USP、Eur. P. 、Chin. P. 、Jpn. P.
国家处方集	CNF

续 表

医保目录	【保（甲/乙）】
基本药物目录	【基】
其他推荐依据	
■ 药品名称	注射用氨苄西林钠舒巴坦钠 Ampicillin Sodium and Sulbactam Sodium for Injection
抗菌谱与适应证	1. 用于治疗敏感菌（包括产 β-内酰胺酶菌株）所致的呼吸道感染、肝胆系统感染、泌尿系统感染、皮肤软组织感染 2. 用于治疗需氧菌与厌氧菌混合感染（特别是腹腔感染和盆腔感染）
制剂与规格	注射用氨苄西林钠舒巴坦钠：①0.75g（氨苄西林钠 0.5g、舒巴坦钠 0.25g）；②1.5g（氨苄西林钠 1g、舒巴坦钠 0.5g）；③2.25g（氨苄西林 1.5g、舒巴坦 0.75g）；④3g（氨苄西林钠 2g、舒巴坦钠 1g）
用法与用量	深部肌内注射、静脉注射或静脉滴注。成人一次 1.5～3g，每 6 小时 1 次。肌内注射一日剂量不超过 6g，静脉用药一日剂量不超过 12g（舒巴坦一日剂量最高不超过 4g）。儿童按体重一日 100～200mg/kg，分次给药
注意事项	1. 传染性单核细胞增多症、巨细胞病毒感染、淋巴细胞白血病、淋巴瘤等患者不宜应用 2. 下列患者应慎用：有哮喘、湿疹、花粉症、荨麻疹等过敏性疾病史者
禁忌	禁用于对任何青霉素类抗生素有过敏反应史的患者
不良反应	注射部位疼痛，过敏性反应和过敏性休克，胃肠道反应（恶心、呕吐、腹泻等），皮肤反应（瘙痒、皮疹）等
特殊人群用药	肝、肾功能不全患者：肾功能减退者应根据血浆肌酐清除率调整剂量 老年人：老年患者肾功能减退，须调整剂量 妊娠与哺乳期妇女：孕妇及哺乳期妇女应用仍须权衡利弊
药典	USP、Eur. P.、Chin. P.、Jpn. P.
国家处方集	CNF
医保目录	【保（乙）】
基本药物目录	
其他推荐依据	
■ 药品名称	注射用替卡西林钠克拉维酸钾 Ticarcillin Disodium and Clavulanate Potassium for Injection
抗菌谱与适应证	适用于治疗敏感菌所致的败血症、腹膜炎、呼吸道感染、胆道感染、泌尿系统感染、骨和关节感染、术后感染、皮肤和软组织感染、耳鼻喉感染等
制剂与规格	注射用替卡西林钠克拉维酸钾：①1.6g（替卡西林钠 1.5g、克拉维酸钾 0.1g）；②3.2g（替卡西林钠 3g、克拉维酸钾 0.2g）
用法与用量	1. 成人：静脉滴注，一次 1.6～3.2g，每 6～8 小时 1 次；最大剂量，一次 3.2g，每 4 小时 1 次 2. 肾功能不全时剂量：肌酐清除率>30ml/min 者，每 8 小时 3.2g；肌酐清除率为 10～30ml/min 者，每 8 小时 1.6g；肌酐清除率<10ml/min 者，每 16 小时 1.6g

续 表

	3. 儿童：小儿用量，一次 80mg/kg，每 6～8 小时 1 次 4. 早产儿及足月新生儿：一次 80mg/kg，每 12 小时 1 次
注意事项	1. 对头孢菌素过敏者、凝血功能异常者慎用 2. 注射用溶液应随用随配，配制好的注射液应立即使用 3. 与氨基糖苷类抗生素合用治疗，两种药物应分别给药
禁忌	对 β-内酰胺类抗生素过敏者禁用
不良反应	低钾血症及出血时间延长；皮疹、瘙痒、药物热等过敏反应较多见；可发生胃肠道反应
特殊人群用药	肝、肾功能不全患者：严重肝、肾功能不全患者慎用 老年人：老年患者肾功能减退，须调整剂量 妊娠与哺乳期妇女：孕妇用药应权衡利弊；可用于哺乳期妇女
药典	USP、Eur. P. 、Jpn. P.
国家处方集	CNF
医保目录	【保（乙）】
基本药物目录	
其他推荐依据	
■ 药品名称	**注射用哌拉西林舒巴坦 Piperacillinand Sulbactam for Injection**
抗菌谱与适应证	用于对哌拉西林耐药对本品敏感的产 β-内酰胺酶致病菌引起的感染： 1. 呼吸系统感染（如急性支气管炎、肺炎、慢性支气管炎急性发作、支气管扩张伴感染等） 2. 泌尿生殖系统感染（如单纯型泌尿系感染、复杂型泌尿系感染等）
制剂与规格	注射用哌拉西林钠舒巴坦钠：①1. 25g；②2. 5g
用法与用量	1. 成人：静脉滴注一次 2. 5～5g，每 12 小时 1 次；严重或难治性感染时，每 8 小时 1 次。一日最大用量不得超过 20g（舒巴坦最大剂量为一日 4g）。疗程通常为 7～14 日 2. 肾功能不全时应酌情调整剂量 3. 老年患者剂量酌减
注意事项	1. 用前需做青霉素皮肤试验 2. 哌拉西林可能引起出血，有出血倾向的患者应检查凝血时间、血小板聚集时间和凝血酶原时间 3. 哌拉西林钠与溶栓药合用时可能发生严重出血，不宜同时使用
禁忌	对青霉素类、头孢菌素类或 β-内酰胺酶抑制药过敏或对上述药物有过敏史者禁用
不良反应	仅少数患者可能发生，包括胃肠道反应、皮肤反应、变态反应等
特殊人群用药	肝、肾功能不全患者：肾功能不全者慎用 老年人：老年患者（>65 岁）由于肾功能减退，用药剂量宜酌减 妊娠与哺乳期妇女：用药应权衡利弊
药典	USP、Eur. P. 、Chin. P.
国家处方集	CNF
医保目录	【保（乙）】

续 表

基本药物目录	
其他推荐依据	
■ 药品名称	注射用哌拉西林钠他唑巴坦钠 Piperacillin Sodium and Tazobactam Sodium for Injection
抗菌谱与适应证	用于对哌拉西林耐药，但对哌拉西林他唑巴坦敏感的产 β-内酰胺酶的细菌引起的中、重度感染： 1. 大肠埃希菌和拟杆菌属所致的阑尾炎、腹膜炎 2. 金黄色葡萄球菌所致的中、重度医院获得性肺炎、非复杂性和复杂性皮肤软组织感染 3. 大肠埃希菌所致的产后子宫内膜炎或盆腔炎性疾病 4. 流感嗜血杆菌所致的社区获得性肺炎
制剂与规格	注射用哌拉西林钠他唑巴坦钠：①1. 125g（哌拉西林钠 1g、他唑巴坦钠 0. 125g）；②2. 25g（哌拉西林钠 2g、他唑巴坦钠 0. 25g）；③3. 375g（哌拉西林钠 3g、他唑巴坦钠 0. 375g）；④4. 5g（哌拉西林钠 4g、他唑巴坦钠 0. 5g）
用法与用量	1. 成人：静脉滴注。一般感染，一次 3. 375g，每 6 小时 1 次，或 4. 5g，每 8 小时 1 次，疗程 7 ~ 10 日。医院获得性肺炎，起始量 3. 375g，每 4 小时 1 次，疗程 7 ~ 14 日，也可根据病情及细菌学检查结果进行调整 2. 肾功能不全者应根据肌酐清除率调整剂量 3. 血液透析者一次最大剂量为 2. 25g，每 8 小时 1 次，并在每次血液透析后可追加 0. 75g
注意事项	1. 有出血史，溃疡性结肠炎、克罗恩病或假膜性肠炎慎用 2. 用药期间应定期检查血清电解质水平、造血功能等
禁忌	对青霉素类、头孢菌素类抗生素或 β-内酰胺酶抑制药过敏者禁用
不良反应	皮肤反应（皮疹、瘙痒等）；消化道反应（腹泻、恶心、呕吐等）；过敏反应；局部反应（注射局部刺激反应、疼痛等）
特殊人群用药	肝、肾功能不全患者：严重肝、肾功能障碍者慎用 妊娠与哺乳期妇女：妊娠安全性分级为 B 级；哺乳期妇女慎用
药典	USP、Eur. P. 、Chin. P.
国家处方集	CNF
医保目录	【保（乙）】
基本药物目录	
其他推荐依据	
■ 药品名称	注射用头孢哌酮舒巴坦 Cefoperazone and Sulbactam for Injection
抗菌谱与适应证	用于治疗敏感细菌所致的下列感染： 1. 呼吸系统感染 2. 腹内感染，如腹膜炎、胆囊炎、胆管炎 3. 泌尿、生殖系统感染，如尿路感染、盆腔炎、子宫内膜炎、淋病等 4. 皮肤、软组织感染 5. 骨、关节感染 6. 其他严重感染，如败血症、脑膜炎等

续　表

制剂与规格	注射用头孢哌酮钠舒巴坦钠（1∶1）：①1g（头孢哌酮钠0.5g、舒巴坦钠0.5g）；②2g（头孢哌酮钠1g、舒巴坦钠1g） 注射用头孢哌酮钠舒巴坦钠（2∶1）：①1.5g（头孢哌酮钠1g、舒巴坦钠0.5g）；②3g（头孢哌酮钠2g、舒巴坦钠1g）
用法与用量	静脉滴注 1. 成人：一日2～4g，严重或难治性感染可增至一日8g。分等量每12小时静脉滴注1次。舒巴坦每日最高剂量不超过4g 2. 儿童：常用量一日40～80mg/kg，等分2～4次滴注。严重或难治性感染可增至一日160mg/kg。等分2～4次滴注。新生儿出生第一周内，应每隔12小时给药1次。舒巴坦每日最高剂量不超过80mg/kg
注意事项	接受β-内酰胺类或头孢菌素类抗生素治疗的患者可发生严重的及偶可发生的致死性过敏反应。一旦发生过敏反应，应立即停药并给予适当的治疗
禁忌	已知对青霉素类，舒巴坦、头孢哌酮及其他头孢菌素类抗生素过敏者禁用
不良反应	皮疹较为多见；少数患者尚可发生腹泻、腹痛；一过性嗜酸性粒细胞增多，轻度中性粒细胞减少；暂时性AST及ALT、碱性磷酸酶、尿素氮或血肌酐升高等
特殊人群用药	肝、肾功能不全患者：根据患者情况调整用药剂量 儿童：新生儿和早产儿用药须权衡利弊 老年人：老年人呈生理性的肝、肾功能减退，因此应慎用本药并需调整剂量 妊娠与哺乳期妇女：妊娠安全性分级为B级；哺乳期妇女用药时宜暂停哺乳
药典	USP、Eur. P.、Chin. P.
国家处方集	CNF
医保目录	【保（乙）】
基本药物目录	
其他推荐依据	

第六节　氨基糖苷类

■ 药品名称	注射用链霉素　Streptomycin for Injection
抗菌谱与适应证	1. 与其他抗结核药联合用于治疗结核分枝杆菌所致的各种结核病或其他分枝杆菌感染 2. 用于治疗土拉菌病，或与其他抗菌药联合用于治疗鼠疫、腹股沟肉芽肿、布鲁杆菌病、鼠咬热 3. 与青霉素联合用于预防或治疗草绿色链球菌或肠球菌所致的心内膜炎
制剂与规格	注射用硫酸链霉素：①0.75g（75万U）；②1g（100万U）；③2g（200万U）；④5g（500万U）
用法与用量	肌内注射。成人：①结核病：一次0.5g，每12小时1次；或一次0.75g，一日1次；②草绿色链球菌心内膜炎：一次1g，每12小时1次，连续用药1周；然后一次0.5g，每12小时

续 表

	1次，连续用药1周；③肠球菌心内膜炎：一次1g，每12小时1次，连续用药2周；然后一次0.5g，每12小时1次，连续用药4周；④土拉菌病、鼠疫：一次0.5～1g，每12小时1次；⑤布鲁菌病：一日1～2g，分2次给药
注意事项	下列情况应慎用链霉素：①脱水，可使血药浓度增高，易产生毒性反应；②第Ⅷ对脑神经损害，因本品可导致前庭神经和听神经损害；③重症肌无力或帕金森病，因本品可引起神经肌肉阻滞作用，导致骨骼肌软弱；④肾功能损害，因本品具有肾毒性
禁忌	对链霉素或其他氨基糖苷类过敏的患者禁用
不良反应	血尿、排尿次数减少或尿量减少、食欲减退、口渴等肾毒性症状，少数可产生血液中尿素氮及肌酐值增高。影响前庭功能时可有步履不稳、眩晕等症状；影响听神经出现听力减退、耳鸣、耳部饱满感
特殊人群用药	肝、肾功能不全患者：肾功能不全患者慎用 儿童：慎用 老年人：老年患者应采用较小治疗量，并且尽可能在疗程中监测血药浓度 妊娠与哺乳期妇女：妊娠安全性分级为D级；哺乳期妇女用药期间暂停哺乳
药典	USP、Eur. P.、Chin. P.、Jpn. P.
国家处方集	CNF
医保目录	【保（甲）】
基本药物目录	【基】
其他推荐依据	
■ **药品名称**	**庆大霉素 Gentamicin**
抗菌谱与适应证	1. 适用于治疗敏感革兰阴性杆菌，如大肠埃希菌、克雷伯菌属、肠杆菌属、铜绿假单胞菌以及甲氧西林敏感的葡萄球菌所致的严重感染，如败血症、下呼吸道感染、肠道感染、盆腔感染、腹腔感染、皮肤软组织感染、复杂性尿路感染等。治疗腹腔感染及盆腔感染应与抗厌氧菌药物合用。与青霉素（或氨苄西林）合用治疗肠球菌属感染 2. 用于敏感细菌所致中枢神经系统感染，可鞘内注射作为辅助治疗
制剂与规格	硫酸庆大霉素片（每10mg相当于1万U）：①20mg；②40mg 硫酸庆大霉素注射液：①1ml：20mg；②1ml：40mg；③2ml：80mg 硫酸庆大霉素颗粒：10mg
用法与用量	1. 肌内注射、静脉滴注：①成人，一次80mg，或按体重一次1～1.7mg/kg，每8小时1次；体重<60kg者，一日1次给药3mg/kg；体重>60kg者，总量不超过160mg，每24小时1次。疗程为7～10日。②小儿，一次2.5mg/kg，每12小时1次；或一次1.7mg/kg，每8小时1次。疗程为7～10日 2. 鞘内及脑室内给药：成人一次4～8mg，小儿（3个月以上）一次1～2mg，每2～3日1次 3. 肾功能减退患者根据肌酐清除率调整剂量
注意事项	1. 下列情况应慎用：①脱水，可使血药浓度增高，易产生毒性反应；②第Ⅷ对脑神经损害，因本品可导致前庭神经和听神经损害；③重症肌无力或帕金森病，因本品可引起神经肌肉阻滞作用，导致骨骼肌软弱；④肾功能损害，因本品具有肾毒性 2. 长期应用可能导致耐药菌过度生长 3. 不宜用于皮下注射；本品有抑制呼吸作用，不得静脉注射

续 表

禁忌	对本品或其他氨基糖苷类过敏者禁用
不良反应	用药过程中可能引起听力减退、耳鸣或耳部饱满感等耳毒性反应，影响前庭功能时可发生步态不稳、眩晕。也可能发生血尿、排尿次数显著减少或尿量减少、食欲减退、极度口渴等肾毒性反应。发生率较低者有因神经肌肉阻滞或肾毒性引起的呼吸困难、嗜睡、软弱无力等。偶有皮疹、恶心、呕吐、肝功能减退、白细胞减少、粒细胞减少、贫血、低血压等
特殊人群用药	肝、肾功能不全患者：肾功能不全患者慎用 儿童：慎用 老年人：应采用较小治疗量且尽可能在疗程中监测血药浓度 妊娠与哺乳期妇女：妊娠安全性分级为 D 级；哺乳期妇女用药期间暂停哺乳
药典	USP、Eur. P.
国家处方集	CNF
医保目录	【保（甲/乙）】
基本药物目录	【基】
其他推荐依据	
■ 药品名称	妥布霉素 Tobramycin
抗菌谱与适应证	1. 适用于铜绿假单胞菌、大肠埃希菌、克雷伯菌属、沙雷菌属所致的新生儿脓毒血症、败血症、中枢神经系统感染、泌尿生殖系统感染、肺部感染、胆道感染、腹腔感染及腹膜炎、骨骼感染、烧伤感染、皮肤软组织感染、急性及慢性中耳炎、鼻窦炎等 2. 与其他抗菌药物联合用于治疗葡萄球菌所致感染（耐甲氧西林菌株感染除外）
制剂与规格	硫酸妥布霉素注射液（每 10mg 相当于 1 万 U）：2ml：80mg
用法与用量	肌内注射或静脉滴注。成人：一次 1～1.7mg/kg，每 8 小时 1 次，疗程 7～14 日。儿童：早产儿或 0～7 日小儿，一次 2mg/kg，每 12～24 小时 1 次；大于 7 日小儿，一次 2mg/kg，每 8 小时 1 次
注意事项	1. 前庭功能或听力减退者、脱水、重症肌无力或帕金森病慎用 2. 本品不宜皮下注射；不能静脉注射
禁忌	对本品或其他氨基糖苷类过敏者、本人或家族中有人因使用链霉素引起耳聋或其他耳聋者禁用；肾衰竭者禁用；孕妇禁用
不良反应	发生率较多者有听力减退、耳鸣或耳部饱满感（耳毒性）、血尿、排尿次数显著减少或尿量减少、食欲减退、极度口渴（肾毒性）、步态不稳、眩晕（耳毒性、影响前庭、肾毒性）。发生率较低者有呼吸困难、嗜睡、极度软弱无力（神经肌肉阻滞或肾毒性）。本品引起肾功能减退的发生率较庆大霉素低
特殊人群用药	肝、肾功能不全患者：肾功能不全、肝功能异常患者慎用 儿童：儿童慎用 老年人：慎用，老年患者应采用较小治疗量且尽可能在疗程中监测血药浓度 妊娠与哺乳期妇女：孕妇禁用；哺乳期妇女慎用或用药期间暂停哺乳
药典	USP
国家处方集	CNF

续 表

医保目录	【保（乙）】
基本药物目录	
其他推荐依据	
■ 药品名称	阿米卡星 Amikacin
抗菌谱与适应证	1. 对大肠埃希菌、铜绿假单胞菌及其他假单胞菌、变形杆菌、克雷伯杆菌、不动杆菌、沙雷杆菌和肠杆菌等敏感革兰阴性杆菌与葡萄球菌属所致严重感染，如下呼吸道感染，腹腔感染，胆道感染，骨、关节、皮肤及软组织感染，泌尿系统感染，细菌性心内膜炎，菌血症或败血症等 2. 对庆大霉素、妥布霉素和卡那霉素耐药菌株所致的严重感染
制剂与规格	硫酸阿米卡星注射液：①1ml：100mg（10 万 U）；②2ml：200mg（20 万 U） 注射用硫酸阿米卡星：200mg
用法与用量	肌内注射或静脉滴注。①成人：单纯性尿路感染：每 12 小时 200mg；其他全身感染：每 8 小时 5mg/kg，或每 12 小时 7.5mg/kg，一日不超过 1.5g；烧伤合并感染：一次 5～7.5mg/kg，每 6 小时 1 次。②肾功能不全者根据肌酐清除率调整剂量。③儿童：首剂 10mg/kg，然后每 12 小时 7.5mg/kg
注意事项	脱水患者、重症肌无力或帕金森患者慎用。其他见链霉素
禁忌	对阿米卡星或其他氨基糖苷类过敏的患者禁用
不良反应	患者可发生听力减退、耳鸣或耳部饱满感，少数患者亦可发生眩晕、步态不稳等症状。听力减退一般于停药后症状不再加重，但个别在停药后可能继续发展至耳聋
特殊人群用药	肝、肾功能不全患者：肾功能损害患者慎用 儿童：慎用 老年人：老年患者应用本药后较易产生各种毒性反应 妊娠与哺乳期妇女：孕妇使用前应充分权衡利弊，妊娠安全性分级为 D 级；哺乳期妇女在用药期间暂停哺乳
药典	USP、Eur. P.、Chin. P.
国家处方集	CNF
医保目录	【保（甲）】
基本药物目录	【基】
其他推荐依据	
■ 药品名称	注射用奈替米星 Netilmicin for Injection
抗菌谱与适应证	1. 主要适用于治疗敏感革兰阴性杆菌所致的严重感染。如大肠埃希菌、肠杆菌属、变形杆菌、铜绿假单胞菌等所致的下呼吸道感染、复杂性尿路感染、腹腔感染、胃肠感染、骨及关节感染、皮肤软组织感染、烧伤或创伤感染、手术感染、败血症等 2. 与其他抗菌药物联合用于治疗葡萄球菌感染（耐甲氧西林葡萄球菌除外） 3. 某些耐庆大霉素菌株所致严重感染
制剂与规格	注射用硫酸奈替米星：①1ml（5 万 U）；②2ml（10 万 U）

续　表

用法与用量	肌内注射或静脉滴注。成人1.3～2.2mg/(kg·8h)或2～3.25mg/(kg·12h)，疗程7～14日。一日最高剂量不超过7.5mg/kg；复杂性尿路感染：一次1.5～2mg/kg，每12小时1次，疗程7～14日。一日最高剂量不超过7.5mg/kg；肾功能不全者：按照血药浓度进行调整，或根据肌酐清除率计算调整剂量
注意事项	脱水、第Ⅷ对脑神经损害、重症肌无力或帕金森病患者慎用
禁忌	对奈替米星或任何一种氨基糖苷类抗生素过敏或有严重毒性反应者禁用；孕妇和新生儿禁用
不良反应	1. 肾毒性轻微并较少见。常发生于原有肾功能损害者，或应用剂量超过一般常用剂量的感染患者 2. 神经系统毒性：可发生第Ⅷ对脑神经的毒性反应，但本品的毒性发生率较低，程度亦较轻，易发生在原有肾功能损害者，或治疗剂量过高、疗程过长的感染患者，表现为前庭及听力受损的症状，如出现头晕、眩晕、听觉异常等 3. 其他：偶可出现头痛、全身不适、视觉障碍、心悸、皮疹、发热、呕吐及腹泻等
特殊人群用药	肝、肾功能不全患者：肝、肾功能损害者慎用 儿童：儿童（尤其是早产儿及新生儿）慎用。新生儿禁用 老年人：老年患者使用时按轻度肾功能减退者减量用药，且尽可能在疗程中监测血药浓度 妊娠与哺乳期妇女：妊娠安全性分级为D级，孕妇禁用；哺乳期妇女在用药期间暂停哺乳
药典	USP、Eur. P.、Chin. P.
国家处方集	CNF
医保目录	【保（乙）】
基本药物目录	
其他推荐依据	
■ 药品名称	注射用依替米星　Etimicin for Injection
抗菌谱与适应证	用于敏感菌所致的感染： 1. 呼吸系统感染：如急性支气管炎、慢性支气管炎急性发作、社区肺部感染、支气管扩张并发肺部感染等 2. 泌尿生殖系统感染：如急性肾盂肾炎、膀胱炎、前列腺炎、慢性肾盂肾炎或慢性膀胱炎急性发作等 3. 皮肤软组织感染 4. 创伤和手术后感染
制剂与规格	注射用硫酸依替米星：①50mg（5万U）；②100mg（10万U）
用法与用量	静脉滴注：一次100～150mg，每12小时1次，疗程为5～10日；肾功能不全者：应调整剂量，并应监测本药血药浓度
注意事项	1. 在用本品治疗过程中应密切观察肾功能和第Ⅷ对脑神经功能的变化，并尽可能进行血药浓度检测 2. 本品可能发生神经肌肉阻滞现象 3. 大面积烧伤患者、脱水患者慎用

续 表

禁忌	对本品及其他氨基糖苷类抗生素过敏者禁用
不良反应	不良反应为耳、肾的毒性，发生率和严重程度与奈替米星相似
特殊人群用药	肝、肾功能不全患者：肾功能不全患者慎用 儿童：用药须权衡利弊 老年人：老人需调整给药剂量与用药间期 妊娠与哺乳期妇女：孕妇用药须权衡利弊；哺乳期妇女在用药期间暂停哺乳
药典	
国家处方集	CNF
医保目录	【保（乙）】
基本药物目录	
其他推荐依据	
■ 药品名称	新霉素　Neomycin
抗菌谱与适应证	1. 敏感菌所致肠道感染 2. 用于肠道感染和结肠手术前准备
制剂与规格	硫酸新霉素片（以新霉素计）：①100mg（10 万 U）；②250mg（25 万 U）
用法与用量	口服给药。①成人：常用剂量一次 250～500mg，一日 4 次；感染性腹泻，一次 8.75mg/kg，每 6 小时 1 次，疗程 2～3 日；结肠手术前准备，每小时 700mg，用药 4 小时；继以每 4 小时 700mg，共 24 小时；肝性脑病的辅助治疗，一次 500～1000mg，每 6 小时 1 次，疗程 5～6 日；②儿童：一日 25～50mg/kg，分 4 次服用
注意事项	下列情况应慎用：脱水、第Ⅷ对脑神经损害、重症肌无力、帕金森病、溃疡性结肠炎及有口腔牙病患者（新霉素可引起口腔刺激或疼痛）
禁忌	对本品及其他氨基糖苷类抗生素过敏者、肠梗阻者禁用
不良反应	1. 可引起食欲减退、恶心、腹泻等 2. 较少发现听力缺乏、耳鸣或耳部饱满感；头晕或步态不稳；尿量或排尿次数显著减少或极度口渴 3. 偶可引起肠黏膜萎缩而导致吸收不良综合征及脂肪性腹泻，甚至抗生素相关性肠炎
特殊人群用药	肝、肾功能不全患者：肾功能损害患者慎用 儿童：慎用 老年人：应采用较小治疗量且尽可能在疗程中监测血药浓度 妊娠与哺乳期妇女：妊娠安全性分级为 D 级；哺乳期妇女用药期间暂停哺乳
药典	USP、Eur. P.、Chin. P.、Jpn. P.
国家处方集	CNF
医保目录	【保（乙）】
基本药物目录	
其他推荐依据	

续　表

■ 药品名称	异帕米星　Isepamicin
抗菌谱与适应证	用于治疗敏感菌所致肺炎、支气管炎、肾盂肾炎、膀胱炎、腹膜炎、败血症、外伤或烧伤创口感染
制剂与规格	硫酸异帕米星注射液：①2ml：200mg（20 万 U）；②2ml：400mg（40 万 U）
用法与用量	肌内注射或静脉滴注。成人：一日 400mg，分 1～2 次注射。静脉滴注时一日 400mg，分 1～2 次滴注
注意事项	1. 前庭功能或听力减退者、脱水、依靠静脉高营养维持生命的体质衰弱者、重症肌无力或帕金森病患者慎用 2. 本品不能静脉注射
禁忌	对本品或其他氨基糖苷类及杆菌肽过敏者、本人或家族中有人因使用其他氨基糖苷类抗生素引起耳聋者禁用；肾衰竭者及妊娠期妇女禁用；早产儿、新生儿和婴幼儿禁用
不良反应	常见听力减退、耳鸣或耳部饱满感（耳毒性）、血尿、排尿次数显著减少或尿量减少、食欲减退、极度口渴（肾毒性）、步态不稳、眩晕（耳毒性，影响前庭）、恶心或呕吐（耳毒性，影响前庭；肾毒性）
特殊人群用药	肝、肾功能不全患者：严重肝、肾功能不全者慎用，肾衰竭者禁用 儿童：儿童慎用。早产儿、新生儿和婴幼儿禁用 老年人：年老体弱者慎用 妊娠与哺乳期妇女：孕妇禁用；哺乳期妇女应慎用或暂停哺乳
药典	Jpn. P.
国家处方集	CNF
医保目录	【保（乙）】
基本药物目录	
其他推荐依据	

第七节　四环素类

■ 药品名称	四环素　Tetracycline
抗菌谱与适应证	1. 立克次体病，包括流行性斑疹伤寒、地方性斑疹伤寒、落基山斑疹热、恙虫病和 Q 热 2. 支原体属感染 3. 回归热 4. 布鲁菌病（与氨基糖苷类联合应用） 5. 霍乱 6. 鼠疫（与氨基糖苷类联合应用） 7. 兔热病

续 表

制剂与规格	盐酸四环素片：①0.125g；②0.25g 盐酸四环素胶囊：0.25g 注射用盐酸四环素：①0.125g；②0.25g；③0.5g
用法与用量	1. 口服给药：成人一次0.25～0.5g，每6小时1次；8岁以上小儿一日25～50mg/kg，分4次服用，疗程一般为7～14日 2. 静脉滴注：成人一日1～1.5g，分2～3次给药；8岁以上小儿一日10～20mg/kg，分2次给药，一日剂量不超过1g 3. 支原体肺炎、布鲁菌病需3周左右
注意事项	长期用药期间应定期随访检查血常规及肾功能
禁忌	有四环素类药物过敏史者禁用
不良反应	胃肠道症状如恶心、呕吐、上腹不适、腹胀、腹泻等，偶可发生胰腺炎等；可致肝毒性；变态反应，多为斑丘疹和红斑等
特殊人群用药	肝、肾功能不全患者：肝、肾功能不全者慎用 儿童：8岁以下儿童不宜使用 老年人：慎用 妊娠与哺乳期妇女：孕妇应避免使用本药，如确有指征应用时每日静滴剂量以1g为宜，不应超过1.5g，其血药浓度应保持在15μg/ml以下；妊娠安全性分级为D级。哺乳期妇女用药须权衡利弊或暂停哺乳
药典	USP、Eur. P.
国家处方集	CNF
医保目录	【保（甲/乙）】
基本药物目录	
其他推荐依据	
■ 药品名称	土霉素 Oxytetracycline
抗菌谱与适应证	1. 立克次体病，包括流行性斑疹伤寒、地方性斑疹伤寒、落基山斑疹热、恙虫病和Q热 2. 支原体属感染 3. 衣原体属感染，包括鹦鹉热、性病淋巴肉芽肿、非特异性尿道炎、输卵管炎、宫颈炎及沙眼 4. 回归热 5. 布鲁菌病（与氨基糖苷类药联用） 6. 霍乱 7. 鼠疫（与氨基糖苷类药联用） 8. 兔热病 9. 软下疳
制剂与规格	土霉素片：0.25g
用法与用量	口服给药：①成人：一次250～500mg，每6小时1次；②儿童：8岁以上患儿，一次6.25～12.5mg/kg，每6小时1次
注意事项	1. 长期用药期间应定期随访检查血常规及肝肾功能

续　表

	2. 口服本品时，宜饮用足量水（约240ml） 3. 本品宜空腹口服，即餐前1小时或餐后2小时服用
禁忌	有四环素类药物过敏史者禁用；本品可导致恒牙黄染，牙釉质发育不良和骨生长抑制，8岁以下小儿禁用；妊娠及哺乳期妇女禁用
不良反应	胃肠道症状如恶心、呕吐、上腹不适、腹胀、腹泻等，偶可发生胰腺炎等；可致肝毒性；变态反应，多为斑丘疹和红斑等；偶可引起溶血性贫血、血小板减少等
特殊人群用药	肝、肾功能不全患者：慎用 儿童：8岁以下小儿禁用 老年人：慎用 妊娠与哺乳期妇女：孕妇应避免使用本药，妊娠安全性分级为D级；哺乳期妇女禁用
药典	USP、Eur. P.
国家处方集	CNF
医保目录	
基本药物目录	
其他推荐依据	
■ 药品名称	**多西环素　Doxycycline**
抗菌谱与适应证	1. 首选药用于：立克次体病、支原体属感染、衣原体属感染、回归热、布鲁菌病（与氨基糖苷类药联用）、霍乱、鼠疫（与氨基糖苷类药联用）、兔热病、软下疳 2. 可用于治疗对青霉素类过敏患者的破伤风、气性坏疽、梅毒、淋病和钩端螺旋体病 3. 中、重度痤疮患者的辅助治疗
制剂与规格	盐酸多西环素片：①50mg；②100mg 盐酸多西环素胶囊：①250mg；②100mg
用法与用量	口服给药，成人：一般感染，首次200mg，以后一次100mg，一日1～2次，疗程为3～7日；抗寄生虫感染，第1日，一次100mg，每12小时1次；以后一次100～200mg，一日1次（或一次50～100mg，每12小时1次）；淋病奈瑟菌性尿道炎和宫颈炎、沙眼衣原体所致的单纯性尿道炎、宫颈炎或直肠感染，一次100mg，一日2次，疗程至少7日；梅毒，一次150mg，每12小时1次，疗程至少10日
注意事项	1. 应用本品时可能发生耐药菌的过度繁殖。一旦发生二重感染，即停用本品并予以相应治疗 2. 长期用药时应定期随访检查血常规及肝功能
禁忌	有四环素类药物过敏史者禁用
不良反应	胃肠道症状如恶心、呕吐、上腹不适、腹胀、腹泻等，偶可发生胰腺炎等；可致肝毒性；变态反应，多为斑丘疹和红斑等；偶可引起溶血性贫血、血小板减少等
特殊人群用药	肝、肾功能不全患者：原有肝病患者慎用；肾功能减退患者可以应用，不必调整剂量，应用时通常亦不引起血尿素氮的升高 儿童：8岁以下小儿禁用 妊娠与哺乳期妇女：孕妇不宜使用本药，妊娠安全性分级为D级；本药可分泌入乳汁，哺乳期妇女应用时应暂停哺乳

续 表

药典	USP、Eur. P.
国家处方集	CNF
医保目录	【保（甲）】
基本药物目录	【基】
其他推荐依据	
■ 药品名称	米诺环素 Minocycline
抗菌谱与适应证	用于对本品敏感的葡萄球菌、链球菌、肺炎球菌、淋病奈瑟菌、大肠埃希菌、克雷伯菌、变形杆菌、衣原体、梅毒螺旋体等引起的感染： 1. 浅表性化脓性感染 2. 深部化脓性疾病：乳腺炎、淋巴管（结）炎、骨髓炎、骨炎等 3. 呼吸道感染 4. 痢疾、肠炎、感染性食物中毒、胆管炎、胆囊炎等 5. 泌尿生殖道感染等 6. 败血症、菌血症
制剂与规格	盐酸米诺环素片：①50mg（5 万 U）；②100mg（10 万 U） 盐酸米诺环素胶囊：①50mg（5 万 U）；②100mg（10 万 U）
用法与用量	口服给药： 1. 成人：每 12 小时 100mg；或每 6 小时 50mg 2. 儿童：8 岁以上儿童，每日 2～4mg/kg，分 1～2 次口服，首剂量 4mg/kg
注意事项	1. 食管通过障碍者、口服吸收不良或不能进食者及全身状态恶化患者（因易引发维生素 K 缺乏症）慎用 2. 用药期间应定期检查肝、肾功能
禁忌	对本品及其他四环素类药物过敏者禁用
不良反应	米诺环素引起菌群失调较为多见；消化道反应如食欲减退、恶心、呕吐、腹痛、腹泻、口腔炎、舌炎、肛门周围炎等；影响牙齿和骨发育等
特殊人群用药	肝、肾功能不全患者：肝、肾功能不全者慎用 儿童：8 岁以下小儿禁用 老年人：老年患者慎用本药，对有肾功能障碍者，推荐减少给药剂量 妊娠与哺乳期妇女：妊娠安全性分级为 D 级；哺乳期妇女须权衡利弊后用药或暂停哺乳
药典	USP、Eur. P. 、Jpn. P.
国家处方集	CNF
医保目录	【保（乙）】
基本药物目录	
其他推荐依据	

第八节　大环内酯类

■ 药品名称	红霉素　Erythromycin
抗菌谱与适应证	1. 作为青霉素过敏患者治疗下列感染的替代用药：溶血性链球菌、肺炎链球菌所致的急性扁桃体炎、急性咽炎、鼻窦炎；溶血性链球菌所致的猩红热、蜂窝织炎；白喉及白喉带菌者；气性坏疽、炭疽、破伤风；放线菌病；梅毒；李斯特菌病等 2. 肺炎支原体肺炎、肺炎衣原体肺炎 3. 军团菌病 4. 百日咳 5. 泌尿生殖系统感染 6. 沙眼衣原体结膜炎 7. 空肠弯曲菌肠炎 8. 厌氧菌所致口腔感染
制剂与规格	片剂：①0.125g；②0.25g 软膏：①1%；②0.5% 栓剂：①0.1g；②0.2g 硬脂酸红霉素片：①0.05g；②0.125g；③0.25g 硬脂酸红霉素胶囊：①0.1g；②0.125g 硬脂酸红霉素颗粒：50mg 注射用乳糖酸红霉素：①0.25g；②0.3g
用法与用量	口服给药： 1. 成人：一日0.75～2g，分3～4次；军团菌病，一日1～4g，分3次服用；风湿热复发的预防，一次250mg，一日2次；感染性心内膜炎的预防，术前1小时口服1g，术后6小时再服用500mg 2. 儿童：一日20～40mg/kg，分3～4次服用 静脉滴注： 1. 成人：一次0.5～1.0g，一日2～3次。军团菌病，一日3～4g，分4次 2. 儿童：一日20～30mg/kg，分2～3次 栓剂直肠给药：成人一次0.1g，一日2次；儿童一日20～30mg/kg
注意事项	用药期间定期随访肝功能
禁忌	对红霉素类药物过敏者禁用
不良反应	胃肠道反应多见，有腹泻、恶心、呕吐、中上腹痛、口舌疼痛等；肝毒性少见，偶见黄疸；过敏性反应表现为药物热、皮疹等
特殊人群用药	肝、肾功能不全患者：慎用 妊娠与哺乳期妇女：孕妇用药应权衡利弊，妊娠安全性分级为B级；哺乳期妇女应慎用
药典	USP、Eur. P.、Chin. P.、Jpn. P.
国家处方集	CNF
医保目录	【保（甲）】

续 表

基本药物目录	【基】
其他推荐依据	
■ 药品名称	阿奇霉素 Azithromycin
抗菌谱与适应证	1. 用于化脓性链球菌引起的急性咽炎、急性扁桃体炎以及敏感细菌引起的鼻窦炎、急性中耳炎、急性支气管炎、慢性支气管炎急性发作 2. 用于肺炎链球菌、流感杆菌以及肺炎支原体所致的肺炎 3. 用于衣原体及非多种耐药淋病奈瑟菌所致的尿道炎、宫颈炎及盆腔炎 4. 用于敏感菌所致的皮肤软组织感染
制剂与规格	阿奇霉素片（每100mg相当于10万U）：①250mg；②500mg 阿奇霉素分散片：①125mg；②250mg 阿奇霉素胶囊：①125mg；②250mg 阿奇霉素颗粒：①100mg；②250mg；③500mg 阿奇霉素干混悬剂：2g∶0.1g 阿奇霉素混悬剂：①0.125g；②0.25g 阿奇霉素糖浆：25ml∶500mg 注射用乳糖酸阿奇霉素（以阿奇霉素计）：①125mg；②250mg；③500mg 阿奇霉素注射液：①2ml∶125mg；②2ml∶250mg；③5ml∶500mg 阿奇霉素葡萄糖注射液：①100ml（阿奇霉素125mg、葡萄糖5g）；②100ml（阿奇霉素200mg、葡萄糖5g）
用法与用量	口服：饭前1小时或餐后2小时服用。成人：沙眼衣原体、杜克嗜血杆菌或敏感淋球菌所致的性传播疾病，仅需单次口服1g；其他感染的治疗，第一日，0.5g顿服，第2～5日，一日0.25g顿服；或一日0.5g顿服，连服3日；儿童：中耳炎、肺炎，第1日10mg/kg顿服，一日最大量不超过500mg；第2～5日，一日5mg/kg顿服，一日最大量不超过250mg；咽炎、扁桃体炎，一日12mg/kg顿服（一日最大量不超过0.5g），连用5日 静脉滴注：成人社区获得性肺炎，静脉滴注至少2日后转为口服给药，一次500mg，一日1次，7～10日为一疗程；盆腔炎，静脉滴注1～2日后转为口服给药，一次250mg，一日1次，7日为一疗程
注意事项	1. 用药期间如果发生过敏反应（如血管神经性水肿、皮肤反应、史-约综合征及中毒性表皮坏死松解症等），应立即停药，并采取适当措施 2. 进食可影响阿奇霉素的吸收，口服用药需在饭前1小时或餐后2小时服用
禁忌	对阿奇霉素、红霉素或其他任何一种大环内酯类药物过敏者禁用
不良反应	常见反应为胃肠道反应如腹泻、腹痛、稀便、恶心、呕吐等；局部反应如注射部位疼痛、局部炎症等；皮肤反应如皮疹、瘙痒；其他反应如畏食、头晕或呼吸困难等
特殊人群用药	肝、肾功能不全患者：严重肝功能不全者、严重肾功能不全者不应使用 儿童：用于6个月以下幼儿中耳炎或社区获得性肺炎及2岁以下小儿咽炎或扁桃体炎的疗效与安全性尚未确定 妊娠与哺乳期妇女：孕妇须充分权衡利弊后用药，妊娠安全性分级为B级；哺乳期妇女须充分权衡利弊后用药
药典	USP、Eur. P.、Chin. P.
国家处方集	CNF

续　表

医保目录	【保（甲/乙）】
基本药物目录	【基】
其他推荐依据	
■ 药品名称	地红霉素　Dirithromycin
抗菌谱与适应证	用于12岁以上患者，对本品敏感菌所致的轻、中度感染：慢性阻塞性肺疾病急性加重或慢性支气管炎急性发作、急性支气管炎、社区获得性肺炎、咽炎和扁桃体炎、单纯性皮肤和软组织感染
制剂与规格	地红霉素肠溶胶囊：250mg
用法与用量	口服给药： 1. 慢性支气管炎急性发作：一次500mg，一日1次，疗程5～7日 2. 急性支气管炎：一次500mg，一日1次，疗程7日 3. 社区获得性肺炎：一次500mg，一日1次，疗程14日 4. 咽炎和扁桃体炎：一次500mg，一日1次，疗程10日 5. 单纯性皮肤和软组织感染：一次500mg，一日1次，疗程5～7日
注意事项	可能产生假膜性结肠炎。轻度者停药即能奏效，对于中度至严重病例，应采取适当的治疗措施
禁忌	对地红霉素、红霉素和其他大环内酯类抗生素严重过敏的患者禁用；可疑或潜在菌血症患者禁用
不良反应	常见的有头痛、腹痛、腹泻、恶心、消化不良、眩晕/头晕、皮疹、呕吐等
特殊人群用药	肝、肾功能不全患者：轻度肝损伤、肾功能不全者，不必调整剂量。肝功能不全者慎用 妊娠与哺乳期妇女：孕妇慎用，妊娠安全性分级为C级；哺乳期妇女用药应权衡利弊后
药典	USP、Eur. P.
国家处方集	CNF
医保目录	【保（甲）】
基本药物目录	【基】
其他推荐依据	
■ 药品名称	琥乙红霉素　Erythromycin Ethylsuccinate
抗菌谱与适应证	适用于治疗敏感菌或敏感病原体引起的下列感染性疾病： 1. 呼吸系统感染：轻、中度呼吸道感染；肺炎支原体及肺炎衣原体所致的肺炎；白喉（辅助抗毒素作用）；军团菌病；李斯特菌病；百日咳 2. 泌尿生殖系统感染：淋球菌引起的急性盆腔炎；梅毒；沙眼衣原体、衣原体引起的孕期泌尿生殖器感染及成人无并发症的尿道、宫颈或直肠感染等 3. 轻、中度皮肤和软组织感染 4. 其他：肠阿米巴病；空肠弯曲菌肠炎；厌氧菌所致口腔感染；沙眼衣原体结膜炎；放线菌病；猩红热；气性坏疽、炭疽；破伤风。预防风湿热初发或复发；细菌性心内膜炎
制剂与规格	琥乙红霉素片：①200mg；②400mg

续 表

用法与用量	口服给药： 1. 成人：一般用量，每6小时400mg；预防链球菌感染，一次400mg，一日2次；军团菌，一次400～1000mg，一日4次；沙眼衣原体和解脲脲原体引起的尿道炎，一次800mg，一日3次，连服7日 2. 儿童：一般感染，一日30～50mg/kg，分4次服用，每6小时服1次；可每12小时服药1次，一次服日剂量的一半；也可每8小时服药1次，一次服日剂量的1/3；对于更严重的感染，剂量可加倍；百日咳，一次10～12.5mg/kg，一日4次，疗程14日；肠阿米巴，一日40～50mg/kg，分4次服，连服5～14日
注意事项	用药期间定期检查肝功能
禁忌	对本品或其他红霉素制剂过敏者、慢性肝病患者、肝功能损害者及孕妇禁用
不良反应	服药数日或1～2周后患者可出现乏力、恶心、呕吐、腹痛、皮疹、发热等，有时出现黄疸，停药后常可恢复；胃肠道反应有腹泻、恶心、呕吐、中上腹痛、口舌疼痛、胃纳减退等
特殊人群用药	肝、肾功能不全患者：轻度肝功能不全者慎用，严重肝功能不全者禁用 妊娠与哺乳期妇女：孕妇用药应权衡利弊，妊娠安全性分级为B级；哺乳期妇女慎用或暂停哺乳
药典	USP、Eur. P.、Chin. P.、Jpn. P.
国家处方集	CNF
医保目录	【保（乙）】
基本药物目录	
其他推荐依据	
■ 药品名称	罗红霉素 Roxithromycin
抗菌谱与适应证	1. 呼吸道感染：化脓性链球菌引起的咽炎及扁桃体炎；敏感菌所致的鼻窦炎、中耳炎、急性支气管炎、慢性支气管炎急性发作；肺炎支原体或肺炎衣原体所致的肺炎 2. 泌尿生殖系统感染：沙眼衣原体引起的尿道炎和宫颈炎 3. 皮肤软组织感染
制剂与规格	罗红霉素片：150mg 罗红霉素胶囊：①50mg；②150mg 罗红霉素细粒剂：50mg
用法与用量	口服给药： 1. 成人一次150mg，一日2次；或一次300mg，一日1次。疗程一般为5～12日 2. 肾功能不全者可发生累计效应，肾功能轻度减退者不需调整剂量，严重肾功能不全者给药时间延长1倍（一次150mg，一日1次） 3. 严重肝硬化者的半衰期延长至正常水平2倍以上，如确实需要使用，则150mg一日1次给药 4. 儿童一次2.5～5mg/kg，一日2次
注意事项	1. 进食后服药会减少吸收，与牛奶同服可增加吸收 2. 服用本品后可影响驾驶及机械操作
禁忌	对本药过敏者禁用

续　表

不良反应	常见腹痛、腹泻、呕吐等胃肠道反应；偶见皮疹、头晕、头痛等
特殊人群用药	肝、肾功能不全患者：慎用 妊娠与哺乳期妇女：慎用
药典	Eur. P. 、Chin. P. 、Jpn. P.
国家处方集	CNF
医保目录	【保（乙）】
基本药物目录	
其他推荐依据	
■ 药品名称	乙酰螺旋霉素　Acetylspiramycin
抗菌谱与适应证	1. 适用于治疗敏感菌所致的呼吸系统感染和皮肤软组织感染，包括：咽炎、扁桃体炎、急性支气管炎、慢性支气管炎急性发作、肺炎、脓皮病、丹毒和猩红热等 2. 适用于治疗敏感菌所致的口腔及耳鼻咽喉科感染，如中耳炎、牙周炎、急性鼻窦炎等 3. 可作为治疗隐孢子虫病以及弓形虫病的选用药物
制剂与规格	乙酰螺旋霉素片：100mg（10 万 U）
用法与用量	口服给药。成人：一日 800～1200mg，分 3～4 次服；重症一日可用至 1600～2000mg；儿童：一日量为 20～30mg/kg，分 2～4 次给药
注意事项	如有变态反应，立即停药
禁忌	对本品、红霉素及其他大环内酯类药物过敏的患者禁用
不良反应	腹痛、恶心、呕吐等胃肠道反应，常发生于大剂量用药时，程度大多轻微，停药后可自行消失。变态反应极少，主要为药疹
特殊人群用药	肝、肾功能不全患者：严重肝、肾功能不全者慎用 妊娠与哺乳期妇女：本品可透过胎盘屏障，故孕妇慎用，妊娠安全性分级为 C 级；哺乳期妇女应用时应暂停哺乳
药典	Eur. P. 、Jpn. P.
国家处方集	CNF
医保目录	【保（乙）】
基本药物目录	
其他推荐依据	
■ 药品名称	克拉霉素　Clarithromycin
抗菌谱与适应证	适用于敏感菌所致下列感染：①耳鼻咽喉感染：急性中耳炎、扁桃体炎、咽炎、鼻窦炎；②下呼吸道感染：急性支气管炎、慢性支气管炎急性发作、肺炎；③皮肤软组织感染：脓疱病、丹毒、蜂窝织炎、毛囊炎、疖及伤口感染；④沙眼衣原体感染的尿道炎及宫颈炎；⑤与其他药物联用，可根除幽门螺杆菌，减低十二指肠溃疡复发率

续 表

制剂与规格	片剂：①125mg；②250mg 分散片：①50mg；②125mg；③250mg 缓释片：500mg 胶囊：①125mg；②250mg 颗粒：①2g：125mg；②2g：100mg 干混悬剂：①1g：125mg；②2g：125mg；③2g：250mg
用法与用量	口服给药。①成人：轻症一次250mg，一日2次；重症，一次500mg，一日2次。疗程5～14日；②儿童：一般感染：6个月以上的小儿，可一次7.5mg/kg，一日2次。根据感染的严重程度应连续服用5～10日
注意事项	1. 与红霉素及其他大环内酯类药物之间有交叉过敏和交叉耐药性 2. 可能出现真菌或耐药细菌导致的严重感染 3. 可空腹口服，也可与食物或牛奶同服，与食物同服不影响其吸收
禁忌	对克拉霉素或大环内酯类药物过敏者禁用；孕妇、哺乳期妇女禁用；严重肝功能损害者、水电解质紊乱患者、服用特非那丁者禁用；某些心脏病（包括心律失常、心动过缓、QT间期延长、缺血性心脏病、充血性心力衰竭等）患者禁用
不良反应	主要有口腔异味，腹痛、腹泻、恶心、呕吐等胃肠道反应，头痛，AST及ALT短暂升高
特殊人群用药	肝、肾功能不全患者：肝功能不全者、中度至重度肾功能不全者慎用 儿童：6个月以下小儿中的疗效和安全性尚未确定 妊娠与哺乳期妇女：妊娠安全性分级为C级，孕妇禁用；可分泌入乳汁，哺乳期妇女使用应暂停哺乳
药典	USP、Eur. P.、Chin. P.、Jpn. P.
国家处方集	CNF
医保目录	【保（乙）】
基本药物目录	【基】
其他推荐依据	

第九节 酰胺醇类

■ 药品名称	氯霉素 Chloramphenicol
抗菌谱与适应证	1. 用于敏感菌所致伤寒、副伤寒 2. 用于沙门菌属感染的胃肠炎合并败血症 3. 用于耐氨苄西林的B型流感杆菌脑膜炎、青霉素过敏者的肺炎链球菌脑膜炎、脑膜炎球菌脑膜炎及敏感的革兰阴性杆菌脑膜炎 4. 用于需氧菌和厌氧菌混合感染的耳源性脑脓肿 5. 可与氨基糖苷类药联用治疗腹腔感染、盆腔感染以及敏感菌所致的其他严重感染，如败血症及肺部感染 6. 用于Q热、落基山斑疹热、地方性斑疹伤寒和立克次体病

续　表

制剂与规格	氯霉素片：0.25g 棕榈氯霉素片：0.05g 氯霉素胶囊：0.25g 棕榈氯霉素颗粒：0.1g 棕榈氯霉素混悬液：1ml：25mg 氯霉素注射液：①1ml：0.125g；②2ml：0.25g 注射用琥珀氯霉素：①0.125g；②0.25g；③0.5g 氯霉素甘油滴耳液：10ml：0.25g
用法与用量	1. 成人：口服给药一日 1.5～3.0g，分 3～4 次给药；静脉静滴一次0.5～1g，一日 2 次 2. 儿童：口服给药一日 25～50mg/kg，分 3～4 次给药；新生儿必需用药时，一日不能超过 25mg/kg，分 4 次给药；静脉静滴一日 25～50mg/kg，分次给药
注意事项	1. 可能发生不可逆性骨髓抑制，应避免重复疗程使用 2. 体弱患者慎用
禁忌	对本品过敏者禁用；精神病患者禁用；孕妇和哺乳期妇女禁用
不良反应	血液系统反应如贫血、淤点、淤斑、鼻出血等；灰婴综合征；周围神经炎和视神经炎；过敏反应较少见；消化道反应如腹泻、恶心及呕吐等
特殊人群用药	肝、肾功能不全患者：肝、肾功能损害者慎用 儿童：新生儿（尤其早产儿）不宜应用本药，确有指征必须用药时应在监测血药浓度条件下使用 老年人：慎用 妊娠与哺乳期妇女：妊娠期尤其是妊娠末期或分娩期禁用，妊娠安全性分级为 C 级；禁用于哺乳期妇女，必须应用时应暂停哺乳
药典	USP、Eur. P.、Chin. P.、Jpn. P.
国家处方集	CNF
医保目录	【保（甲/乙）】
基本药物目录	
其他推荐依据	

第十节　林可霉素类

■ 药品名称	林可霉素　Lincomycin
抗菌谱与适应证	1. 适用于治疗敏感葡萄球菌属、链球菌属、肺炎球菌及厌氧菌所致的呼吸道感染、腹腔感染、女性生殖道感染、盆腔感染、皮肤软组织感染等 2. 用于对青霉素过敏的或不适于用青霉素类药物的感染性疾病的治疗
制剂与规格	盐酸林可霉素片：①0.25g；②0.5g 盐酸林可霉素胶囊：①0.25g；②0.5g

续 表

	盐酸林可霉素口服溶液：①10ml：0.5g；②100ml：5g 盐酸林可霉素注射液：①1ml：0.2g；②2ml：0.6g
用法与用量	1. 成人：口服给药，一日1.5～2g，分3～4次给药；肌内注射，一日0.6～1.2g，分次注射；静脉滴注，严重感染时一次0.6～1g，每8～12小时1次 2. 儿童：口服给药，一日30～60mg/kg，分3～4次给药；肌内注射，一日10～20mg/kg，分次注射；静脉滴注，剂量同肌内注射，分2～3次给药
注意事项	肠道疾病或有既往史者（特别如溃疡性结肠炎、局限性肠炎或抗生素相关肠炎）、既往有哮喘或其他过敏史者慎用，白色念珠菌阴道炎和鹅口疮患者慎用。用药期间需密切注意抗生素相关性肠炎的可能
禁忌	对林可霉素和克林霉素有过敏史的患者禁用；新生儿、深部真菌感染者禁用
不良反应	消化系统反应如恶心、呕吐、腹痛、腹泻等症状，严重者有腹绞痛、腹部压痛、严重腹泻等；偶可发生白细胞减少、中性粒细胞减低等；过敏反应可见皮疹、瘙痒等；静脉给药可引起血栓性静脉炎，快速滴注可能发生低血压、心电图变化甚至心跳、呼吸停止
特殊人群用药	肝、肾功能不全患者：肝功能减退和肾功能严重减退者慎用 儿童：新生儿禁用 老年人：患有严重基础疾病的老年人用药时需密切观察 妊娠与哺乳期妇女：妊娠安全性分级为C级；哺乳期妇女用药时应暂停哺乳
药典	USP、Eur. P.、Chin. P.、Jpn. P.
国家处方集	CNF
医保目录	【保（甲/乙）】
基本药物目录	
其他推荐依据	
■ 药品名称	**克林霉素 Clindamycin**
抗菌谱与适应证	用于革兰阳性菌和厌氧菌引起的感染： 1. 呼吸系统感染 2. 泌尿系统感染 3. 厌氧菌所致的妇产科感染如子宫内膜炎、非淋病奈瑟球菌性卵巢-输卵管脓肿、盆腔炎等 4. 皮肤软组织感染 5. 骨、关节感染，如骨髓炎（是金黄色葡萄球菌性骨髓炎的首选治疗药物）、化脓性关节炎 6. 腹腔内感染 7. 其他如心内膜炎、败血症、扁桃体炎和口腔感染等
制剂与规格	盐酸克林霉素胶囊：①75mg；②150mg 注射用盐酸克林霉素：0.5g 盐酸克林霉素注射液：①2ml：0.3g；②4ml：0.3g；③8ml：0.6g 注射用克林霉素磷酸酯：①0.3g；②0.6g；③1.2g 克林霉素磷酸酯注射液：①2ml：0.3g；②4ml：0.6g；③1ml：0.15g 盐酸克林霉素棕榈酸酯颗粒：①1g：37.5mg；②2g：75mg；③24g：0.9g 盐酸克林霉素棕榈酸酯分散片：75mg

续　表

用法与用量	1. 成人：肌内注射或静脉滴注，一次量不宜超过600mg；中度感染或革兰阳性需氧菌感染，一日0.6～1.2g，分2～4次给药，每12或8或6小时1次；严重感染或厌氧菌感染，一日1.2～2.4g，分2～4次给药，每12或8或6小时1次 2. 轻中度肾功能损害的患者不需调整剂量，无尿及重度肾功能损害患者的剂量应减至正常剂量的一半 3. 中度以上肝功能损害患者应避免使用本药，如确有指征使用时应减量 4. 儿童：用于4周及4周以上患儿。静脉滴注，一日15～25mg/kg，分3～4次给药，每8或6小时1次；重度感染，一日25～40mg/kg，分3～4次给药，每8或6小时1次
注意事项	有胃肠疾病或病史者，特别是溃疡性结肠炎、克罗恩病或假膜性肠炎患者，有哮喘或其他过敏史者慎用
禁忌	本品与林可霉素、克林霉素有交叉耐药性，对克林霉素或林可霉素有过敏史者禁用
不良反应	消化系统反应如恶心、呕吐、腹痛、腹泻等症状，严重者有腹绞痛、腹部压痛、严重腹泻等；偶可发生白细胞减少、中性粒细胞减少等；过敏反应可见皮疹、瘙痒等；肝肾功能异常；静脉滴注可能引起静脉炎，肌内注射局部可能出现疼痛、硬结和无菌性脓肿；其他如耳鸣、眩晕、念珠菌感染等
特殊人群用药	肝、肾功能不全患者：肝功能不全者、严重肾功能障碍者慎用 儿童：新生儿禁用，4岁以内儿童慎用，16岁以内儿童应用时应注意重要器官功能监测 老年人：用药时需密切观察 妊娠与哺乳期妇女：孕妇用药须充分权衡利弊，妊娠安全性分级为B级；哺乳妇女慎用，用药时宜暂停哺乳
药典	USP、Eur. P.、Chin. P.、Jpn. P.
国家处方集	CNF
医保目录	【保（甲/乙）】
基本药物目录	【基】
其他推荐依据	

第十一节　多肽类抗生素

■ 药品名称	万古霉素　Vancomycin
抗菌谱与适应证	1. 用于耐甲氧西林金黄色葡萄球菌、肠球菌所致严重感染（如心内膜炎、脑膜炎、骨髓炎、肺炎、败血症或软组织感染等）；亦用于对β-内酰胺类抗生素过敏者的上述严重感染 2. 用于血液透析患者发生葡萄球菌属所致的动静脉分流感染 3. 口服适用于对甲硝唑无效的难辨梭状芽胞杆菌相关性肠炎或葡萄球菌性肠炎
制剂与规格	注射用盐酸万古霉素：①500mg（50万U）；②1000mg（100万U） 盐酸万古霉素胶囊：①125mg（12.5万U）；②250mg（25万U）

续 表

用法与用量	1. 成人：口服给药，难辨梭状芽胞杆菌引起的假膜性结肠炎，经甲硝唑治疗无效者一次125~500mg，每6小时1次，治疗5~10日，每日剂量不宜超过4g；静脉滴注，通常用盐酸万古霉素每天2g（效价），可分为每6小时500mg或每12小时1g，每次静滴在60分钟以上，可根据年龄、体重、症状适量增减。老年人每12小时500mg或每24小时1g，每次静滴在60分钟以上 2. 儿童：口服给药，肠道感染一次10mg/kg，每6小时1次，治疗5~10日。静脉滴注，一次10mg/kg，每6小时1次；或一次20mg/kg，每12小时1次
注意事项	1. 听力减退或有耳聋病史者慎用 2. 不宜肌内注射，静脉滴注时尽量避免药液外漏，且应经常更换注射部位，滴速不宜过快 3. 在治疗过程中应监测血药浓度 4. 治疗葡萄球菌性心内膜炎，疗程应不少于4周
禁忌	对万古霉素过敏者，严重肝、肾功能不全者，孕妇及哺乳期妇女禁用
不良反应	休克、过敏样症状、急性肾功能不全等
特殊人群用药	肝、肾功能不全患者：严重肝、肾功能不全者禁用 儿童：儿童（尤其是低体重出生儿、新生儿）应监测血药浓度，慎重给药 老年人：老年患者确有指征使用时必须调整剂量或调整用药间隔 妊娠与哺乳期妇女：应充分权衡利弊
药典	USP、Eur. P. 、Jpn. P.
国家处方集	CNF
医保目录	【保（乙）】
基本药物目录	
其他推荐依据	
■ 药品名称	去甲万古霉素　Norvancomycin
抗菌谱与适应证	1. 可用于对青霉素过敏的肠球菌、棒状杆菌属心内膜炎患者的治疗 2. 可用于对青霉素类或头孢菌素类药过敏，或经上述抗生素治疗无效的严重葡萄球菌所致心内膜炎、骨髓炎、肺炎、败血症或软组织感染患者的治疗 3. 可用于治疗血液透析患者发生葡萄球菌属所致动静脉分流感染
制剂与规格	注射用盐酸去甲万古霉素：①400mg（40万U）；②800mg（80万U）
用法与用量	1. 成人：静脉滴注一日800~1600mg，分2~3次给药 2. 肾功能减退者需减少维持剂量。可延长给药间期，每次剂量不变，或减少每次剂量，给药间期不变； 3. 儿童：静脉滴注一日16~24mg/kg，一次或分次给药
注意事项	1. 听力减退或有耳聋病史者慎用 2. 不可肌内注射或静脉注射 3. 治疗期间应定期检查听力、尿液中蛋白、管型、细胞数及测定尿相对密度等
禁忌	对万古霉素类抗生素过敏者禁用
不良反应	可出现皮疹、恶心、静脉炎等；可引致耳鸣、听力减退，肾功能损害等

续　表

特殊人群用药	肝、肾功能不全患者：肾功能不全患者慎用，如有应用指征时需在治疗药物浓度监测下，根据肾功能减退程度减量应用 儿童：新生儿、婴幼儿用药必须充分权衡利弊 老年人：用于老年患者有引起耳毒性与肾毒性的危险（听力减退或丧失）。老年患者即使肾功能测定在正常范围内，使用时应采用较小治疗剂量 妊娠与哺乳期妇女：妊娠期患者避免应用；哺乳期妇女慎用
药典	Chin. P.
国家处方集	CNF
医保目录	【保（乙）】
基本药物目录	
其他推荐依据	
■ 药品名称	替考拉宁　Teicoplanin
抗菌谱与适应证	1. 用于治疗严重的革兰阳性菌感染，尤其是不能用青霉素类及头孢菌素类抗生素治疗或用上述抗生素治疗失败的严重葡萄球菌感染，或对其他抗生素耐药的葡萄球菌感染。皮肤和软组织感染、泌尿道感染、呼吸道感染、骨和关节感染、败血症、心内膜炎及持续不卧床腹膜透析相关性腹膜炎 2. 作为万古霉素和甲硝唑的替代药
制剂与规格	注射用替考拉宁：200mg
用法与用量	1. 成人肌内、静脉滴注或静脉注射：中度感染，负荷量为第 1 日单次给药 400mg；维持量为一次 200mg，一日 1 次；严重感染，负荷量为一次 400mg，每 12 小时 1 次，共给药 3 次；维持量为一次 400mg，一日 1 次；严重烧伤感染或金黄色葡萄球菌心内膜炎，维持量可能需达一日 12mg/kg 2. 儿童肌内、静脉滴注或静脉注射：中度感染，推荐前 3 次剂量为 10mg/kg，每 12 小时 1 次，随后剂量为 6mg/kg，一日 1 次；严重感染和中性粒细胞减少的患儿（2 个月以上），推荐前 3 次剂量为 10mg/kg，每 12 小时 1 次，随后维持量为一次 10mg/kg，一日 1 次；严重感染和中性粒细胞减少的新生儿，第 1 日的推荐剂量为 16mg/kg，只用 1 剂；以后维持剂量为一次 8mg/kg，一日 1 次
注意事项	治疗期间定期做血液及肝、肾功能的检查
禁忌	对本药过敏者，对万古霉素、去甲万古霉素等糖肽类抗生素过敏者禁用
不良反应	局部反应可见注射部位疼痛、血栓性静脉炎；过敏反应可见皮疹、瘙痒、支气管痉挛、药物热等；胃肠道反应可见恶心、呕吐、腹泻等；神经系统反应可见头痛、嗜睡等
特殊人群用药	肝、肾功能不全患者：肾功能不全患者慎用 儿童：可用于 2 个月以上儿童的革兰阳性菌感染 老年人：除非有肾损害，否则老年患者无需调整剂量 妊娠与哺乳期妇女：本药一般不应用于妊娠期或可能妊娠的妇女，除非权衡利弊后必须使用；建议哺乳期妇女用药时暂停哺乳
药典	Jpn. P.
国家处方集	CNF

续　表

医保目录	【保（乙）】
基本药物目录	
其他推荐依据	
■ 药品名称	黏菌素　Colistin
抗菌谱与适应证	用于肠道手术前准备，用于大肠埃希菌性肠炎和对其他药物耐药的菌痢
制剂与规格	硫酸黏菌素片：①50 万 U；②100 万 U；③300 万 U 硫酸黏菌素颗粒：1g：100 万 U 注射用黏菌素：50mg
用法与用量	1. 成人：口服一日（100～150）万 U，分 2～3 次服用；肌内注射或静脉滴注，一日（100～150）万 U 2. 儿童：口服一日（2～3）万 U/kg，分 2～3 次服用。肌内注射或静脉滴注一日（2～3）万 U/kg
注意事项	不宜与其他肾毒性药物合用
禁忌	对黏菌素过敏者禁用
不良反应	食欲减退、恶心和呕吐等胃肠道反应和皮疹、瘙痒等过敏反应
特殊人群用药	肝、肾功能不全患者：肾功能不全患者慎用 妊娠与哺乳期妇女：孕妇用药应权衡利弊，妊娠安全性分级为 B 级
药典	USP、Eur. P. 、Chin. P. 、Jpn. P.
国家处方集	CNF
医保目录	
基本药物目录	
其他推荐依据	

第十二节　其他抗菌药

■ 药品名称	呋喃妥因　Nitrofurantoin
抗菌谱与适应证	1. 用于治疗敏感菌如大肠埃希菌、肠球菌属以及克雷伯菌属、肠杆菌属所致的急性单纯性下尿路感染 2. 也可用于尿路感染的预防
制剂与规格	呋喃妥因片：50mg 呋喃妥因肠溶胶囊：50mg 呋喃妥因栓：①50mg；②100mg

续　表

用法与用量	口服给药。①成人：尿路感染，一次50～100mg，一日3～4次；单纯性下尿路感染用低剂量，疗程不低于1周，或用至尿培养阴性后至少3日，不宜超过14日；预防尿路感染，对尿路感染反复发作者，可一日50～100mg作预防应用，临睡前服用。②儿童：尿路感染，1个月以上儿童，一日5～7mg/kg，分4次服；疗程不低于1周，或用至尿培养阴性后至少3日；预防尿路感染，一日1mg/kg，临睡前服用
注意事项	1. 宜与食物同服，以减少对胃肠道的刺激 2. 疗程至少7日，或继续用药至尿液中细菌清除3日以上 3. 葡萄糖-6-磷酸脱氢酶缺乏症患者、周围神经病变者、肺部疾病患者慎用
禁忌	新生儿、孕妇、哺乳期妇女、肾功能减退及对硝基呋喃类药过敏者禁用
不良反应	常见恶心、呕吐、食欲减退和腹泻；少见药物热、皮疹、粒细胞减少等变态反应；偶见头痛、头晕、嗜睡、肌痛等
特殊人群用药	肝、肾功能不全患者：肾功能减退者禁用 儿童：新生儿禁用 老年人：慎用，必须使用时宜根据肾功能调整给药剂量。老年患者的前列腺感染不宜使用本药 妊娠与哺乳期妇女：孕妇不宜应用，妊娠晚期妇女禁用，妊娠安全性分级为B级；哺乳期妇女用药期间应暂停哺乳
药典	Eur. P. 、Chin. P.
国家处方集	CNF
医保目录	【保（甲）】
基本药物目录	【基】
其他推荐依据	
■ 药品名称	呋喃唑酮　Furazolidone
抗菌谱与适应证	主要用于治疗细菌性痢疾、肠炎、霍乱。也可用于治疗伤寒、副伤寒、梨形鞭毛虫病和阴道滴虫病。还可与制酸剂等药物合用于治疗幽门螺杆菌所致的胃窦炎
制剂与规格	呋喃唑酮片：①10mg；②30mg；③100mg
用法与用量	口服给药：肠道感染疗程为5～7日，梨形鞭毛虫病疗程为7～10日。成人一次100mg，一日3～4次；儿童一日5～10mg/kg，分4次服用
注意事项	1. 不宜用于溃疡病或支气管哮喘患者 2. 用药期间和停药后5日内禁止饮酒 3. 葡萄糖-6-磷酸脱氢酶缺乏症患者、溃疡病患者、支气管哮喘患者慎用
禁忌	对本药或其他硝基呋喃类药过敏者、新生儿、哺乳妇女禁用
不良反应	主要有恶心、呕吐、腹泻、头痛、头晕、药物热、皮疹、肛门瘙痒、哮喘、直立性低血压、低血糖、肺浸润等，偶可出现溶血性贫血、黄疸及多发性神经炎
特殊人群用药	肝、肾功能不全患者：肾功能不全者慎用 儿童：新生儿禁用 妊娠与哺乳期妇女：妊娠安全性分级为C级；哺乳期妇女禁用

续　表

药典	USP、BP、Fr. P.
国家处方集	CNF
医保目录	【保（甲）】
基本药物目录	
其他推荐依据	
■ 药品名称	甲硝唑　Metronidazole
抗菌谱与适应证	1. 用于治疗阴道滴虫病 2. 可用于治疗肠道及组织内阿米巴病 3. 可用于治疗小袋虫病和皮肤利什曼病、麦地那龙线虫感染、贾第虫病等 4. 适用于治疗各种厌氧菌感染
制剂与规格	甲硝唑注射液：①20ml：100mg；②100ml：200mg；③100ml：500mg；④250ml：500mg；⑤250ml：1250mg 甲硝唑葡萄糖注射液：250ml（甲硝唑 0.5g、葡萄糖 12.5g） 甲硝唑片：0.2g 甲硝唑胶囊：0.2g 甲硝唑阴道泡腾片：0.5g 甲硝唑栓：①0.5g；②1g 甲硝唑口含片：①2.5mg；②3mg
用法与用量	1. 成人口服给药：滴虫病，一次 0.2g，一日 4 次，疗程 7 日，可同时使用栓剂。厌氧菌感染，一次 0.5g，一日 3 次，疗程不低于 7 日。一日最大剂量不宜超过 4g 2. 成人静脉滴注：厌氧菌感染，首次剂量为 15mg/kg，继以 7.5mg/kg 维持，一次最大剂量不超过 1g，每 6～8 小时 1 次，疗程不低于 7 日 3. 成人阴道栓剂：用于滴虫病，每晚 0.5g 置入阴道内，连用 7～10 日 4. 儿童口服给药：滴虫病，一日 15～25mg/kg，分 3 次给药，服用 7～10 日。厌氧菌感染，一日 20～50mg/kg 5. 儿童静脉滴注剂量同成人
注意事项	1. 出现运动失调或其他中枢神经系统症状时应停药 2. 用药期间应戒酒，饮酒后出现腹痛、呕吐、头痛等症状
禁忌	对本药或其他硝基咪唑类药物过敏或有过敏史者、活动性中枢神经系统疾病者、血液病者、孕妇及哺乳期妇女禁用
不良反应	1. 消化系统：恶心、呕吐、食欲缺乏、腹部绞痛，一般不影响治疗 2. 神经系统：头痛、眩晕，偶有感觉异常、肢体麻木、共济失调、多发性神经炎等，大剂量可致抽搐 3. 少数病例发生荨麻疹、潮红、瘙痒、膀胱炎、排尿困难、口中金属味及白细胞减少等，均属可逆性，停药后自行恢复
特殊人群用药	肝、肾功能不全患者：肝功能不全患者慎用 老年人：应注意监测血药浓度并调整剂量 妊娠与哺乳期妇女：禁用，妊娠安全性分级为 B 级
药典	USP、Eur. P.、Chin. P.

续　表

国家处方集	CNF
医保目录	【保（甲/乙）】
基本药物目录	【基】
其他推荐依据	
■ 药品名称	替硝唑　Tinidazole
抗菌谱与适应证	1. 用于治疗多种厌氧菌感染，如败血症、骨髓炎、腹腔感染、盆腔感染、鼻窦炎、支气管感染、肺炎、皮肤蜂窝织炎、口腔感染及术后伤口感染 2. 用于结肠或直肠手术、妇产科手术及口腔手术的术前预防用药 3. 也可用于肠道及肠道外阿米巴病、阴道滴虫病、贾第虫病的治疗 4. 还可作为甲硝唑的替代药，用于治疗幽门螺杆菌所致的胃窦炎及消化性溃疡
制剂与规格	替硝唑片：0.5g 替硝唑注射液：①100ml：0.4g；②200ml：0.8g 替硝唑葡萄糖注射液：①100ml：0.2g；②100ml：0.4g；③200ml：0.4g 替硝唑栓：0.2g
用法与用量	成人：口服给药：厌氧菌感染，常用量为一次1g，一日1次，首剂加倍，疗程多为5~6日，口腔感染时疗程3日；外科预防用药，一次2g，术前12小时单次服用。阴道滴虫病、贾第虫病，一次2g，单次服用。必要时3~5日可重复1次。滴虫感染时也可一次1g，一日1次，首剂加倍，连服3日。静脉滴注：厌氧菌感染，一次0.8g，一日1次。疗程为5~6日。外科预防用药，总量为1.6g，分1~2次给药，第一次于术前2小时，第二次于术中或术后12~24小时内给药。阴道给药：一次0.2g，一日2次
注意事项	1. 如疗程中发生中枢神经系统不良反应，应及时停药 2. 用药期间不应饮用含乙醇的饮料，因可引起体内乙醇蓄积，干扰乙醇的氧化过程，导致双硫仑样反应，患者可出现腹部痉挛、恶心、呕吐、头痛、面部潮红等 3. 念珠菌感染者应用本品，其症状会加重，需同时抗真菌治疗 4. 治疗阴道滴虫病时，需同时治疗其性伴侣
禁忌	1. 对替硝唑或吡咯类药物过敏患者 2. 有活动性中枢神经疾病和血液病者
不良反应	1. 不良反应少见而轻微，主要为恶心、呕吐、上腹痛、食欲下降及口腔金属味，可有头痛、眩晕、皮肤瘙痒、皮疹、便秘及全身不适 2. 高剂量时也可引起癫痫发作和周围神经病变
特殊人群用药	肝、肾功能不全患者：肝功能不全者慎用 儿童：12岁以下禁用 老年人：用药时应注意监测血药浓度并调整剂量 妊娠与哺乳期妇女：妊娠早期禁用本药，妊娠中、晚期应充分权衡利弊后谨慎使用。FDA妊娠安全性分级为C级。哺乳妇女暂停哺乳，治疗结束3日后方可重新哺乳
药典	USP、Eur. P.、Chin. P.
国家处方集	CNF
医保目录	【保（甲/乙）】

续 表

基本药物目录	【基】
其他推荐依据	
■ 药品名称	奥硝唑 Ornidazole
抗菌谱与适应证	1. 用于由厌氧菌感染引起的多种疾病 2. 用于男女泌尿生殖道毛滴虫、贾第鞭毛虫感染引起的疾病（如阴道滴虫病） 3. 用于肠、肝阿米巴病（如阿米巴痢疾、阿米巴肝脓肿） 4. 用于手术前预防感染和手术后厌氧菌感染的治疗 5. 阴道栓用于细菌性阴道病、滴虫性阴道炎
制剂与规格	奥硝唑注射液：5ml：500mg 注射用奥硝唑：250mg 奥硝唑氯化钠注射液：100ml（奥硝唑 250mg、氯化钠 825mg） 奥硝唑葡萄糖注射液：100ml（奥硝唑 500mg、葡萄糖 5g）
用法与用量	成人：静脉滴注：①厌氧菌感染：手术前后预防感染，术前 1～2 小时滴注 1000mg，术后 12 小时滴注 500mg，术后 24 小时滴注 500mg。治疗厌氧菌引起的感染，初始剂量为 500～1000mg。然后每 12 小时滴注 500mg，连用 3～6 日。②治疗严重阿米巴病：初始剂量为 500～1000mg，以后每 12 小时滴注 500mg，连用 3～6 日。阴道给药：一次 500mg，每晚 1 次，连续 5～7 日。儿童：静脉滴注，一日 20～30mg/kg，每 12 小时滴注 1 次，时间为 30 分钟
注意事项	中枢神经系统疾病患者、肝脏疾病患者、多毛性硬化症患者、酗酒者慎用
禁忌	对本药或其他硝基咪唑类药物过敏者、各种器官硬化症、造血功能低下、慢性酒精中毒患者、有脑和脊髓病变的患者禁用
不良反应	1. 消化系统：胃部不适、胃痛、口腔异味 2. 神经系统：头痛及困倦、眩晕、颤抖、运动失调、周围神经病、癫痫发作、痉挛等 3. 过敏反应：皮疹、瘙痒等 4. 局部反应：刺感、疼痛等
特殊人群用药	儿童：慎用，建议 3 岁以下儿童不用 妊娠与哺乳期妇女：建议孕妇（特别是妊娠早期）、哺乳期妇女慎用本药
药典	USP、Eur. P.、Chin. P.
国家处方集	CNF
医保目录	【保（乙）】
基本药物目录	
其他推荐依据	
■ 药品名称	磷霉素 Fosfomycin
抗菌谱与适应证	1. 口服制剂适用于治疗敏感菌所致的单纯性下尿路感染、肠道感染（包括细菌性痢疾）、呼吸道感染、皮肤软组织感染、眼科感染及妇科感染等 2. 注射制剂适用于治疗敏感菌所致的呼吸道感染、尿路感染、皮肤软组织感染等。也可与其他抗菌药联合用于治疗敏感菌所致的严重感染（如败血症、腹膜炎、骨髓炎等）

续　表

制剂与规格	磷霉素钙片：①0.1g；②0.2g；③0.5g 磷霉素钙胶囊：0.1g 磷霉素钙颗粒：0.5g 注射用磷霉素钠：①1.0g；②2.0g；③4.0g
用法与用量	成人：口服给药，治疗尿路感染等轻症感染，一日2～4g，分3～4次服用。静脉给药，治疗中度或重度系统感染，一日4～12g，严重感染可增至16g，分2～3次静脉滴注或缓慢静脉推注。肌内注射，一日2～8g，分3～4次肌内注射。儿童：口服给药，一日0.05～0.1g/kg，分3～4次服用。静脉滴注，一日0.1～0.3g/kg，分2～3次静脉滴注。肌内注射，一日0.05～0.2g/kg，分3～4次肌内注射
注意事项	1. 静脉滴注速度宜缓慢，静脉滴注时间1～2小时 2. 应用较大剂量时应监测肝功能
禁忌	对磷霉素过敏者、妊娠及哺乳期妇女、5岁以下儿童
不良反应	主要有恶心、食欲减退、腹部不适、稀便或轻度腹泻；偶见皮疹，嗜酸性粒细胞增多，红细胞、血小板、白细胞减少，头晕、头痛等反应；注射部位静脉炎等
特殊人群用药	肝、肾功能不全者：肝、肾功能减退者慎用 儿童：5岁以上儿童应减量及慎用 老年人：应酌减剂量并慎用 妊娠与哺乳期妇女：建可透过胎盘屏障，迅速进入胎儿循环，但对胎儿的影响尚无足够和严密的对照观察，妊娠安全性分级为B级；哺乳期妇女应避免使用，必须用药时应暂停哺乳
药典	Eur. P.、Chin. P.、Jpn. P.
国家处方集	CNF
医保目录	【保（甲/乙）】
基本药物目录	【基】
其他推荐依据	
■ 药品名称	**夫西地酸　Fusidic Acid**
抗菌谱与适应证	1. 用于敏感菌所致的骨髓炎或皮肤、软组织感染 2. 用于其他抗生素治疗失败的深部感染，如败血症、肺炎、心内膜炎等
制剂与规格	夫西地酸片：250mg 注射用夫西地酸：①0.125g；②0.5g 夫西地酸混悬液：5ml：250mg 夫西地酸乳膏：15g：0.3g
用法与用量	口服给药：成人：一次500mg，一日3次；重症加倍。对1岁以下患儿：一日50mg/kg，分3次给药。对1～5岁患儿：一次250mg，一日3次。对5～12岁患儿：用法与用量同成人 局部给药：一日2～3次，涂于患处，疗程为7日。治疗疥疮时可根据病情需要延长疗程 静脉注射：成人一次500mg，一日3次；儿童及婴儿一日按体重20mg/kg，分3次给药
注意事项	1. 早产儿、黄疸、酸中毒及严重病弱的新生儿使用时需留意有无胆红素脑病症状 2. 静脉注射时不能与卡那霉素、庆大霉素、万古霉素、头孢噻啶或阿莫西林混合；亦不可与全血、氨基酸溶液或含钙溶液混合

续 表

禁忌	对夫西地酸过敏者禁用；妊娠初始3个月内禁用
不良反应	静脉滴注可能导致血栓性静脉炎和静脉痉挛等
特殊人群用药	肝、肾功能不全者：肝功能不全者慎用 儿童：早产儿、严重病弱的新生儿使用时需留意有无胆红素脑病症状 妊娠与哺乳期妇女：在动物实验中有致胎仔畸形的报道，但目前尚无临床对照研究；可经皮肤吸收，哺乳期妇女禁止局部用于乳房部位的皮肤感染
药典	Eur. P.
国家处方集	CNF
医保目录	【保（乙）】
基本药物目录	
其他推荐依据	
■ 药品名称	利奈唑胺 Linezolid
抗菌谱与适应证	1. 用于由肺炎链球菌（包括多重耐药株）或金黄色葡萄球菌（甲氧西林敏感株）引起的社区获得性肺炎 2. 用于由肺炎链球菌（包括多重耐药株）或金黄色葡萄球菌（甲氧西林敏感和耐药株）引起的医院内获得性肺炎 3. 用于由金黄色葡萄球菌、化脓性链球菌或无乳链球菌引起的复杂性皮肤和皮肤组织感染 4. 用于由金黄色葡萄球菌或化脓性链球菌引起的非复杂性皮肤和皮肤组织感染 5. 用于耐万古霉素的粪肠球菌感染
制剂与规格	利奈唑胺注射液：①100ml：200mg；②300ml：600mg 利奈唑胺片：①200mg；②600mg 利奈唑胺口服混悬液：5ml：100mg
用法与用量	口服或静脉滴注。①复杂性皮肤或皮肤软组织感染、社区获得性肺炎，包括伴发的菌血症、院内获得性肺炎、甲氧西林耐药金葡菌感染：成人和青少年（12岁及以上）每12小时，600mg。儿童患者（出生至11岁）每8小时，10mg/kg。②万古霉素耐药的尿肠球菌感染，包括伴发的菌血症，成人和青少年（12岁及以上）每8小时，10mg/kg。儿童患者（出生至11岁）每8小时，10mg/kg。③非复杂性皮肤和皮肤软组织感染，成人每12小时口服400mg，青少年每12小时口服600mg；<5岁，每8小时，10mg/kg口服；5～11岁，每12小时，10mg/kg口服
注意事项	有骨髓抑制病史者、苯丙酮尿症患者、类癌综合征患者、未控制的高血压患者、嗜铬细胞瘤患者、未治疗的甲状腺功能亢进患者慎用
禁忌	对本药过敏者禁用
不良反应	常见失眠、头晕、头痛、腹泻、恶心、呕吐、便秘、皮疹、瘙痒、发热、口腔念珠菌病、阴道念珠菌病、真菌感染等
特殊人群用药	肝、肾功能不全者：肾功能不全者慎用 儿童：不推荐本品经验性用于儿童患者的中枢神经系统感染 妊娠与哺乳期妇女：孕妇慎用，妊娠安全性分级为C级；哺乳期妇女慎用
药典	

续　表

国家处方集	CNF
医保目录	【保（乙）】
基本药物目录	
其他推荐依据	
■ 药品名称	小檗碱　Berberine
抗菌谱与适应证	主要用于治疗敏感病原菌所致的胃肠炎、细菌性痢疾等胃肠道感染
制剂与规格	盐酸小檗碱片：①50mg；②100mg
用法与用量	成人：口服，胃肠道感染，一次0.1～0.3g，一日3次
注意事项	本品静脉注射后可发生严重溶血性贫血和循环障碍，严格禁止静脉给药
禁忌	对本药过敏者禁用；溶血性贫血患者禁用；对葡萄糖-6-磷酸脱氢酶缺乏儿童禁用
不良反应	口服给药时有令人不快的鱼腥味，也偶见皮疹等过敏反应症状，但停药后可自行消退；静脉给药时有出现呼吸困难、过敏性休克的报道
特殊人群用药	妊娠与哺乳期妇女：慎用
药典	Chin. P.、Jpn. P.
国家处方集	CNF
医保目录	【保（甲）】
基本药物目录	【基】
其他推荐依据	
■ 药品名称	利福昔明　Rifaximin
抗菌谱与适应证	治疗由敏感菌所致的肠道感染，包括急慢性肠道感染、腹泻综合征、夏季腹泻、旅行者腹泻和小肠结肠炎等
制剂与规格	利福昔明胶囊：100mg
用法与用量	口服给药。①成人：一次200mg，一日3～4次；②儿童：6～12岁，一次100～200mg，一日4次；12岁以上儿童，剂量同成人。一般连续用药不宜超过7日
注意事项	长期大剂量用药或肠黏膜受损时，会有极少量（<1%）被吸收，导致尿液呈粉红色
禁忌	对本药或其他利福霉素类药过敏者、肠梗阻者、严重的肠道溃疡性病变者禁用
不良反应	常见恶心、呕吐、腹胀、腹痛；少见荨麻疹、足部水肿等
特殊人群用药	儿童：连续服用本药不能超过7日；6岁以下儿童不要服用本药 妊娠与哺乳期妇女：妊娠期妇女需权衡利弊后用药；哺乳期妇女可在有适当医疗监测的情况下服用本药
药典	USP、Eur. P.、Chin. P.、Jpn. P.
国家处方集	CNF

续 表

医保目录	【保（乙）】
基本药物目录	
其他推荐依据	

第十三节 磺胺类与甲氧苄啶

■ 药品名称	磺胺甲噁唑 Sulfamethoxazole
抗菌谱与适应证	1. 治疗敏感菌所致的急性单纯性尿路感染 2. 与甲氧苄啶联用，治疗对其敏感的流感杆菌、肺炎链球菌和其他链球菌所致的中耳炎 3. 与乙胺嘧啶联用，治疗鼠弓形虫引起的弓形虫病 4. 治疗星形奴卡菌病 5. 作为治疗沙眼衣原体所致宫颈炎、尿道炎、新生儿包含体结膜炎的次选药物 6. 作为治疗杜克雷嗜血杆菌所致软下疳的可选药物 7. 预防敏感脑膜炎球菌所致的流行性脑脊髓膜炎 8. 作为对氯喹耐药的恶性疟疾治疗的辅助用药
制剂与规格	磺胺甲噁唑片：0.5g 复方磺胺甲噁唑片：磺胺甲噁唑0.4g和甲氧苄啶80mg
用法与用量	口服给药 1. 成人：一般感染，首次剂量为2g，以后一日2g，分2次服用。治疗尿路感染时疗程至少为7～10日 2. 肾功能不全患者用量应调整为常用量的1/2 3. 儿童：2个月以上患儿的一般感染，首次剂量为50～60mg/kg（总量不超过2g），以后一日50～60mg/kg，分2次服用
注意事项	1. 葡萄糖-6-磷酸脱氢酶缺乏者、血卟啉病患者、艾滋病患者、休克患者慎用 2. 治疗中须注意检查：全血象，尿液，肝、肾功能
禁忌	对磺胺类药过敏者、巨幼红细胞性贫血患者、孕妇、哺乳期妇女、小于2个月的婴儿和重度肝肾功能损害者禁用
不良反应	过敏反应较为常见，可表现为药疹、剥脱性皮炎等；中性粒细胞减少或缺乏症、血小板减少症及再生障碍性贫血等
特殊人群用药	肝、肾功能不全患者：肝、肾功能损害者慎用 儿童：2个月以下婴儿禁用 老年人：慎用 妊娠与哺乳期妇女：妊娠安全性分级为C级，孕妇、哺乳妇女禁用
药典	USP、Eur. P.、Chin. P.、Jpn. P.
国家处方集	CNF
医保目录	【保（甲）】

续　表

基本药物目录	【基】
其他推荐依据	
■ 药品名称	磺胺嘧啶　Sulfadiazine
抗菌谱与适应证	1. 用于预防、治疗敏感脑膜炎球菌所致的流行性脑膜炎 2. 用于治疗敏感菌所致的急性支气管炎、轻症肺炎、中耳炎及皮肤软组织等感染 3. 用于治疗星形诺卡菌病 4. 作为治疗沙眼衣原体所致宫颈炎和尿道炎的次选药物 5. 作为治疗由沙眼衣原体所致的新生儿包含体结膜炎的次选药物 6. 可作为对氯喹耐药的恶性疟疾治疗的辅助用药 7. 与乙胺嘧啶联合用药治疗鼠弓形虫引起的弓形虫病
制剂与规格	磺胺嘧啶片：0.5g 注射用磺胺嘧啶钠：①0.4g；②1g 磺胺嘧啶混悬液：10%（g/ml）
用法与用量	成人：①口服给药：一般感染，首剂量为2g，以后一次1g，一日2次。治疗流行性脑膜炎，首次量为2g，维持量一次1g，一日4次。②静脉给药：一般感染，一次1～1.5g，一日3次。治疗流行性脑膜炎，首剂量为50mg/kg，维持量一日100mg/kg，分3～4次静脉滴注或缓慢静脉注射。儿童：①口服给药：2个月以上婴儿及儿童的一般感染，首次剂量为50～60mg/kg（总量不超过2g），以后一次25～30mg/kg，一日2次。②静脉给药：一般感染，一日50～75mg/kg，分2次静脉滴注或缓慢静脉注射。流行性脑膜炎，一日100～150mg/kg，分3～4次静脉滴注或缓慢静脉注射
注意事项	葡萄糖-6-磷酸脱氢酶缺乏者、血卟啉病患者、艾滋病患者、休克患者慎用
禁忌	对本药或其他磺胺类药过敏者、严重肝肾功能不全者、孕妇、哺乳期妇女、小于2个月的婴儿禁用
不良反应	过敏反应较为常见，可表现为药疹、剥脱性皮炎等；中性粒细胞减少或缺乏症、血小板减少症及再生障碍性贫血等；溶血性贫血及血红蛋白尿；高胆红素血症和新生儿胆红素脑病
特殊人群用药	肝、肾功能不全患者：轻、中度肝肾功能损害者慎用 儿童：2个月以下婴儿禁用 老年人：慎用 妊娠与哺乳期妇女：孕妇、哺乳妇女禁用，妊娠安全性分级为B级（妊娠早、中期）、D级（妊娠晚期）
药典	USP、Eur. P.、Chin. P.
国家处方集	CNF
医保目录	【保（甲）】
基本药物目录	【基】
其他推荐依据	
■ 药品名称	甲氧苄啶　Trimethoprim
抗菌谱与适应证	1. 可单独用于治疗敏感菌所致的急性单纯性尿路感染和细菌性前列腺炎

续 表

	2. 与磺胺甲噁唑或磺胺嘧啶联用，可用于治疗敏感菌所致的败血症、脑膜炎、中耳炎、肺部感染、急慢性支气管炎、菌痢、尿路感染、肾盂肾炎、肠炎、伤寒等 3. 与磺胺-2,6-二甲氧嘧啶联用，还可用于治疗对氯喹耐药的疟疾
制剂与规格	甲氧苄啶片：100mg 甲氧苄啶颗粒：1g：50mg
用法与用量	口服给药。①成人：治疗急性单纯性尿路感染，一次0.1g，每12小时1次；或一次0.2g，每12小时1次。疗程为7～10日。预防尿路感染，一次0.1g，一日1次。②肾功能不全者根据肌酐清除率调整剂量。肌酐清除率<15ml/min，不宜使用。③儿童：对6个月至5岁患儿，甲氧苄啶颗粒一次1g（含甲氧苄啶50mg）；一日2次；对6～12岁患儿，甲氧苄啶颗粒一次2g（含甲氧苄啶100mg）；一日2次
注意事项	1. 由于叶酸缺乏的巨幼细胞贫血或其他血液系统疾病患者慎用 2. 用药期间应定期进行周围血象检查
禁忌	对本药过敏者、早产儿、新生儿、严重肝肾疾病患者、严重血液病患者禁用
不良反应	可出现白细胞减少，血小板减少或高铁血红蛋白性贫血等；过敏反应：可发生瘙痒、皮疹，偶可呈严重的渗出性多形红斑；恶心、呕吐、腹泻等胃肠道反应等
特殊人群用药	肝、肾功能不全患者：轻、中度肝肾功能损害者慎用 儿童：早产儿、新生儿、2个月以下婴儿禁用 老年人：老年患者应减少用量 妊娠与哺乳期妇女：妊娠期间应权衡利弊后用药，妊娠安全性分级为C级；哺乳期妇女用药应权衡利弊
药典	USP、Eur. P.、Chin. P.
国家处方集	CNF
医保目录	【保（乙）】
基本药物目录	
其他推荐依据	

第十四节　氟喹诺酮类

■ 药品名称	吡哌酸　Pipemidic Acid
抗菌谱与适应证	用于治疗敏感菌所致的尿路感染及肠道感染
制剂与规格	吡哌酸片：①0.25g；②0.5g 吡哌酸胶囊：0.25g
用法与用量	口服给药：成人一次0.5g，一日总量1～2g，疗程不宜超过10日
注意事项	1. 本品可与饮食同服，以减少胃肠道反应 2. 长期应用，宜定期监测血常规和肝、肾功能

续　表

	3. 有中枢神经系统疾病患者慎用
禁忌	禁用于对本品和萘啶酸过敏的患者；孕妇、哺乳期妇女禁用；18 岁以下小儿及青少年禁用
不良反应	主要为恶心、嗳气、上腹不适、食欲减退、稀便或便秘等胃肠道反应；皮疹或全身瘙痒少见，偶见眩晕、头痛等。停药后可自行恢复
特殊人群用药	肝、肾功能不全患者：严重肝、肾功能损害者慎用 儿童：婴幼儿及 18 岁以下青少年不宜使用 老年人：应减少用量 妊娠与哺乳期妇女：禁用
药典	USP、Chin. P. 、Jpn. P.
国家处方集	CNF
医保目录	【保（甲）】
基本药物目录	
其他推荐依据	
■ 药品名称	**诺氟沙星　Norfloxacin**
抗菌谱与适应证	主要用于敏感菌所致的下列感染：泌尿生殖道感染，消化系统感染，呼吸道感染如急性支气管炎、慢性支气管炎急性发作、肺炎，急慢性肾盂肾炎，膀胱炎，伤寒等
制剂与规格	诺氟沙星片：100mg 诺氟沙星胶囊：100mg 诺氟沙星注射液：100ml：200mg 诺氟沙星葡萄糖注射液：100ml（诺氟沙星 200mg、葡萄糖 5g） 诺氟沙星栓：200mg 诺氟沙星药膜：20mg
用法与用量	成人口服给药：①一般用法：一次 100～200mg，一日 3～4 次；②下尿路感染：一次 400mg，一日 2 次；③复杂性尿路感染：剂量同上，疗程 10～21 日；④单纯性淋菌性尿道炎：单次 800～1200mg；⑤急、慢性前列腺炎：一次 400mg，一日 2 次，疗程 28 日；⑥一般肠道感染：一次300～400mg，一日 2 次，疗程 5～7 日。成人静脉滴注：一日 200mg，分 2 次，急性感染 7～14 日为一疗程，慢性感染 14～21 日为一疗程
注意事项	1. 不宜静脉注射，静脉滴注速度不宜过快 2. 本类药物可引起中、重度光敏反应，应避免过度暴露于阳光，发生后需停药 3. 有癫痫病史者、有胃溃疡史者、重症肌无力患者慎用
禁忌	对本药及其他喹诺酮类药过敏者、糖尿病患者、孕妇、哺乳期妇女、18 岁以下儿童禁用
不良反应	胃肠道反应较为常见，可表现为腹部不适或疼痛、腹泻、恶心或呕吐；中枢神经系统反应可有头晕、头痛、嗜睡或失眠；过敏反应有皮疹、皮肤瘙痒、面部潮红、胸闷等
特殊人群用药	肝、肾功能不全患者：肝、肾功能减退者慎用 儿童：不宜用于 18 岁以下患者。如感染由多重耐药菌引起者，细菌仅对喹诺酮类药呈敏感时，可在充分权衡利弊后应用 老年人：老年患者常有肾功能减退，因本品部分经肾排出，须减量应用 妊娠与哺乳期妇女：妊娠安全性分级为 C 级；哺乳期妇女应用时应停止哺乳

续 表

药典	USP、Eur. P. 、Chin. P. 、Jpn. P.
国家处方集	CNF
医保目录	【保（甲/乙）】
基本药物目录	【基】
其他推荐依据	
■ 药品名称	氧氟沙星　Ofloxacin
抗菌谱与适应证	用于敏感菌所致的下列感染： 1. 泌尿生殖系统感染，包括单纯性及复杂性尿路感染、细菌性前列腺炎、淋球菌尿道炎、宫颈炎（包括产酶株所致者）等 2. 呼吸系统感染，包括急性支气管炎、慢性支气管炎急性发作、肺炎及其他肺部感染等 3. 消化系统感染，包括胃肠道、胆道、腹腔的沙门菌属感染等 4. 骨、关节、皮肤软组织感染及败血症 5. 结核病，作为抗结核病的二线药物，多与异烟肼、利福平等合用
制剂与规格	氧氟沙星片：0.1g 氧氟沙星颗粒：0.1g 氧氟沙星注射液：100ml：200mg 氧氟沙星氯化钠注射液：100ml（氧氟沙星 200mg、氯化钠 900mg）
用法与用量	口服或静脉给药。成人： 1. 下呼吸道感染：一次 300mg，一日 2 次，疗程 7～14 日 2. 急性单纯性下尿路感染：一次 200mg，一日 2 次，疗程 5～7 日 3. 复杂性尿路感染：一次 200mg，一日 2 次，疗程 10～14 日。缓释片，一次 400mg，一日 1 次，疗程 10 日 4. 细菌性前列腺炎：一次 300mg，一日 2 次，疗程 6 周 5. 衣原体宫颈炎或尿道炎：一次 300mg，一日 2 次，疗程 7～14 日 6. 单纯性淋病：单次口服 400mg 7. 铜绿假单胞菌感染或重度感染：一次 400mg，一日 2 次 8. 抗结核：一日 300mg，一日 1 次
注意事项	患有中枢神经系统疾病者（如癫痫、脑动脉硬化者）慎用
禁忌	对本药及其他喹诺酮类药过敏者、妊娠期及哺乳期妇女、18 岁以下儿童禁用
不良反应	胃肠道反应较为常见，可表现为腹部不适或疼痛、腹泻、恶心或呕吐；中枢神经系统反应可有头晕、头痛、嗜睡或失眠；过敏反应有皮疹、皮肤瘙痒、面部潮红、胸闷等
特殊人群用药	肝、肾功能不全患者：严重肝功能减退者、严重肾功能不全者慎用 儿童：18 岁以下患者用药的安全性尚未确立，不宜使用 老年人：老年患者多有肾功能减退，应减量给药 妊娠与哺乳期妇女：妊娠安全性分级为 C 级；哺乳期妇女全身用药时，应暂停哺乳
药典	USP、Eur. P. 、Chin. P. 、Jpn. P.
国家处方集	CNF
医保目录	【保（甲/乙）】

续　表

基本药物目录	
其他推荐依据	
■ 药品名称	环丙沙星　Ciprofloxacin
抗菌谱与适应证	可用于敏感菌所致的下列感染： 1. 泌尿生殖系统感染：包括单纯性或复杂性尿路感染、细菌性前列腺炎、淋球菌尿道炎、肾盂肾炎、宫颈炎（包括产酶株所致者）等 2. 呼吸系统感染：包括扁桃体炎、咽炎、急性支气管炎及肺部感染等 3. 消化系统感染：包括胃肠道感染、胆囊炎、肛周脓肿等 4. 其他：还可用于骨关节感染、皮肤软组织感染及败血症等
制剂与规格	盐酸环丙沙星片：0.25g 盐酸环丙沙星胶囊：0.25g 乳酸环丙沙星注射液：①100ml：0.1g；②100ml：0.2g；③250ml：0.25g 注射用乳酸环丙沙星：0.2g 盐酸环丙沙星栓：0.2g 乳酸环丙沙星阴道泡腾片：0.1g
用法与用量	成人：口服，①常用量：一日0.5～1.5g，分2～3次口服；②骨、关节感染：一日1～1.5g，分2～3次服，疗程不低于4～6周；③肺炎、皮肤软组织感染：一日1～1.5g，分2～3次服，疗程7～14日；④肠道感染：一日1g，分2次服，疗程5～7日；⑤伤寒：一日1.5g，分2～3次服，疗程10～14日；⑥急性单纯性下尿路感染：一日0.5g，分2次服，疗程5～7日；复杂性尿路感染：一日1g，分2次服，疗程7～14日。静脉滴注，常用量：一次0.1～0.2g，每12小时1次。严重感染或铜绿假单胞菌感染可加大剂量至一次0.4g，一日2～3次
注意事项	1. 宜空腹服用 2. 患中枢神经系统疾病者（如癫痫、脑动脉硬化患者）慎用
禁忌	对环丙沙星及任何一种氟喹诺酮类药过敏的患者禁用；孕妇、哺乳期妇女及18岁以下者禁用
不良反应	胃肠道反应较为常见，可表现为腹部不适或疼痛、腹泻、恶心或呕吐；中枢神经系统反应可有头晕、头痛、嗜睡或失眠；过敏反应有皮疹、皮肤瘙痒、面部潮红、胸闷等
特殊人群用药	肝、肾功能不全患者：肝、肾功能不全患者慎用 儿童：18岁以下患者禁用 老年人：应减量给药 妊娠与哺乳期妇女：禁用
药典	USP、Eur. P.、Chin. P.
国家处方集	CNF
医保目录	【保（甲/乙）】
基本药物目录	【基】
其他推荐依据	
■ 药品名称	左氧氟沙星　Levofloxacin
抗菌谱与适应证	用于敏感细菌引起的下列中、重度感染：①呼吸系统感染；②泌尿系统感染；③生殖系统

续 表

	感染：急性前列腺炎、急性附睾炎、宫腔感染、子宫附件炎、盆腔炎（疑有厌氧菌感染时可合用甲硝唑）；④皮肤软组织感染；⑤肠道感染；⑥败血症、粒细胞减少及免疫功能低下患者的各种感染；⑦其他感染：乳腺炎、外伤、烧伤及手术后伤口感染、腹腔感染（必要时合用甲硝唑）、胆囊炎、胆管炎、骨与关节感染以及五官科感染等
制剂与规格	左氧氟沙星片：①0.1g；②0.2g；③0.5g 甲磺酸左氧氟沙星片：100mg 盐酸左氧氟沙星片：100mg 盐酸左氧氟沙星分散片：100mg 盐酸左氧氟沙星胶囊：0.1g 盐酸左氧氟沙星注射液：①2ml：0.1g；②2ml：0.2g；③3ml：0.3g；④100ml：0.1g；⑤100ml：0.2g；⑥100ml：0.3g 左氧氟沙星注射液：100ml 乳酸左氧氟沙星注射液：①100ml：100mg；②100ml：200mg 乳酸左氧氟沙星氯化钠注射液：100ml 甲磺酸左氧氟沙星注射液：100ml：200mg 甲磺酸左氧氟沙星氯化钠注射液：250ml：500mg 注射用盐酸左氧氟沙星：①100mg；②200mg
用法与用量	成人：口服，一日300~400mg，分2~3次服用，如感染较重或感染病原敏感性较差者剂量可增至一日600mg，分3次服用。①呼吸道感染：一次200mg，一日2次；或一次100mg，一日3次，疗程为7~14日；②急性单纯性下尿路感染：一次100mg，一日2次，疗程5~7日；③复杂性尿路感染：一次200mg，一日2次；或一次100mg，一日3次，疗程10~14日；④细菌性前列腺炎：一次200mg，一日2次，疗程6周。静脉滴注，一次100~200mg，一日2次。重度感染患者或病原菌对本药敏感性较差者，一日剂量可增至600mg，分2次静脉滴注
注意事项	1. 癫痫史者、低钾血症或心肌病患者避免使用 2. 皮肤有药物过敏使者禁用本药软膏 3. 有中枢神经系统疾病史者慎用
禁忌	对左氧氟沙星及氟喹诺酮类药过敏者、妊娠及哺乳期妇女、18岁以下儿童禁用
不良反应	胃肠道反应较为常见，可表现为腹部不适或疼痛、腹泻、恶心或呕吐；中枢神经系统反应可有头晕、头痛、嗜睡或失眠；过敏反应有皮疹、皮肤瘙痒、面部潮红、胸闷等
特殊人群用药	肝、肾功能不全患者：肝、肾功能受损者慎用 儿童：18岁以下儿童禁用 老年人：应减量给药 妊娠与哺乳期妇女：禁用，妊娠安全性分级为C级
药典	USP、Eur. P.、Chin. P.
国家处方集	CNF
医保目录	【保（甲/乙）】
基本药物目录	【基】
其他推荐依据	

续 表

■ 药品名称	氟罗沙星 Fleroxacin
抗菌谱与适应证	用于敏感菌所致的下列感染： 1. 呼吸系统感染：急性支气管炎，慢性支气管炎急性发作及肺炎等 2. 泌尿生殖系统感染：膀胱炎、肾盂肾炎、前列腺炎、附睾炎、淋病奈瑟菌性尿道炎等 3. 消化系统感染：伤寒沙门菌感染、细菌性痢疾等 4. 其他：皮肤软组织、骨、关节、耳鼻喉、腹腔及盆腔感染
制剂与规格	氟罗沙星片：①100mg；②150mg；③200mg
用法与用量	口服。成人，一次 200mg，一日 1～2 次，一般疗程为 7～14 日。重症患者一次 300～400mg，3～5 日后剂量减至常用量
注意事项	有中枢神经系统疾病（包括脑动脉硬化或抽搐及癫痫史）者慎用
禁忌	对本品或喹诺酮类药物过敏者禁用；妊娠、哺乳期妇女及 18 岁以下儿童禁用
不良反应	胃肠道反应较为常见，可表现为腹部不适或疼痛、腹泻、恶心呕吐、食欲缺乏等；中枢神经系统反应可有头晕、头痛、兴奋、嗜睡或失眠；变态反应有皮疹、皮肤瘙痒等
特殊人群用药	肝、肾功能不全患者：肝、肾功能损害者慎用 儿童：18 岁以下儿童禁用 老年人：高龄患者慎用 妊娠与哺乳期妇女：禁用
药典	Chin. P.
国家处方集	CNF
医保目录	
基本药物目录	
其他推荐依据	
■ 药品名称	吉米沙星 Gemifloxacin
抗菌谱与适应证	1. 慢性支气管炎急性发作 2. 社区获得性肺炎 3. 急性鼻窦炎
制剂与规格	甲磺酸吉米沙星片：320mg
用法与用量	口服。成人：一次 320mg，一日 1 次，慢性支气管炎急性发作、社区获得性肺炎和急性鼻窦炎的疗程分别为 5 日、7 日和 5 日。不应超过推荐的剂量和疗程
注意事项	1. 以下情况慎用：QT 间期延长、心动过缓、急性心肌缺血等心脏疾病患者，葡萄糖-6-磷酸脱氢酶缺乏症患者，患中枢神经系统疾病者，未治疗的电解质紊乱（低血钾或低血镁）者 2. 用药前后及用药时应当检查或监测：全血细胞计数及白细胞分类、细菌培养及药敏试验、血药浓度监测、尿液分析
禁忌	对本品或其他氟喹诺酮类抗生素过敏者，妊娠及哺乳期妇女，18 岁以下患者禁用

续 表

不良反应	可引起头痛、眩晕等中枢神经系统反应；腹泻、恶心、腹痛、呕吐等胃肠道症状；ALT、AST 升高，皮疹等
特殊人群用药	儿童：18 岁以下患者用药的安全性及有效性未确定 妊娠与哺乳期妇女：妊娠安全性分级为 C 级；哺乳期妇女用药应权衡利弊
药典	USP
国家处方集	CNF
医保目录	【保（乙）】
基本药物目录	
其他推荐依据	
■ 药品名称	洛美沙星 Lomefloxacin
抗菌谱与适应证	用于敏感菌所致的下列感染： 1. 泌尿生殖系统感染 2. 呼吸系统感染 3. 消化系统感染，包括肠炎、胆囊炎、肛周脓肿等 4. 如结膜炎、角膜炎、角膜溃疡、泪囊炎等 5. 中耳炎、外耳道炎、鼓膜炎 6. 其他：伤寒、骨和关节、皮肤软组织感染以及败血症等全身感染
制剂与规格	盐酸洛美沙星片：①0.1g；②0.2g；③0.3g；④0.4g 盐酸洛美沙星胶囊：①0.1g；②0.2g 盐酸洛美沙星注射液：①2ml：100mg；②10ml：100mg；③10ml：200mg；④100ml：200mg；⑤250ml：200mg
用法与用量	口服：成人一次 400mg，一日 1 次；或一次 300mg，一日 2 次；急性单纯性尿路感染：一次 400mg，一日 1 次；单纯性淋病：一次 300mg，一日 2 次。静脉滴注：一次 200mg，一日 2 次；尿路感染：一次 100mg，每 12 小时 1 次
注意事项	1. 中枢神经系统疾病患者（包括脑动脉硬化或癫痫病史者）慎用 2. 本品每次滴注时间不少于 60 分钟 3. 本品可引起光敏反应 4. 当出现皮肤灼热、发红、肿胀、水疱、皮疹、瘙痒及皮炎时应停药
禁忌	对本品或其他氟喹诺酮类抗生素过敏者，妊娠及哺乳期妇女，18 岁以下患者
不良反应	口服时个别患者可出现中上腹部不适、食欲缺乏、恶心、口干、轻微头痛、头晕等症状，偶可出现皮疹、皮肤瘙痒等过敏反应和心悸、胸闷等，偶有 ALT、AST 或尿素氮（BUN）值升高
特殊人群用药	肝、肾功能不全患者：肝功能不全者、肾功能减退者慎用 儿童：18 岁以下患者禁用 妊娠与哺乳期妇女：禁用。妊娠安全性分级为 C 级
药典	USP、Eur. P.、Chin. P.
国家处方集	CNF

续　表

医保目录	【保（乙）】
基本药物目录	
其他推荐依据	
■ 药品名称	莫西沙星　Moxifloxacin
抗菌谱与适应证	用于敏感菌所致的呼吸道感染，如慢性支气管炎急性发作、社区获得性肺炎（包括青霉素耐药的社区获得性肺炎）、急性鼻窦炎等。也可用于皮肤及软组织感染
制剂与规格	盐酸莫西沙星片：0.4g 盐酸莫西沙星氯化钠注射液：250ml（莫西沙星 0.4g、氯化钠 2.25g）
用法与用量	成人：口服给药：一次 0.4g，一日 1 次。慢性支气管炎急性发作疗程为 5 日；急性鼻窦炎、皮肤及软组织感染的疗程为 7 日；社区获得性肺炎的疗程为 10 日。静脉滴注：推荐剂量为一次 0.4g，一日 1 次，滴注时间为 90 分钟。慢性支气管炎急性发作疗程为 5 日；急性鼻窦炎、皮肤及软组织感染的疗程为 7 日；社区获得性肺炎采用序贯治疗，疗程为 7～14 日
注意事项	1. 避免用于 QT 间期延长的患者、患有低钾血症及接受Ⅰa 类（如奎尼丁、普鲁卡因胺）或Ⅲ类（如胺碘酮、索托洛尔）抗心律失常药物治疗的患者 2. 转氨酶高于正常值上限 5 倍以上者禁用 3. 在致心律失常的条件（如严重的心动过缓或急性心肌缺血）存在时慎用 4. 有或怀疑有可导致癫痫发作或降低癫痫发作阈值的中枢神经系统疾病的患者慎用
禁忌	对莫西沙星任何成分或其他喹诺酮类或任何辅料过敏者；妊娠和哺乳期妇女；18 岁以下儿童禁用
不良反应	常见腹痛、头痛、恶心、腹泻、呕吐、消化不良、肝功能实验室检查异常、眩晕等；少见乏力、口干、胃肠失调、便秘等
特殊人群用药	肝、肾功能不全患者：严重肝功能损害者禁用 儿童：18 岁以下儿童禁用 妊娠与哺乳期妇女：禁用。妊娠安全性分级为 C 级
药典	USP、Eur. P.、Chin. P.
国家处方集	CNF
医保目录	【保（乙）】
基本药物目录	
其他推荐依据	
■ 药品名称	帕珠沙星　pazufloxacinctam
抗菌谱与适应证	本品适用于敏感细菌引起的下列感染： 1. 慢性呼吸道疾病继发性感染，如慢性支气管炎、弥漫性细支气管炎、支气管扩张、肺气肿、肺间质纤维化、支气管哮喘、陈旧性肺结核、肺炎、肺脓肿 2. 肾盂肾炎、复杂性膀胱炎、前列腺炎 3. 烧伤创面感染，外科伤口感染 4. 胆囊炎、胆管炎、肝脓肿

续 表

	5. 腹腔内脓肿、腹膜炎 6. 生殖器官感染，如子宫附件炎、子宫内膜炎、盆腔炎
制剂与规格	甲磺酸帕珠沙星注射液：①100ml：0.3g；② 100ml：0.5g
用法与用量	静脉滴注。①（100ml：0.3g）一次0.3g，一日2次，静脉滴注时间为30～60分钟，疗程为7～14天。可根据患者的年龄和病情酌情调整剂量；②（100ml：0.5g）一次0.5g，一日2次，静脉滴注时间为30～60分钟。可根据患者的年龄和病情酌情减量，如一次0.3g，一日2次。疗程为7～14天
注意事项	下列情况下慎用：支气管哮喘、皮疹、荨麻疹等过敏性疾病家族史的患者，心脏或循环系统功能异常者，有抽搐或癫痫等中枢神经系统疾病的患者，葡萄糖-6-磷酸脱氢酶缺乏患者，有休克病史者
禁忌	对帕珠沙星及喹诺酮类药物有过敏史的患者禁用
不良反应	腹泻、皮疹、恶心、呕吐，实验室检查可见ALT、AST、ALP、r-GTP升高，嗜酸性粒细胞增加等
特殊人群用药	肝、肾功能不全患者：肾功能不全患者慎用或调整剂量 儿童：用药的安全性尚未确立，建议儿童禁用本品 老年人：应用本品时应注意剂量 妊娠与哺乳期妇女：孕妇及有可能怀孕的妇女禁用；因药物可通过乳汁分泌，哺乳期妇女应用时应停止哺乳
药典	USP、Eur. P.、Chin. P.
国家处方集	
医保目录	
基本药物目录	
其他推荐依据	

第十五节　抗结核药

■ 药品名称	利福平　Rifampicin
抗菌谱与适应证	1. 与其他抗结核药联用于结核病初治与复治，包括结核性脑膜炎的治疗 2. 可与其他药物联合用于麻风、非结核分枝杆菌感染的治疗 3. 与万古霉素可联合用于耐甲氧西林金黄色葡萄球菌（MRSA）所致的感染 4. 可与红霉素合用治疗军团菌感染 5. 可用于无症状脑膜炎球菌带菌者，以消除鼻咽部奈瑟脑膜炎球菌
制剂与规格	利福平片：150mg 利福平胶囊：①150mg；②300mg 利福平注射液：5ml：0.3g 注射用利福平：①0.15g；②0.45g；③0.6g

续　表

用法与用量	1. 成人口服给药：抗结核，与其他抗结核药合用，一日 450～600mg，早餐前顿服；脑膜炎球菌带菌者（无症状），成人 5mg/kg，每 12 小时 1 次，连续 2 日；其他感染，一日 600～1000mg，分 2～3 次，餐前 1 小时服用
	2. 肝功能不全：一日不超过 8mg/kg。严重肝功能不全者禁用 3. 老年人一日口服 10mg/kg，顿服 4. 儿童口服给药：抗结核，1 个月以上患儿，一日 10～20mg/kg，顿服；新生儿，一次 5mg/kg，一日 2 次；脑膜炎球菌带菌者（无症状），1 个月以上患儿一日 10mg/kg，每 12 小时 1 次，连服 4 次
注意事项	1. 酒精中毒者慎用 2. 可能引起白细胞和血小板减少，并导致齿龈出血和感染、伤口愈合延迟等。用药期间应避免拔牙等手术，并注意口腔卫生、刷牙及剔牙。用药期间应定期检查周围血象 3. 应于餐前 1 小时或餐后 2 小时服用，最好清晨空腹一次服用，因进食影响吸收
禁忌	对本药及其他利福霉素类药物过敏者、严重肝功能不全者、胆道阻塞者、3 个月以内孕妇禁用
不良反应	1. 多见消化道反应，如厌食、恶心、呕吐、上腹部不适、腹泻等胃肠道反应，但均能耐受 2. 肝毒性为主要不良反应 3. 变态反应
特殊人群用药	肝、肾功能不全患者：肝功能不全者慎用，肾功能减退者不需减量 儿童：婴儿慎用，5 岁以下小儿慎用 老年人：老年患者肝功能有所减退用药应酌减 妊娠与哺乳期妇女：妊娠早期妇女禁用，妊娠中、晚期妇女应慎用，妊娠安全性分级为 C 级；哺乳期妇女慎用
药典	USP、Eur. P.、Chin. P.、Jpn. P.
国家处方集	CNF
医保目录	【保（甲）】
基本药物目录	【基】
其他推荐依据	
■ 药品名称	异烟肼　Isoniazid
抗菌谱与适应证	1. 与其他抗结核药联合用于治疗重症或不能口服给药的多型结核病，包括结核性脑膜炎以及部分非结核分枝杆菌感染 2. 单用或与其他抗结核药联合用于预防结核病
制剂与规格	异烟肼片：①50mg；②100mg；③300mg 异烟肼注射液：①2ml：50mg；②2ml：100mg 异福片（胶囊）：0.25g 异福酰胺片（胶囊）：0.45g 异烟肼/利福平片：用于结核病的治疗。①利福平 150mg，异烟肼 75mg；体重<50kg，一日 3 片。②利福平 300mg，异烟肼 150mg

续 表

用法与用量	成人：口服治疗，结核病：①预防：一日 300mg，顿服。②治疗：与其他抗结核药合用时，一日 5mg/kg，最高日剂量为 300mg。或一次 15mg/kg，最高 900mg，一周 2～3 次。③急性粟粒型肺结核、结核性脑膜炎：适当增加剂量，一日 400～600mg。④间歇疗法：一日最高剂量为 900mg 或10～15mg/kg，一周 2～3 次，用前亦可先用正规剂量 1～3 个月。肌内注射，结核病：一日 5mg/kg，最高日剂量为 300mg；或一日 15mg/kg，最高 900mg，一周 2～3 次。静脉滴注：一日 300～400mg，或 5～10mg/kg。儿童：口服给药，一日 10～20mg/kg，最高日剂量为 300mg，顿服。肌内注射和静脉滴注，治疗剂量为一日 10～20mg/kg，最高日剂量为 300mg；某些严重结核病患儿，一日剂量可增加至 30mg/kg，但最高日剂量为 500mg
注意事项	1. 有精神病史者、癫痫病史者、嗜酒者慎用本品或剂量酌减 2. 如疗程中出现视神经炎症状，需立即进行眼部检查，并定期复查 3. 慢乙酰化患者较易产生不良反应，故宜用较低剂量
禁忌	对本药及乙硫异烟胺、吡嗪酰胺、烟酸及其他化学结构相关的药物过敏者，精神病患者，癫痫患者，有本药引起肝炎病史者禁用
不良反应	常用剂量的不良反应发生率低。剂量加大至 6mg/kg 时，不良反应发生率显著增加，主要为周围神经炎及肝脏毒性，加用维生素 B_6 虽可减少毒性反应，但也可影响疗效
特殊人群用药	肝、肾功能不全患者：有严重肾功能损害者慎用 儿童：新生儿用药时应密切观察不良反应 老年人：50 岁以上患者使用本药肝炎的发生率较高 妊娠与哺乳期妇女：本品可透过胎盘，导致胎儿血药浓度高于母体血药浓度；孕妇应用时须权衡利弊，妊娠安全性分级为 C 级。在乳汁中浓度可达 12μg/ml，与血药浓度相近，哺乳期妇女用药须权衡利弊，如需使用应暂停哺乳
药典	USP、Eur. P.、Chin. P.、Jpn. P.
国家处方集	CNF
医保目录	【保（甲）】
基本药物目录	【基】
其他推荐依据	
■ 药品名称	利福霉素 Rifamycin
抗菌谱与适应证	1. 用于治疗结核杆菌感染 2. 用于治疗耐甲氧西林的金黄色葡萄球菌、表皮葡萄球菌的重症感染 3. 用于难治性军团菌感染的联合治疗
制剂与规格	利福霉素钠注射液：5ml：0.25g（25 万 U，以利福霉素计）
用法与用量	1. 成人：静脉滴注：轻度感染，一次 500mg，用 5% 葡萄糖注射液 250ml 溶解，一日 2 次；中、重度感染，一次 1000mg，一日 2 次。静脉注射：一次 500mg，一日 2～3 次 2. 儿童：静脉滴注：一日 10～30mg/kg，一日 2 次
注意事项	1. 胆道阻塞者、慢性酒精中毒者慎用 2. 用药期间应监测肝功能 3. 本品不宜与其他药物混合使用，以免药物析出 4. 用药后患者尿液呈红色，属于正常现象

续　表

禁忌	对本药过敏者、肝病或严重肝损害者禁用
不良反应	滴注过快时可出现暂时性巩膜或皮肤黄染；少数患者可出现一过性肝脏损害、黄疸及肾损害；其他不良反应有恶心、食欲缺乏及眩晕，偶见耳鸣及听力下降、过敏性皮炎等
特殊人群用药	肝、肾功能不全患者：肝功能不全者慎用，肝病或严重肝损害者禁用 妊娠与哺乳期妇女：用药应权衡利弊
药典	Eur. P.
国家处方集	CNF
医保目录	【保（乙）】
基本药物目录	
其他推荐依据	
■ 药品名称	乙胺丁醇　Ethambutol
抗菌谱与适应证	1. 与其他抗结核药联合治疗结核分枝杆菌所致的肺结核和肺外结核，也适用于不能耐受链霉素注射的患者 2. 可用于治疗结核性脑膜炎及非典型结核分枝杆菌感染
制剂与规格	盐酸乙胺丁醇片：0. 25g 盐酸乙胺丁醇胶囊：0. 25g
用法与用量	成人：口服给药 1. 结核初治：①一次 0. 015g/kg，一日 1 次，顿服；②一次 0. 025 ~ 0. 03g/kg，最高 2. 5g，一周 3 次；③一次 0. 05g/kg，最高 2. 5g，一周 2 次 2. 结核复治：一次 0. 025g/kg，一日 1 次，连续 60 日，继以一次 0. 015g/kg，一日 1 次，顿服 3. 非结核分枝杆菌感染：一日 0. 015 ~ 0. 025g/kg，顿服 儿童：口服，13 岁以上用量与成人相同，13 岁以下不宜应用本药
注意事项	1. 痛风患者、视神经炎患者、糖尿病已发生眼底病变者慎用 2. 治疗期间应检查眼部，如视野、视力、红绿鉴别力等，以及血清尿酸浓度 3. 单用时可迅速产生耐药性，必须与其他抗结核药联合应用
禁忌	对本药过敏者、已知视神经炎患者、酒精中毒者禁用
不良反应	常见视物模糊、眼痛、红绿色盲或视力减退、视野缩小等；少见畏寒、关节肿痛等
特殊人群用药	肝、肾功能不全患者：肝、肾功能减退患者慎用 儿童：13 岁以下儿童禁用 老年人：老年患者因生理性肾功能减退，应按肾功能调整用量 妊娠与哺乳期妇女：妊娠安全性分级为 B 级；哺乳期妇女用药时须权衡利弊
药典	USP、Eur. P. 、Chin. P. 、Jpn. P.
国家处方集	CNF
医保目录	【保（甲）】
基本药物目录	【基】

续 表

其他推荐依据	
■ 药品名称	吡嗪酰胺 Pyrazinamide
抗菌谱与适应证	本药对人型结核杆菌有较好的抗菌作用，而对其他非结核分枝杆菌不敏感。与其他抗结核药（如链霉素、异烟肼、利福平及乙胺丁醇）联合用于治疗结核病，也可用于结核性脑膜炎
制剂与规格	吡嗪酰胺片：①0.25g；②0.5g 吡嗪酰胺胶囊：0.25g
用法与用量	成人：口服，与其他抗结核药联合，一日 15~30mg/kg，顿服，或者一次 50~70mg/kg，每周 2~3 次。每日服用者最大剂量为一日 3g，每周服 2 次者最大剂量为一次 4g。亦可采用间歇给药法，一周用药 2 次，一次 50mg/kg
注意事项	糖尿病患者、痛风患者、血卟啉病患者、慢性肝病患者慎用
禁忌	对本药及乙硫异烟胺、异烟肼、烟酸或其他与本药化学机构相似的药物过敏者不宜使用，急性痛风患者、高尿酸血症患者、儿童禁用
不良反应	常见肝损害、关节痛，偶见过敏反应
特殊人群用药	肝、肾功能不全患者：慢性肝病及严重肝功能减退者、肾功能不全患者慎用 儿童：禁用 妊娠与哺乳期妇女：妊娠安全性分级为 C 级
药典	USP、Eur. P.、Chin. P.、Jpn. P.
国家处方集	CNF
医保目录	【保（甲）】
基本药物目录	【基】
其他推荐依据	
■ 药品名称	利福喷汀 Rifapentine
抗菌谱与适应证	1. 与其他抗结核药联合用于治疗各类型、各系统初治与复治的结核病；对骨关节结核疗效较好，但不宜用于治疗结核性脑膜炎 2. 可用于治疗非结核性分枝杆菌感染 3. 可与其他抗麻风药联合治疗麻风病 4. 也可用于对其他抗金黄色葡萄球菌抗生素耐药的重症金黄色葡萄球菌感染
制剂与规格	利福喷汀胶囊：①100mg；②150mg；③200mg；④300mg
用法与用量	成人口服给药，抗结核：一次 600mg，一日 1 次，空腹时用水送服（体重<55kg 者应酌减）；一周服药1~2 次。需与其他抗结核药物联合应用，疗程 6~9 个月
注意事项	1. 嗜酒者及酒精中毒者慎用 2. 应用过程中，应经常检查血象和肝功能的变化情况 3. 应在空腹时（餐前 1 小时）用水送服；服利福平出现胃肠道刺激症状时患者可改服利福喷汀 4. 单独用于治疗结核病可能迅速产生细菌耐药性，必须与其他抗结核药合用

续　表

禁忌	对本药或其他利福霉素类抗菌药过敏者、胆道阻塞者、肝病及肝功能异常者（尤其是黄疸患者）、血细胞显著减少者、孕妇禁用
不良反应	少数病例可出现白细胞、血小板减少；AST 及 ALT 升高；皮疹、头晕、失眠等。少见胃肠道反应
特殊人群用药	儿童：5 岁以下小儿应用的安全性尚未确定 老年人：老年患者肝功能有所减退，用药量应酌减 妊娠与哺乳期妇女：孕妇禁用，妊娠安全性分级为 C 级；哺乳期妇女使用时须权衡利弊后决定，用药应暂停哺乳
药典	
国家处方集	CNF
医保目录	【保（甲）】
基本药物目录	
其他推荐依据	
■ 药品名称	利福布汀　Rifabutin
抗菌谱与适应证	1. 用于耐药、复发性结核病治疗 2. 用于鸟复合型分枝杆菌（MAC）感染 3. 用于预防及治疗早期 HIV 感染患者中的 MAC 复合体疾病
制剂与规格	利福布汀胶囊：150mg
用法与用量	成人：口服给药，抗结核：一日 150～300mg，一日 1 次。抗鸟复合型分枝杆菌：一日 300mg，一日 1 次
注意事项	1. 中性粒细胞减少或血小板减少患者，肌炎或眼葡萄膜炎患者慎用 2. 胆管梗阻、慢性酒精中毒患者应适当减量
禁忌	对本药或其他利福霉素类药物过敏者、用药后出现过血小板减少性紫癜的患者禁用
不良反应	常见皮疹、胃肠道反应、中性粒细胞减少症等
特殊人群用药	肝、肾功能不全患者：肝功能不全患者慎用 妊娠与哺乳期妇女：慎用。妊娠初始 3 个月内应避免使用
药典	USP、Eur. P.
国家处方集	CNF
医保目录	【保（乙）】
基本药物目录	
其他推荐依据	
■ 药品名称	对氨基水杨酸钠　Sodium Aminosalicylate
抗菌谱与适应证	适用于结核分枝杆菌所致的肺及肺外结核病。静脉滴注可用于治疗结核性脑膜炎及急性血行播散型结核病

续 表

制剂与规格	对氨水杨酸钠片：0.5g 对氨水杨酸钠肠溶片：0.5g 注射用对氨水杨酸钠：①2g；②4g
用法与用量	成人：口服给药，结核病一日8～12g，分4次服。静脉滴注，结核性脑膜炎及急性血行播散型结核病一日4～12g。儿童：口服给药，一日0.2～0.3g/kg，分3～4次服，一日剂量不超过12g。静脉滴注，一日0.2～0.3g/kg
注意事项	充血性心力衰竭患者、消化性溃疡患者、葡萄糖-6-磷酸脱氢酶缺乏者慎用
禁忌	对本药及其他水杨酸类药过敏者禁用
不良反应	常见食欲缺乏、恶心、呕吐、腹痛、腹泻；过敏反应有瘙痒、皮疹、药物热、哮喘、嗜酸性粒细胞增多
特殊人群用药	肝、肾功能不全患者：严重肝、肾功能损害者慎用 妊娠与哺乳期妇女：妊娠安全性分级为C级；哺乳期妇女使用时须权衡利弊
药典	USP
国家处方集	CNF
医保目录	【保（甲）】
基本药物目录	【基】
其他推荐依据	
■ 药品名称	帕司烟肼 Pasiniazid
抗菌谱与适应证	1. 常与其他抗结核药合用于治疗结核病 2. 可作为与结核相关手术的预防用药
制剂与规格	帕司烟肼片：①100mg；②140mg 帕司烟肼胶囊：100mg
用法与用量	成人：与其他抗结核药合用，一日10～20mg/kg，顿服。儿童：一日20～40mg/kg，顿服。预防：一日按体重10～15mg/kg，顿服
注意事项	1. 精神病及癫痫患者、充血性心力衰竭患者、消化性溃疡患者、葡萄糖-6-磷酸脱氢酶缺乏者慎用 2. 用药期间应定期进行肝功能检查 3. 如疗程中出现视神经炎症状，需立即进行眼部检查，并定期复查
禁忌	对本药过敏者、曾因使用异烟肼而致肝炎的患者禁用
不良反应	偶见头晕、头痛、失眠、发热、皮疹、恶心、乏力、黄疸、周围神经炎、视神经炎及血细胞减少等不良反应发生
特殊人群用药	肝、肾功能不全患者：慢性肝病及肾功能不全患者慎用 儿童：12岁以下儿童慎用 妊娠与哺乳期妇女：孕妇使用应权衡利弊；哺乳期妇女应暂停哺乳
药典	
国家处方集	CNF

续　表

医保目录	【保（乙）】
基本药物目录	
其他推荐依据	
■ 药品名称	卷曲霉素　Capreomycin
抗菌谱与适应证	主要用于经一线抗结核药（如链霉素、异烟肼、利福平和乙胺丁醇等）治疗失败者，或用于因药物毒性或细菌产生耐药性而不适用上述一线抗结核药者
制剂与规格	注射用硫酸卷曲霉素：①0.5g（50 万 U）；②0.75g（75 万 U）
用法与用量	成人：肌内注射，一日 1g，连用60～120 日，然后改为一次 1g，每周 2～3 次。现多推荐一次 0.75g，一日 1 次
注意事项	1. 脱水患者、听力减退者、重症肌无力患者、帕金森病患者慎用 2. 用药期间应注意检查：听力、前庭功能、肝肾功能、血钾浓度 3. 卷曲霉素单用时细菌可迅速产生耐药，故只能与其他抗菌药物联合用于结核病的治疗 4. 注射时需作深部肌内注射，注射过浅可加重疼痛并发生无菌性脓肿
禁忌	对本药过敏者、孕妇、哺乳期妇女禁用
不良反应	具有肾毒性、对第Ⅷ对脑神经有损害、有一定神经肌肉阻滞作用等
特殊人群用药	肝、肾功能不全患者：肾功能不全患者慎用 儿童：不推荐在儿童患者中使用 老年人：需根据肾功能调整剂量 妊娠与哺乳期妇女：禁用
药典	USP、Chin. P.
国家处方集	CNF
医保目录	【保（乙）】
基本药物目录	
其他推荐依据	
■ 药品名称	丙硫异烟胺　Protionamide
抗菌谱与适应证	与其他抗结核药联合用于结核病经一线药物（如链霉素、异烟肼、利福平和乙胺丁醇）治疗无效者。本药仅对分枝杆菌有效
制剂与规格	丙硫异烟胺肠溶片：100mg
用法与用量	成人：口服给药，与其他抗结核药合用，一次 250mg，每 8～12 小时 1 次；儿童：口服给药，与其他抗结核药合用，一次 4～5mg/kg，每 8 小时 1 次
注意事项	1. 糖尿病患者、营养不良者、酗酒者、卟啉病患者慎用 2. 治疗期间须进行丙氨酸氨基转移酶、天冬氨酸氨基转移酶及眼部检查
禁忌	对本药及异烟肼、吡嗪酰胺、烟酸或其他与本化学结构相近的药物过敏者禁用
不良反应	精神忧郁、步态不稳或麻木、针刺感、烧灼感等

续 表

特殊人群用药	肝、肾功能不全患者：严重肝功能减退者慎用 儿童：12 岁以下儿童不宜服用 妊娠与哺乳期妇女：本药可致畸胎，孕妇禁用
药典	Jpn. P. 、Chin. P.
国家处方集	CNF
医保目录	【保（乙）】
基本药物目录	
其他推荐依据	

第十六节　抗病毒药

■ 药品名称	阿德福韦酯　Adefovir Dipivoxil
抗菌谱与适应证	用于治疗乙型肝炎病毒活动复制并伴有 ALT 或 AST 持续升高的肝功能代偿的成年慢性乙型肝炎患者
制剂与规格	阿德福韦酯片：10mg
用法与用量	用法：口服，饭前或饭后均可。用量：成人（18～65 岁）推荐剂量为每日 1 粒，每粒 10mg
注意事项	1. 患者停止治疗会发生急性加重，停止治疗的患者应密切监测肝功能，若必要，应重新进行抗乙肝治疗 2. 使用前应进行人类免疫缺陷病毒（HIV）抗体检查。使用药物，可能出现 HIV 耐药 3. 单用核苷类似物或合用其他抗反转录病毒药物会导致乳酸性酸中毒和严重的伴有脂肪变性的肝大，包括致命事件 4. 建议用阿德福韦酯治疗的育龄妇女要采取有效的避孕措施
禁忌	对阿德福韦酯过敏者禁用
不良反应	常见虚弱、头痛、恶心、腹痛、腹胀、腹泻和消化不良
特殊人群用药	肝、肾功能不全患者：肾功能不全者慎用 儿童：不宜使用本药 老年人：65 岁以上患者用药的安全及有效性尚未确定 妊娠与哺乳期妇女：妊娠安全性分级为 C 级；哺乳妇女用药期间应暂停哺乳
药典	
国家处方集	CNF
医保目录	【保（乙）】
基本药物目录	
其他推荐依据	

续 表

■ 药品名称	拉米夫定 Lamivudine
抗菌谱与适应证	1. 用于乙型肝炎病毒（HBV）感染：治疗伴有 HBV 复制的慢性乙型肝炎；用于慢性肝硬化活动期 2. 与其他抗反转录病毒药联用于治疗人类免疫缺陷病毒（HIV）感染
制剂与规格	拉米夫定片：100mg
用法与用量	用于治疗 HBV：每日口服 1 次，每次 100mg。儿童剂量每日 3mg/kg。艾滋病患者合并慢性乙型肝炎时剂量需加大至每日口服 2 次，每次 150mg；并需与其他抗 HIV 药联合应用。拉米夫定-齐多夫定片：齐多夫定 300mg，拉米夫定 150mg。用于治疗 HIV 感染。口服：12 岁以上患者，一次 1 片，一日 2 次
注意事项	1. 治疗期间应对患者的临床情况及病毒学指标进行定期检查 2. 少数患者停止使用后，肝炎病情可能加重。因此如果停用，需对患者进行严密观察，若肝炎恶化，应考虑重新使用拉米夫定治疗 3. 肌酐清除率<30ml/min 者，不建议使用。肝脏损害者不影响拉米夫定的药物代谢过程 4. 拉米夫定治疗期间不能防止患者感染他人，故应采取适当保护措施
禁忌	对拉米夫定或制剂中任何成分过敏者及妊娠早期 3 个月内的患者禁用
不良反应	常见上呼吸道感染样症状、头痛、恶心、身体不适、腹痛和腹泻，症状一般较轻并可自行缓解
特殊人群用药	肝、肾功能不全患者：严重肝大和肝脏脂肪变性者慎用 妊娠与哺乳期妇女：妊娠早期 3 个月内禁用；哺乳期妇女用药期间应暂停哺乳；妊娠安全性分级为 C 级
药典	USP、Eur. P.
国家处方集	CNF
医保目录	【保（乙）】
基本药物目录	
其他推荐依据	
■ 药品名称	恩夫韦地 Enfuvirtide
抗菌谱与适应证	本药为 HIV 融合抑制药，为 HIV-1 跨膜融合蛋白 gp41 内高度保守序列衍生而来的一种合成肽类物质，可防止病毒融合及进入细胞内。用于 HIV 感染，常与其他抗反转录病毒药联用
制剂与规格	注射用恩夫韦地：每瓶内含恩夫韦肽 108mg
用法与用量	成人：恩夫韦地的推荐剂量为每次 90mg，每日 2 次。注射于上臂、前股部或腹部皮下。每次注射的部位应与前次不同，并且此部位当时没有局部注射反应。儿童：对 6～16 岁儿童患者推荐剂量为一次 2mg/kg，最大剂量为一次 90mg，一日 2 次
注意事项	1. 与其他抗反转录病毒药物一样，本品必须作为联合方案中的一部分使用 2. 对非 HIV-1 感染个体（如用于暴露后预防）使用可能会诱导产生抗恩夫韦肽抗体，可能导致抗 HIV ELISA 测试出现假阳性结果
禁忌	已知对本品或所含成分过敏的患者禁用

续 表

不良反应	注射部位轻至中度疼痛或不适，不影响日常活动。少量引起的过敏反应，包括皮疹、发热、恶心呕吐、颤抖、僵直、低血压和血清 ALT 及 AST 升高等
特殊人群用药	肝、肾功能不全患者：慎用 儿童：6 岁以下儿童用药的安全性及有效性尚未确定 妊娠与哺乳期妇女：妊娠安全性分级为 B 级。正在使用本品者停止母乳喂养
药典	
国家处方集	CNF
医保目录	
基本药物目录	
其他推荐依据	
■ 药品名称	恩曲他滨　Emtricitabine
抗菌谱与适应证	1. 用于成人人类免疫缺陷病毒 1 型（HIV-1）感染，常与其他抗反转录病毒药联用 2. 用于慢性乙型肝炎
制剂与规格	恩曲他滨胶囊：200mg
用法与用量	成人：口服给药，一次 200mg，一日 1 次或 2 次，空腹或餐后服用
注意事项	心功能不全者慎用
禁忌	对本品过敏者禁用
不良反应	常见有恶心、呕吐、腹泻、嗜睡、咽炎、疲乏、无力、感染、咳嗽、鼻炎等反应
特殊人群用药	肝、肾功能不全患者：肾功能不全者慎用 儿童：不推荐使用 老年人：慎用 妊娠与哺乳期妇女：妊娠安全性分级为 B 级；哺乳期妇女用药期间应避免哺乳
药典	
国家处方集	CNF
医保目录	【保（乙）】
基本药物目录	
其他推荐依据	
■ 药品名称	恩替卡韦　Entecavir
抗菌谱与适应证	用于治疗病毒复制活跃、血清丙氨酸氨基转移酶（ALT）持续升高或肝脏组织学显示有活动性病变的慢性成人乙型肝炎
制剂与规格	恩替卡韦片：0.5mg
用法与用量	口服给药，一次 0.5mg，一日 1 次，餐前或餐后至少 2 小时空腹服用。拉米夫定治疗时发生病毒血症或出现耐药突变者，一次 1mg，一日 1 次

续　表

注意事项	1. 有慢性乙型肝炎患者停止治疗后，出现重度急性肝炎发作的报道。应在医师的指导下改变治疗方法 2. 核苷类药物在单独或与其他抗反转录病毒药物联合使用时，已经有乳酸型酸中毒和重度的脂肪性肝大，包括死亡病例的报道 3. 使用恩替卡韦治疗并不能降低经性接触或污染血源传播 HBV 的危险性。因此，需要采取适当的防护措施
禁忌	对恩替卡韦或制剂中任何成分过敏者禁用
不良反应	常见 ALT 升高、疲乏、眩晕、恶心、腹痛、腹部不适、肝区不适、肌痛、失眠和皮疹
特殊人群用药	肝、肾功能不全患者：接受肝移植者，脂肪性肝大者，肾功能损害者慎用 儿童：16 岁以下患儿用药的安全性和有效性尚未建立 妊娠与哺乳期妇女：妊娠安全性分级为 C 级；不推荐哺乳期妇女使用
药典	
国家处方集	CNF
医保目录	【保（乙）】
基本药物目录	
其他推荐依据	
■ 药品名称	替比夫定　Telbivudine
抗菌谱与适应证	本药用于有病毒复制证据以及有血清氨基转移酶（ALT 或 AST）持续升高或肝组织活动性病变证据的慢性乙型肝炎成人患者
制剂与规格	替比夫定片：600mg
用法与用量	口服给药：推荐剂量为一次 600mg，一日 1 次。本品可用于有肾功能受损的慢性乙型肝炎患者。对于肌酐清除率≥50ml/min 的患者，无须调整推荐剂量。对于肌酐清除率<50ml/min 的患者及正接受血透治疗的终末期肾病（ESRD）患者需要调整给药间隔。对于终末期肾病患者，应在血透后服用本品 替比夫定在肾功能不全患者中的给药间隔调整：肌酐清除率≥50 ml/min，600 mg，每天 1 次；肌酐清除率 30～49 ml/min，600 mg，每 48 小时 1 次；肌酐清除率<30 ml/min（无须透析），600 mg，每 72 小时 1 次；终末期肾疾病患者，600 mg，每 96 小时 1 次
注意事项	1. 停止治疗可能发生肝炎急性加重，停止治疗时应密切监测肝功能，若必要，应重新进行抗乙肝治疗 2. 单用核苷类药物或合用其他抗反转录病毒药物会导致乳酸性酸中毒和严重的伴有脂肪变性的肝大，包括致命事件 3. 在治疗过程中可出现肌无力、触痛或疼痛，应及时报告医师 4. 使用替比夫定治疗并不能降低经性接触或污染血源传播 HBV 的危险性，需要采取适当的防护措施 5. 服用本品期间，应当定期监测乙型肝炎生化指标、病毒学指标和血清标志物，至少每 6 个月 1 次
禁忌	对替比夫定及本品的其他任何成分过敏的患者禁用

续 表

不良反应	常见恶心、腹泻、腹胀、消化不良、头晕、头痛、皮疹、血淀粉酶升高、脂肪酶升高、ALT升高、CK升高等
特殊人群用药	肝、肾功能不全患者：在肾功能障碍或潜在肾功能障碍风险的患者，使用时应调整给药间隔，并密切监测肾功能 儿童：不推荐儿童使用本药 老年人：慎用 妊娠与哺乳期妇女：妊娠安全性分级为B级。对妊娠妇女只有在利益大于风险时，方可使用。建议用药时停止哺乳
药典	
国家处方集	CNF
医保目录	【保（乙）】
基本药物目录	
其他推荐依据	
■ 药品名称	**奥司他韦　Oseltamivir**
抗菌谱与适应证	1. 用于治疗成人和1岁及以上儿童的甲型和乙型流行性感冒 2. 用于预防成人和13岁及以上青少年的甲型和乙型流行性感冒
制剂与规格	磷酸奥司他韦胶囊：75mg
用法与用量	成人和青少年（13岁以上）：口服给药，①预防：推荐用量为一次75mg，一日1次。与感染者密切接触后，预防用药的时间不少于7日，流感流行期间则应为6周。②治疗：推荐用量为一次75mg，一日2次，连用5日。儿童（1岁以上）治疗用药：体重≤15kg，一次30ml，一日2次，共5日。体重23～40kg，一次60ml，一日2次，共5日。体重>40kg，一次75mg，一日2次，共5日
注意事项	1. 奥司他韦不能取代流感疫苗；其使用不应影响每年接种流感疫苗；只有在可靠的流行病学资料显示社区出现了流感病毒感染后才考虑用于治疗和预防 2. 对肌酐清除率10～30ml/min的患者，用于治疗和预防的推荐剂量应做调整。不推荐用于肌酐清除率<10ml/min的患者和严重肾衰竭需定期进行血液透析和持续腹膜透析的患者 3. 应对患者自我伤害和谵妄事件进行密切监测
禁忌	对奥司他韦及其制剂中任何成分过敏者禁用
不良反应	极少见皮肤发红、皮疹、皮炎和大疱疹、肝炎和AST及ALT升高、胰腺炎、血管性水肿、喉部水肿、支气管痉挛、面部水肿、嗜酸性粒细胞增多、白细胞减少和血尿
特殊人群用药	肝、肾功能不全患者：肌酐清除率（Ccr）<10ml/min或严重肾衰竭需定期血液透析或持续腹膜透析者不推荐使用，肾功能不全者（Ccr为10～30ml/min）慎用 儿童：慎用 妊娠与哺乳期妇女：妊娠安全性分级为C级；哺乳期妇女应权衡利弊后使用
药典	
国家处方集	CNF
医保目录	【保（乙）】

续　表

基本药物目录	
其他推荐依据	
■ 药品名称	利巴韦林　Ribavirin
抗菌谱与适应证	1. 主要用于呼吸道合胞病毒（RSV）引起的病毒性肺炎与支气管炎 2. 用于流感病毒感染 3. 用于皮肤疱疹病毒感染 4. 局部用于单纯疱疹病毒性角膜炎 5. 与干扰素 α-2b 联用，用于治疗慢性丙型肝炎
制剂与规格	利巴韦林片：①20mg；②50mg；③100mg 利巴韦林含片：①20mg；②100mg 利巴韦林分散片：100mg 利巴韦林胶囊：①100mg；②150mg 利巴韦林颗粒：①50mg；②100mg；③150mg 利巴韦林泡腾颗粒：①50mg；②150mg 利巴韦林口服液：5ml：150mg 利巴韦林滴眼液：0.1%（8ml：8mg）
用法与用量	成人：口服，①体重<65kg 者，一次 400mg，一日 2 次；②体重 65～85kg 者早 400mg，晚 600mg；③体重>85kg 者一次 600mg，一日 2 次
注意事项	长期或大剂量服用对肝功能、血象有不良反应。有严重贫血、肝功能异常者慎用
禁忌	对本药过敏者，有心脏病史或心脏病患者，肌酐清除率<50ml/min 的患者，有胰腺炎症状或胰腺炎患者，自身免疫性肝炎患者，活动性结核患者，地中海贫血和镰状细胞贫血患者，孕妇和可能妊娠的妇女，计划妊娠妇女的男性配偶禁用
不良反应	常见贫血、乏力等，停药后即消失。少见疲倦、头痛、失眠、食欲减退、恶心、呕吐、轻度腹泻、便秘等
特殊人群用药	肝、肾功能不全患者：肝、肾功能异常者慎用 老年人：不推荐使用 妊娠与哺乳期妇女：妊娠安全性分级为 X 级。孕妇及可能妊娠的妇女禁用，不推荐哺乳期妇女使用
药典	USP、Eur. P.、Chin. P.
国家处方集	CNF
医保目录	【保（甲）】
基本药物目录	【基】
其他推荐依据	
■ 药品名称	金刚烷胺　Amantadine
抗菌谱与适应证	1. 用于原发性帕金森病，脑炎、一氧化碳中毒、老年人合并脑动脉硬化所致的帕金森叠加综合征及药物诱发的锥体外系反应 2. 也用于预防或治疗亚洲 A-Ⅱ型流感病毒引起的呼吸道感染

续 表

制剂与规格	盐酸金刚烷胺片：100mg 盐酸金刚烷胺胶囊：100mg
用法与用量	成人：口服给药，抗帕金森病：一次100mg，一日1～2次。一日最大剂量为400mg；抗病毒，一次200mg，一日1次；或一次100mg，每12小时1次。儿童：口服给药，①1～9岁儿童，抗病毒，每8小时用1.5～3mg/kg，或每12小时用2.2～4.4mg/kg，也有推荐每12小时用1.5mg/kg。一日最大量不宜超过150mg。疗程3～5日，不宜超过10日。②9～12岁儿童，抗病毒，每12小时口服100mg。③12岁或12岁以上儿童，抗病毒，同成人用量
注意事项	1. 有癫痫史、精神错乱、幻觉、充血性心力衰竭、肾功能不全、外周血管性水肿或直立性低血压的患者应在严密监护下使用 2. 治疗帕金森病时不应突然停药 3. 用药期间不宜驾驶车辆、操纵机械或高空作业 4. 每日最后一次服药时间应在下午4时前，以避免失眠
禁忌	对金刚烷胺过敏、新生儿和1岁以下婴儿、哺乳期妇女禁用
不良反应	常见眩晕、失眠和神经质，恶心、呕吐、畏食、口干、便秘
特殊人群用药	肝、肾功能不全患者：肾功能不全者，肝脏疾病患者慎用 老年人：慎用 妊娠与哺乳期妇女：妊娠安全性分级为C级；孕妇慎用；哺乳妇女禁用
药典	USP、Eur. P.、Chin. P.、Jpn. P.
国家处方集	CNF
医保目录	【保（甲）】
基本药物目录	【基】
其他推荐依据	
■ 药品名称	金刚乙胺　Rimantadine
抗菌谱与适应证	1. 本药适用于预防成人A型（包括H1N1、H2N2、H3N2）流感病毒感染 2. 本药适用于预防儿童A型流感病毒感染
制剂与规格	盐酸金刚乙胺片：0.1g 盐酸金刚乙胺口服颗粒：2g：50mg
用法与用量	成人及10岁以上儿童：口服给药，①预防：一次100mg，一日2次。②治疗：一次100mg，一日2次。从症状开始连续治疗约7日。肾功能不全时剂量：对于肾衰竭（Ccr≤10ml/min）患者，推荐剂量为一日100mg。肝功能不全时剂量：对于严重的肝功能不全患者，推荐剂量为一日100mg。老年人剂量：对于中老年家庭护理患者，推荐剂量为一日100mg。儿童（10岁以下）：口服给药用于预防：5mg/kg，一日1次，但总量不超过150mg
注意事项	癫痫患者慎用。金刚烷类药物可改变患者的注意力和反应性
禁忌	对金刚烷类药物过敏者及严重肝功能不全者禁用
不良反应	1. 胃肠道反应：恶心、呕吐、腹痛、食欲缺乏、腹泻 2. 神经系统障碍：神经过敏、失眠、集中力差、头晕、头痛、老年人步态失调 3. 其他：无力、口干

续　表

特殊人群用药	肝、肾功能不全者：慎用 儿童：本药用于 1 岁以下儿童的有效性和安全性尚不明确 老年人：慎用 妊娠与哺乳期妇女：妊娠安全性分级为 C 级；哺乳期妇女用药应权衡利弊
药典	USP
国家处方集	CNF
医保目录	【保（乙）】
基本药物目录	
其他推荐依据	
■ 药品名称	伐昔洛韦　Valaciclovir
抗菌谱与适应证	1. 主要用于带状疱疹 2. 用于治疗单纯疱疹病毒感染及预防复发，包括生殖器疱疹的初发和复发
制剂与规格	盐酸伐昔洛韦片：①150mg；②300mg
用法与用量	口服给药：一次 0.3g，一日 2 次，饭前空腹服用。带状疱疹连续服药 10 日。单纯性疱疹连续服药 7 日
注意事项	1. 严重免疫功能缺陷者长期或多次应用本品治疗后可能引起单纯疱疹和带状疱疹病毒对本品耐药 2. 服药期间应给予患者充分的水，防止药物在肾小管内沉淀 3. 生殖器复发性疱疹感染以间歇短程疗法给药有效。生殖器复发性疱疹的长期疗法也不应超过 6 个月
禁忌	对本品及阿昔洛韦过敏者禁用
不良反应	偶有头晕、头痛、关节痛、恶心、呕吐、腹泻、胃部不适、食欲减退、口渴、白细胞下降、蛋白尿及尿素氮轻度升高、皮肤瘙痒等
特殊人群用药	肝、肾功能不全患者：慎用 儿童：2 岁以下儿童禁用，2 岁以上儿童慎用 老年人：老年患者由于生理性肾功能衰退，剂量与用药间期需调整 妊娠与哺乳期妇女：孕妇禁用。妊娠安全性分级为 B 级；哺乳妇女应慎用
药典	Chin. P.
国家处方集	CNF
医保目录	【保（乙）】
基本药物目录	
其他推荐依据	
■ 药品名称	沙奎那韦　Saquinavir
抗菌谱与适应证	与其他抗反转录病毒药物联用，治疗 HIV-1 感染
制剂与规格	甲磺酸沙奎那韦片：600mg

续 表

用法与用量	口服给药：一次 600mg，一日 3 次，饭后服用
注意事项	糖尿病或高血糖症患者，A 型和 B 型血友病患者慎用
禁忌	对本药过敏者，严重肝功能受损者禁用
不良反应	腹泻、恶心和腹部不适
特殊人群用药	肝、肾功能不全患者：严重肝功能受损者禁用；中度肝功能受损者，严重肾功能不全者慎用 儿童：16 岁以下患者使用本药的安全性及有效性尚不明确 老年人：60 岁以上老年患者用药研究尚不充分 妊娠与哺乳期妇女：妊娠安全性分级为 B 级；用药妇女应暂停哺乳
药典	USP
国家处方集	CNF
医保目录	【保（乙）】
基本药物目录	
其他推荐依据	
■ 药品名称	阿昔洛韦　Aciclovir
抗菌谱与适应证	1. 单纯疱疹病毒（HSV）感染：①口服用于生殖器疱疹病毒感染初发和复发患者；对反复发作患者可用作预防。②静脉制剂用于免疫缺陷者初发和复发性皮肤黏膜 HSV 感染的治疗以及反复发作患者的预防；也用于单纯疱疹性脑炎的治疗。③外用可用于 HSV 引起的皮肤和黏膜感染 2. 带状疱疹病毒（HZV）感染：①口服用于免疫功能正常者带状疱疹和免疫缺陷轻症患者的治疗；②静脉制剂用于免疫缺陷者严重带状疱疹或免疫功能正常者弥散型带状疱疹的治疗；③外用可用于 HZV 引起的皮肤和黏膜感染 3. 免疫缺陷者水痘的治疗 4. 眼部疾病：①结膜下注射或全身用药（口服或静脉滴注）：用于急性视网膜坏死综合征（ARN）、视网膜脉络膜炎、HSV 性葡萄膜炎；②局部用药：滴眼液或眼膏，用于 HZV 性角膜炎、结膜炎、眼睑皮炎及 HSV 性角膜炎
制剂与规格	阿昔洛韦片：①100mg；②200mg；③400mg 阿昔洛韦咀嚼片：①400mg；②800mg 阿昔洛韦胶囊：①100mg；②200mg 注射用阿昔洛韦：①250mg；②500mg 阿昔洛韦氯化钠注射液：①100ml（阿昔洛韦 100mg、氯化钠 900mg）；②250ml（阿昔洛韦 250mg、氯化钠 2.25g） 阿昔洛韦眼膏：2g∶60mg 阿昔洛韦滴眼液：8ml∶8mg
用法与用量	口服给药： 1. 急性带状疱疹：①片剂、分散片、咀嚼片：一次 200～800mg，每 4 小时 1 次，一日 5 次，连用 7～10 日；②缓释片：一次 1600mg，每 8 小时 1 次，连用 10 日 2. 生殖器疱疹： （1）初发：①片剂、分散片、咀嚼片：一次 200mg，每 4 小时 1 次，一日 5 次，连用 10 日；②缓释片、缓释胶囊：一次 400mg，每 8 小时 1 次，连用 10 日

续 表

	（2）慢性复发：①片剂、分散片、咀嚼片：一次200～400mg，一日2次，持续治疗4～6个月或12个月，然后进行再评价。根据再评价结果，选择一次200mg，一日3次，或一次200mg、一日5次的治疗方案。在症状初期，可及时给予间歇性治疗：一次200mg，每4小时1次，一日5次，连用5日以上。②缓释片、缓释胶囊：一次200～400mg，一日3次，持续治疗6～12个月，然后进行再评价。根据再评价结果，选择适宜的治疗方案 3. 水痘：①片剂、分散片、咀嚼片：一次800mg，一日4次，连用5日。②缓释片：一次1600mg，一日2次，连用5日 静脉滴注：一日最大剂量为30mg/kg 1. 重症生殖器疱疹初治：一次5mg/kg，每8小时1次，共5日 2. 免疫缺陷者皮肤黏膜单纯疱疹或严重带状疱疹：一次5～10mg/kg，每8小时1次，滴注1小时以上，共7～10日 3. 单纯疱疹性脑炎：一次10mg/kg，每8小时1次，共10日 4. 急性视网膜坏死综合征：一次5～10mg/kg，每8小时1次，滴注1小时以上，连用7～10日，然后改为口服给药，一次800mg，一日5次，连续用药6～14周
注意事项	1. 对本品不能耐受者，精神异常或对细胞毒性药出现精神反应者（因静脉应用本药易产生精神症状），脱水者慎用 2. 宜缓慢静脉滴注，以避免本品在肾小管内沉淀，导致肾功能损害，并应防止药液漏至血管外，以免引起疼痛及静脉炎
禁忌	对阿昔洛韦过敏者禁用
不良反应	常见注射部位的炎症或静脉炎、皮肤瘙痒或荨麻疹、皮疹、发热、轻度头痛、恶心、呕吐、腹泻、蛋白尿、血液尿素氮和血清肌酐值升高、肝功能异常如AST、ALT、碱性磷酸酶、乳酸脱氢酶、总胆红素轻度升高等
特殊人群用药	肝、肾功能不全者：慎用 儿童：儿童用药尚未发现特殊不良反应，但仍应慎用 老年人：无充分的研究资料表明对65岁以上老人用药和年轻人用药有明显不同，但老年人用药仍应谨慎 妊娠与哺乳期妇女：能透过胎盘，孕妇用药应权衡利弊，妊娠安全性分级为B级；哺乳妇女用药应权衡利弊
药典	USP、Eur. P.、Chin. P.
国家处方集	CNF
医保目录	【保（甲/乙）】
基本药物目录	【基】
其他推荐依据	
■ 药品名称	泛昔洛韦 Famciclovir
抗菌谱与适应证	用于治疗带状疱疹和原发性生殖器疱疹
制剂与规格	泛昔洛韦片：①125mg；②250mg 泛昔洛韦胶囊：125mg

续 表

用法与用量	口服给药：一次250mg，每8小时1次。治疗带状疱疹的疗程为7日，治疗急性原发性生殖器疱疹的疗程为5日
注意事项	乏昔洛韦不能治愈生殖器疱疹，是否能够防止疾病传播尚不清楚
禁忌	对泛昔洛韦及喷昔洛韦过敏者禁用
不良反应	常见头痛、恶心。此外尚可见头晕、失眠、嗜睡、感觉异常、腹泻、腹痛、消化不良、疲劳、发热、寒战、皮疹、皮肤瘙痒等
特殊人群用药	肝、肾功能不全患者：肾功能不全者慎用 儿童：不推荐使用 老年人：需注意调整剂量 妊娠与哺乳期妇女：本药的妊娠安全性分级为B级；哺乳期妇女用药时应暂停哺乳
药典	Chin. P.
国家处方集	CNF
医保目录	【保（乙）】
基本药物目录	
其他推荐依据	
■ 药品名称	喷昔洛韦 Penciclovir
抗菌谱与适应证	用于口唇及面部单纯疱疹、生殖器疱疹等
制剂与规格	喷昔洛韦乳膏：①2g：20mg；②5g：50mg；③10g：100mg 注射用喷昔洛韦：250mg
用法与用量	局部给药：外涂患处，一日4～5次，应尽早（有先兆或损害出现时）开始治疗。静脉滴注：一次5mg/kg，每12小时1次
注意事项	1. 仅用静脉滴注给药，且应缓慢（1小时以上），防止局部浓度过高，引起疼痛及炎症 2. 溶液配制后应立即使用，不能冷藏，用剩溶液应废弃，稀释药液时出现白色浑浊或结晶则不能使用 3. 软膏不用于黏膜，因刺激作用，勿用于眼内及眼周
禁忌	对喷昔洛韦及泛昔洛韦过敏者禁用
不良反应	注射后可见头痛、头晕、肌酐清除率少量增加，血压轻度下降等。外用时偶见头痛、用药局部灼热感、疼痛、瘙痒等
特殊人群用药	儿童：12岁以下儿童用药的安全性和有效性尚未确立 妊娠与哺乳期妇女：妊娠安全性分级为B级
药典	
国家处方集	CNF
医保目录	【保（乙）】
基本药物目录	

续　表

其他推荐依据	
■ 药品名称	更昔洛韦　Ganciclovir
抗菌谱与适应证	1. 主要用于免疫缺陷患者（包括艾滋病患者）并发巨细胞病毒（CMV）视网膜炎的诱导期和维持期治疗 2. 也用于接受器官移植的患者预防 CMV 感染 3. 用于单纯疱疹病毒性角膜炎
制剂与规格	更昔洛韦胶囊：250mg 更昔洛韦注射液：①10ml：500mg；②5ml：250mg 注射用更昔洛韦：①50mg；②150mg；③250mg；④500mg 更昔洛韦滴眼液：8ml：8mg 更昔洛韦眼膏：2g：20mg 更昔洛韦眼用凝胶：5g：7.5mg
用法与用量	静脉滴注： 1. 治疗 CMV 视网膜炎：①初始剂量：5mg/kg，每 12 小时 1 次，连用 14～21 日；②维持剂量：5mg/kg，一日 1 次，一周 5 日；或 6mg/kg，一日 1 次，一周 5 日 2. 预防器官移植受者的 CMV 感染：①初始剂量：5mg/kg，每 12 小时 1 次，连用 7～14 日；②维持剂量：5mg/kg，一日 1 次，一周 7 日；或 6mg/kg，一日 1 次，一周 5 日 口服给药： 1. CMV 视网膜炎的维持治疗：在诱导治疗后，推荐维持量为一次 1000mg，一日 3 次。也可在非睡眠时一次服 500mg，每 3 小时 1 次，一日 6 次。维持治疗时若 CMV 视网膜炎有发展，则应重新进行诱导治疗 2. 晚期 HIV 感染患者 CMV 感染的预防：预防剂量为一次 1000mg，一日 3 次 3. 器官移植受者 CMV 感染的预防：预防剂量为一次 1000mg，一日 3 次。用药疗程根据免疫抑制的时间和程度确定。经眼给药：一次 1 滴，一日 4 次，疗程 3 周
注意事项	1. 本品可引起中性粒细胞减少、血小板减少，并易引起出血和感染，用药期间应注意口腔卫生 2. 用药期间应每 2 周进行血清肌酐或肌酐清除率的测定
禁忌	对本药或阿昔洛韦过敏者，严重中性粒细胞减少（$<0.5\times10^9$/L）或严重血小板减少（$<25\times10^9$/L）的患者禁用
不良反应	1. 常见的为骨髓抑制 2. 可出现中枢神经系统症状，如精神异常、紧张、震颤等 3. 可出现皮疹、瘙痒、药物热、头痛、头晕、呼吸困难等
特殊人群用药	儿童：由于本药有致癌和影响生殖能力的远期毒性，在儿童中静脉或口服使用本药应充分权衡利弊后再决定是否用药 妊娠与哺乳期妇女：孕妇应充分权衡利弊后再决定是否用药。妊娠安全性分级为 C 级；哺乳妇女在用药期间应停止哺乳
药典	USP、Chin. P.
国家处方集	CNF
医保目录	【保（乙）】
基本药物目录	

续 表

其他推荐依据	
■ 药品名称	碘苷 Idoxuridine
抗菌谱与适应证	用于治疗带状疱疹病毒感染、单纯疱疹性角膜炎和牛痘病毒性角膜炎
制剂与规格	碘苷滴眼液：①8ml：8mg；②10ml：10mg
用法与用量	经眼给药：滴于患侧结膜囊内，一次1～2滴，每1～2小时1次
注意事项	1. 碘苷对单纯疱疹病毒Ⅱ型感染无效 2. 可与睫状肌麻痹药、抗生素及肾上腺皮质激素合用。激素能促使病毒感染扩散，故禁用于浅层角膜炎，但可用于基质性角膜炎、角膜水肿或虹膜炎
禁忌	眼外科手术创伤愈合期，对本药及碘制剂过敏的患者禁用
不良反应	有畏光、局部充血、水肿、痒或疼痛等不良反应；也可发生过敏反应眼睑水肿。长期滴用，可引起接触性皮炎、点状角膜病变、滤泡性结膜炎、泪点闭塞等
特殊人群用药	儿童：儿童用药尚缺乏资料，一般不用于婴幼儿 妊娠与哺乳期妇女：孕妇不宜使用；哺乳期妇女不宜使用
药典	USP、Eur. P.、Chin. P.、Jpn. P.
国家处方集	CNF
医保目录	
基本药物目录	
其他推荐依据	
■ 药品名称	阿糖腺苷 Vidarabine
抗菌谱与适应证	用于治疗疱疹病毒感染所致的口炎、皮疹、脑炎及巨细胞病毒感染
制剂与规格	注射用阿糖腺苷：200mg 注射用单磷酸阿糖腺苷：①100mg；②200mg
用法与用量	肌内注射或缓慢静脉注射：成人，按体重一次5～10mg/kg，一日1次
注意事项	如注射部位疼痛，必要时可加盐酸利多卡因注射液解除疼痛症状
禁忌	妊娠与哺乳期妇女禁用
不良反应	可见注射部位疼痛
特殊人群用药	肝、肾功能不全患者：慎用 妊娠与哺乳期妇女：孕妇禁用。妊娠安全性分级为C级；哺乳妇女禁用
药典	USP
国家处方集	CNF
医保目录	
基本药物目录	

续　表

其他推荐依据	
■ **药品名称**	**酞丁安　Ftibamzone**
抗菌谱与适应证	1. 用于各型沙眼 2. 用于单纯疱疹、带状疱疹 3. 用于尖锐湿疣、扁平疣 4. 用于浅部真菌感染，如体癣、股癣、手足癣等
制剂与规格	酞丁安滴眼液：0.1%（8ml：8mg） 酞丁安搽剂：5ml：25mg 酞丁安软膏：①10g：100mg；②10g：300mg
用法与用量	经眼给药：摇匀后滴眼，一次1滴，一日2～4次。局部给药：①单纯疱疹、带状疱疹：涂于患处，一日3次；②尖锐湿疣、扁平疣：涂于患处，一日3次；③浅部真菌感染：涂于患处，早晚各1次，体癣、股癣连用3周，手足癣连用4周
注意事项	1. 软膏剂、搽剂使用时注意勿入口内和眼内 2. 涂布部位有灼烧感、瘙痒、红肿等，应停止用药，洗净
禁忌	对制剂药品中任何成分过敏者禁用
不良反应	少数病例有局部瘙痒刺激反应，如皮肤红斑、丘疹及刺痒感
特殊人群用药	儿童：儿童用药尚缺乏资料，一般不用于婴幼儿 妊娠与哺乳期妇女：哺乳期妇女不宜使用；孕妇禁用，育龄妇女慎用
药典	
国家处方集	CNF
医保目录	
基本药物目录	
其他推荐依据	
■ **药品名称**	**膦甲酸钠　Foscarnet Sodium**
抗菌谱与适应证	1. 主要用于免疫缺陷者（如艾滋病患者）的巨细胞病毒性视网膜炎 2. 免疫功能损害患者耐阿昔洛韦单纯疱疹病毒性皮肤黏膜感染
制剂与规格	膦甲酸钠注射液：①100ml：2.4g；②250ml：3g；③250m：6g；④500ml：6g 膦甲酸钠氯化钠注射液：①100ml：2.4g；②250ml：3g 膦甲酸钠乳膏：①5g：150mg；②10g：300mg
用法与用量	静脉滴注： 1. 艾滋病患者巨细胞病毒性视网膜炎：①诱导期，推荐初始剂量60mg/kg，每8小时1次，连用2～3周，视治疗后的效果而定，也可每12小时90mg/kg；②维持期，维持剂量一日90～120mg/kg，滴注时间不得少于2小时。如患者在维持期视网膜炎症状加重时，应仍恢复诱导期剂量 2. 艾滋病患者巨细胞病毒性鼻炎：初始剂量60mg/kg，每8小时1次，滴注时间至少1小时，连用2～3周。根据患者肾功能和耐受程度调整剂量和给药时间。维持量一日90～120mg/kg，滴注2小时

续 表

	3. 耐阿昔洛韦的皮肤黏膜单纯疱疹病毒感染和带状疱疹病毒感染：推荐剂量一次40mg/kg，每8小时（或12小时）1次，滴注时间不得少于1小时，连用2~3周或直至治愈。外用：耐阿昔洛韦的皮肤黏膜单纯疱疹病毒感染：乳膏，一日3~4次，连用5日为一疗程
注意事项	1. 用药期间必须密切监测肾功能，根据肾功能情况调整剂量 2. 不能与其他肾毒性药物同时使用，不能与喷他脒联合静脉滴注，以免发生低钙血症 3. 注射剂避免与皮肤、眼接触，若不慎接触，应立即用清水洗净 4. 乳膏剂严格限用于免疫功能损害患者耐阿昔洛韦的单纯疱疹病毒性皮肤、黏膜感染
禁忌	对膦甲酸钠过敏者禁用
不良反应	肾功能损害、电解质紊乱、惊厥、贫血或血红蛋白降低、注射部位静脉炎、生殖泌尿道刺激症状或溃疡等
特殊人群用药	肝、肾功能不全患者：肌酐清除率<0.4ml/min者（以kg计）禁用。肝肾功能不全者慎用 儿童：用药应权衡利弊 老年人：老年患者的肾小球滤过率下降，故用药前及用药期间应检查肾功能 妊娠与哺乳期妇女：妊娠安全性分级为C级；哺乳期妇女用药期间应暂停哺乳
药典	Eur. P.
国家处方集	CNF
医保目录	【保（乙）】
基本药物目录	
其他推荐依据	

第十七节　抗真菌药

■ 药品名称	两性霉素B　Amphotericin B
抗菌谱与适应证	1. 用于治疗隐球菌病、北美芽生菌病、播散性念珠菌病、球孢子菌病、组织胞质菌病 2. 用于治疗由毛霉菌、根霉属、犁头霉菌属、内胞霉属和蛙粪霉属等所致的毛霉病 3. 用于治疗由申克孢子丝菌引起的孢子丝菌病 4. 用于治疗由烟曲菌所致的曲菌病 5. 外用制剂适用于着色真菌病、烧伤后皮肤真菌感染、呼吸道念珠菌、曲菌或隐球菌感染、真菌性角膜溃疡
制剂与规格	注射用两性霉素B：①5mg（5000U）；②25mg（2.5万U）；③50mg（5万U） 注射用两性霉素B脂质体：①2mg（2000U）；②10mg（1万U）；③50mg（5万U）；④100mg（10万U）
用法与用量	静脉滴注：①起始剂量为1~5mg或按体重一次0.02~0.1mg/kg，以后根据患者耐受情况每日或隔日增加5mg，当增加至一次0.6~0.7mg/kg时即可暂停增加剂量。②最高单次剂量不超过1mg/kg，每日或隔1~2日给药1次，总累积量1.5~3g，疗程1~3个月，视患者病情也可延长至6个月。治疗鼻脑毛霉病时，累积治疗量至少3~4g，治疗白色念珠菌感染，疗

续 表

	程总量约为1g；治疗隐球菌脑膜炎，疗程总量约为3g。③对敏感真菌所致的感染宜采用较小剂量，即一次20～30mg，疗程也宜较长。鞘内注射对隐球菌脑膜炎，除静脉滴注外尚需鞘内给药。首次剂量为0.05～0.1mg，以后逐渐增至一次0.5mg，最大量一次不超过1mg，每周2～3次，总量15mg左右。雾化吸入：5～10mg，一日分2次喷雾，疗程1个月。两性霉素B脂质体：静脉注射，起始剂量一日0.1mg/kg，如无不良反应，第2日开始增加一日0.25～0.5mg/kg，剂量逐日递增至维持剂量一日1～3mg/kg。输液速度以不大于0.15mg/ml为宜
注意事项	1. 治疗期间定期严密随访血、尿常规，肝肾功能，血钾，心电图等，如血尿素氮或血肌酐明显升高时，则需减量或暂停治疗，直至肾功能恢复 2. 为减少不良反应，给药前可给非类固醇抗炎药和抗组胺药 3. 本品宜缓慢避光滴注，每剂滴注时间至少6小时 4. 药液静脉滴注时应避免外漏，因其可致局部刺激
禁忌	对两性霉素B过敏及严重肝病患者禁用
不良反应	1. 静脉滴注过程中或静脉滴注后发生寒战、高热、严重头痛、食欲缺乏、恶心、呕吐，有时可出现血压下降、眩晕等 2. 几乎所有患者在疗程中均可出现不同程度的肾功能损害，尿中可出现红细胞、白细胞、蛋白和管型、血尿素氮和肌酐增高，肌酐清除率降低，也可引起肾小管性酸中毒 3. 低钾血症 4. 血液系统毒性反应有正常红细胞性贫血，偶有白细胞或血小板减少
特殊人群用药	肝、肾功能不全患者：肝病患者，肾功能损害者慎用。严重肝病患者禁用 老年人：减量慎用 妊娠与哺乳期妇女：妊娠安全性分级为B级。哺乳期妇女应避免应用本药或用药时暂停哺乳
药典	USP、Eur. P.、Chin. P.、Jpn. P.
国家处方集	CNF
医保目录	【保（乙）】
基本药物目录	
其他推荐依据	
■ 药品名称	**氟康唑 Fluconazol**
抗菌谱与适应证	1. 念珠菌病：①全身性念珠菌病：如念珠菌败血症、播散性念珠菌病及其他非浅表性念珠菌感染等，包括腹膜、心内膜、肺部、尿路的感染；②黏膜念珠菌病：包括口咽部及食管感染、非侵入性肺及支气管感染、念珠菌尿症等；③阴道念珠菌病 2. 隐球菌病：用于治疗脑膜以外的新型隐球菌病；也用于两性霉素B与氟胞嘧啶联用初治后的维持治疗 3. 皮肤真菌病：如体癣、手癣、足癣、头癣、指（趾）甲癣、花斑癣等，还可用于皮肤着色真菌病 4. 用于真菌感染所引起的睑缘炎、结膜炎、角膜炎等 5. 预防真菌感染的发生，常见于恶性肿瘤、免疫抑制、骨髓移植、接受细胞毒类药化疗或放疗等患者 6. 球孢子菌病、芽生菌病、组织胞质菌病等

续 表

制剂与规格	氟康唑片：①50mg；②100mg；③150mg；④200mg 氟康唑胶囊：①50mg；②100mg；③150mg 氟康唑注射液：①50ml：100mg；②100ml：200mg
用法与用量	静脉滴注： 1. 念珠菌败血症、播散性念珠菌病及其他非浅表性念珠菌感染：常用剂量为第 1 日 400mg，以后一日 200mg。根据临床症状，可将日剂量增至 400mg 2. 口咽部念珠菌病：常用剂量为一次 50mg，一日 1 次，连用 7～14 日 3. 食管感染、非侵入性肺及支气管感染、念珠菌尿症等：剂量为一次 50mg，一日 1 次，连用 14～30 日。对异常难以治愈的黏膜念珠菌感染，剂量可增至一次 100mg，一日 1 次 4. 阴道念珠菌病：单剂 150mg 5. 隐球菌性脑膜炎及其他部位隐球菌感染：常用剂量为第 1 日 400mg，以后一日 200～400mg，疗程根据临床症状而定，但对隐球菌性脑膜炎，疗程至少为 6～8 周。为防止艾滋病患者的隐球菌性脑膜炎的复发，在完成基本疗程治疗后，可继续给予维持量，一日 200mg 6. 预防真菌感染（如恶性肿瘤患者等）：患者在接受化疗或放疗时，一次 50mg，一日 1 次
注意事项	1. 需定期监测肝肾功能，用于肝肾功能减退者需减量应用 2. 在免疫缺陷者中的长期预防用药，已导致念珠菌属等对氟康唑等吡咯类抗真菌药耐药性的增加，应避免无指征预防用药 3. 与肝毒性药物合用、需服用氟康唑 2 周以上或接受多倍于常用剂量的本品时，可使肝毒性的发生率增高，需严密观察
禁忌	对氟康唑或其他吡咯类药物有过敏史者禁用
不良反应	1. 常见恶心、呕吐、腹痛或腹泻等 2. 过敏反应，可表现为皮疹，偶可发生严重的剥脱性皮炎、渗出性多形红斑 3. 肝毒性，治疗过程中可发生轻度一过性 AST 及 ALT 升高 4. 可见头晕、头痛
特殊人群用药	肝、肾功能不全患者：肝、肾功能损害者慎用 儿童：本药对小儿的影响缺乏充足的研究资料，用药需谨慎 妊娠与哺乳期妇女：孕妇用药须权衡利弊。妊娠安全性分级为 C 级；不推荐哺乳期妇女使用
药典	USP、Chin. P.
国家处方集	CNF
医保目录	【保（乙）】
基本药物目录	【基】
其他推荐依据	
■ 药品名称	伊曲康唑　Itraconazole
抗菌谱与适应证	1. 注射液：用于全身性真菌感染，如曲霉病、念珠菌病、隐球菌病（包括隐球菌性脑膜炎）、组织胞质菌病、孢子丝菌病、巴西副球孢子菌病、芽生菌病和其他多种少见的全身性或热带真菌病。用于口腔、咽部、食管、阴道念珠菌感染以及真菌性结膜炎、真菌性角膜炎

续　表

	2. 胶囊剂：适用于治疗肺部及肺外芽生菌病；组织胞质菌病，包括慢性空洞性肺部疾病和非脑膜组织胞质菌病，以及不能耐受两性霉素 B 或两性霉素 B 治疗无效的肺部或肺外曲霉病。浅部真菌感染，如手足癣、体癣、股癣、花斑癣等。口腔、咽部、食管、阴道念珠菌感染，以及真菌性结膜炎、真菌性角膜炎。用于皮肤癣菌和（或）酵母菌所致甲真菌病 3. 口服液：适用于粒细胞缺乏患者怀疑真菌感染的经验治疗，口咽部和食管念珠菌病的治疗 4. 静脉注射液：适用于粒细胞缺乏患者怀疑真菌感染的经验治疗，还适用于治疗肺部及肺外芽生菌病；组织胞质菌病，包括慢性空洞性肺部疾病和非脑膜组织胞质菌病；以及不能耐受两性霉素 B 或两性霉素 B 治疗无效的肺部或肺外曲霉病
制剂与规格	伊曲康唑胶囊：100mg 伊曲康唑口服液：150ml：1.5g 伊曲康唑注射液：25ml：250mg
用法与用量	口服给药： 1. 体癣、股癣：一日 100mg，疗程 15 日；手足癣：一次 200mg，一日 2 次，疗程 7 日，或一日 100mg，疗程 30 日 2. 花斑癣：一次 200mg，一日 1 次，疗程 7 日 3. 甲真菌病：①冲击疗法：一次200mg，一日 2 次，连服 1 周。指（趾）甲感染分别需要 2 个和 3 个冲击疗程，每个疗程间隔 3 周。②连续治疗：一次 200mg，一日 1 次，连用 3 个月 4. 真菌性角膜炎：一次 200mg，一日 1 次，疗程 21 日 5. 曲霉病：一次 200mg，一日 1 次，疗程 2～5 个月；对侵袭性或播散性感染者，可增加剂量至一次 200mg，一日 2 次 6. 念珠菌病：①常用量一次 100～200mg，一日 1 次，疗程 3 周至 7 个月；②口腔念珠菌病：一次 100mg，一日 1 次，疗程 15 日；③念珠菌性阴道炎：一次 200mg，一日 1 次，疗程 3 日 7. 非隐球菌性脑膜炎：一次 200mg，一日 1 次，疗程 2 个月至 1 年 8. 隐球菌性脑膜炎：一次 200mg，一日 2 次，疗程 2 个月至 1 年。维持量一日 1 次
注意事项	1. 对持续用药超过 1 个月者，及治疗过程中出现畏食、恶心、呕吐、疲劳、腹痛或尿色加深的患者，建议检查肝功能。如出现异常，应停止用药 2. 发生神经系统症状时应终止治疗 3. 对有充血性心力衰竭危险因素的患者，应谨慎用药，并严密监测
禁忌	1. 禁用于已知对伊曲康唑及辅料过敏的患者 2. 注射液禁用于不能注射 0.9% 氯化钠注射液的患者 3. 注射液禁用于肾功能损伤患者肌酐清除率<30ml/min 者 4. 禁止与特非那定、阿司咪唑、咪唑斯汀、西沙比利、多非利特、奎尼丁等合作
不良反应	1. 常见畏食、恶心、腹痛和便秘 2. 已有潜在病理改变并同时接受多种药物治疗的大多数患者，长疗程治疗时可见低钾血症、水肿、肝炎和脱发等症状
特殊人群用药	肝、肾功能不全患者：肝、肾功能不全者，肝酶升高、活动性肝病或有其他药物所致肝毒性史者不宜使用本药 儿童：用药应权衡利弊 老年人：慎用 妊娠与哺乳期妇女：孕妇用药应权衡利弊。本药的妊娠安全性分级为 C 级；哺乳期妇女用药应权衡利弊

续 表

药典	Eur. P.
国家处方集	CNF
医保目录	【保（乙）】
基本药物目录	
其他推荐依据	
■ 药品名称	伏立康唑 Voriconazole
抗菌谱与适应证	1. 侵袭性曲霉病 2. 对氟康唑耐药的念珠菌（包括克柔念珠菌）引起的严重侵袭性感染 3. 由足放线病菌属和镰刀菌属引起的严重感染 4. 非中性粒细胞减少患者的念珠菌血症 5. 应主要用于治疗免疫功能减退患者的进展性、可能威胁生命的感染
制剂与规格	伏立康唑薄膜衣片：①50mg；②200mg 伏立康唑干混悬剂：40mg/ml 注射用伏立康唑：200mg
用法与用量	口服给药： 1. 患者体重≥40kg：①用药第 1 日给予负荷剂量：一次 400mg，每 12 小时 1 次；②开始用药 24 小时后给予维持剂量：一次 200mg，一日 2 次 2. 患者体重<40kg：①用药第 1 日给予负荷剂量：一次 200mg，每 12 小时 1 次；②开始用药 24 小时后给予维持剂量：一次 100mg，一日 2 次 静脉给药： 1. 用药第 1 日给予负荷剂量：一次 6mg/kg，每 12 小时 1 次 2. 开始用药 24 小时后给予维持剂量：一次 4mg/kg，一日 2 次 3. 如果患者不能耐受维持剂量，可减为一次 3mg/kg，一日 2 次
注意事项	1. 治疗前或治疗期间应监测血电解质，如有电解质紊乱应及时纠正 2. 连续治疗超过 28 日者，需监测视觉功能 3. 片剂应在餐后或餐前至少 1 小时服用，其中含有乳糖成分，先天性的半乳糖不能耐受者、Lapp 乳糖酶缺乏或葡萄糖-半乳糖吸收障碍者不宜应用片剂 4. 在治疗中患者出现皮疹需严密观察，如皮损进一步加重则需停药。用药期间应避免强烈的、直接的阳光照射
禁忌	已知对伏立康唑或任何一种赋形剂有过敏史者、孕妇禁用
不良反应	常见视觉障碍、发热、皮疹、恶心、呕吐、腹泻、头痛、败血症、周围性水肿、腹痛及呼吸功能紊乱、肝功能试验值增高
特殊人群用药	肝、肾功能不全患者：严重肝功能减退患者慎用 儿童：12 岁以下儿童的用药安全性和有效性尚未建立 妊娠与哺乳期妇女：孕妇用药应权衡利弊。妊娠安全性分级为 D 级。哺乳期妇女用药应权衡利弊
药典	
国家处方集	CNF

续　表

医保目录	【保（乙）】
基本药物目录	
其他推荐依据	
■ 药品名称	卡泊芬净　Caspofungin
抗菌谱与适应证	1. 用于对其他药物治疗无效或不能耐受的侵袭性曲霉菌病 2. 用于念珠菌所致的食管炎、菌血症、腹腔内脓肿、腹膜炎及胸膜腔感染 3. 用于考虑系真菌感染引起的发热、中性粒细胞减少患者的经验治疗
制剂与规格	注射用醋酸卡泊芬净：①50mg；②70mg
用法与用量	静脉滴注：首日给予单次70mg的负荷剂量；之后给予一日50mg的维持剂量。对疗效欠佳且对本药耐受较好的患者，可将维持剂量加至一日70mg
注意事项	与环孢素同时使用，需权衡利弊
禁忌	对本品任何成分过敏者、哺乳期及妊娠期妇女禁用
不良反应	常见发热、头痛、腹痛、疼痛、恶心、腹泻、呕吐、AST升高、ALT升高、贫血、静脉炎/血栓性静脉炎。静脉输注并发症、皮肤皮疹、瘙痒等
特殊人群用药	肝、肾功能不全患者：肝功能不全或肝脏疾病患者，肾功能不全患者慎用 儿童：不推荐18岁以下的患者使用本药 妊娠与哺乳期妇女：除非必要，孕妇不得使用本药。妊娠安全性分级为C级；用药期间不宜哺乳
药典	
国家处方集	CNF
医保目录	【保（乙）】
基本药物目录	
其他推荐依据	
■ 药品名称	米卡芬净　Micafungin
抗菌谱与适应证	由曲霉菌和念珠菌引起的下列感染：真菌血症、呼吸道真菌病、胃肠道真菌病
制剂与规格	注射用米卡芬净钠：50mg
用法与用量	静脉给药：成人一次50～150mg，一日1次，严重或难治性患者，可增加至一日300mg。切勿使用注射用水溶解本品。剂量增加至一日300mg用以治疗严重或难治性感染的安全性尚未完全确立。体重为50kg或以下的患者，一日剂量不应超过6mg/kg
注意事项	1. 可能出现肝功能异常或黄疸，应严密监测患者的肝功能 2. 溶解本品时勿用力摇晃输液袋，因易起泡，且泡沫不易消失 3. 本品在光线下可慢慢分解，给药时应避免阳光直射
禁忌	禁用于对本品任何成分有过敏史的患者

续 表

不良反应	1. 血液学异常：中性粒细胞减少症、血小板减少或溶血性贫血 2. 可能发生休克、过敏样反应 3. 可能出现肝功能异常或黄疸 4. 可能发生严重的肾功能不全如急性肾衰竭
特殊人群用药	儿童：儿童静脉使用本药的安全性和有效性尚未建立 妊娠与哺乳期妇女：妊娠安全性分级为C级；哺乳妇女用药需权衡利弊
药典	
国家处方集	CNF
医保目录	【保（乙）】
基本药物目录	
其他推荐依据	
■ 药品名称	特比萘芬　Terbinafine
抗菌谱与适应证	1. 口服给药：①由毛癣菌、小孢子菌和絮状表皮癣菌等所致皮肤、头发和指（趾）甲的感染；由念珠菌所致皮肤酵母菌感染。②多种癣病，如体癣、股癣、手癣、足癣和头癣等。③由丝状真菌引起的甲癣 2. 局部给药：由皮肤真菌、酵母菌及其他真菌所致体癣、股癣、手癣、足癣、头癣、花斑癣
制剂与规格	盐酸特比萘芬片：①125mg；②250mg 特比萘芬乳膏：①1g：10mg（1%）；②10g：100mg（1%） 盐酸特比萘芬软膏：①10g：100mg；②15g：150mg 特比萘芬溶液剂：30ml：300mg（1%） 盐酸特比萘芬搽剂：15ml：150mg 盐酸特比萘芬喷雾剂：15ml：150mg 盐酸特比萘芬散：10g：100mg
用法与用量	口服给药：一次125mg~250mg，一日1次。疗程视感染程度及不同的临床应用而定：体、股癣2~4周；手、足癣2~6周；皮肤念珠菌病2~4周；头癣4周；甲癣6~12周。局部给药：涂（或喷）于患处及其周围。①乳膏、搽剂、散剂：一日1~2次。一般疗程：体癣、股癣1~2周；花斑癣2周；足癣2~4周。②溶液剂：用于体癣、股癣，一日2次，连用1~2周；用于手癣、足癣、花斑癣，一日2次，连用2~4周。③喷雾剂：一日2~3次，1~2周为一疗程，喷于患处
注意事项	1. 口服对花斑癣无效 2. 使用过程中如出现不良反应症状，应停止用药 3. 软膏、凝胶及擦剂仅供局部皮肤使用皮肤涂敷后，可不必包扎。不宜用于开放性伤口，不能用于眼内，避免接触鼻、口腔及其他黏膜
禁忌	对特比萘芬或萘替芬及本药制剂中其他成分过敏者禁用
不良反应	1. 最常见胃肠道症状（腹满感、食欲减退、恶心、轻度腹痛及腹泻）或轻型的皮肤反应（皮疹、荨麻疹等） 2. 个别严重的有皮肤反应病例，如史-约综合征、中毒性表皮坏死松解症

续　表

特殊人群用药	肝、肾功能不全患者：肝、肾功能不全者慎用；严重肝、肾功能不全者禁用 儿童：不推荐用于2岁以下的儿童 老年人：适当调整给药剂量 妊娠与哺乳期妇女：孕妇用药应权衡利弊。本药的妊娠安全性分级为B级；哺乳期妇女用药期间应暂停哺乳
药典	Eur. P.
国家处方集	CNF
医保目录	【保（乙）】
基本药物目录	
其他推荐依据	
■ 药品名称	氟胞嘧啶　Flucytosine
抗菌谱与适应证	用于治疗念珠菌属心内膜炎、隐球菌属脑膜炎、念珠菌属或隐球菌属真菌败血症、肺部感染和尿路感染
制剂与规格	氟胞嘧啶片：①250mg；②500mg 氟胞嘧啶注射液：250ml：2.5g
用法与用量	口服给药：一次1000～1500mg，一日4次，用药疗程为数周至数月。为避免或减少恶心、呕吐，一次服药时间持续15分钟 静脉注射：一日50～150mg/kg，分2～3次给药 静脉滴注：一日100～150mg/kg，分2～3次给药，静脉滴注速度为4～10ml/min
注意事项	1. 单用氟胞嘧啶在短期内可产生真菌对本品的耐药菌株。治疗播散性真菌病时通常与两性霉素B联合应用 2. 骨髓抑制、血液系统疾病或同时接受骨髓移植药物者慎用 3. 用药期间应检查周围血象、肝肾功能，肾功能减退者需监测血药浓度
禁忌	对本品过敏者禁用
不良反应	1. 可致恶心、呕吐、畏食、腹痛、腹泻等胃肠道反应 2. 皮疹、嗜酸性粒细胞增多等变态反应 3. 可发生肝毒性反应，一般表现为ALT及AST一过性升高，偶见血清胆红素升高 4. 可致白细胞或血小板减少，偶可发生全血细胞减少，骨髓抑制和再生障碍性贫血
特殊人群用药	肝、肾功能不全患者：肝、肾功能损害者，尤其是同时应用两性霉素B或其他肾毒性药物时慎用；严重肝、肾功能不全者禁用 儿童：不宜使用 老年人：需减量 妊娠与哺乳期妇女：孕妇用药应权衡利弊。妊娠安全性分级为C级；哺乳期妇女用药应暂停哺乳
药典	USP、Eur. P.、Chin. P.、Jpn. P.
国家处方集	CNF
医保目录	【保（乙）】

续 表

基本药物目录	
其他推荐依据	
■ 药品名称	制霉菌素 Nystatin
抗菌谱与适应证	用于念珠菌属引起的消化道、口腔、阴道、皮肤等念珠菌感染
制剂与规格	制霉菌素片：①10 万 U；②25 万 U；③50 万 U 制霉菌素阴道片：10 万 U 制霉菌素阴道泡腾片：10 万 U 制霉菌素阴道栓：10 万 U 制霉菌素口含片：10 万 U 制霉菌素软膏：①1g：10 万 U；②1g：20 万 U
用法与用量	口服给药：①消化道念珠菌病：一次（50～100）万 U，一日 3 次，连用 7～10 日。小儿按体重一日（5～10）万 U/kg。②口腔念珠菌病：取适量糊剂涂抹，2～3 小时一次；口含片一次 1～2 片，一日 3 次。 外用：皮肤念珠菌病，应用软膏，一日1～2 次，一次 1～2g 或适量涂抹于患处 阴道给药：①阴道片或栓剂：阴道念珠菌病，一次 10 万 U，一日 1～2 次；②阴道泡腾片：一次 10 万 U，一日 1～2 次，置于阴道深处，疗程 2 周或更久
注意事项	1. 本品对全身真菌感染无治疗作用 2. 本品混悬剂在室温中不稳定，临用前宜新鲜配制并于短期用完
禁忌	对本品过敏者禁用
不良反应	只服较大剂量时可发生腹泻、恶心、呕吐和上腹疼痛等消化道反应，减量或停药后迅速消失。局部应用可引起过敏性接触性皮炎
特殊人群用药	儿童：5 岁以下儿童慎用 妊娠与哺乳期妇女：妊娠安全性分级为 C 级。孕妇慎用；哺乳期妇女慎用
药典	USP、Eur. P. 、Jpn. P.
国家处方集	CNF
医保目录	【保（甲）】
基本药物目录	【基】
其他推荐依据	

药品名称索引（汉英对照）

A

B

J

K

L

R

S

T

W

X

Y

Z

名词缩略语

ACTH	促肾上腺皮质激素
ADE	药品不良事件
ADR	药品不良反应
ALT	丙氨酸转氨酶
ARN	急性视网膜坏死综合征
AST	天冬氨酸转氨酶
BAEP	脑干听觉诱发电位
BNF	英国国家处方集
BNFC	英国国家儿童处方集
BP	英国药典（未特殊标明系指2010版）
BPC	英国药方集
BSA	体表面积
Chin. P.	中国药典（2015版）
CIOMS	国际医学科学组织委员会
CMV	巨细胞病毒
CNB	安钠咖
CNF	中国国家处方集（2010版）
CPA	瓜氨酸合成蛋白抗体
CT	计算机X线断层扫描
CTACT	脑血管造影术
CUSA	超声吸引器系统
DIC	弥散性血管内凝血
DSA	数字减影脑血管造影
DTI	弥散张量成像
DWI	弥散成像
Eur. P.	欧洲药典（2008版及补充本6.1～6.8）
FDA	食品和药物管理局
fMRI	功能磁共振
Fr. P.	法国药典（1982版及2003现版）
FT_3	血清游离三碘甲腺原氨酸
FT_4	血清游离甲状腺素
G-6-PD	葡萄糖-6-磷酸脱氢酶
Ger. P.	德国药典（2007版）
GERD	胃食管反流性疾病
GHB	γ-羟丁酸
GM1	术后足量使用神经节苷脂
HAART	高活性的抗反转录病毒治疗
HBV	乙型肝炎病毒
HIV	人类免疫缺陷病毒
HSV	单纯疱疹病毒
HZV	带状疱疹病毒
ICD	国际代码标识符
ICP	颅内压
Int. P.	国际药典（第4版及2008补充本1）
It. P.	意大利药典（2002版）
Jpn. P.	日本药典（2006版及补充本1）
MAC	鸟复合型分枝杆菌
MEG	脑磁图
MHRA	英国药品和健康产品管理局
MIC	最小抑制浓度
MRA	磁共振血管成像
MRI	磁共振成像
MRS	磁共振波谱
MRV	低场强磁共振脑静脉窦血管成像
NAPAN	乙酰卡尼
NSAID	非甾体抗炎药
PET	正电子发射计算机断层显像
PM	慢性代谢
Pol. P.	波兰药典（2002版及补充本2005）
PPI	质子泵抑制药
QT	间期
RSV	呼吸道合胞病毒
SAH	蛛网膜下腔出血
SPECT	单光子发射计算体层摄影（术）
$t_{1/2}$	半衰期
T_3	三碘甲腺原氨酸
T_4	四碘甲腺原氨酸
t-PA	组织纤溶酶原激活物
TSH	促甲状腺激素
USNF	美国国家处方集（2010及补充本1）
USP	美国药典（2006版及补充本1）
Viet. P.	越南药典（2002版）
γ-GT	血清-谷氨酰转移酶

参考文献

[1]《临床路径治疗药物释义》专家组．临床路径治疗药物释义·神经外科分册［M］．北京：中国协和医科大学出版社，2012.

[2]《抗菌药物临床应用指导原则》修订工作组．抗菌药物临床应用指导原则：2015 年版［M］．北京：人民卫生出版社，2015.

[3] 中华医学会神经外科学分会．神经外科重症管理专家共识（2013 版）［J］．中华医学杂志，2013，93（23）：1765-1779.

[4] 中华医学会外科学分会．围手术期预防应用抗菌药物指南［J］．中华外科杂志，2006，44（23）：1594-1596.

[5] 中华医学会神经外科分会．神经外科围手术期出血防治的专家共识［J］．中华医学杂志，2010，90（15）：1011-1015.

[6] 中华医学会神经外科学分会，中国医师协会神经外科医师分会．中国颅颈交界区畸形诊疗专家共识［J］．中华神经外科杂志，2016，32（7）：659-665.

[7] 中华医学会神经外科学分会．颅内肿瘤周围水肿药物治疗专家共识［J］．中华医学杂志，2010，90（1）：5-9.

[8] 全国神经外科癫痫防治协助组．神经外科围手术期和外伤后癫痫的预防及治疗指南（草案）［J］．中华神经医学杂志，2006，5（12）：1189-1190.

[9] 赵继宗．神经外科学［M］．2 版．北京：人民卫生出版社，2014.

[10] 中华医学会．临床技术操作规范·神经外科分册［M］．1 版．北京：人民军医出版社，2007.

[11] 神经病理性疼痛诊治专家组·神经病理性疼痛诊治专家共识［J］．中华内科杂志，2009，48（6）：526-528.

[12] 国家药典委员会．中国药典［M］．北京：中国医药科技出版社，2015.

[13] 日本抗生物质医药品基准［M］．厚生省，1990.

[14] 日本抗生物质学术协议会．日本抗生物质医药品基准解说［S］．东京：药业时报社，1998.

[15] 日本药局方编辑委员会．日本药典［M］．16 版．厚生省，2011.

[16] 美国药典委员会．美国药典/国家处方集［M］．37 版．罗克维尔：美国药典委员会，2013.

[17] 欧洲药典委员会．欧洲药典［M］．8 版．欧洲药品质量管理局，2010.

[18] 世界卫生组织专家委员会．国际药典［M］．世界卫生组织，2011.

[19] 希恩．C. 斯威曼（Sean C Sweetman）著．李大魁，金有豫，汤光，等译．马丁代尔大药典［M］．35 版．北京：化学工业出版社，2008.

[20] 中国国家处方集编委会．中国国家处方集·化学药品与生物制品卷［M］．北京：人民军医出版社，2010.

致读者

本系列图书中介绍的药物剂量和用法是编委专家根据当前医疗观点和临床经验并参考本书附录中的相关文献资料慎重制定的，并与通用标准保持一致，编校人员也尽了最大努力来保证书中所推荐药物剂量的准确性。必须强调的是，临床医师开出的每一个医嘱都必须以自己的理论知识、临床实践为基础，以高度的责任心对患者负责。本书列举的药物用法和用量主要供临床医师参考，并且主要针对疾病诊断明确、临床表现典型的患者。读者在选用药物时，还应该认真研读药品说明书中所列出的适应证、禁忌证、用法、用量、不良反应等，并参考《中华人民共和国药典》《中国国家处方集》等权威著作为据。此书仅为参考，我社不对使用此书所造成的医疗后果负责。

中国协和医科大学出版社

《临床路径治疗药物释义》编辑室